慧眼识病

En face-OCT 及 Angio-OCT 技术与 mGCC 相关病变临床病例应用思考

主　编　孙心铨
副主编　王志军　刘晓玲

科学出版社
北京

内 容 简 介

慧眼识病系列丛书《En face-OCT 及 Angio-OCT 技术与 mGCC 相关病变临床病例应用思考》(简称下册)是《mGCC 相关病变临床病例思考》(简称上册)的继续和提高,是目前 OCT 技术发展、提高的必然结果。

本书分 10 章,仍是临床病例的概论性介绍,纳入 97 例完整临床病例。书中所有病例均有神经纤维层不同层次的 En face-OCT 分析,约 1/3 以上病例有视盘、黄斑 Angio/En face-OCT 分析,En face 和 Angio-OCT 分析更进一步明确证实 mGCC 相关病变的可靠可信。第 1~8 章分别是青光眼、AION、视神经炎、烟酒中毒及其他病因损伤性视神经病变、LHON 及疑似病例、视交叉部病变、视束-视放射-枕叶视皮层病变和视网膜脉络膜病变。第 9 章是 PDR 经过激光 PRP 治疗后长期随诊(6~26 年随诊)病例的专题分析,分析了 PDR 经过 PRP 激光治疗后视野改变的关键-视细胞和色素上皮层大面积的破坏。介绍了对激光斑损伤、视网膜局限微小动脉阻塞或棉絮斑、伴发或不伴发视神经损伤的视网膜动脉阻塞及糖尿病性视神经病变的 OCT 鉴别诊断。第 10 章是对上、下册中有关 mGCC 相关疾病某些病损表现重点性分析解读。

图书在版编目(CIP)数据

En face-OCT 及 Angio-OCT 技术与 mGCC 相关病变临床病例应用思考/孙心铨主编.—北京:科学出版社,2018.8(2020.5 重印)
(慧眼识病)
ISBN 978-7-03-058319-2

Ⅰ.①E… Ⅱ.①孙… Ⅲ.①眼病-影像诊断-病例②黄斑病变-病例 Ⅳ.①R770.43②R774.5

中国版本图书馆 CIP 数据核字(2018)第 164644 号

责任编辑:王 颖/责任校对:郭瑞芝
责任印制:赵 博/封面设计:王 融

版权所有,违者必究。未经本社许可,数字图书馆不得使用

科 学 出 版 社 出版
北京东黄城根北街 16 号
邮政编码:100717
http://www.sciencep.com
北京汇瑞嘉合文化发展有限公司 印刷
科学出版社发行 各地新华书店经销
*
2018 年 8 月第 一 版　开本:890×1240 A4
2020 年 5 月第二次印刷　印张:35
字数:1 140 000
定价:398.00 元
(如有印装质量问题,我社负责调换)

序 一

很欣慰地看到这本凝聚了孙心铨教授及其主创团队3年心血的书籍问世。该书汇聚了孙心铨教授对OCT领域的独到见解，是其多年临床探索及经验的深度总结，是我国眼底病领域的又一权威之作。

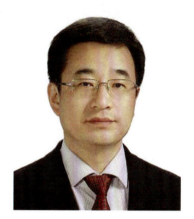

孙心铨教授是我院享有国务院特殊津贴的资深眼底病专家，毕业于北京医学院（现北京大学医学部），毕业后就职于北京协和医院，自中日友好医院建院之初调入我院眼科并担任眼科主任。从医50余年以来，致力于眼底病、眼科激光及疑难眼病的临床诊疗与研究，治学严谨求实，对专业的探索孜孜不倦，是我国眼科学界享有盛名的老专家。

孙心铨教授结合自身丰富的临床经验，利用现代OCT检查手段，摸索总结出了OCT对眼科疾病诊断的内在规律和价值，并汇聚于该书。该书总结了从常见眼底病，到青光眼、神经眼科相关眼病，再到各类疑难眼底病的OCT表现，临床资料丰富详实，图片清晰美观，易于读者理解和掌握。除此之外，该书还对OCT的神经节细胞模块，En face-OCT模块进行了深入地探讨和总结，是对OCT领域研究的创新和尝试。对黄斑区神经节细胞复合体（mGCC）的研究是临床应用OCT的深入和拓展，对眼底病、青光眼和视路疾病的诊断、鉴别诊断均有较大的贡献。

该书汇聚了孙心铨教授多年的临床实践、思考和总结，对于从事眼底病的眼科医生是一本很好的专业参考书，对于眼科医生深入了解OCT检查及其在临床应用也有着非常好的指导意义，不失为广大眼科医生的案头良策，枕边宝典。

欣喜于该书的问世，感谢主编及主创团队，特此为序。

中国工程院院士
中日友好医院院长

序 二

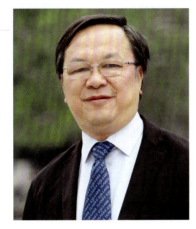

该书是由中日友好医院的孙心铨教授主编，中日友好医院的王志军教授和温州医科大学附属眼视光医院的刘晓玲教授协同编写的新著。

我是在学术会议上听了孙心铨教授的演讲，知道他正在专攻OCT与神经节细胞疾病。我知道孙教授这本专著的写作过程，是我院刘晓玲教授告诉我的。近年来，刘晓玲教授一直与孙教授有深度的学术交流，她参与书中的病例分析和提炼，并提供了一些典型的病例。孙教授的大部分时间都用在了OCT的神经节细胞分析和研究上，并得到了王志军教授的鼎力支持。上班时，孙教授对OCT扫描过程要求严格，对每一个病例都要求资料完整，获取完整的OCT图像数据及定期随访数据。下班后，他拷回所有的影像资料，用大量的时间，在自己家的电脑（配置了OCT的分析软件）上仔细处理每一幅图，并与其病史、视力及眼底改变一一比对分析，积累了1000多个病例。根据临床病例观察的OCT影像特征，严密结合临床表现、眼底特点，归纳总结，去伪存真。提出了一些假设，并在对不同病程的疾病观察和分析中得到证实。首先提出了不同眼底常见疾病的黄斑神经节细胞mGCC的图形特点，形成了目前的研究著作。在这3年多的临床实践中，孙教授发现临床病例的mGCC厚度图形及形态变化分析，对疾病的诊断、鉴别诊断十分有帮助，值得大家一起去深入观察、研究，推动其临床应用，从该书的内容、创新、特色及写作过程，使我对孙教授有了更深一步地了解，充满了敬佩和敬仰。

该书图文并茂，以图说病，共收集97例病例。除了涵盖OCT的基本知识和术语外，该书的重点是病例，全部病例都是多图的组合分析：以三张神经节细胞厚度地形图作为基础图像进行分析，三张厚度图像之间既相互联系、制约，也相互印证，缺一不可的。该书围绕mGCC的检测分析，进行临床病例的诊断、鉴别诊断，重点分析了神经节细胞相关的青光眼、视路疾病（视神经到枕叶视皮层疾病）和视网膜脉络膜疾病。mGCC的研究标志着OCT临床应用的深入和拓展，对眼底病、青光眼和视路疾病的诊断、鉴别诊断有较大的贡献。

说孙教授热爱OCT一点也不为过。他乐在OCT中，不知疲倦地、持续几年地投入大量的时间和精力，研读分析OCT与青光眼、OCT与视路疾病、OCT与视网膜脉络膜疾病，每当有一点点进步，他都喜悦的、毫无保留的与大家分享。

作为孙教授的后学，能为他的著作作序，深感荣幸！期盼此书能给眼科工作者带来喜悦和帮助。

温州医科大学校长、教授

前　言

慧眼识病系列丛书《En face-OCT 及 Angio-OCT 技术与 mGCC 相关病变临床病例应用思考》（简称下册）总计纳入 97 例完整临床病例，是慧眼识病系列丛书《mGCC 相关病变临床病例思考》（简称上册）第 2 篇内容的补充和完善。这是与近年来 OCT 技术中 En face-OCT、Angio-OCT 技术完善和发展的必然结果。把 En face-OCT 和 Angio-OCT 应用于 mGCC 相关病变的分析中更进一步确立了 mGCC 相关疾病诊断、鉴别诊断的可靠性、正确性，同时也更确立了 En face-OCT 和 Angio-OCT 的临床应用价值以及两者相依相存的密切关系。同时联合应用 En face-OCT 和 Angio-OCT 技术，对分析视网膜神经纤维层和盘周神经纤维层不同层次改变对视路疾病的诊断、鉴别诊断具有重大意义：如视网膜神经纤维层的浅层、深层消失，有不同的 Angio/En face 信号反映。如青光眼是最常见的视神经病变，青光眼最早损伤是在中远周部的视网膜神经纤维层，故检查视盘周围深层神经纤维 En face 改变对青光眼的诊断极其重要。又如视神经炎（无论急性或慢性）其损伤部位常在后极部视网膜神经纤维层，主要是黄斑区视网膜神经纤维层的浅层，故检查黄斑区神经纤维层 En face 变化应特别小心、仔细，因黄斑区神经纤维层本来就很薄，早期病例改变微小，En face 信号改变可不明显。由于视网膜神经纤维的解剖生理学特点，其外围伴有星形胶质细胞及其相伴的微血管网形成星形胶质细胞血管鞘，所以只要有神经纤维的萎缩，再经过一定的时间段，就一定会发生星形胶质细胞血管鞘的凋亡萎缩。由于这个解剖生理学特点的存在，就必然会出现只要有神经纤维层萎缩、En face 信号消失，就必定会发生 Angio-OCT 图像微血管网的消失，En face/Angio 图像的同时或相继改变，说明了两者关系的密切，也说明了两者发生的先后关系。这在青光眼的神经纤维层萎缩带的形成中体现得十分完善，同时还说明青光眼性神经纤维层萎缩带的形成不是由于缺血导致，而是由于神经纤维层的萎缩在先，神经纤维外围星形胶质细胞血管鞘的凋亡在后的关系；同时还可说明青光眼的神经纤维萎缩首先发生在视网膜的中周部，逐渐向后极部进展，故在 En face/Angio 图像中反映浅表层面（vitreous）En face/Angio 信号高于 RPC 层面，更高于 nerve head 层面，换句话说，vitreous 层面神经纤维多于 RPC 层面，而 RPC 层面神经纤维多于 nerve head 层面。哪一层神经纤维多，含有的星形胶质细胞血管鞘也多，血管有多少伴随的神经纤维就有多少，故可说明青光眼神经纤维层萎缩带的形成不是缺血的结果。

下册更加强调了单纯的视网膜脉络膜疾病（不伴发视盘视神经损伤）对神经纤维的影响是与视路疾病对神经纤维的影响有着明确不同的表现：前者只损伤在病变局部的神经纤维，不会发生明显的扩展；后者存在上、下行（跨）神经元萎缩。

下册第 10 章 mGCC 相关疾病鉴别诊断 OCT 检测——mGCC、En face 和 Angio-OCT 图像相关病损表现分析解读。基本是慧眼识病上、下册阅片解读的概括小结或注意事项。本册同样有些观点是临床病例观察的一些现象，有些观点是推测，肯定存在缺点和不足之处，恳请同道们批评指正。

孙心铨

2017 年 12 月

目 录

序一
序二
前言

第1章 En face-OCT、Angio-OCT 和 mGCC 检测与青光眼 ··· 1
  1.1 高眼压性青光眼（HTG）··· 1
  1.2 正常眼压青光眼（NTG）·· 29
  1.3 伴发其他眼部病变的青光眼（HTG 或 NTG）··· 66
  1.4 疑似正常眼压青光眼··· 97

第2章 En face-OCT、Angio-OCT 和 mGCC 检测与 AION ······································· 124
第3章 En face-OCT、Angio-OCT 和 mGCC 检测与视神经炎 ···································· 164
第4章 En face-OCT、Angio-OCT 和 mGCC 检测与烟、酒中毒及其他病因损伤性视神经病变········ 219
第5章 En face-OCT、Angio-OCT 和 mGCC 检测与 Leber 遗传性视神经病变（LHON）及疑似或
     不明原因 mGCC 受累的视神经病变 ·· 245
第6章 En face-OCT、Angio-OCT 和 mGCC 检测与视交叉部病变································· 286
第7章 En face-OCT、Angio-OCT 和 mGCC 检测与视束、视放射部和枕叶视皮层病变············ 311
第8章 En face-OCT、Angio-OCT 和 mGCC 检测与视网膜脉络膜病变···························· 357
第9章 增殖期糖尿病性视网膜病变激光全视网膜光凝固术后长期随诊病例的 mGCC、En face 和
     Angio-OCT 观察··· 481
第10章 mGCC 相关疾病鉴别诊断 OCT 检测——mGCC、En face 和 Angio-OCT 图像相关病损表
     现的分析解读要点·· 522
  10.1 mGCC 相关疾病 OCT 检查必须具备三个厚度地形图像和视盘、黄斑 Angio/En face-OCT
      图像··· 522
  10.2 黄斑区神经纤维层（mRNFL）En face-OCT 分析注意事项······································ 535
  10.3 认识亚正常眼、认识和掌握急性前段视神经病变（AION、视神经炎）神经节细胞损伤演变
      过程··· 536
  10.4 通过黄斑中心的水平线和中垂线的临床意义·· 537
  10.5 临床病例 mGCC 检测中，为什么是神经节细胞胞体萎缩变薄在先，神经纤维萎缩变薄
      在后？··· 537
  10.6 为什么视网膜脉络膜疾病（不同时累及视盘视神经时）对视网膜神经纤维的损伤只发生在
      病变局部、不进展？为什么视路疾病神经纤维的萎缩存在正向和反向（跨）神经元萎缩？
      ··· 538

10.7　SSADA（分光谱振幅去相关血流成像）和 SS-Angio-OCT[扫频（光源）OCT 血流成像]视盘周围微血管网图像的不同与临床应用利弊 ························ 538

10.8　激光斑、棉絮斑或网膜微小动脉阻塞、神经纤维萎缩带对视网膜解剖层次损伤的 OCT 的鉴别诊断 ························ 544

常用缩写 ························ 547
后记 ························ 549

第 1 章　En face-OCT、Angio-OCT 和 mGCC 检测与青光眼

1. 青光眼是最常见的慢性或亚急性球后视神经病变的原因

青光眼视神经损伤是由于筛板前后眼内压与视神经内压（即颅内压）的压力差平衡失调导致神经节细胞轴突内轴浆流动的障碍，尤其是下行轴浆流动的阻断，引起神经节细胞胞体的营养阻断，胞体营养不良而变性、凋亡，进而轴突萎缩、视神经萎缩。临床遇到慢性或亚急性球后视神经病变，虽然有很多原因要排除，但首先必须排除青光眼。青光眼最早损伤的视网膜神经纤维是颞上下视网膜中远周部位，这就是青光眼视神经损伤的特点，为什么具有这种特征？也许这就是筛板前后压力梯度失去平衡导致神经纤维轴浆流动的阻断损伤的特点。

2. 早期发现青光眼有何良策？

早期发现青光眼（无论是高眼压性或正常眼压性）是非常困难的，难点就是目前尚没有一个检查办法能真正做到早期发现青光眼。

临床常用的检查，如视野（中心或周边视野）对早期青光眼不敏感，但周边视野的敏感性相对较中心视野强。早期青光眼病例的黄斑正常，只有中周边部神经节细胞有损伤，故轻度、少量的神经节细胞损伤，应以检查 90 度周边视野为主。一旦到黄斑部出现轻度损伤的病例，中心视野检查也经常不敏感，但此时经常存在周边视野的改变，故相对来讲，周边视野敏感性更佳。总之，青光眼早期病例应同时做中心（30度）和周边（90度）视野，早期青光眼病例 90 度视野检查较中心视野检查更重要。

mGCC 检测可以较视野检查更早发现青光眼，但是要与其他球后视神经病变鉴别。青光眼一旦出现 mGCC 损伤，常伴有水平线划界，而且此时一定会同时伴发黄斑区外围的 GCC 损伤；而急、慢性球后视神经炎多数是整个黄斑区弥散 GCC 损伤，常不存在水平线划界。

观察 24 小时眼压波动也有很多影响因素，患者感到麻烦，还经常不能接受，而且正常眼压青光眼（NTG）的眼压波动几乎只有极少数病例超过 8mmHg，甚至超过 5mmHg 波动的病例也并不多见。故以眼压波动值来衡量 NTG 似乎也是个问题。

3. mGCC 损伤改变早于视盘及视盘周围神经纤维损伤改变

即视网膜神经节细胞胞体首先凋亡、萎缩，其次是视网膜神经纤维和盘周神经纤维萎缩、视盘陷凹扩大变深（筛板后移位）。

4. En face OCT 诊断青光眼的作用

主要观察视盘周围神经纤维层浅、中、深层三层的改变，最早期改变应在神经纤维层的深层，也许这是更早期发现青光眼的一种检查手段。

5. 正常眼压青光眼与慢性后部缺血性视神经病变的诊断和鉴别最困难

这两者临床表现有很多相似。

1.1　高眼压性青光眼（HTG）

对于高眼压性青光眼，诊断相对较容易，无论是原发性或继发性青光眼、开角型或闭角型青光眼，都具有眼压的升高及明显的眼压波动，故诊断相对不困难，只是有时鉴别原发性或继发性青光眼会有困难。

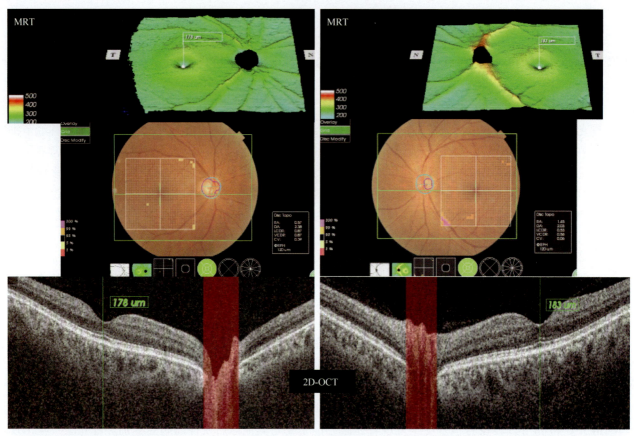

图1-1 病例1-1

2016-12-14：徐某，男性，71岁。原发闭角型青光眼（PCAG）。MRT：双眼黄斑区环形基本正常，左眼环形色泽较深些，但是双眼视盘神经纤维层厚度地形图（pRNFL）不对称，右眼已消失。左眼视盘颞上神经束变短些。双眼黄斑区彩色病损概率图未见明显病损，但是扫描区内上下角（右），左眼内下及外上角有极轻度视网膜变薄区。2D-OCT：右眼黄斑区视网膜神经纤维层变薄，左眼正常厚度。

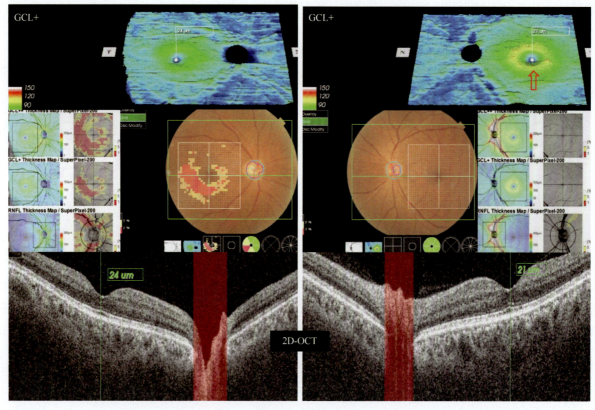

图1-2 病例1-2

2016-12-14：GCL+：右眼黄斑环形消失，左眼环形下方变窄，带有锐边缘（箭头处），色泽尚可。病损概率图显示右mRNFL、GCL+、GCL++上下均有损伤（下方严重些）；左眼基本正常，但左视盘颞上RNFL轻度损伤（左眼概率图显示）。2D-OCT：右眼黄斑区视网膜神经纤维层萎缩变薄，左眼正常厚度。

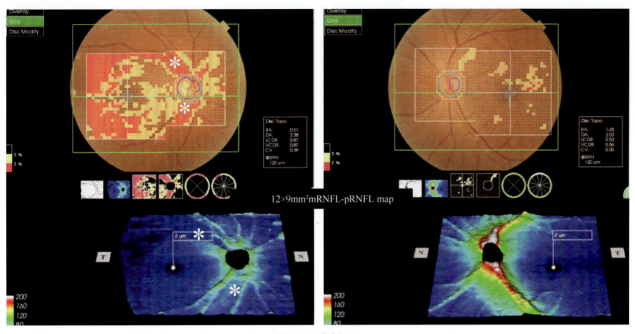

图1-3 病例1-3

2016-12-14：双眼宽屏视网膜神经纤维层厚度地形图（下图）及其彩色组合病损概率图（上图）图像比较：pRNFL：右眼视盘上下神经束已消失，左眼正常形态。右眼：视盘上下神经萎缩带与视网膜上下神经纤维层明显广泛损伤，周边部更重且已会合，黄斑中心以外均受累，神经束缺损带与视盘相连（*号处）。左眼：视盘神经束基本正常，只是视盘上支神经束稍变短些，轻度损伤，黄斑区视网膜神经纤维层零星散在轻度损伤（上方严重些）。

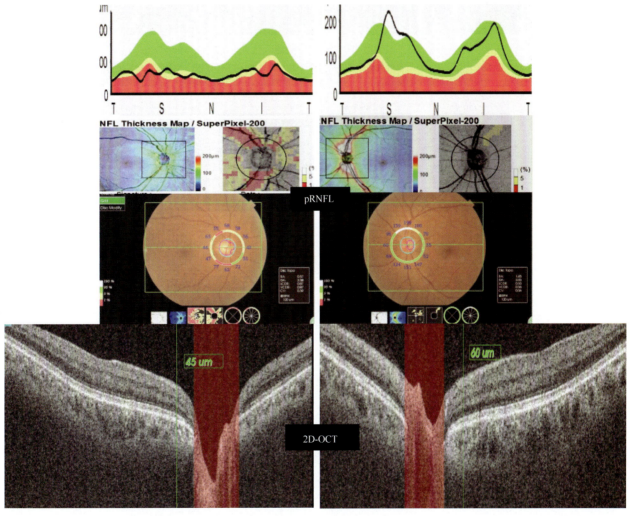

图1-4 病例1-4

2016-12-14：pRNFL：双眼视盘陷凹扩大变深，右眼更明显。右盘周神经纤维层明显萎缩变薄，颞上下神经束缺损。左眼仅颞上方轻度变薄。

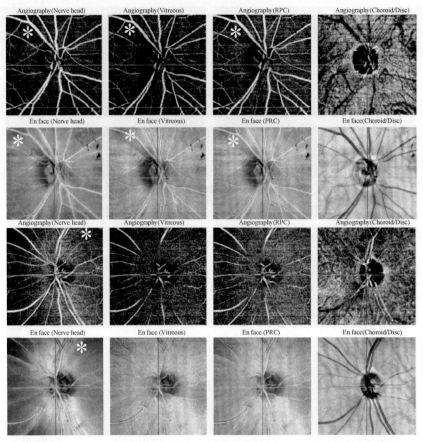

图 1-5　病例 1-5

2016-12-14：双眼视盘 Angio/En face 图像比较：右眼视盘盘周微血管网全部减少，颞上神经束缺损楔形（＊号处）深层更明显些。相应区 En face 信号减低改变与 Angio 改变一致。左眼除＊号处极窄的楔形缺损外，余视盘周微血管网基本正常图像，相应区 En face 图像也与 Angio 图像改变一致。

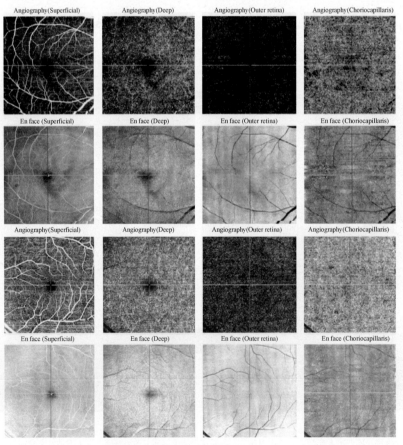

图 1-6　病例 1-6

2016-12-14：双眼黄斑区 Angio/En face 图像比较：右眼黄斑区 Angio/En face 图像的微血管网反射及 En face 信号均较左眼偏低些，因为右眼黄斑区神经纤维层有明显的丧失，左眼是正常眼。

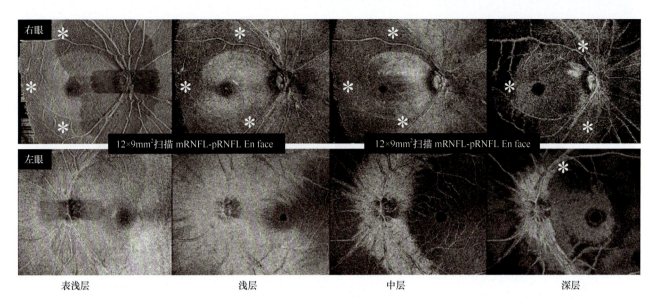

图 1-7 病例 1-7

2016-12-14：双眼宽屏网膜神经纤维层不同层次 En face 图像比较：双眼极不对称。右眼：由表浅层到深层均存在视盘颞上、下神经纤维层损伤，黄斑区浅层纤维基本正常（下方已开始有损伤），深层视盘周围残存纤维已极少了（*号处），颞上黄斑束残留较多。右眼鼻侧纤维层由表浅层到深层均明显丧失。左眼：由表浅层到中层神经纤维层正常，只有深层视盘颞上束神经纤维层较颞下束变窄、变短了些（*号处），说明左眼目前仅是上方中部神经纤维层损伤。

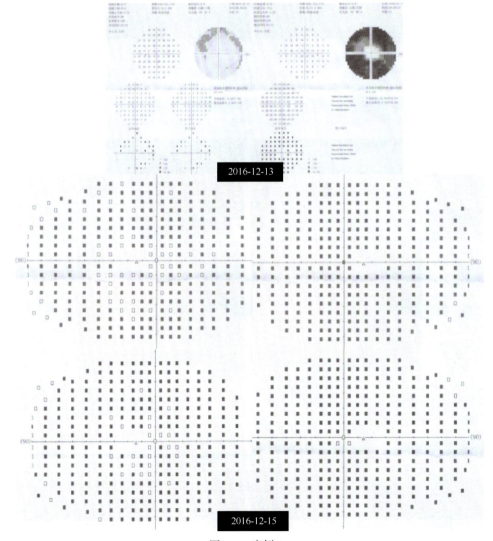

图 1-8 病例 1-8
2 次视野图像基本一致。

右眼视野严重向心缩小，左眼视野不规则鼻上下缺损为主（左眼视野可能与患者检查不理解有关）。右眼视野改变符合 mGCC 及神经纤维层 En face 改变。左眼根据 mGCC 和 En face 改变仅是极早期改变，故视野应该基本接近正常。注意：颞侧远周 30 度月牙区右眼消失，左眼保留。

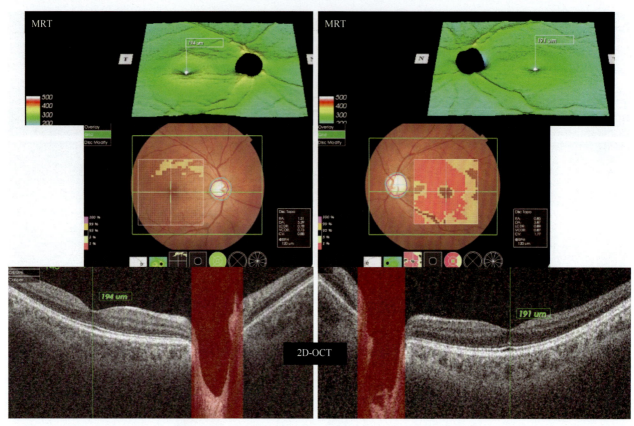

图1-9 病例2-1

2016-10-12：李某，男性，37岁。POAG。患者没有任何眼部不适，查体发现双眼视盘陷凹扩大，来眼科检查确诊。MRT（彩色概率图显示）：右眼黄斑环形基本完整，但是上方色泽较下方浅且较平坦。左眼黄斑环形基本消失，上方较下方更明显，双侧水平线划界。双眼pRNFL均异常，左眼已消失。彩色概率图显示右眼黄斑上方外围网膜束状变薄，左眼整个黄斑区网膜厚度变薄。2D-OCT：右眼视网膜结构层次正常，左眼神经纤维层变薄。双侧视盘色泽变淡、陷凹扩大且变深。

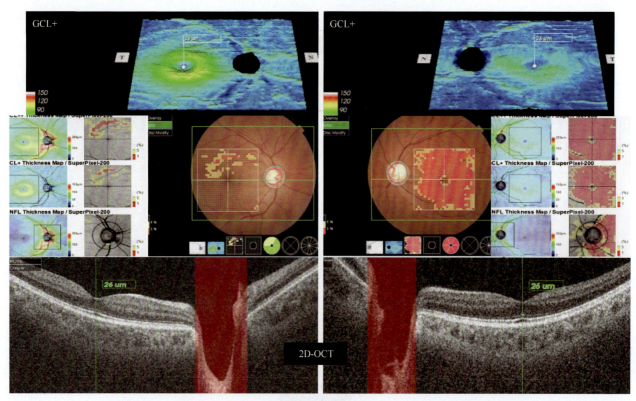

图1-10 病例2-2

2016-10-12：GCL+：右眼黄斑环形上方不完整变淡，下方正常，水平线划界。左眼黄斑环形消失，上方较下方更重，水平线划界。病损概率图显示：右眼仅黄斑上方轻度GCL+和GCL++损伤，mRNFL正常。左眼mRNFL、GCL+、GCL++均严重损伤。2D-OCT：双眼视盘萎缩色泽淡，陷凹扩大而深。右眼视网膜结构层次正常；左眼神经纤维层萎缩变薄，余网膜结构正常。

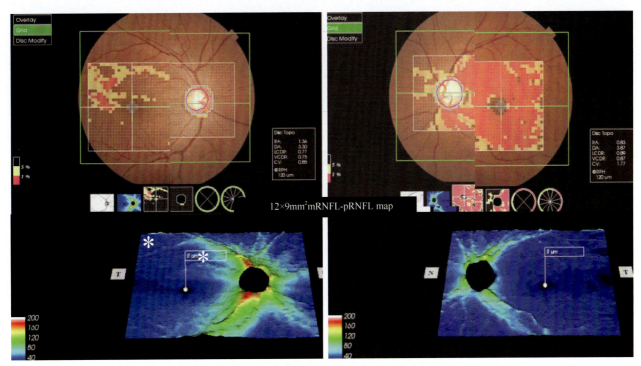

图 1-11 病例 2-3

2016-10-12：双眼宽屏网膜神经纤维层厚度地形图（下图）及其彩色组合病损概率图（上图）图像比较：两眼极度不对称。pRNFL：双眼均异常，右眼视盘颞上神经束变窄些，左眼已基本消失。右眼：黄斑颞上方网膜中远周部神经纤维层萎缩，神经束缺损（＊号）尖端尚未到达视盘，下方神经纤维层正常。左眼：视盘上、下神经束及黄斑区神经纤维层均萎缩变薄，神经束萎缩带已与视盘缘相连。

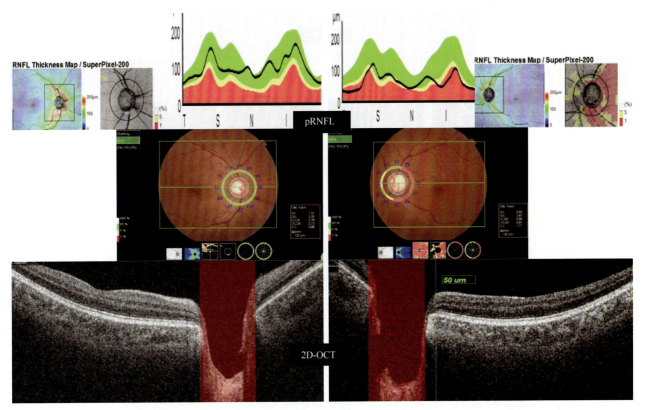

图 1-12 病例 2-4

2016-10-12：pRNFL：右眼盘周神经纤维层厚度基本正常（颞上束稍变窄些）；左眼除鼻侧少量神经纤维层厚度在正常低限外，几乎全部神经纤维层萎缩变薄，颞侧纤维（含黄斑束）萎缩已达视盘缘。2D-OCT：视盘色泽极淡，陷凹极大而深。右眼黄斑区网膜神经纤维层厚度正常，左眼神经纤维层萎缩变薄。

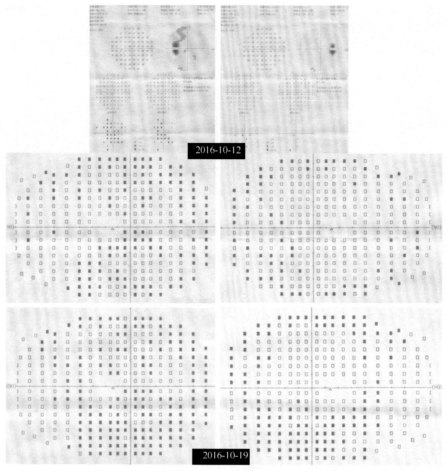

图 1-13 病例 2-5

两次中心及周边视野检查：右眼上方神经束缺损，下方视野损伤。左眼上下方神经束缺损，上下方视野改变，下方重。视野改变符合 mGCC 检查所见。

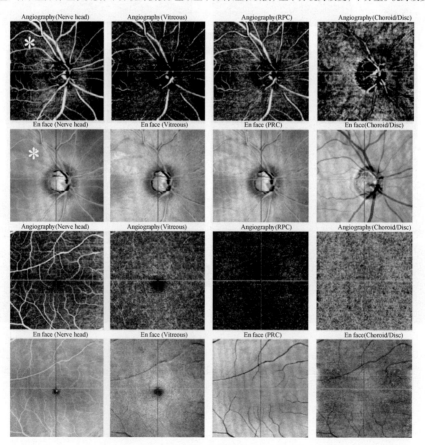

图 1-14 病例 2-6

2016-10-19：右眼视盘、黄斑 Angio/En face 图像比较：右眼视盘 * 号处微血管网稍少些，相应 En face 有明确低信号。余视盘周围正常微血管网和 En face 图像。右眼黄斑 Angio/En face 图像正常。

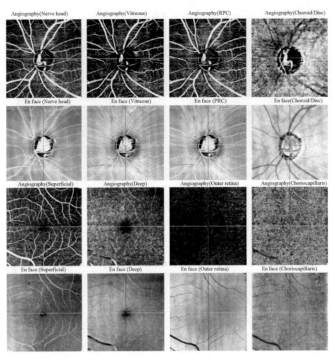

图 1-15 病例 2-7

2016-10-19：左眼视盘、黄斑 Angio/En face 图像比较：左眼整个视盘周围微血管网明显减少，相应 En face 明确低信号。左眼整个黄斑区微血管网减少，相应 En face 图像信号减低。

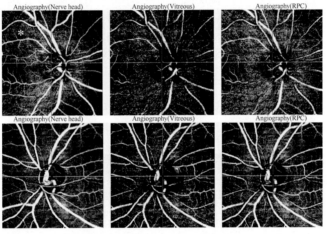

图 1-16 病例 2-8

2016-10-19：双眼视盘 Angio 图像比较：双眼图像不对称，显然左眼盘周微血管网明显较右眼少，左眼整个盘周微血管减少（颞下束残留较多些），右眼颞上＊号处仅是极轻微的减少。

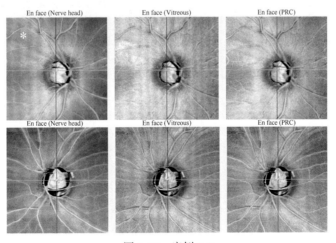

图 1-17 病例 2-9

2016-10-19：双眼视盘周围 En face 图像（与 Angio 图像图 1-16 层次相同）比较：两眼图像不对称，左眼整个视盘周围 En face 信号降低，尤其是颞侧（颞下束残留较颞上束稍多些）；右眼仅是视盘颞上＊号处低下。双眼 En face 的信号改变与盘周微血管的减少一致，En face 图像比 Angio 图像更易分辨出正常和异常。

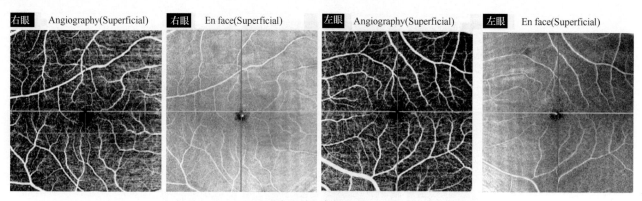

图 1-18　病例 2-10

2016-10-19：双眼黄斑区浅表层 Angio/En face 图像比较：右眼：Angio/En face 图像正常。左眼：Angio 图像显示微血管网减少似乎不明显，但是 En face 图像信号明显低下。

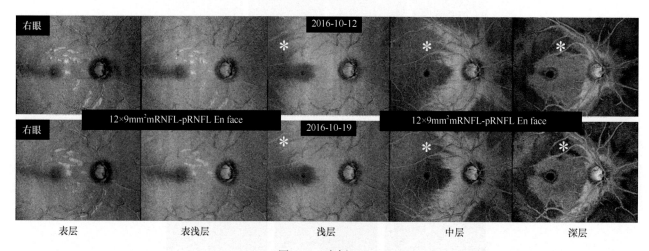

图 1-19　病例 2-11

2016-10-19：间隔 1 周，右眼两次宽屏网膜神经纤维层不同层次 En face 图像比较：两次 En face 图像完全对称一致：表层和表浅层 En face 图像正常；由浅层开始出现上方中远周部神经纤维层楔形缺损，到中层、深层缺损明显，完全符合右眼视野缺损改变。

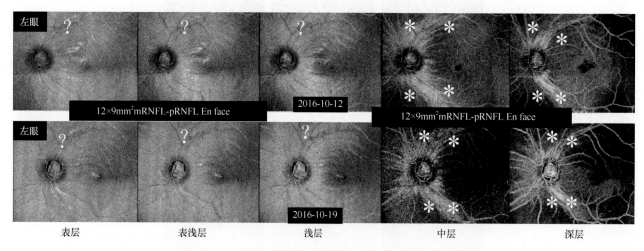

图 1-20　病例 2-12

2016-10-19：间隔 1 周，左眼两次宽屏网膜神经纤维层不同层次 En face 图像比较：两次 En face 图像完全对称一致：由表层 - 浅层？号处可疑神经纤维层损伤（左眼视盘颞上象限 En face 信号与颞下象限不对称），中层和深层左眼视盘颞侧上下纤维均出现萎缩变薄（*号，此时上下较对称改变），与左眼视野改变一致。

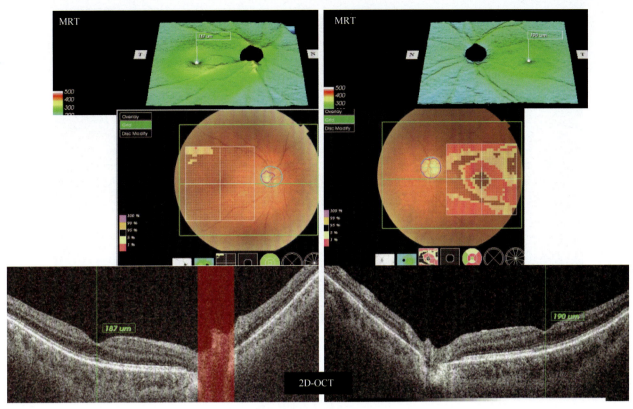

图 1-21 病例 3-1

2016-9-8：胡某，男性，74 岁。HTG。10 年前因头疼、眼胀，就诊时眼压升高 50mmHg 左右，口服药物同时局部点药，恢复正常，此后未在意，未就医。2016 年 5 月份又发病，眼压 30～50mmHg，用药后降至 20mmHg。MRT：右眼黄斑环形基本完整，但色泽不匀，彩色概率图示黄斑区颞上小区域网膜变薄。左眼黄斑环形基本消失，黄斑区广泛范围网膜萎缩变薄。双眼 pRNFL：左眼完全消失，右眼仅残留极少纤维。2D-OCT：黄斑区网膜神经节细胞层厚度右眼正常，左眼神经纤维层萎缩变薄。视盘陷凹右眼正常，左眼陷凹扩大。

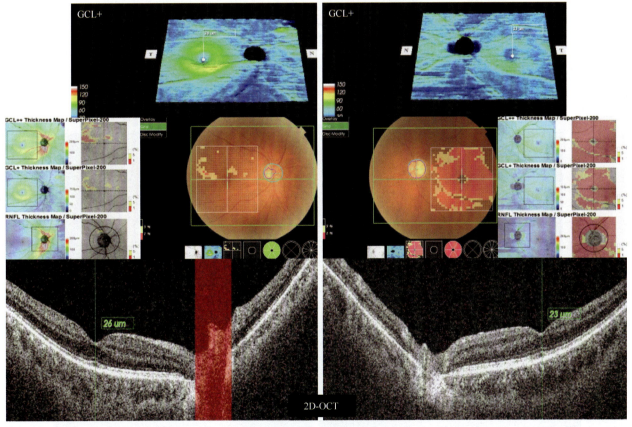

图 1-22 病例 3-2

2016-9-8：GCL+：右眼黄斑环形上方几乎消失，下方基本正常。左眼黄斑环形完全消失，上方更重。双眼水平线划界。病损概率图显示：右眼黄斑颞上方极少 GCL+、GCL++ 损伤，mRNFL 基本正常。左眼 mRNFL、GCL+、GCL++ 均严重损伤。2D-OCT：右眼黄斑区网膜神经纤维层厚度正常；左眼神经纤维层萎缩变薄。

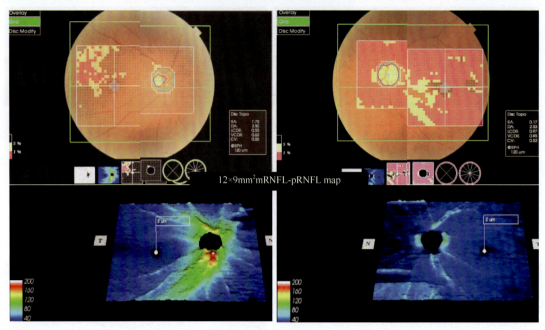

图 1-23　病例 3-3

2016-9-8：双眼宽屏扫描神经纤维层厚度地形图（下图）及其彩色组合病损概率图（上图）图像比较：双眼极不对称。双眼 pRNFL：右眼视盘下神经束残留较多，上方大部分消失；左眼盘周神经束完全消失。右眼：黄斑区颞上象限中周部神经纤维层变薄，视盘颞上开始有极轻度损伤。左眼：几乎是全部扫描区自视盘缘开始神经纤维层厚度变薄，仅剩黄斑中心极小区域（视盘颞侧缘）基本正常厚度，视力：右眼 1.0；左眼 0.4。30 度视野：右眼正常；左眼 15～20 度管视。

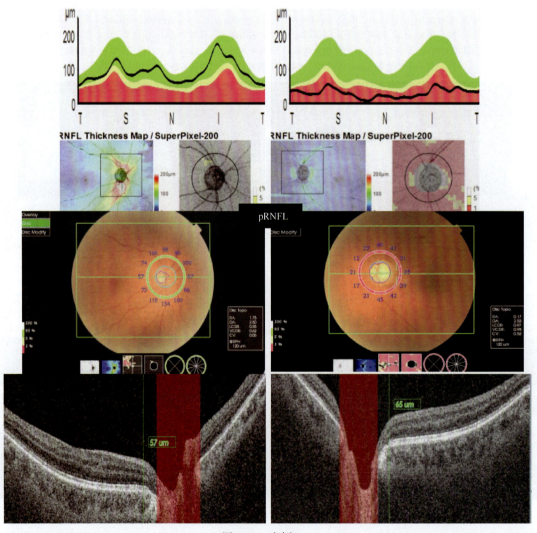

图 1-24　病例 3-4

2016-9-8：双眼 pRNFL 极不对称，右眼只有颞上变薄，视盘陷凹改变不明显。左眼全部 pRNFL 极度变薄。视盘陷凹变大变深。

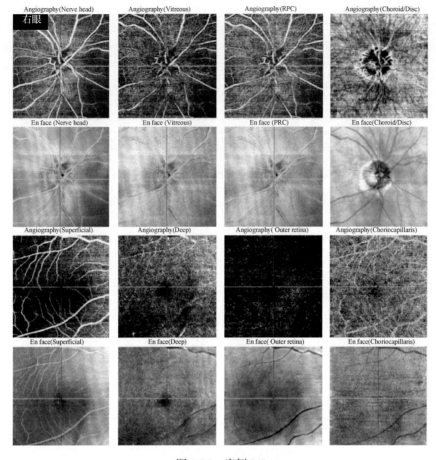

图 1-25 病例 3-5

2016-9-8：右眼视盘、黄斑 Angio/En face 图像对应比较：右眼视盘和黄斑 Angio 图像显示微血管网正常。相应 En face 图像信号未见明显异常。

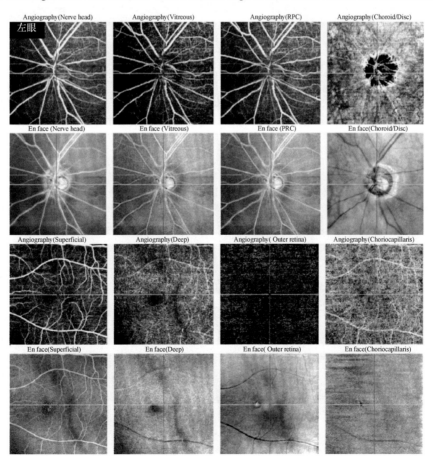

图 1-26 病例 3-6

2016-9-8：左眼视盘、黄斑 Angio/En face 图像对应比较：左眼视盘 Angio：整个视盘周围微血管网减少。相应 En face 图像整个视盘周围信号低下。左眼黄斑区 Angio 图像显示血管网明显减少。相应 En face 图像显示信号减少。

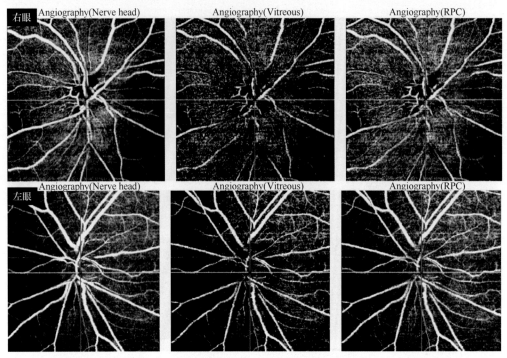

图 1-27 病例 3-7

2016-9-8：双眼视盘 Angio-OCT 图像比较：右眼视盘周围微血管网正常。左眼整个视盘周围微血管网减少，鼻侧更明显些。双眼视盘 Angio 图像明显不对称。

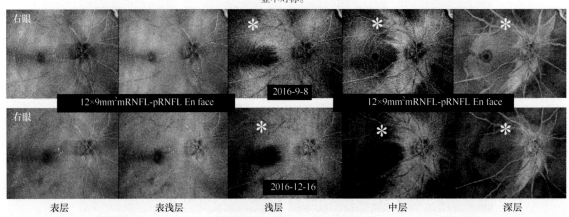

图 1-28 病例 3-8

两个时间段的右眼宽屏视网膜神经纤维层不同层次 En face 图像比较：两次图像完全对称。表层 - 表浅层：En face 图像信号正常。浅层：En face 信号基本正常，但颞上神经束有些欠缺（*号处）。中层 - 深层：右眼视盘颞上束神经纤维由部分丢失到深层明显缺损（*号处），右眼视盘下方神经束基本正常图像。右眼神经纤维层 En face 图像改变完全符合视野改变。

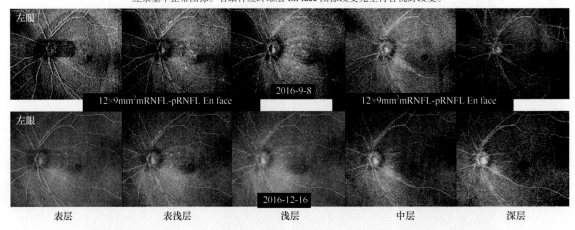

图 1-29 病例 3-9

两个时间段的左眼宽屏视网膜神经纤维层不同层次 En face 图像比较：两次图像完全对称。由表层到深层左眼全部神经纤维层明显丢失，上方较下方更严重，中层和深层明显缺损，说明左眼已是较晚期病变。左眼 En face 图像改变完全符合视野所见。本病例两次 mGCC、En face 和 Angio 检查，图像改变一致，与视野检查所见一致。左眼明显是晚期青光眼（有两次高眼压发作病史，治疗极不规范），右眼也并非是早期，周部部颞上方网膜神经纤维层已有较重的损伤。

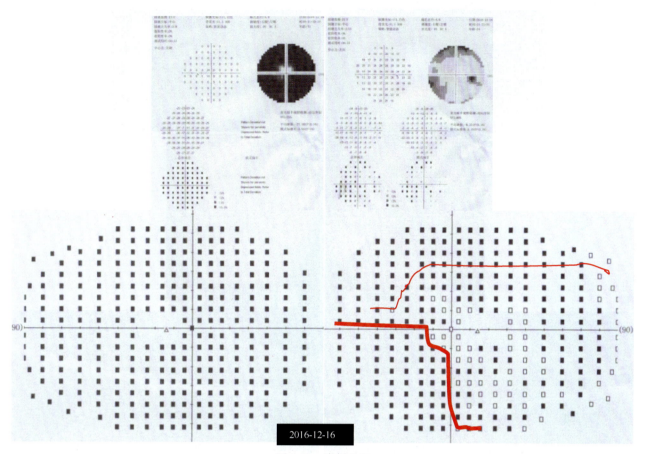

图 1-30　病例 3-10

视野：左眼严重向心缩小（管视），颞侧远周月牙区视野已消失，符合神经纤维层 En face 改变。右眼鼻侧上下阶梯形成，鼻下方象限严重受损（上方视野改变可能与上眼睑遮挡有关）；右眼鼻下象限重度缺损符合神经纤维层 En face 改变，上方及颞侧的改变不符合，可能与视野检查不理想有关。

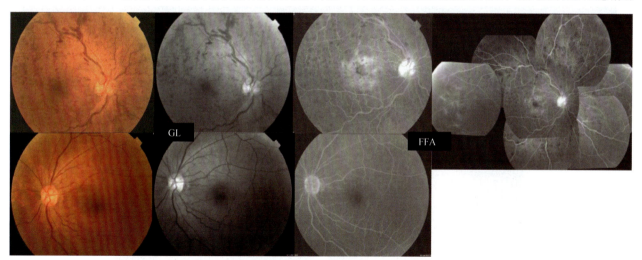

图 1-31　病例 4-1

2016-4-12：高某，男性，62 岁，POAG，亚正常眼（右眼不全 CRVO，视力下降就诊，本病例没有任何青光眼不适）。FFA：晚期双眼视盘染色，右眼 CME。

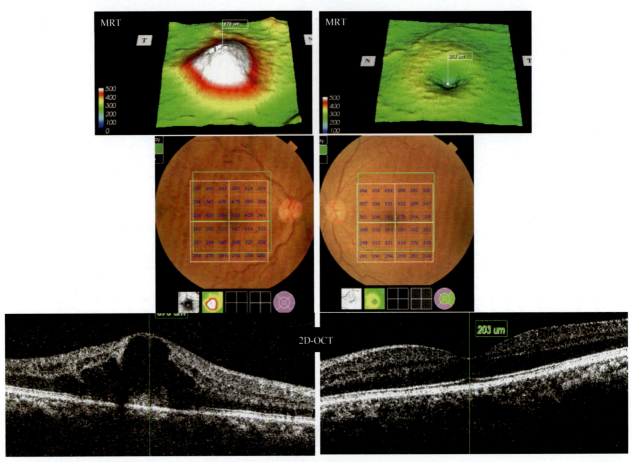

图 1-32　病例 4-2

2016-4-12：右眼黄斑区囊样水肿，左眼 MRT 黄斑环形正常，色泽偏红。

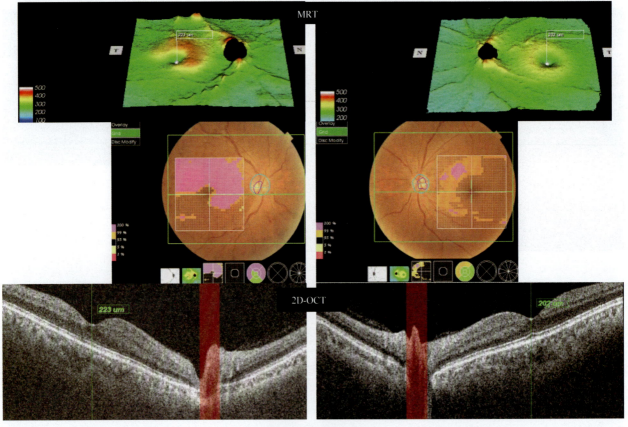

图 1-33　病例 4-3

2016-6-15（TOPCON DRI OCT-1 摄像）：右眼 2nd conbercept 后 3 周，视网膜出血基本吸收，充分显露黄斑环形肿胀与萎缩同时存在。左眼黄斑环形正常但较肿胀（属亚正常眼）。双眼彩色病损概率图像显示黄斑区网膜均较厚。双眼 pRNFL 不对称，左眼基本正常，右眼视盘上下神经束变窄。

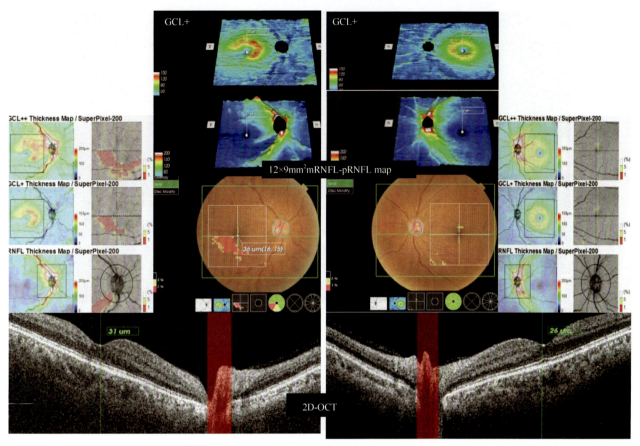

图 1-34　病例 4-4

2016-6-15：GCL+：右眼环形颞下缺损，余环形肿胀色泽红，左眼环形正常色泽较红。病损概率图像显示右眼 mRNFL、GCL+、GCL++ 均有损伤，左眼正常。2D-OCT：右眼黄斑中心颞侧神经纤维层变薄，余双眼正常。

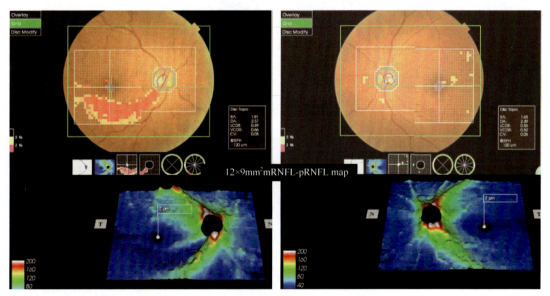

图 1-35　病例 4-5

2016-6-15：双眼宽屏网膜神经纤维层厚度地形图（下图）及其彩色组合病损概率图（上图）图像比较：双眼不对称。pRNFL：右眼视盘颞下束变短，余双眼视盘周围神经束基本正常。左眼：属正常眼神经纤维层厚度地形图及其彩色组合病损概率图。右眼：与视盘相连接的颞下神经束有缺损带，黄斑正中心区正常。

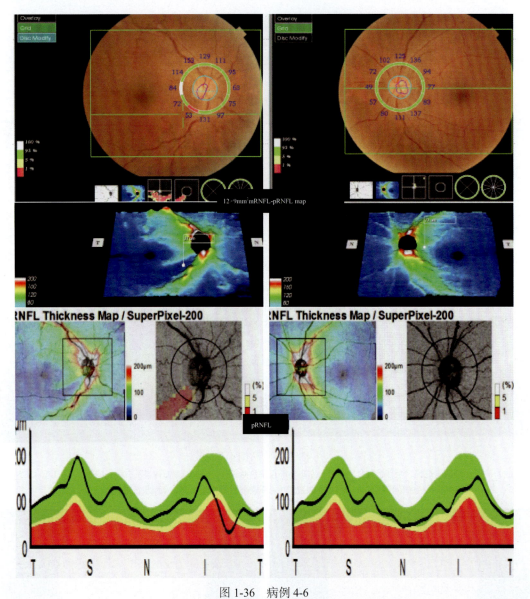

图1-36 病例4-6

2016-6-15：pRNFL：右眼颞下神经束缺损带，余双盘周神经纤维层正常。

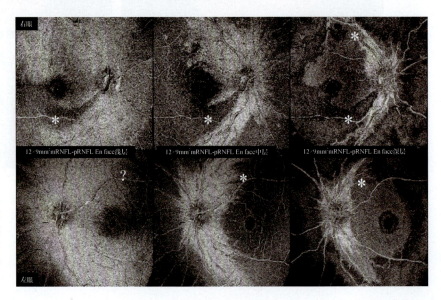

图1-37 病例4-7

2016-6-15：双眼mRNFL-pRNFL En face浅、中、深层图像改变的比较：右眼：视盘颞下神经束缺损浅-深层均存在；但深层颞上也有些损伤（*号处）。左眼：浅层基本正常（？号处可疑），中层和深层颞上支神经束明确有损伤（*号处）。

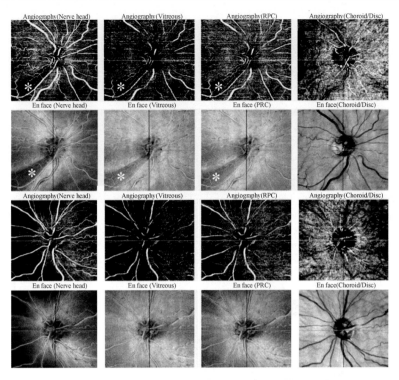

图 1-38 病例 4-8

2016-6-15：双眼视盘 Angio/En face 图像比较：右眼视盘 Angio 显示神经纤维缺损区微血管网减少，深层更明显。相应区 En face 信号丢失与 Angio 改变一致。左眼视盘 Angio/En face 图像基本正常（注意 En face 图像视盘颞下束信号较颞上束明显强些）。

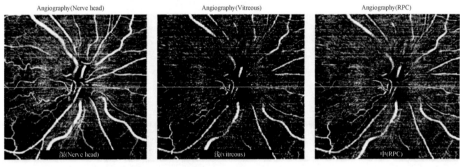

图 1-39 病例 4-9

2016-6-15：右眼视盘 Angio-OCT 三个层次图像比较：同一个扫描部位，三个不同深度神经纤维缺损区 Angio-OCT 图像比较：浅、中层面可见神经束缺损区还有少量血管网，但深层面血管网极少（上图示）。这种现象可以说明：神经纤维萎缩、消失由深层向浅层发展，但由于神经纤维外围的星形胶质细胞-血管鞘程序性死亡发生在神经纤维萎缩之后，其中的时间差就是造成神经纤维层萎缩较神经节细胞胞体萎缩晚的原因。星形胶质细胞-血管鞘程序死亡的先后表明了深层毛细血管少（神经纤维少），浅层毛细血管多一些（神经纤维存在多些）。

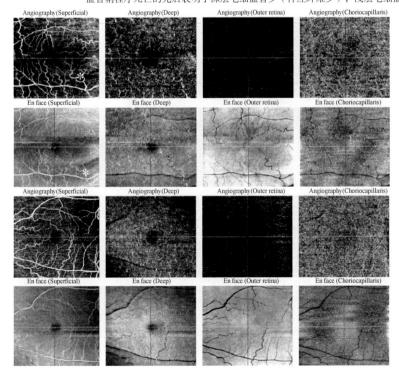

图 1-40 病例 4-10

2016-6-15：双眼黄斑 Angio/En face 图像比较：右眼：异常（*号处），神经束缺损区微血管网减少，相应 En face 也低下。左眼：正常图像。

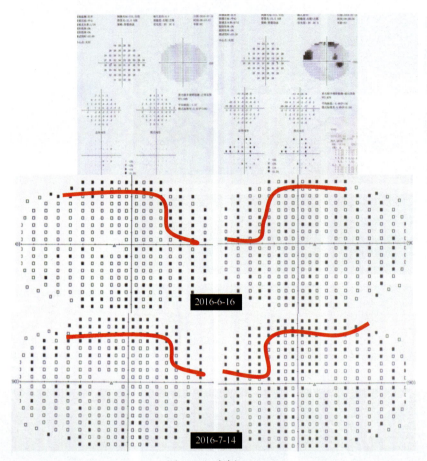

图 1-41　病例 4-11

两次视野符合神经纤维层 En face 所见。

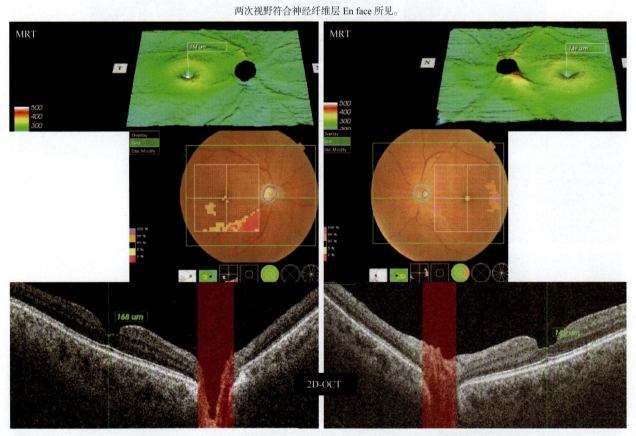

图 1-42　病例 5-1

2016-6-22：周某，男性，65 岁。POAG，亚正常眼（因双眼视力下降，双眼黄斑板层孔就诊）。MRT（彩色概率图显示）：右眼黄斑环形上方正常，下方变窄，水平线划界。左眼黄斑环形正常，双眼环形色泽正常。彩色病损概率图示右眼黄斑下方视网膜束状变薄。双眼 pRNFL 不对称，右眼盘周神经纤维已消失，左眼视盘颞上神经纤维基本消失。2D-OCT：双眼黄斑板层孔形成。右眼黄斑区视网膜神经节细胞层变薄些，左眼基本正常。

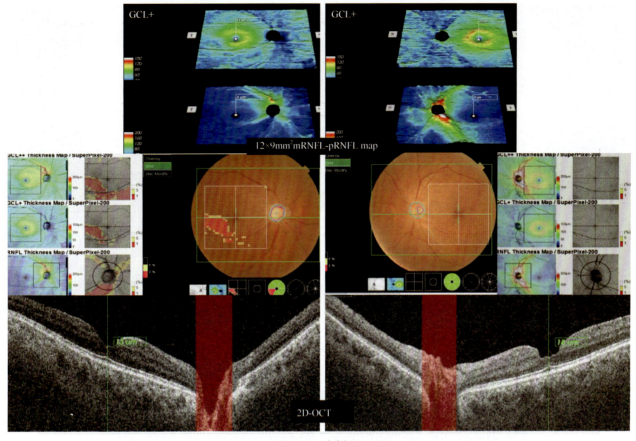

图 1-43　病例 5-2

2016-6-22：mGCC：右眼 GCL+ 环形颞下方有缺损，水平线划界；左眼 GCL+ 环形稍肿胀色泽稍红。病损概率图右眼 mRNFL、GCL+、GCL++ 均示黄斑下方损伤，水平线划界，视盘颞上下神经纤维束损伤，颞下损伤重。左眼正常 mGCC 分析。

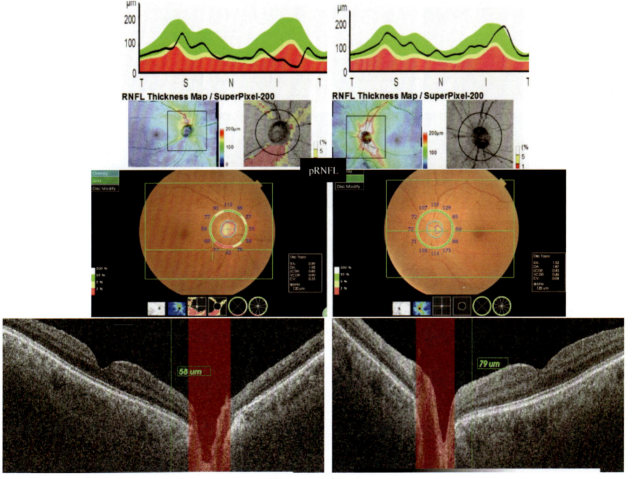

图 1-44　病例 5-3

2016-6-22：pRNFL：右眼视盘陷凹扩大，视盘颞上下神经束缺损（下方重些），左眼正常 pRNFL。

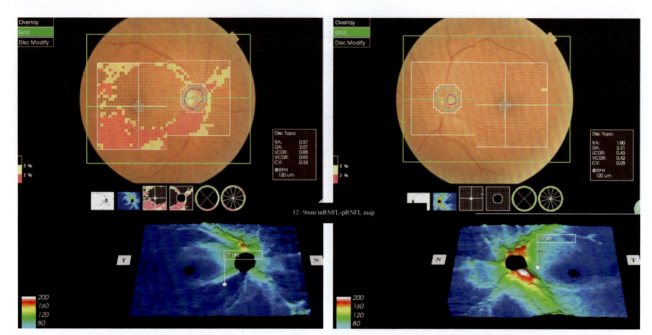

图 1-45　病例 5-4

2016-6-22：双眼宽屏网膜神经纤维层厚度地形图（下图）及其彩色组合病损概率图（上图）图像比较：双眼极不对称，pRNFL 右眼大部分消失，左眼正常图像。左眼：正常神经纤维层厚度地形图和正常病损概率图。右眼：视盘上下均有神经纤维层缺损，下方重于上方，但黄斑中心区正常。

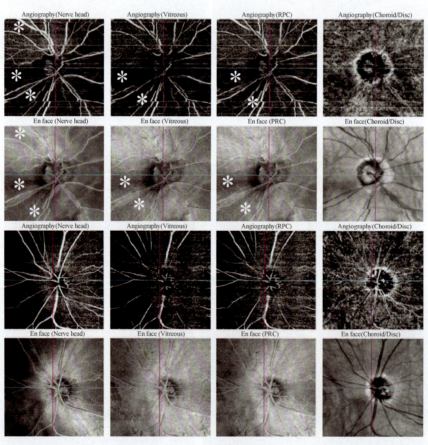

图 1-46　病例 5-5

2016-6-22：双眼视盘 Angio/En face 图像比较：右眼：视盘周围微血管网明显减少，尤其是颞下神经束缺损区（*号处），深层较浅层重。相应区 En face 信号低下（*号处）。左眼：正常盘周微血管网和 En face 图像。

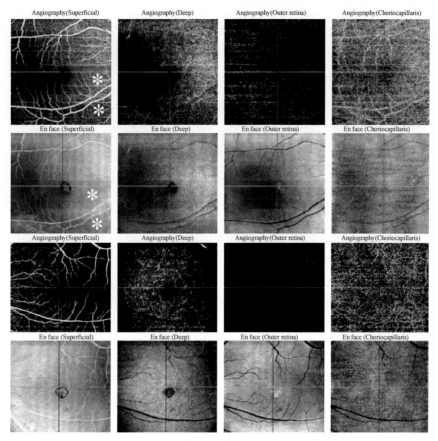

图 1-47 病例 5-6

2016-6-22：双眼黄斑 Angio/En face 图像比较：右眼：与左眼比较黄斑相应区血管网偏少些，主要是在神经纤维缺损区（*号处）。左眼：正常黄斑区微血管网。双眼可见板层黄斑孔，En face 图像显示边缘清晰的带低信号黑边的稍高信号区。

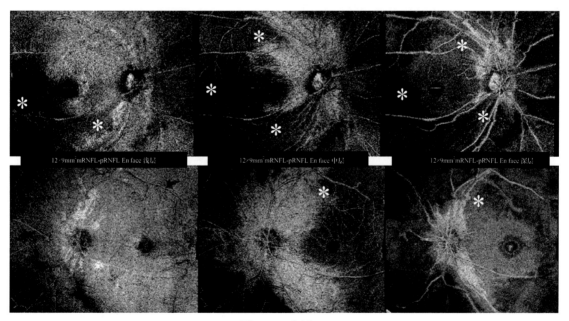

图 1-48 病例 5-7

2016-6-22：双眼宽屏视网膜神经纤维层不同层次 En face 图像比较：双眼不对称。右眼：浅层：颞侧及视盘颞下纤维丢失，En face 低信号。中层：明显增加了颞上神经纤维丢失。深层：较中层更严重（*号处）。说明右眼颞上下中、深层（视网膜中远周部位）神经纤维丢失重，颞下方更重（*号处）。左眼：浅层：En face 图像正常，表明神经纤维层正常。中、深层：出现颞上神经纤维层损伤（*号处）。表明左眼颞上方中远周部位视网膜神经纤维有损伤，这是十分早期的改变。

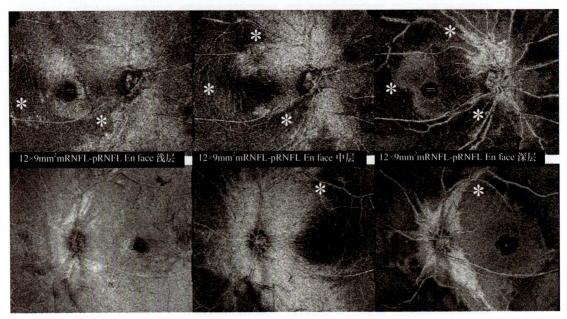

图1-49 病例5-8

2016-8-10：双眼宽屏网膜神经纤维层不同层次En face图像比较：双眼不对称。与2016-6-22几乎完全一致改变，说明本患者的病变肯定存在。左眼En face图像改变说明青光眼神经纤维损伤是由视网膜中远周部位开始，渐渐向后极部（黄斑部）进展，故在视盘周围神经纤维层En face图像分析中可以见到由深层到浅层的损伤过程。

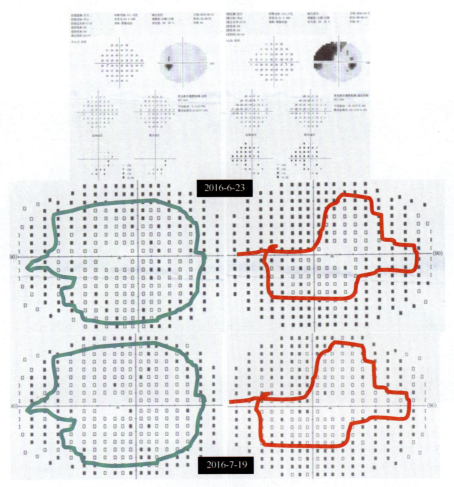

图1-50 病例5-9

两次视野基本相似，后一次更可靠，与神经纤维层En face所见一致。双眼颞侧远周30度月牙区视野存在。

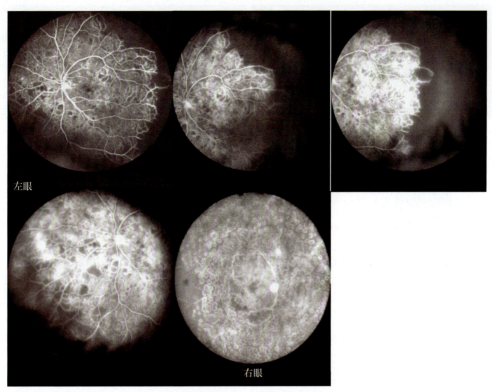

图 1-51 病例 6-1

2015-5-20：朱某，男性，82 岁。PDR，继发双眼 NVG（右眼绝对期，左眼早期，左眼视力 0.4）。患者带来外院 2015-5-5 的 FFA：左眼中周部大范围环形无灌注区，黄斑水肿；右眼外院激光治疗后 5 个月，已是青光眼绝对期。左眼仅是虹膜新生血管，眼压 25mmHg 左右，左眼压升高病程 3 周。患者要求：右眼放弃治疗，希望治疗左眼。左眼瞳孔极小 3mm 直径，患有膜性白内障（先行前玻璃体切除术 + 瞳孔成形术）。

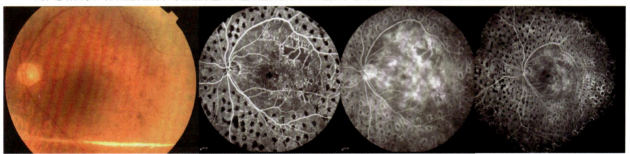

图 1-52 病例 6-2

2015-8-20：左眼经过前玻璃体切除 + 瞳孔成形术后，激光 PRP 后（黄斑区未激光），黄斑区上方有无灌注区，晚期黄斑水肿。中周部视网膜激光已完成。

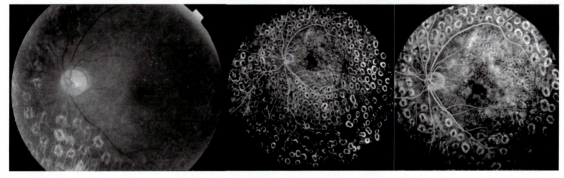

图 1-53 病例 6-3

2015-12-29：左眼黄斑格珊激光后 2 个月，黄斑水肿基本消失，视力 0.6。

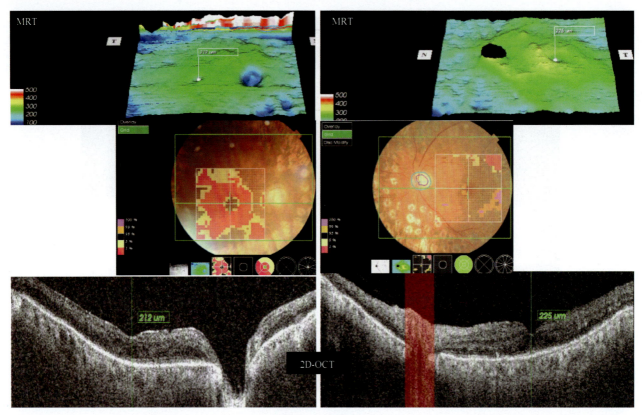

图 1-54 病例 6-4

2016-7-21：MRT（彩色病损概率图显示）：右眼黄斑环形消失，左眼不完整环形存在。彩色病损概率图显示右眼黄斑区视网膜广泛萎缩，左眼黄斑外围颞上下方小区域视网膜萎缩。双眼视网膜表面不平坦呈波浪样。双眼 pRNFL 均异常，右眼完全消失，左眼仅残存部分视盘颞下束。2D-OCT：右眼黄斑区神经节细胞层几乎消失，视盘色泽极淡，陷凹极大且深。左眼鼻侧神经纤维层基本正常，颞侧萎缩变薄些。

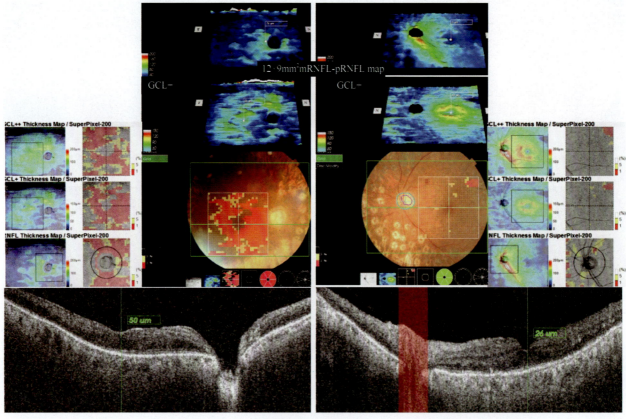

图 1-55 病例 6-5

2016-7-21：mGCC：右眼 GCL+ 环形消失，神经纤维层萎缩；病损概率图 mRNFL、GCL+、GCL++ 均明显广泛萎缩变薄。左眼 GCL+ 环形存在但不完整，色泽也较好；黄斑区病损概率图基本正常，但颞上角有损伤，符合神经纤维厚度地形图所见。

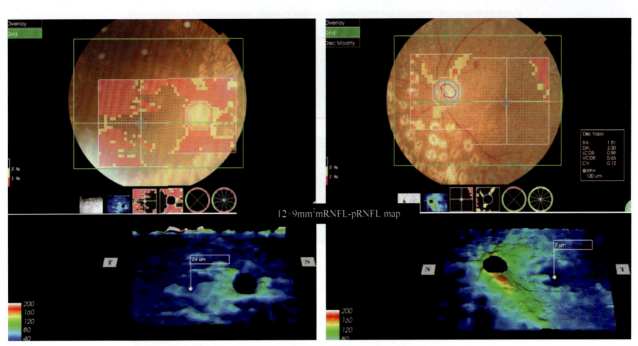

图1-56 病例6-6

2016-7-21：双眼宽屏网膜神经纤维厚度地形图（下图）及其彩色组合病损概率图（上图）图像比较：pRNFL：右眼完全消失，左眼颞上束基本消失，颞下束正常。右眼：绝对期青光眼，几乎全部后极部网膜神经纤维层萎缩变薄。左眼：仅后极部上方尤其是视盘颞上中周部神经纤维层较轻度损伤，黄斑区纤维层正常。注意：双眼神经纤维层厚度地形图像可见到蓝黑色的圆形斑点，这是激光斑导致的局限性神经纤维的萎缩，表明激光斑局部神经纤维损伤重，基本不扩散，导致视网膜表面高低不平，形如波浪样。

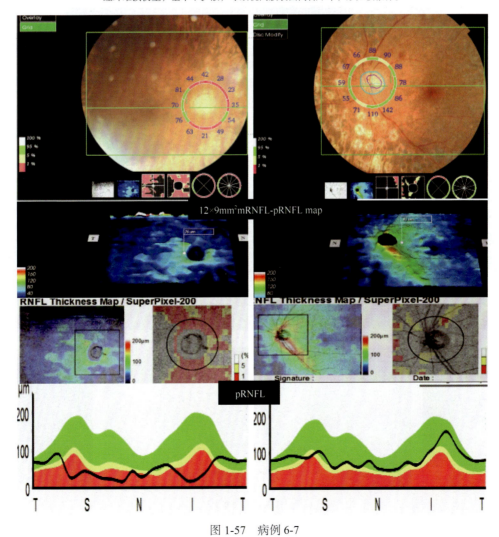

图1-57 病例6-7

2016-7-21：pRNFL：右眼绝对期青光眼：盘周神经纤维萎缩消失。左眼中期青光眼损伤除颞下少量神经纤维束存在外，也有较明显的损伤。

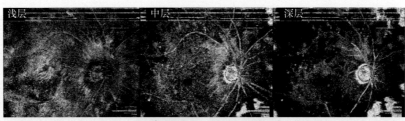

图 1-58 病例 6-8

右眼两次宽屏不同层次神经纤维层 En face 图像比较：在不到 1 个月内，由于右眼压一直在 30～50mmHg，仅可见到右眼视盘周残存极少量神经纤维。右眼黄斑区有前膜形成。右眼中、深层有少量高低不匀的信号斑点是弱激光斑所致。

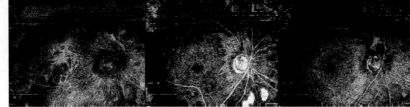

图 1-59 病例 6-9

左眼两次宽屏不同层次神经纤维层 En face 图像比较：两次视盘 - 黄斑神经纤维层 En face 图像一致，主要在深层左视盘颞上支神经束缺损，说明是较早期青光眼损伤，由于 PRP 视网膜光凝治疗后，视野严重向心缩小。所有 En face 图像中不规则的高信号斑点是Ⅲ级激光斑。

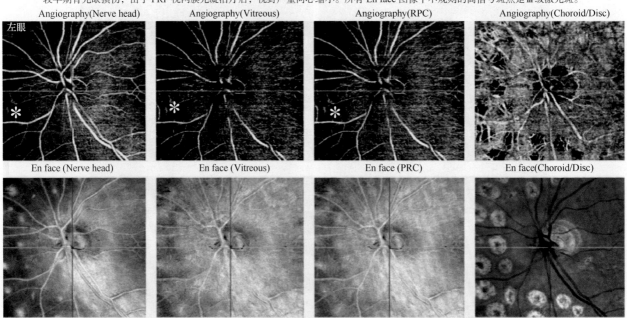

图 1-60 病例 6-10

2016-7-8：左眼视盘 Angio/En face 图像比较：左眼盘周 Angio 显示毛细血管网基本正常，相应盘周区 En face 图像正常。视盘鼻下方局限小区域无灌注（*号处）。由 En face 图像可见视盘颞下神经束信号较颞上神经束强些，说明颞上神经束有损伤的缘故。固体倍频率（532nm）激光斑图像表现：标准 PRP Ⅲ级激光斑，可见激光斑内的脉络膜毛细血管已消失，相应激光斑 En face 图像不均匀的高信号（网膜各层次是不匀的高信号斑点，脉络膜层次是中心黑点外围高信号的圆形斑）。

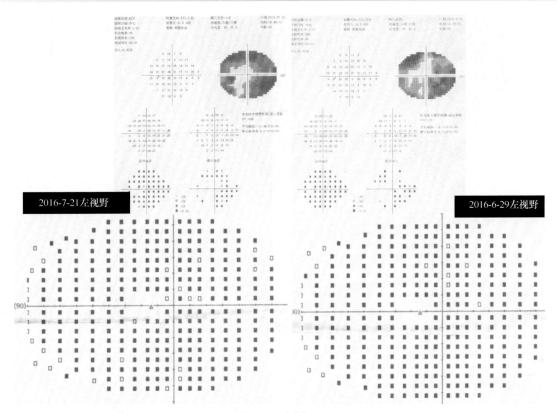

图 1-61 病例 6-11

两次视野检查均显示左眼仅存中心不规则管视，注意左眼颞侧远周边 30 度月牙区视野保留完好。

1.2 正常眼压青光眼（NTG）

NTG 诊断较高眼压性青光眼困难得多，因其眼压在正常范围，21mmHg 以内，有些病例眼压低至 15mmHg 或更低的水平。24 小时眼压波动也很难出现较高的眼压波动，只有极少数病例超过 8mmHg，绝大多数病例只能在 5mmHg 或更低水平波动，病情进展缓慢，5～10 年内进展不明显（例 10）。主要鉴别诊断病例是缺血性视神经病变。同时并发其他眼部病变的病例也相当多见。由于没有自觉症状，这类病例常常到了中晚期才发现。

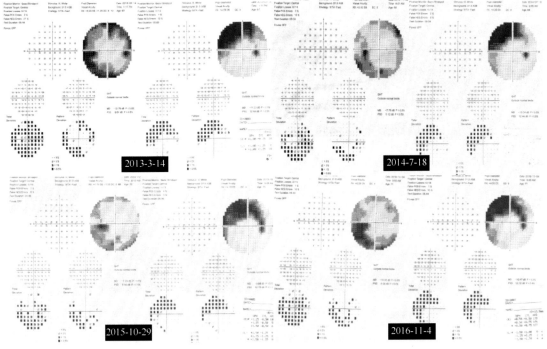

图 1-62 病例 7-1

王某，男性，68 岁。NTG（晚期病例）。视力：右眼 1.0；左眼 0.8。因反复发作浅层巩膜炎就诊。2013-3-14：确诊 NTG，应用抗青光眼药物后，眼压控制在 10mmHg 左右，至 2016-11-4，不同时间段 4 次 30 度视野大致相似。近 4 年内双眼似乎有些加重。

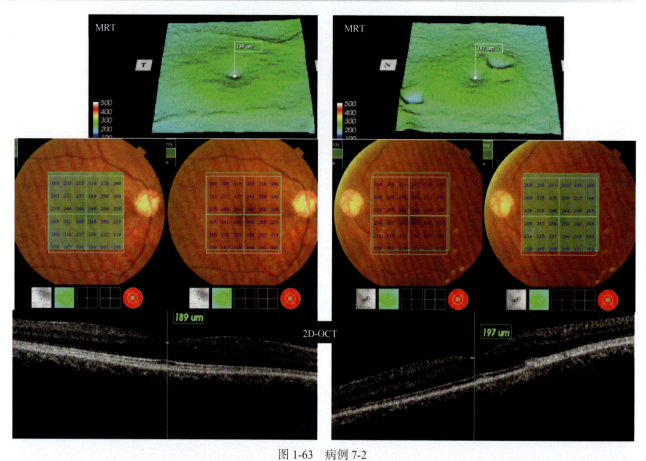

图 1-63 病例 7-2

2013-3-14：MRT：双眼黄斑区环形近于消失。左眼黄斑区颞上一个小 PED。2D-OCT：双眼黄斑区视网膜神经节细胞层萎缩变薄，余视网膜结构正常。

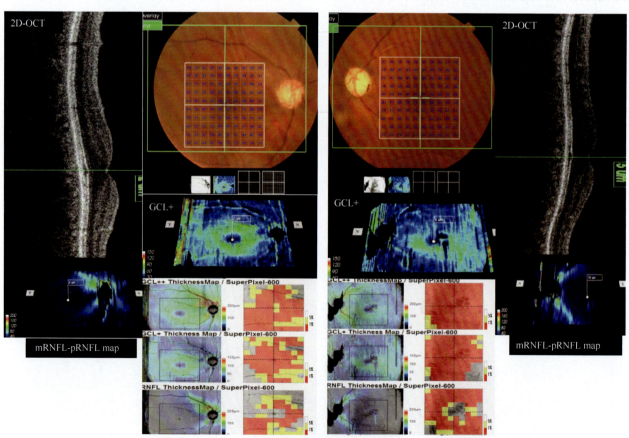

图 1-64 病例 7-3

2013-3-14：mGCC：双侧 GCL+ 环形消失，双侧病损概率图：mRNFL、GCL+、GCL++ 均严重萎缩，左眼更重。
2D-OCT：双眼黄斑区视网膜神经纤维层萎缩变薄。

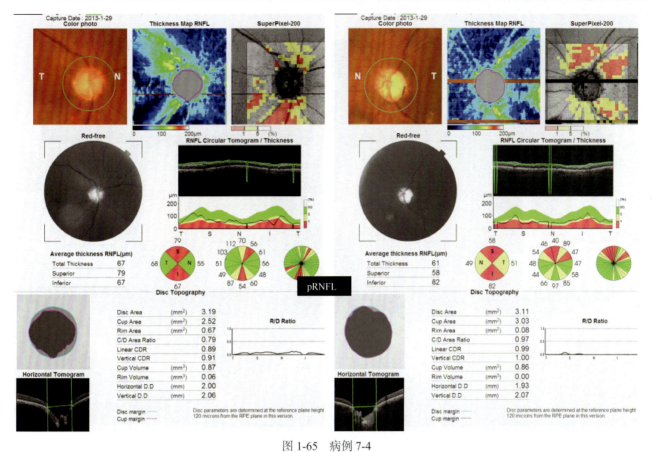

图 1-65 病例 7-4

2013-3-14：pRNFL：右眼视盘下方、左眼视盘上方神经纤维萎缩严重，符合视野所见。

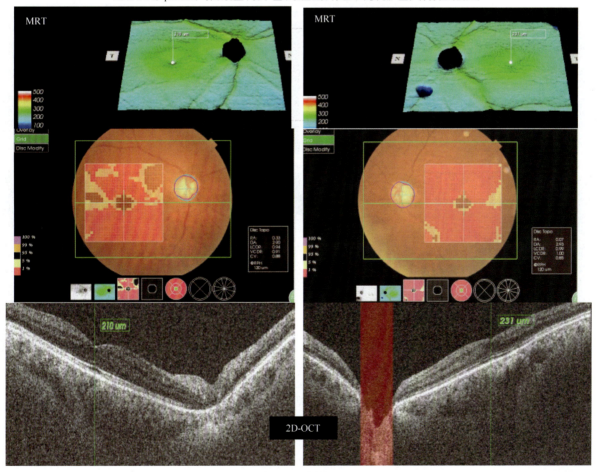

图 1-66 病例 7-5

2016-12-20：白内障术后，矫正视力：右眼 1.2；左眼 1.0。与图 1-63（2013-3-14）比较基本相似，左眼黄斑区小 PED 已消失。MRT：双眼黄斑环形消失，双眼病损概率图显示黄斑区视网膜变薄萎缩，双侧几乎相同。双眼 pRNFL 均几乎消失。2D-OCT：双眼黄斑区视网膜神经节细胞层萎缩变薄。

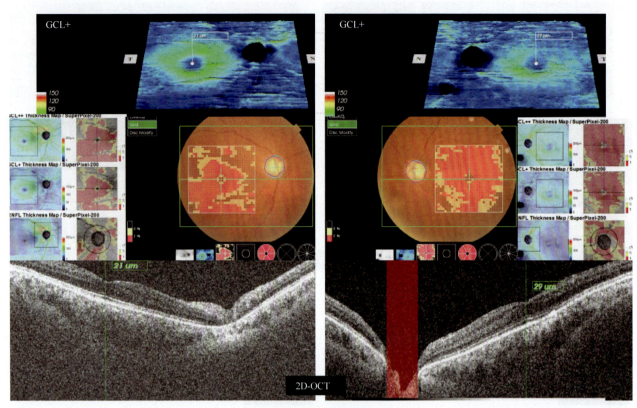

图1-67 病例7-6

2016-12-20：与图1-64（2013-3-14）比较基本一致。双眼mGCC均严重萎缩变薄，左眼较右眼更重。

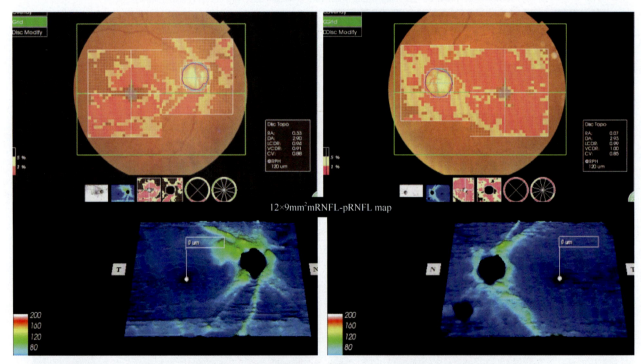

图1-68 病例7-7

2016-12-20：双眼宽屏视网膜神经纤维厚度地形图（下图）及其彩色组合病损概率图（上图）图像比较：pRNFL：双眼均严重损伤，仅双颞上神经束有部分残留。双眼几乎对称视盘鼻侧和颞上下神经纤维层大范围萎缩变薄，右眼颞上稍轻些。

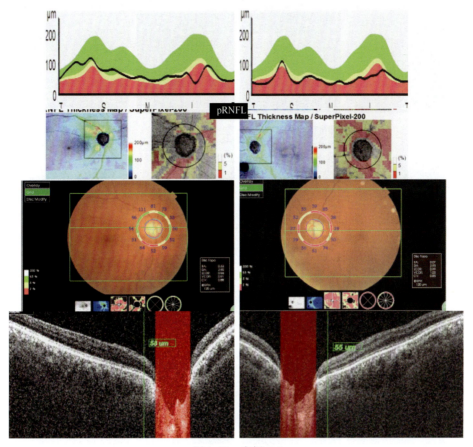

图 1-69 病例 7-8

2016-12-20：pRNFL：双眼均萎缩较重，左眼更重。视盘陷凹极扩大较深。

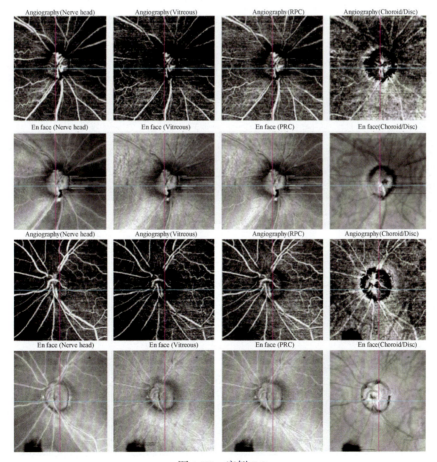

图 1-70 病例 7-9

2016-12-20：双眼视盘 Angio/En face 图像比较：双眼视盘周围微血管网明显减少，相应 En face 反射信号也明显减低，注意右眼视盘颞下方神经束缺损区存在深浅层微血管网的差别，以及相应 En face 信号高低的差别。

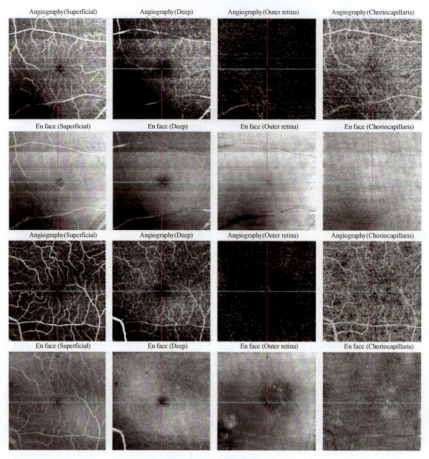

图 1-71　病例 7-10

2016-12-20：双眼黄斑 Angio/En face 图像比较：双眼黄斑区 Angio 显示微血管网减少，相应 En face 信号也减少。

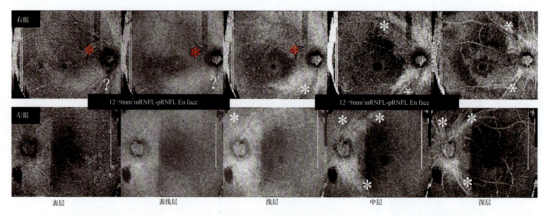

图 1-72　病例 7-11

2013-1-29：双眼宽屏网膜神经纤维层不同层次 En face 图像比较：双眼表层和表浅层神经纤维层 En face 信号明显减低，右眼？号处似有神经束缺损，右眼红＊号示意网膜前膜形成。双眼浅、中、深层出现神经纤维损伤（＊号处），中深层明显加重，右眼下方、左眼上方重，与视野一致改变。

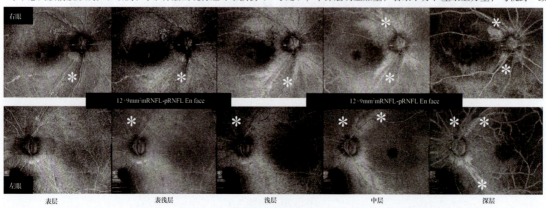

图 1-73　病例 7-12

2016-12-20：双眼宽屏网膜神经纤维层不同层次 En face 图像比较：与图 1-72（2013-1-29）比较双神经纤维层损伤稍有些加重，右眼更明显。

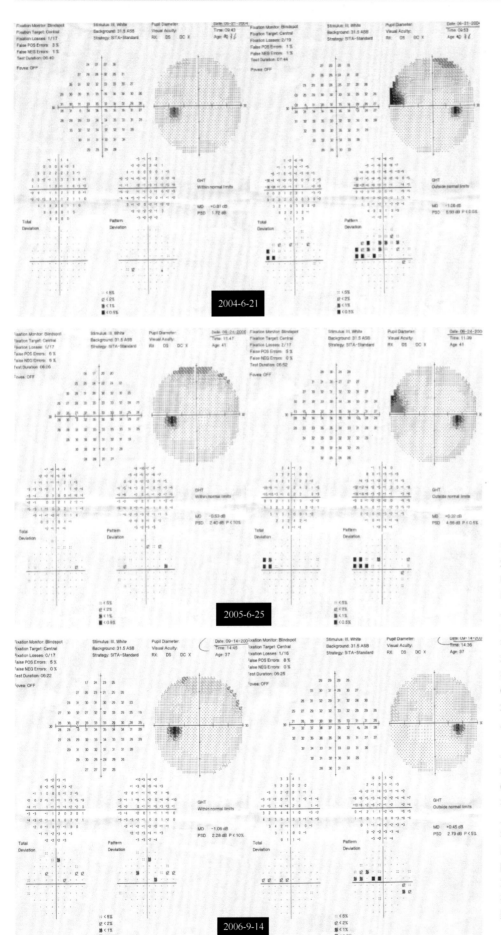

图 1-74 病例 8-1

贺某，男性，53 岁。2004～2016 年计 12 年随诊：临床表现特点①患者一直主诉有眼球转动疼，不认为是青光眼，总认为是球后视神经炎，对医生的诊断半信半疑。因此患者几乎在全北京市各大医院就诊，也就积累了大量的 30 度中心视野检查图，但从未检查周边视野。②先后 9 次 24 小时眼压：最高 22mmHg，最低 14mmHg。用药后最高 20mmHg，最低 12mmHg（大部分 14～15mmHg）。24 小时眼压曲线：有 3 次眼压波动 8mmHg，余均在 4～5mmHg。③ 2010 年后左眼加重（见后面视野检查图）。④ 2014 年前未正规用药，2014 年自己停药一年，有些加重，此后就较规则用药但眼压均在 15mmHg 左右，眼压降得不满意。⑤ 2015-4-21 我院就诊：患者仍然主诉双眼黄斑病变，不愿接受青光眼诊断。⑥视野检查图提示：主要是右眼视野鼻上缺损，阶梯表现。

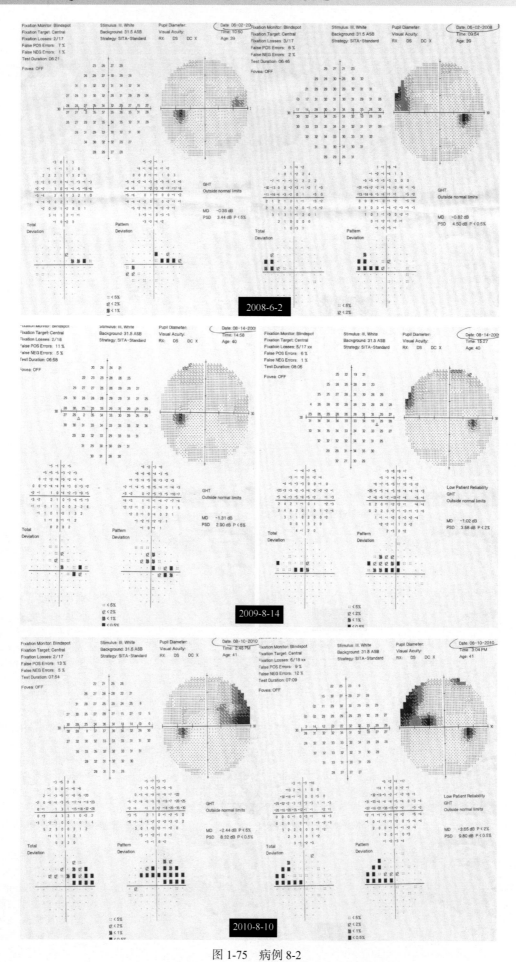

图 1-75 病例 8-2

2010-8-10：视野双鼻上象限缺损，显然双眼加重了，左眼更明显。

第 1 章　En face-OCT、Angio-OCT 和 mGCC 检测与青光眼 · 37 ·

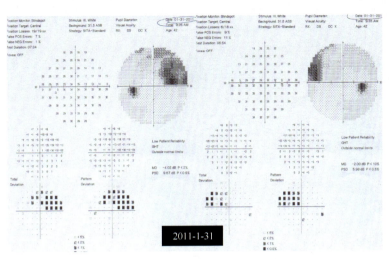

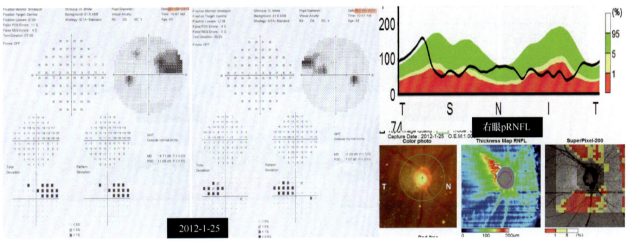

图 1-76　病例 8-3

2010～2012 年，这 2 年内未见加重，右眼 pRNFL 下方神经束消失了。

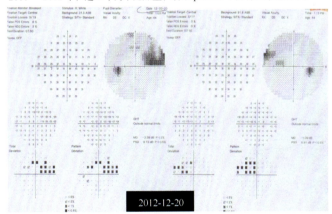

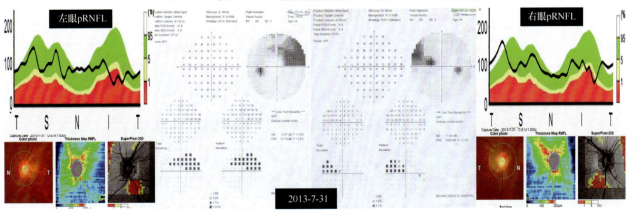

图 1-77　病例 8-4

左眼视野加重了。双眼 pRNFL：双眼视盘下方神经束损伤明显。

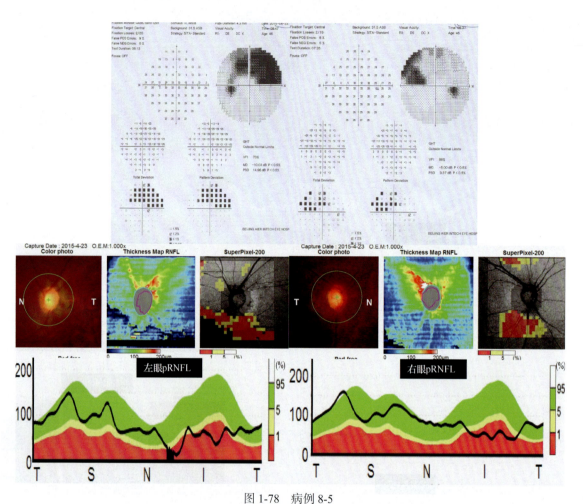

图 1-78 病例 8-5

2015-4-21：双眼视盘下方神经束损伤重，左眼明显较右眼重了，视野左眼也更重了。

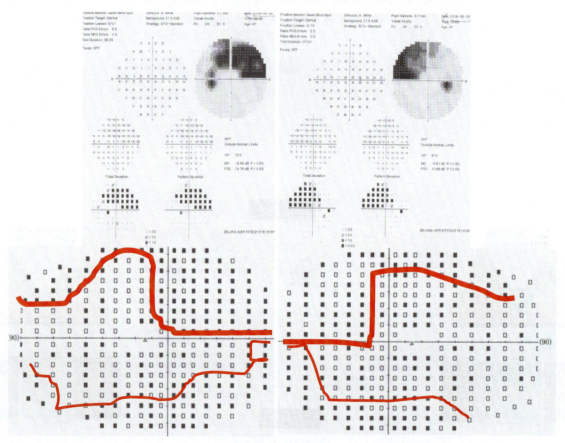

图 1-79 病例 8-6

2016-5-30：中心、周边视野：双眼矫正视力 0.8。左眼近视网膜劈裂，前膜形成，黄斑板层孔。双眼视野符合 mGCC 改变。

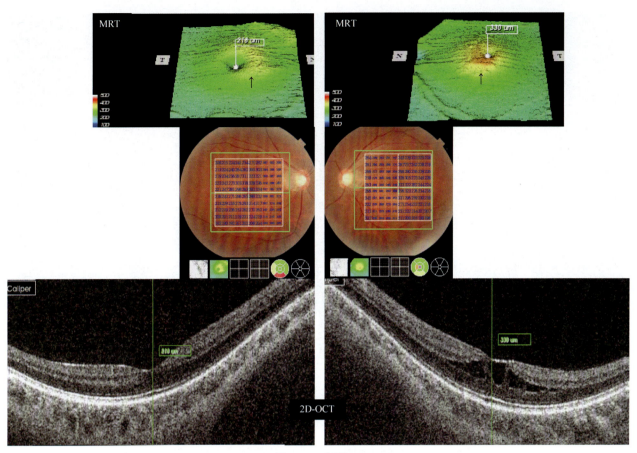

图 1-80 病例 8-7

2016-5-31：MRT：双眼黄斑环形不完整，色泽较红，环形缺损区边缘有锐边（箭头），左眼黄斑有前膜形成。2D-OCT：右眼黄斑区视网膜神经纤维层变薄，左眼黄斑区网膜劈裂（高度近视）。

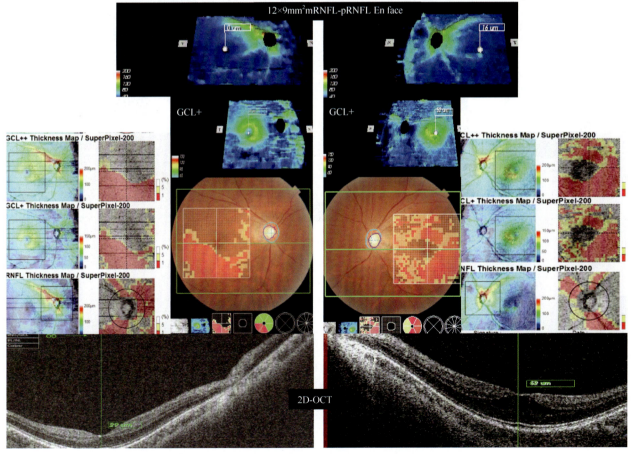

图 1-81 病例 8-8

2016-5-31：GCL+：双眼黄斑环形有缺损，左眼更重，病损概率图显示双侧 mRNFL、GCL+、GCL++ 均有严重损伤，左眼更重。

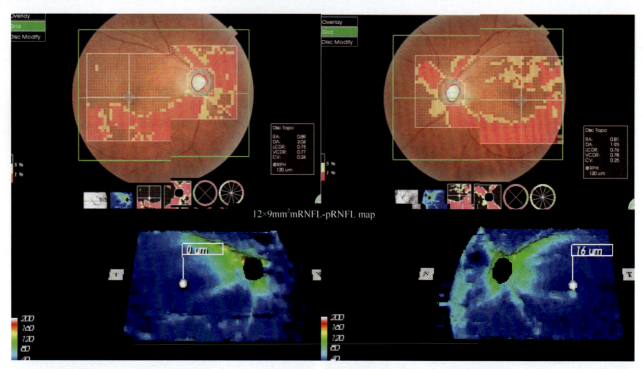

图 1-82　病例 8-9

2016-5-31：双侧宽屏后极部视网膜神经纤维层厚度地形图（下图）及其彩色组合病损概率图（上图）图像比较：pRNFL：双眼均严重损伤，仅双眼颞上束损伤较轻些（右眼更轻些），双颞下束损伤已消失。双眼视盘下方神经纤维层损伤均较重，双眼视盘上方轻度神经纤维层损伤，但右眼较左眼轻些，双眼鼻上方神经纤维层也有较明显的损伤。符合视野改变。

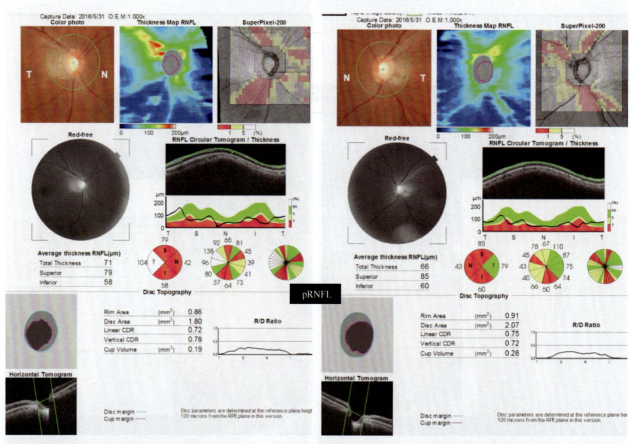

图 1-83　病例 8-10

2016-5-31：pRNFL：双侧视盘陷凹扩大，双侧视盘下方神经束缺损与 mGCC 分析一致。

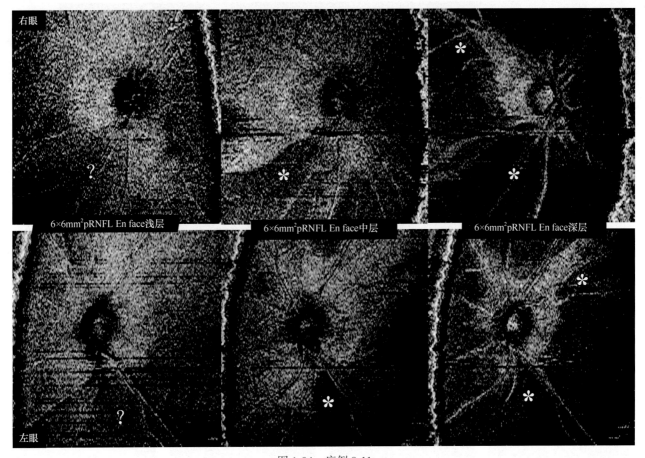

图 1-84 病例 8-11

2013-7-31：双眼窄屏盘周神经纤维层不同层次 En face 图像比较：双眼视盘颞下神经纤维束损伤重（？和 * 号处），符合双眼视野改变。

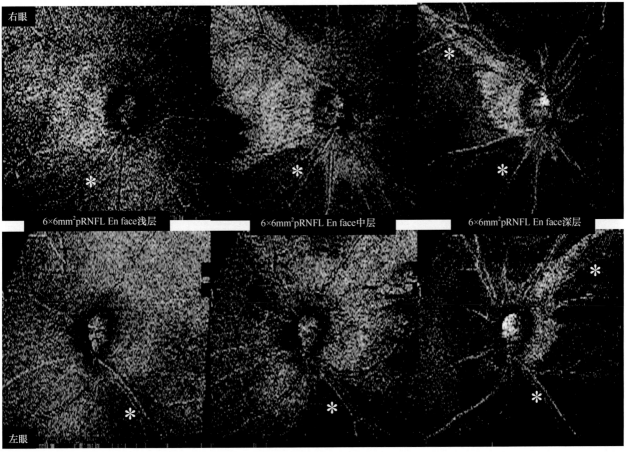

图 1-85 病例 8-12

2016-5-31：左眼比图 1-84（2013-7-31）稍稍加重些。

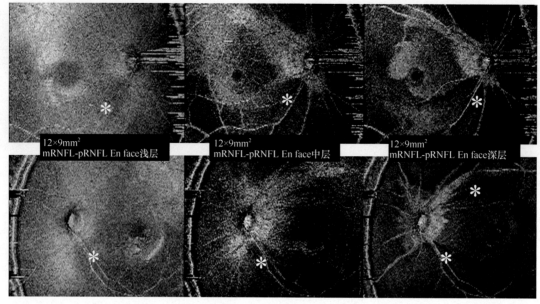

图 1-86 病例 8-13

2016-5-31：双眼宽屏黄斑 - 视盘神经纤维层不同层次 En face 图像比较：与图 1-84、图 1-85 比较，病损基本相同。

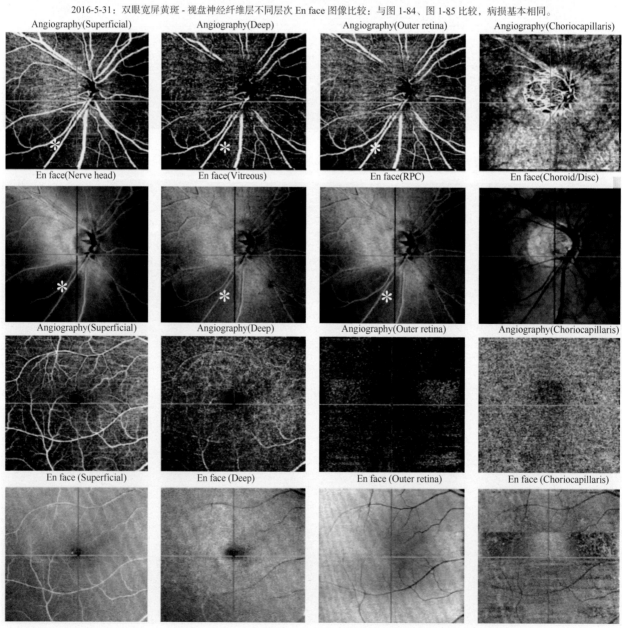

图 1-87 病例 8-14

2016-5-31：右眼视盘、黄斑 Angio/En face 图像比较：右眼视盘颞下神经束缺损区明显微血管网减少，但浅层血管较深层稍多些，相应 En face 信号也存在深浅不同程度信号减低的差别（*号处）。右眼黄斑区 Angio/Enface 图像尚未见明显异常。

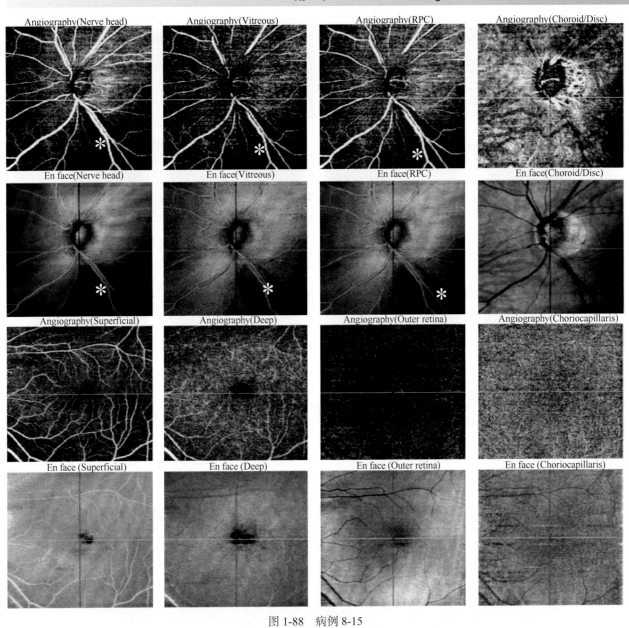

图 1-88 病例 8-15

2016-5-31：左眼视盘、黄斑 Angio/En face 图像比较：与右眼神经束缺损区相同（＊号处）改变。左眼黄斑中心区前膜形成，有囊样水肿。

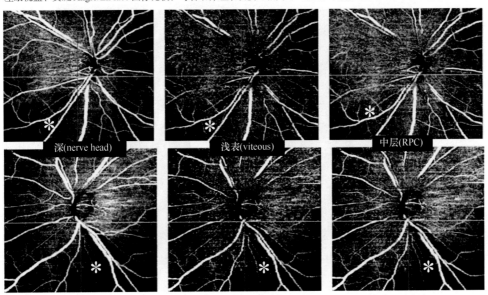

图 1-89 病例 8-16

2016-5-31：双眼视盘 Angio-OCT 图像比较：双眼除了神经束缺损区微血管网减少（＊号处）外，余盘周血管网大致正常。神经束缺损区：浅表 - 中层：尚存少量血管网（＊号处）；深层：血管网更少（＊号处）。神经束缺损区不同层次血管网的改变，说明了神经纤维萎缩的多少，萎缩的越多，血管网越少。深层萎缩的纤维明显较浅层多。血管网相对较多的浅层和中层，残存的神经纤维较深层多。

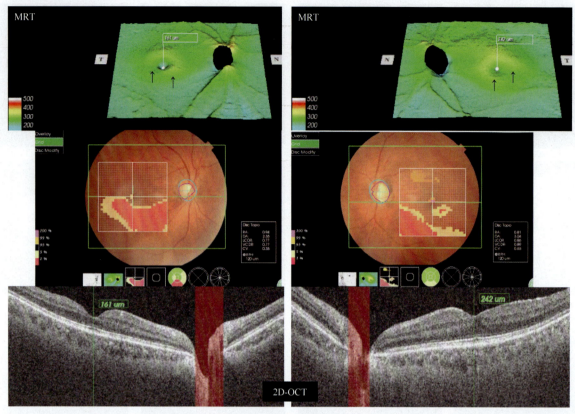

图 1-90　病例 9-1

2016-12-22：马某，男性，62 岁。NTG。查体发现视盘陷凹大来就诊，除外青光眼。MRT：双眼黄斑环形下方部分消失及变窄，上方正常，水平线划界和环形的锐边缘（箭头处）。双眼黄斑区彩色病损概率图显示双眼视盘颞下方神经束缺损带区网膜变薄。视盘陷凹扩大加深。双眼 pRNFL：右眼大部分消失，左眼几乎全部消失。2D-OCT：双眼黄斑区颞侧网膜神经纤维层变薄，余网膜层次结构正常。

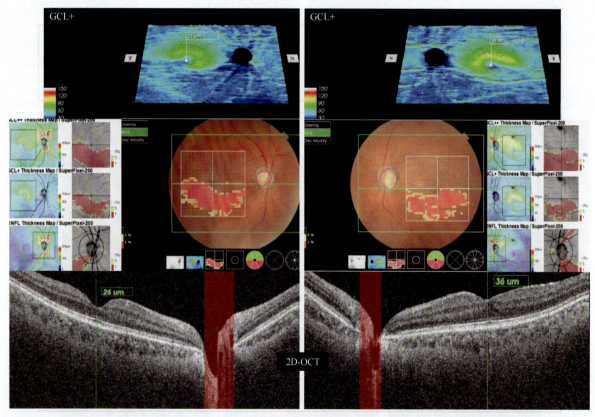

图 1-91　病例 9-2

2016-12-22：GCL+：双眼黄斑环形下方大部分消失，水平线划界，上方正常环形。双眼病损概率图几乎对称性下方 GCL+、GCL++ 和 mRNFL 萎缩变薄，双眼视盘颞下神经束萎缩带明显。2D-OCT：双眼黄斑区网膜神经纤维层颞侧变薄，余网膜结构正常。

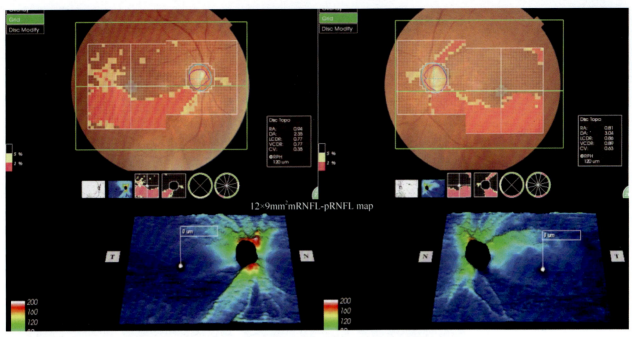

图 1-92 病例 9-3

2016-12-22：双眼宽屏网膜神经纤维层不同层次 En face 图像比较：双眼几乎对称性损伤，左眼稍重些。pRNFL：双眼视盘周神经束均受损严重，左眼更较右眼严重，右眼视盘颞上束正常，右眼上方网膜远周部有神经纤维层损伤。双眼下方与视盘相连的神经束缺损，上方左眼已与视盘相接。

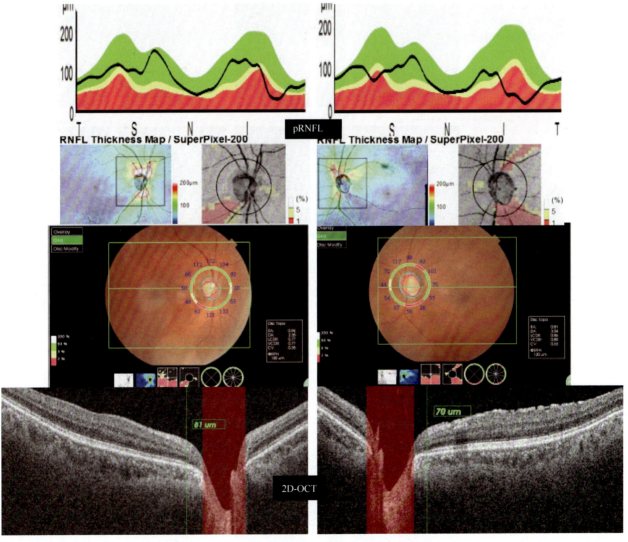

图 1-93 病例 9-4

2016-12-22：pRNFL：双眼视盘陷凹扩大加深，左眼严重些。盘周纤维层萎缩，右眼是颞下神经束，左眼是颞上下神经束（颞下神经束较重）。

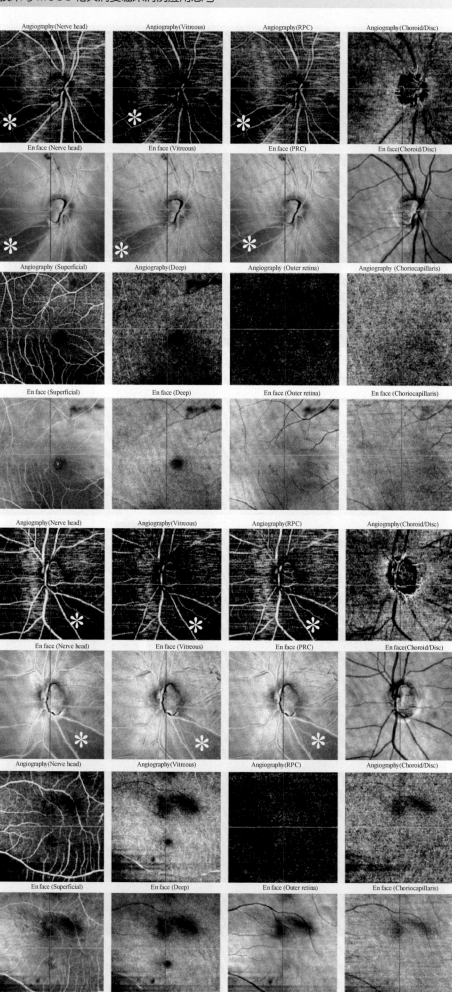

图 1-94　病例 9-5

2016-12-22：右眼视盘、黄斑 Angio/En face 图像比较：右眼视盘 Angio 图像显示：除颞下神经束缺损区微血管网减少（*号处）外，余盘周微血管网正常。颞下缺损区 Vitreous 层面微血管网较 RPC 和 Nerve head 层面稍多些。相应缺损区 En face 图像反射信号减低，同样是 Vitreous 层面信号强于 RPC 和 Nerve head 层面。说明神经纤维层损伤深层重于浅层，浅层神经纤维较多，故残留微血管网较多。右眼黄斑区下方微血管网较上方少，相应 En face 反射信号上方较下方高些。因为下方存在神经纤维束缺损，上方的神经纤维较下方多。

图 1-95　病例 9-6

2016-12-22：左眼视盘、黄斑 Angio/En face 图像比较：左眼视盘 Angio 图像显示：除颞下神经束缺损区微血管网减少（*号处）外，余盘周微血管网正常。颞下缺损区 Vitreous 层面微血管网较 RPC 和 Nerve head 层面稍多些。相应缺损区 En face 图像反射信号减低，同样是 Vitreous 层面信号强于 RPC 和 Nerve head 层面。说明神经纤维层损伤深层重于浅层，浅层神经纤维较多，故残留微血管网较多。左眼黄斑区下方微血管网较上方少，相应 En face 反射信号上方较下方高些。因为下方存在神经纤维束缺损，上方的神经纤维较下方多（左眼黄斑区受玻璃体混浊影响，图像不理想）。

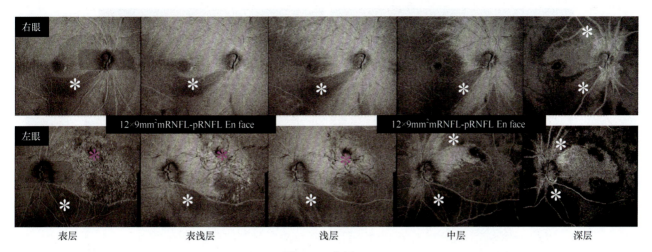

图 1-96　病例 9-7

2016-12-22：双眼宽屏网膜神经纤维层不同层次 En face 图像比较：双眼几乎对称性与视盘相连接的视盘颞下神经纤维层萎缩带（＊号处），左眼稍重些，左眼黄斑区还有网膜前膜形成（红色＊号处）。主要在中远周边部神经纤维层损伤。

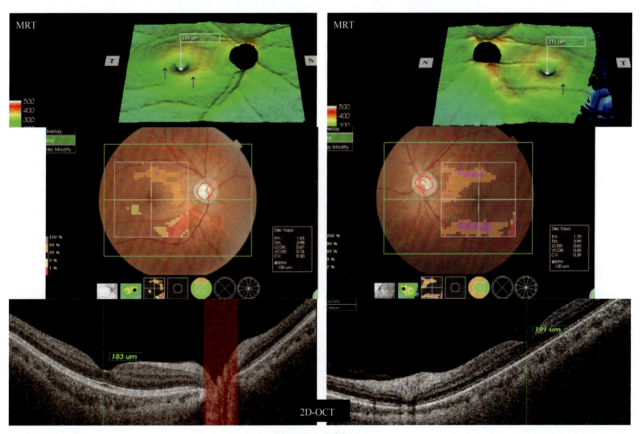

图 1-97　病例 10-1

2015-4-16：江某，男性，33 岁。正常眼压青光眼（NTG）。MRT：双眼黄斑环形下方变窄，下缘是锐边缘（箭头处），尤其右眼有水平线划界，余环形色泽深红，较均匀。彩色病损概率图显示右眼视盘颞下神经束缺损，视网膜变薄；余双眼黄斑区外围网膜偏厚些。右眼 pRNFL 几乎消失，左眼正常。2D-OCT：右眼黄斑区颞侧神经纤维层较薄，鼻侧正常。左眼正常。

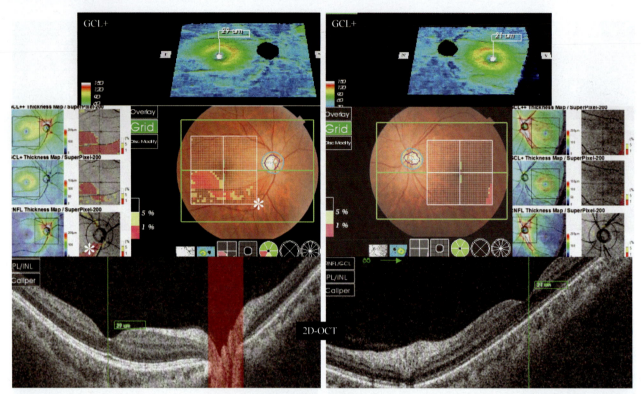

图 1-98 病例 10-2

2015-4-16：mGCC：右眼 GCL+ 颞下方环形缺损，余环形正常。右眼病损概率图示黄斑下方 GCL+、GCL++ 损伤，视盘颞下神经束缺损（＊号处）。左眼 GCL+ 环形及色泽正常，mRNFL 正常，左眼概率图显示基本正常。2D-OCT：右眼黄斑区视网膜颞侧神经纤维层变薄，余双视网膜结构正常。

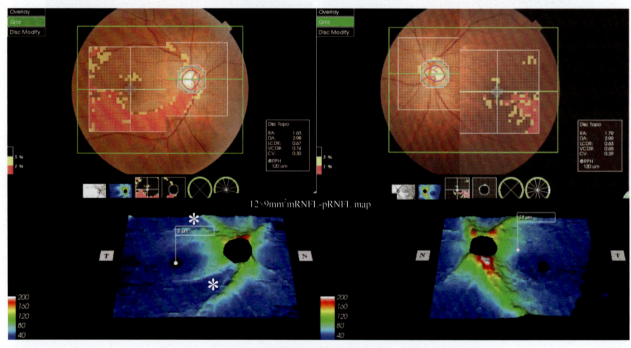

图 1-99 病例 10-3

2015-4-16：双眼宽屏网膜神经纤维层厚度地形图（下图）及其彩色组合病损概率图（上图）图像比较：双眼图像极不对称，右眼重，左眼轻。pRNFL：右眼大部分消失，左眼基本正常。右眼是早中期青光眼：主要是视盘颞下方神经纤维层萎缩变薄，神经纤维萎缩带已与视盘相连接，上方神经纤维萎缩带尚未与视盘连接，主要是中远周部神经纤维层萎缩，黄斑中心基本正常（＊号处）。左眼是早期青光眼：表现视盘和黄斑区正常神经纤维层厚度，但彩色组合病损概率图显示下方网膜中远周边部神经纤维层损伤。这种现象说明早期青光眼损伤的起始部位。

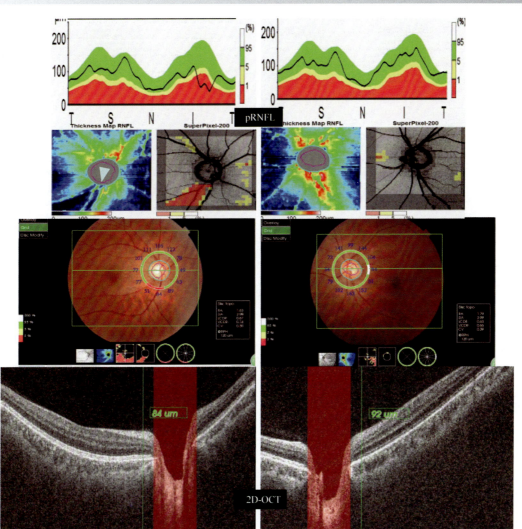

图 1-100　病例 10-4

2015-4-16：pRNFL：双眼视盘陷凹扩大加深。右眼视盘颞下神经束缺损，对应视盘陷凹扩大（箭头示），左眼盘周纤维正常。

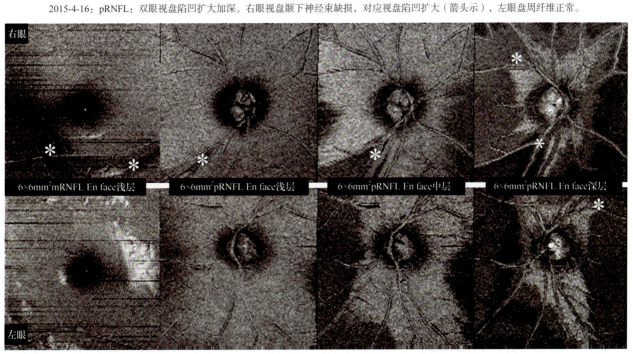

图 1-101　病例 10-5

2015-4-16：双眼不同部位、不同深度解剖层次神经纤维层 En face 图像比较：双眼 mRNFL En face：右眼黄斑下方有神经束缺损（*号处）；左眼正常图像。双眼 pRNFL En face：浅层——右眼视盘颞下楔形神经束缺损（*号处）；左眼正常图像。中层——右眼视盘颞下楔形神经束缺损同浅层所见，但是变粗、变黑，尖端更接近视盘缘（*号处）；左眼正常图像。深层——右眼视盘颞下楔形缺损已与视盘缘连接，且更黑，颞上也出现缺损（*号处）；左眼颞上方出现缺损（*号处），说明左眼颞上远周部神经纤维损伤，只是中心视野（图 1-102）没反映出来，因不在黄斑区故 mGCC 正常。左眼的改变在 90 度周边视野已有反映（图 1-103），说明早期青光眼查周边视野较中心视野更可靠、可信。

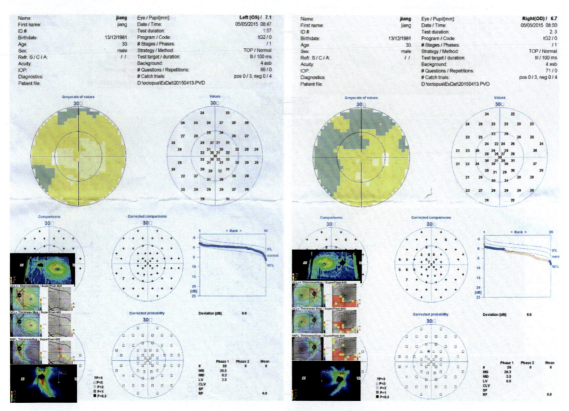

图 1-102　病例 10-6

2015-5-5：双侧中心视野改变与 mGCC 改变符合。

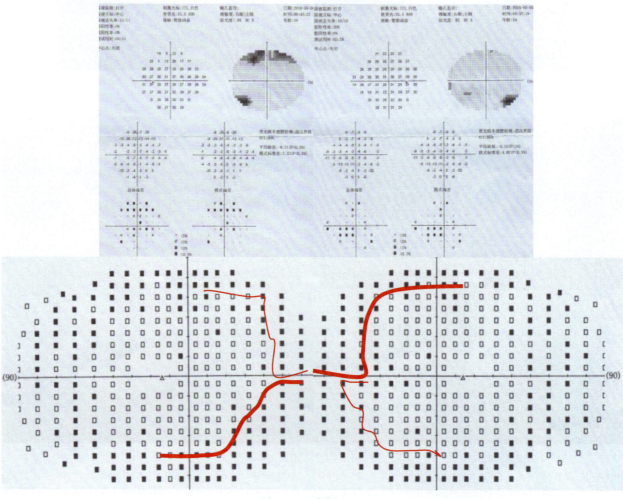

图 1-103　病例 10-7

2016-6-1：右眼视野符合神经纤维层 En face 改变；左眼 En face 改变与视野改变一致。

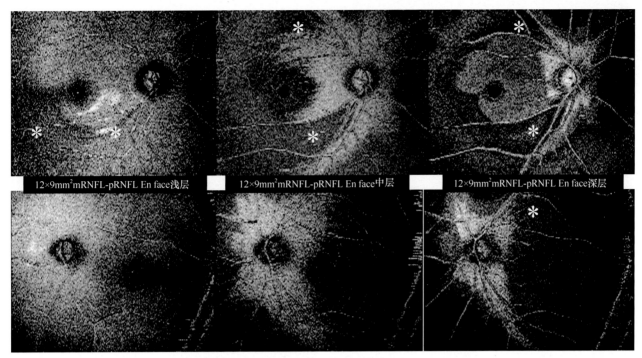

图 1-104 病例 10-8

2016-6-1：双眼宽屏网膜神经纤维层不同层次 En face 图像比较：与 2015-4-16 图 1-101 图像是一致的改变，只是扫描范围的不同。右眼：浅、中、深层均显示视盘颞下神经束缺损带，中、深层视盘颞上方也出现神经束损伤（＊号处）。左眼：浅层和中层神经纤维层正常，深层视盘颞上束出现损伤（＊号处）。

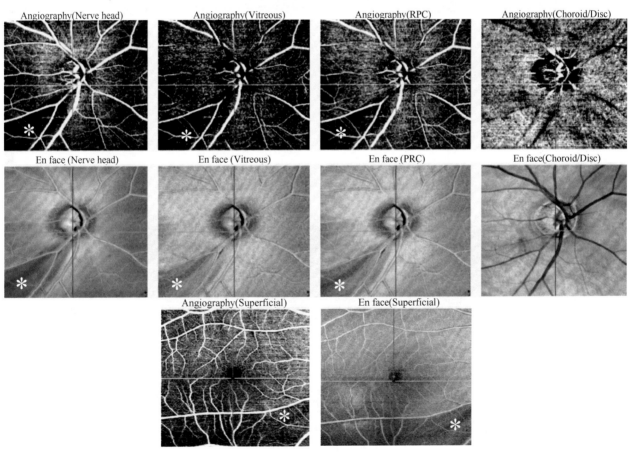

图 1-105 病例 10-9

2016-6-1：右眼视盘、黄斑 Angio/En face 图像比较：右眼视盘浅表（vitreous）和中层（RPC）神经纤维缺损区均有少量微血管网存在。深层（nerve head）几乎不存在微血管网（＊号处）。就在同一个神经纤维缺损区内，纤维丢失的程度也不是一致，正中间有一条明显变黑色，没有反射信号。相应神经纤维缺损区 En face 信号低下，而且色泽上的差异反映信号减少有明显程度的不同。黄斑区浅表 Angio：神经束缺损区也存在微血管网的减少和相应 En face 信号的低下（＊号处）而且也同存在信号低下程度上的差异。

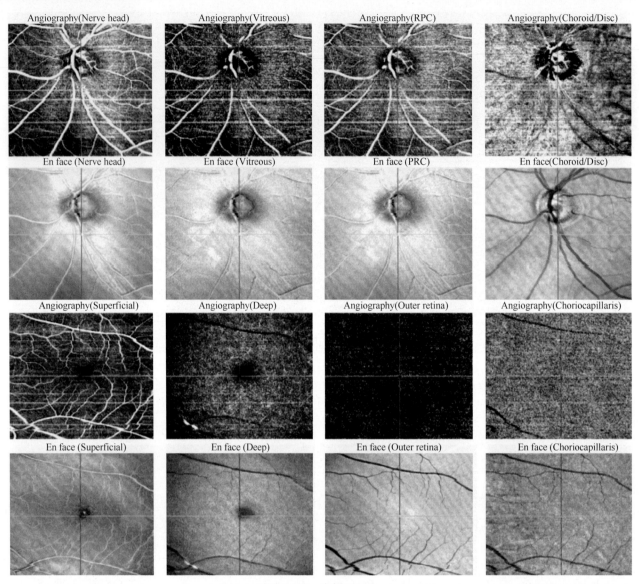

图 1-106　病例 10-10

2016-6-1：左眼视盘、黄斑 Angio/En face 正常图形。

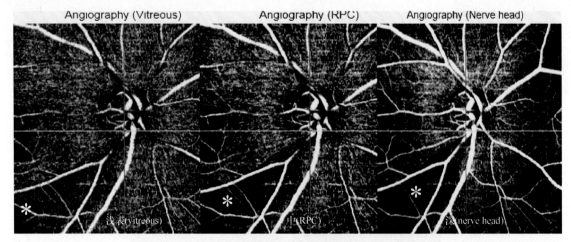

图 1-107　病例 10-11

2016-6-1：右眼视盘 Angio-OCT 图像分析：反映青光眼视网膜神经节细胞神经纤维萎缩顺序。①首先由中远周部视网膜神经纤维损伤：纤维进入视盘周边部位（位于视盘周边部、深层）；②最后是后极部尤其黄斑区损伤：纤维进入视盘中央部位（位于视盘中央、浅表）；③浅表神经纤维损伤偏晚期，中远周部神经纤维损伤在早期；④神经纤维损伤由肿胀 - 萎缩消失的过程：纤维外围的星形胶质细胞 - 血管鞘属程序死亡，一定在神经纤维失去功能萎缩后发生，由于存在这时间差，就显得神经节细胞胞体萎缩后神经纤维仍然肿胀。上述视盘 Angio 图像中存在浅表和深处毛细血管网多少的差异。反过来也说明纤维萎缩的多少程度上不同，就有毛细血管网多少程度的不同。神经纤维层存在多，毛细血管网存在就多。

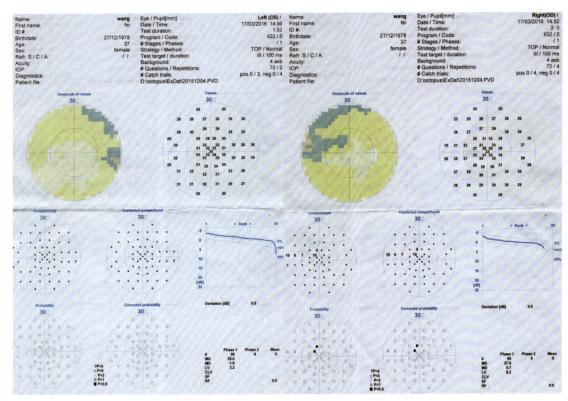

图 1-108　病例 11-1

2016-3-17：王某，女性，37 岁，NTG。主诉右眼上方偏左侧看东西模糊，似有物遮挡，已有 4～5 年，渐进性，没有其他不适，外院曾诊断 AION。中心视野右眼鼻上象限有明显的敏感度下降；左眼鼻上象限外围同样存在敏感度下降。

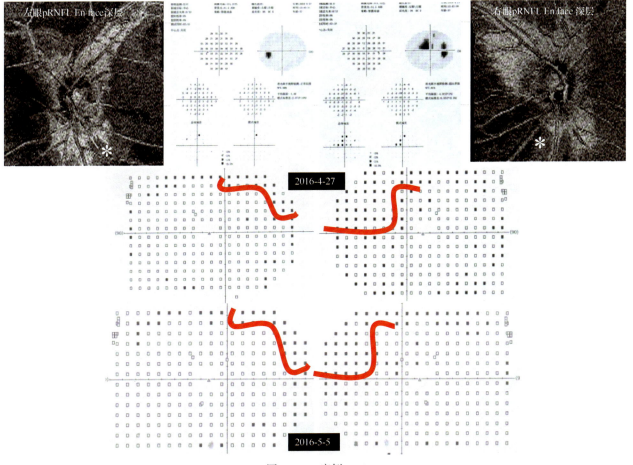

图 1-109　病例 11-2

两次视野检查，视野缺损相同改变，周边视野显然出现异常，右眼鼻上象限缺损，有阶梯形成。左眼鼻上周边凹陷，符合早期青光眼改变。符合视盘周围神经纤维层 En face 深层图像改变。

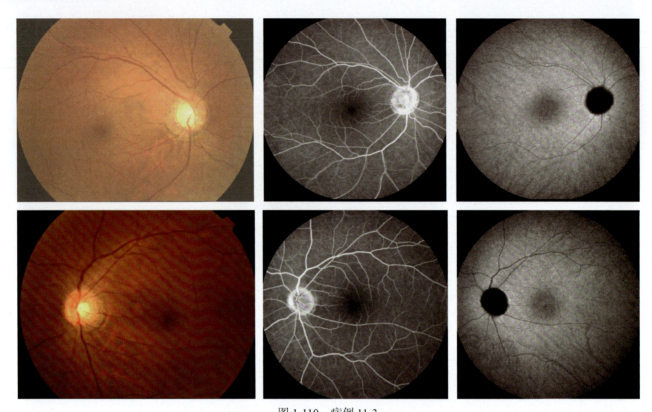

图 1-110　病例 11-3

2016-3-25：FFA 造影晚期双眼视盘染色，证明存在视神经的损伤。

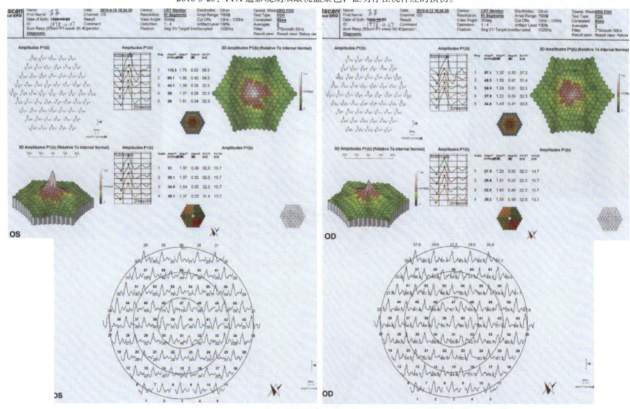

图 1-111　病例 11-4

mfERG：双眼黄斑中心图形大致正常。

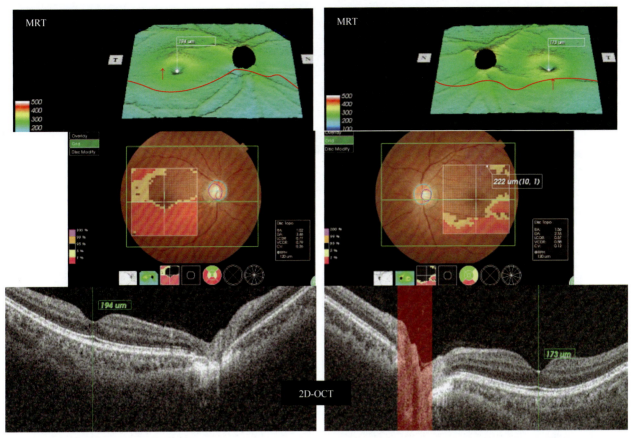

图 1-112 病例 11-5

2016-12-21：MRT：右眼黄斑环形上方基本正常，下方消失，水平缝划界（箭头示）；彩色病损概率图：黄斑区下方和颞上网膜变薄（红线外区）。左眼环形完整，色泽较深黄，但下缘有锐边（箭头示）。彩色病损概率图：黄斑区外围下方和颞上网膜变薄（红线外区）。左眼较右眼轻。双眼 pRNFL：双眼下方神经束明显萎缩，上方也有损伤但基本正常，右眼较左眼重。2D-OCT：双眼黄斑区神经节细胞层基本正常，右眼颞侧稍薄些。

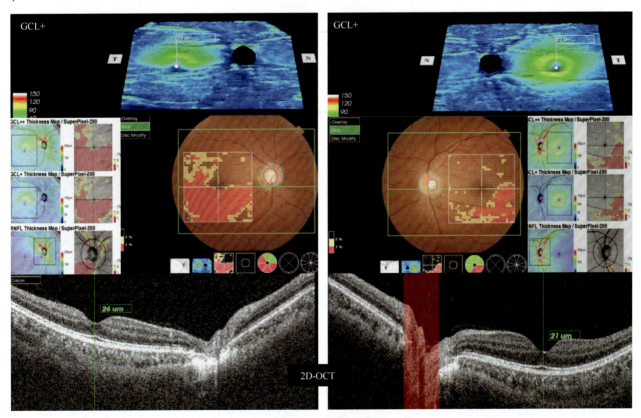

图 1-113 病例 11-6

2016-12-21：GCL+：右眼环形下方消失，水平线划界；左眼环形存在，基本完整，但下缘成锐边缘。双眼病损概率图显示 mRNFL、GCL+、GCL++ 均有萎缩变薄，右眼重且已与视盘相连接，左眼只在中远周部有损伤，双眼黄斑中心区正常（左眼正常范围较右眼大得多）。2D-OCT：右眼黄斑区视网膜神经纤维层萎缩变薄，左眼正常。

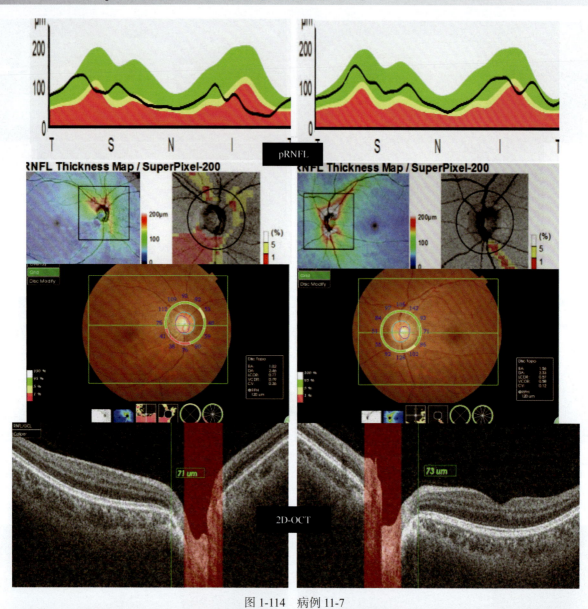

图 1-114　病例 11-7

2016-12-21：pRNFL：视盘陷凹右眼扩大，左眼扩大不明显，双眼陷凹较深。右眼盘周纤维上下均有损伤，左眼仅是颞下轻度损伤。

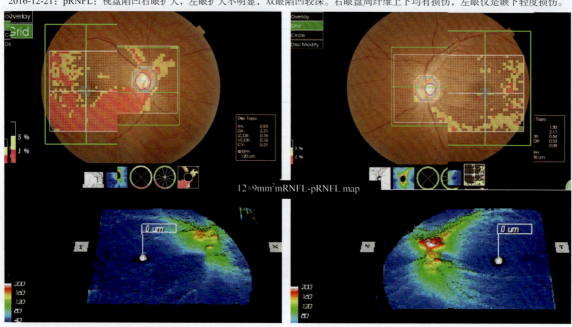

图 1-115　病例 11-8

2016-5-25：双眼网膜宽屏神经纤维层厚度地形图（下图）及其彩色组合病损概率图（上图）图像比较：双眼不对称，右眼重于左眼。pRNFL：右眼视盘颞上下神经束损伤，颞下神经束已消失，萎缩带与视盘相连接；左眼视盘颞下神经束轻度损伤，颞上神经束基本正常。双眼上方中远周部神经纤维层损伤。与视野改变十分相符。

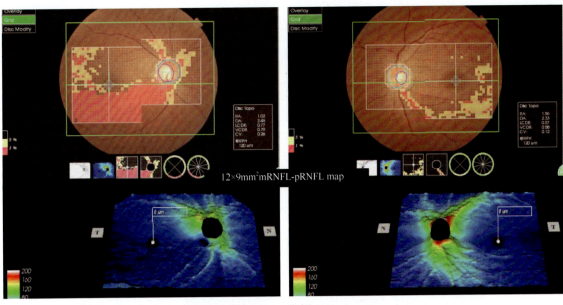

图 1-116 病例 11-9

2016-12-21：双眼视网膜宽屏神经纤维层厚度地形图（下图）及其彩色组合病损概率图（上图）图像比较：与 2016-5-25 图 1-115 比较几乎完全一致。相差半年病情似乎没有进展，但不能否认疾病的存在，只是说明本病进展十分缓慢。患者已经接受抗青光眼治疗。

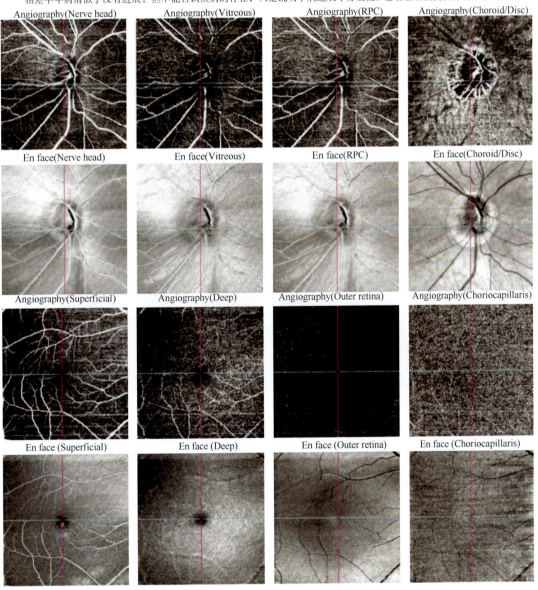

图 1-117 病例 11-10

2016-12-21：右眼视盘、黄斑区 Angio/En face 图像比较：右眼视盘颞下象限神经束缺损区明显微血管网减少，相应区 En face 图像反射信号低下。信号改变区存在深浅程度不同的差异。右眼黄斑区鼻、颞下象限有轻微的微血管网减少，相应区 En face 信号稍低。

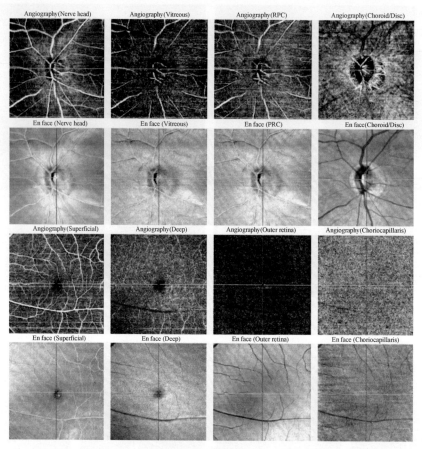

图 1-118 病例 11-11

2016-12-21：左眼视盘、黄斑 Angio/En face 图像比较：左眼视盘周及黄斑区 Angio/En face 图像基本正常，左眼视盘颞下 En face 信号不规则改变，意味有神经纤维损伤。

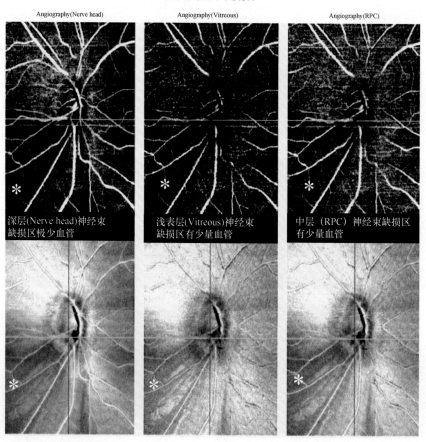

图 1-119 病例 11-12

2016-12-21：右眼视盘 Angio/En face 图像不同深度比较：右眼视盘颞下象限神经束缺损区的 Angio/En face 图像确实存在深浅不同部位微血管网多少程度的不同，相应 En face 信号同样出现高低不同的明显差异（＊号处）。

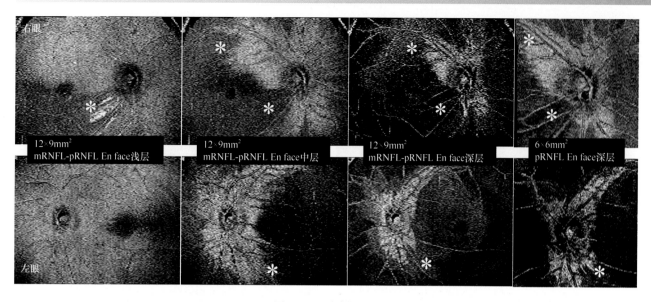

图 1-120　病例 11-13

2016-3-25：双眼宽屏和窄屏视网膜神经纤维层不同深度 En face 图像比较：右眼：由浅层 - 深层，视盘颞下侧象限均可见到神经纤维反射信号丢失（*号），越接近视盘周围深层越严重，由中层开始视盘颞上神经束也出现缺损。左眼：乳头黄斑浅层神经纤维层信号基本正常，但由盘周中层开始到深层，视盘下方明显的纤维信号丢失（*号处）。

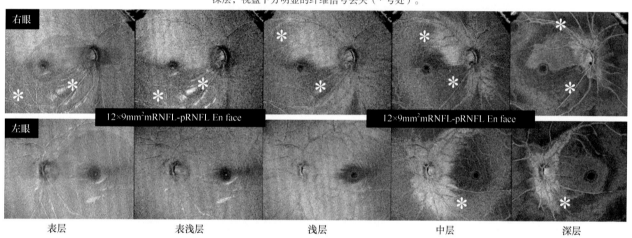

图 1-121　病例 11-14

2016-12-21：双眼宽屏视网膜神经纤维层不同深度 En face 图像比较：与图 1-120（2016-3-25）比较基本一致。右眼：由表层 - 深层均显示与视盘相连接的颞下象限神经束缺损。自浅层开始就出现视盘颞上周边部纤维损伤，至深层可见颞上缺损明显（*号处）。左眼：表层、表浅层和浅层均正常 En face 图像，但中层开始视盘颞下神经束出现缺损，深层缺损更明显，表明中周部神经纤维层损伤。

病例 11 的临床特点

1. 本病例是慢性渐进性发病，发现时右眼病情已较重了，曾诊断缺血性视神经病变。

2. 视野检查：30 度中心视野检查确实存在敏感度较差，难以说明问题。说明单独只查中心视野存在漏诊或误诊问题。因为青光眼早期是颞侧中远周部上下视网膜神经节细胞损伤开始，故对于青光眼来说，周边视野检查远较中心视野检查更重要，要改变目前不正确的视野检查和思路。

3. 视盘周围神经纤维层 En face 检查：尤其应重视深层神经纤维的 En face 检查，因为这是符合视网膜神经纤维走形和排列顺序的，故早期发现青光眼的检查方法之一就是重视视盘周围神经纤维层的中 - 深层的 En face 检查。

4. 本病例的左眼应是较早期的青光眼，应积极治疗。

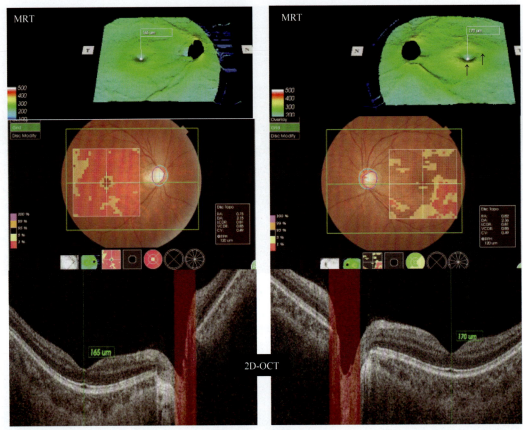

图 1-122 病例 12-1

2016-5-25：王某，男性，35 岁。NTG。

MRT：右眼黄斑区环形大部分消失，左眼颞侧环形变窄些伴有锐边缘，有水平界限，色泽变淡（箭头处）。双眼彩色病损概率图显示右眼整个黄斑区和左眼黄斑区外围网膜萎缩变薄。双眼 pRNFL：右眼明显较左眼低平，右眼颞下神经束已消失。2D-OCT：右眼黄斑区网膜神经节细胞层较左眼薄，余双眼视网膜结构完整。

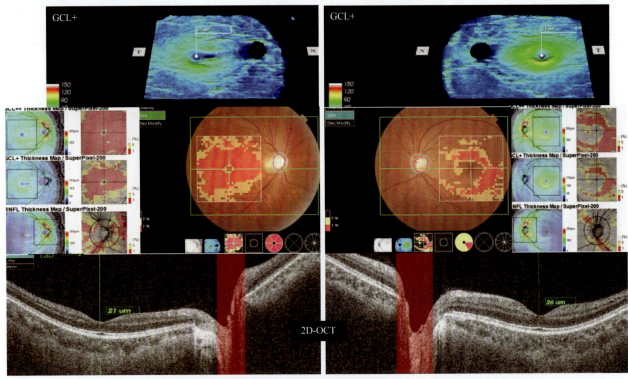

图 1-123 病例 12-2

2016-5-25：GCL+（彩色概率图显示）：右眼黄斑环形消失，左眼环形不完整。双眼病损概率图 mRNFL、GCL+、GCL++ 均有损伤，双眼损伤较重，只是左眼稍轻些（彩色病损概率图显示更清晰），左眼黄斑中心区正常范围较右眼明显宽广。2D-OCT：右视网膜神经节细胞层已萎缩变薄，右眼黄斑区下方外围也变薄了。

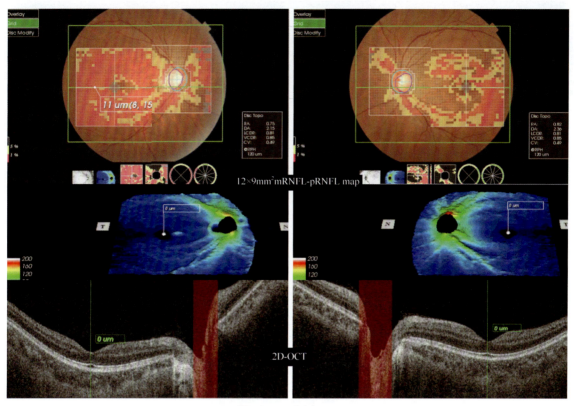

图 1-124　病例 12-3

2016-6-15：双眼宽屏神经纤维层厚度地形图（中图）及其彩色组合病损概率图（上图）图像比较：双眼不对称，双眼损伤均重，右眼更重于左眼。右眼视盘颞上下及鼻侧神经束、左眼视盘颞下和鼻上神经束及颞上中远周部神经束损伤。双眼视盘陷凹扩大加深。

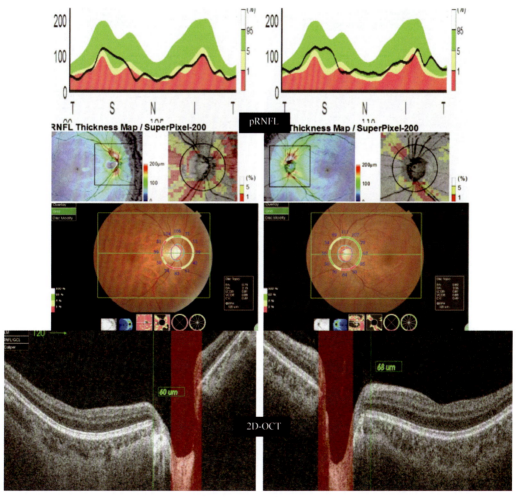

图 1-125　病例 12-4

2016-6-15：双眼显然 pRNFL 有较明显的神经纤维萎缩变薄，右眼更重些。双眼视盘陷凹扩大且深。

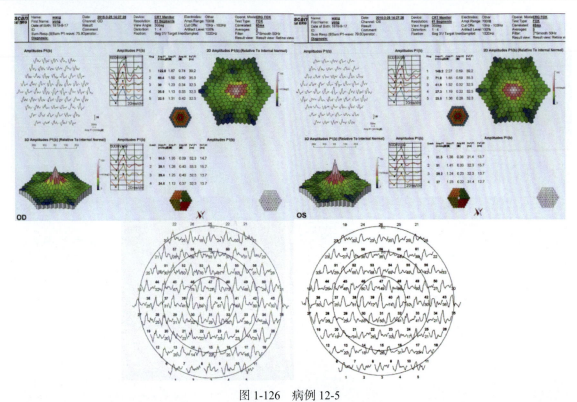

图 1-126 病例 12-5

2016-3-29：双眼 mfERG 各图形基本正常范围。

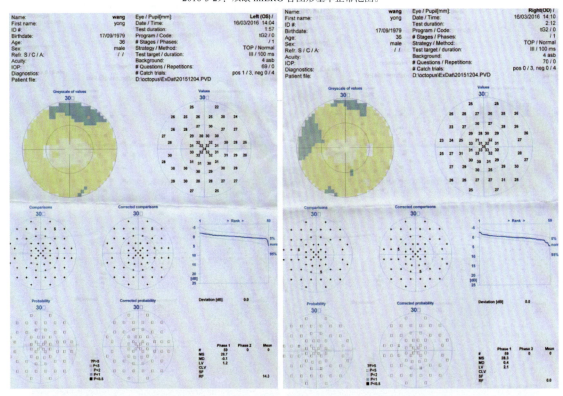

图 1-127 病例 12-6

2016-3-16：30 度中心视野基本正常，双眼鼻上象限敏感度下降了。说明 mGCC 损伤程度还不足以导致视野有明显改变，事实上右眼 mGCC 已损伤相当严重了。

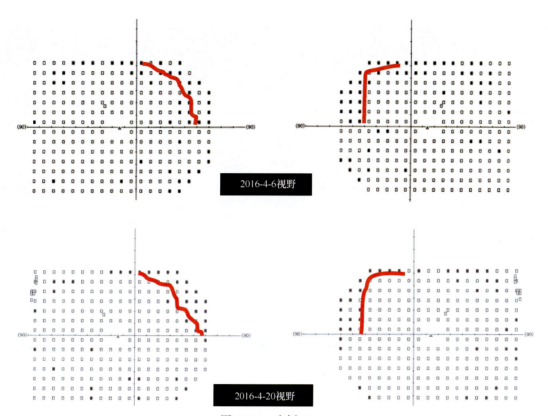

图 1-128　病例 12-7

两次 90 度视野双眼均是鼻上象限下陷，右眼鼻侧阶梯形成。

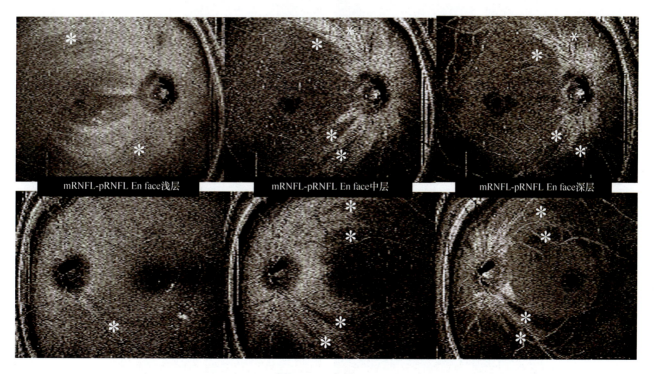

图 1-129　病例 12-8

2016-4-20：Topcon OCT 2000 摄像：双眼宽屏浅层 - 深层神经纤维层不同层次 En face 图像观察：双眼不对称，右眼较左眼严重些，双眼均是下方较上方重些，见上 图 * 号显示。本病例图示说明神经纤维的损伤由深层向浅层发展，早期病例均应重点观察中、深层。中、深层神经纤维是视网膜中、周边部纤维。本病还说明：凡青光眼病例尤其偏早期的病例黄斑中心 mGCC 是正常或轻度损伤者，不应单查中心视野，应重点查周边视野。

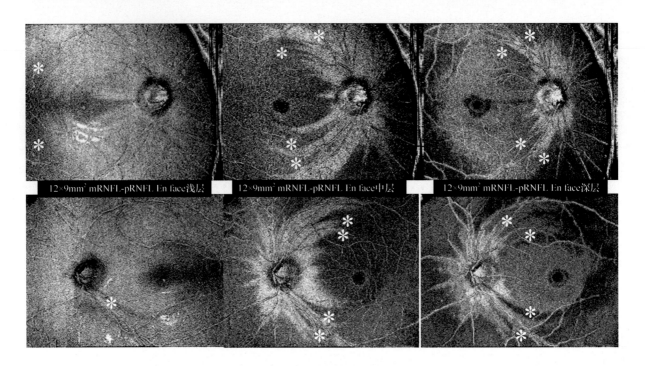

图 1-130 病例 12-9

2016-6-15（Topcon DRI OCT-1 摄像）：不同型 OCT 机摄像，En face 图像神经纤维丢失情况完全与 2016-4-20 相同改变。

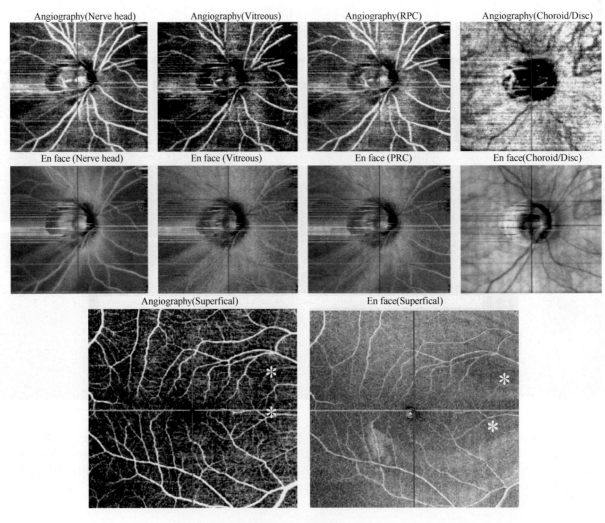

图 1-131 病例 12-10

2016-6-15：右眼视盘、黄斑 Angio/En face 图像比较：右眼盘周可见较多的宽窄不一的楔形神经纤维层缺损，其相应微血管网减少，相应 En face 显示低信号。右眼黄斑区浅表层微血管网在神经束损伤处略少些，En face 信号也低些（*号处）。

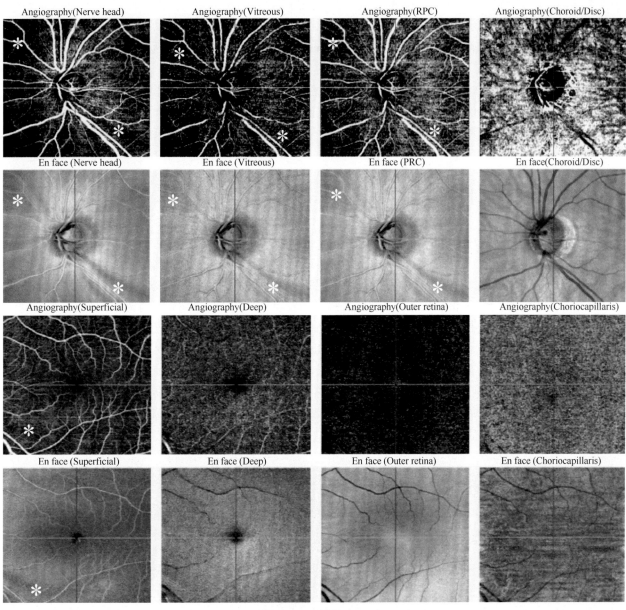

图 1-132 病例 12-11

2016-6-15：左眼视盘、黄斑 Angio/En face 图像比较：左眼视盘周围微血管网上方及颞侧基本正常，鼻侧及下方可见较多的楔形神经纤维层缺损区微血管网减少，相应区 En face 显示楔形低信号区更明显些（*号处）。左眼黄斑区浅表层微血管网在神经束损伤处略少些，相应 En face 信号也低下（*号处）。

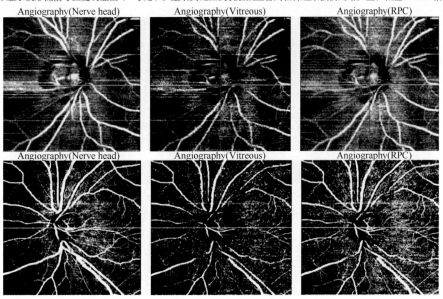

图 1-133 病例 12-12

2016-6-15：双眼视盘 Angio OCT 图像比较：右眼：视盘周围神经纤维层微血管网极不均匀减少，被楔形神经纤维缺损区间隔开。左眼：除视盘鼻侧和下方微血管网稍减少外，上方和颞侧正常血管网。

病例 12 的临床特点

1. 本病例是正常眼压性青光眼：最高眼压 22.5mmHg，最低眼压 16.5mmHg，24 小时眼压 5 次眼压波动只有极少数在 5mmHg。

2. 本病例右眼 mGCC 已损伤相当严重，左眼较右眼轻些，但是视野改变是相仿，说明视野的敏感性程度相差较大；青光眼病例应早期重视查周边视野，而不应该只查中心视野导致漏诊或难以确诊。

3. 临床应重视神经纤维层的 En face 检查，特别是视盘周围神经纤维层的深层，这是较早期病例的诊断性检查方法之一。

1.3 伴发其他眼部病变的青光眼（HTG 或 NTG）

这些病例在诊疗过程中常常出现下列情况：

1. 医生常常满足于可见的眼部疾病的诊断而忽略或漏掉了青光眼的诊断，这种现象十分常见。我们见到的临床病例有 CRVO 或 BRVO、PDR 或中高度近视眼伴发黄斑病变（如前膜形成、CNV、视网膜劈裂）、Stargardt' 病、中浆病、黄斑板层孔等。这些眼底病变均较容易诊断，但却忽略了青光眼。

2. 这些患者常常已经是中晚期病例：因这部分病例几乎很多属于正常眼压青光眼（NTG），即使是高眼压性青光眼（HTG），也大部分是眼压在 30mmHg 以下或高眼压发作次数较少，眼压又不是过高，患者常常没有自觉症状，只有极少数病例有时有些头胀，休息片刻即缓解。

3. 相当数量 NTG 病例是青壮年，经常是一眼或双眼属中期或晚期病例，但中心视力仍较好，病程极长，观察 10 年至 10 余年，进展并不快。由于病程进展极缓慢的特点，造成这些病例诊断的困难性，且与缺血性视神经病变十分难以鉴别。

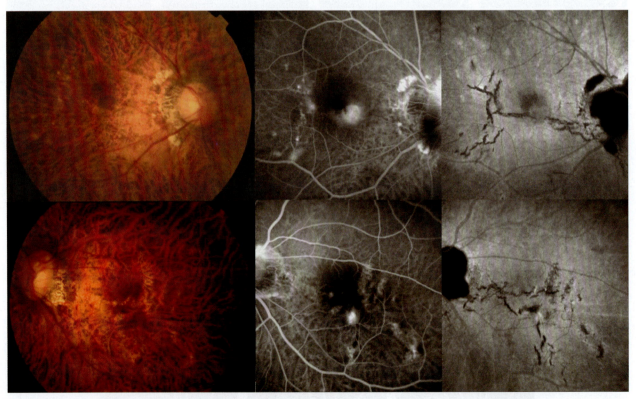

图 1-134 病例 13-1

2016-1-26：FFA 和 ICGA：廖某，男性，46 岁。高度近视眼、后葡萄肿、漆裂纹、CNV。患者因右眼 CNV，视力下降就诊。就在 CNV 消退后复查确诊 TNG。

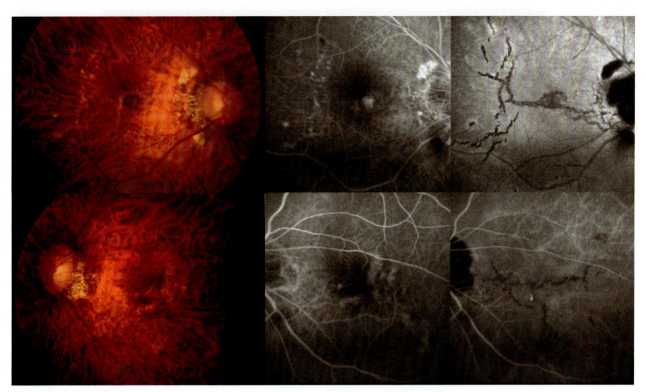

图 1-135 病例 13-2

2016-5-16：FFA 和 ICGA：右眼经过 3 次 lucentis 注药后，CNV 已经消失。mGCC 检查确诊 TNG。

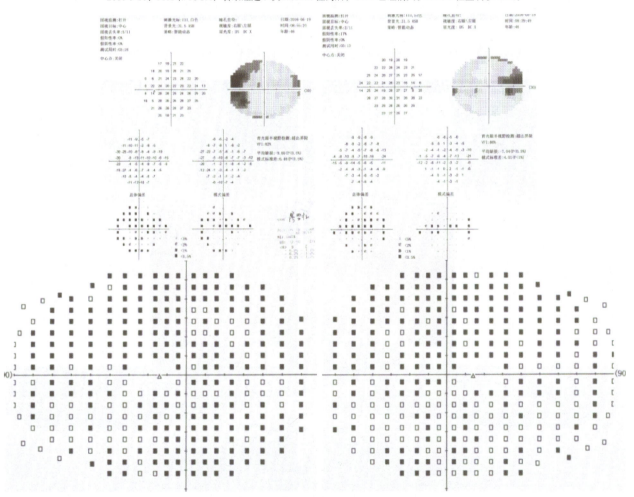

图 1-136 病例 13-3

2016-5-19：视野：右眼上方损伤重，左眼上、下方均有损伤。

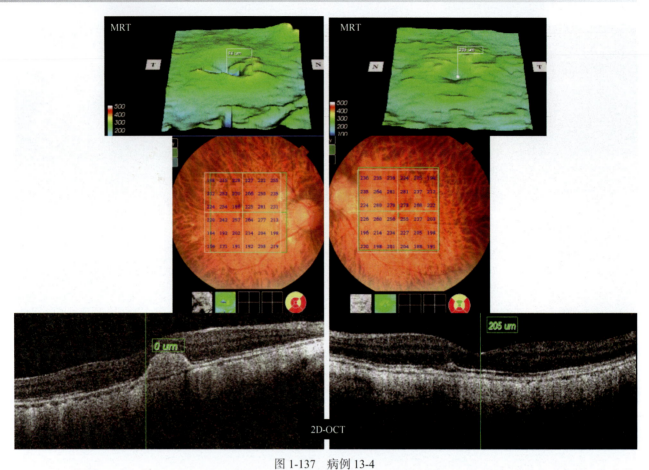

图 1-137　病例 13-4

2016-5-23（TOPCON OCT 2000 摄像）MRT：双黄斑环形完整性不规则，网膜表面高低不平。2D-OCT：右眼黄斑中心网膜下机化团块，双颞侧神经纤维层变薄。

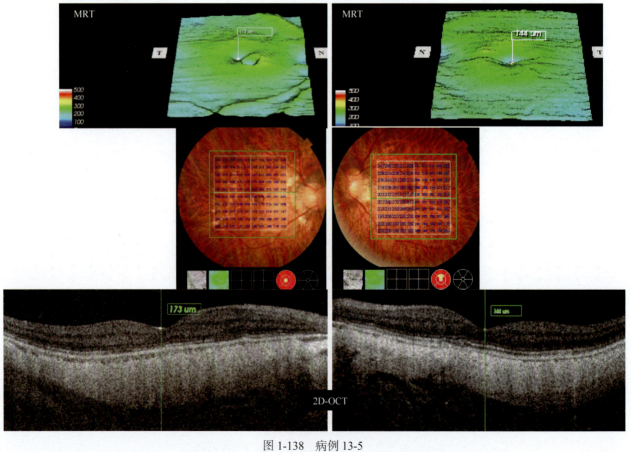

图 1-138　病例 13-5

2016-5-25（TOPCON DRI OCT-1 摄像）：MRT：与图 1-137（2016-5-23）摄像一致。2D-OCT：与图 1-137（2016-5-23）一致。

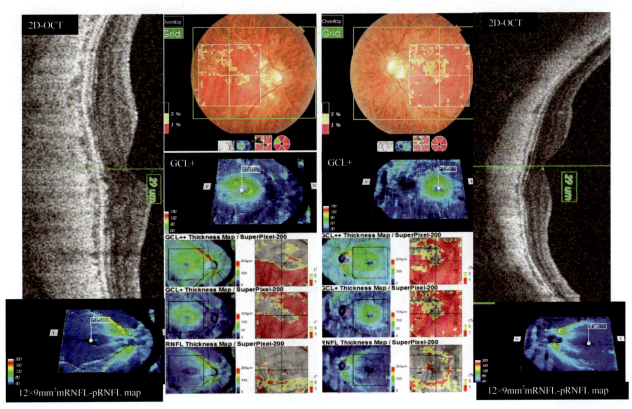

图 1-139 病例 13-6

2016-5-25（TOPCON DRI OCT-1 摄像）：GCL+：双眼 GCL+ 环形不完整，但存在，病损概率图显示 mRNFL、GCL+、GCL++ 均有损伤，基本对称性损伤。2D-OCT：双眼黄斑区视网膜神经纤维层变薄。双眼 pRNFL 均有损伤。

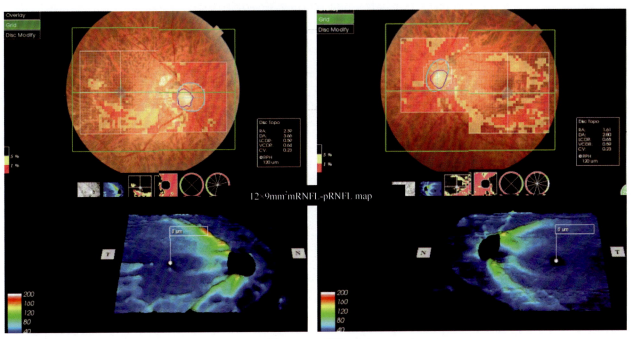

图 1-140 病例 13-7

2016-5-25：双眼宽屏视网膜神经纤维层厚度地形图（下图）及其彩色组合病损概率图（上图）图像比较：pRNFL：双眼视盘颞上下神经束均有损伤，只是右眼颞上束损伤轻些。右眼：视盘颞下方神经纤维缺损带未完全与视盘相连接，黄斑中心是 CNV，中心区尚没有神经纤维层损伤。左眼：视盘颞上下均有神经纤维缺损带，均与视盘相连接，上方较下方稍轻些，黄斑正中心尚正常。说明：高度近视患者眼底彩相鼻侧相片均不理想。

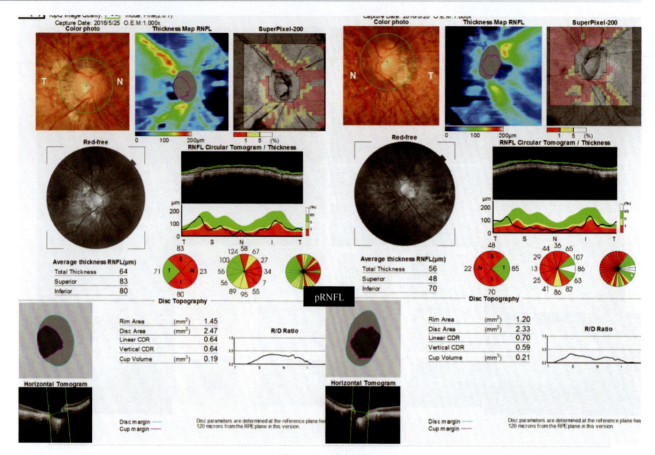

图 1-141　病例 13-8

2016-5-25（TOPCON DRI OCT-1 摄像）：双眼 pRNFL：均有严重神经纤维萎缩，视盘陷凹扩大。

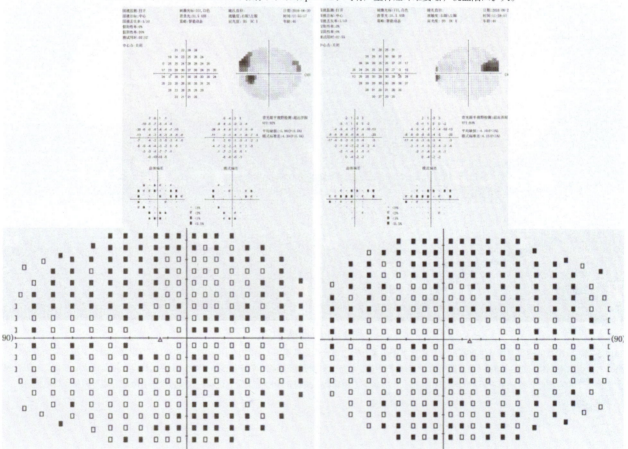

图 1-142　病例 13-9

2016-6-20：视野：抗青光眼药物治疗 1 个月后，左眼明显有好转。

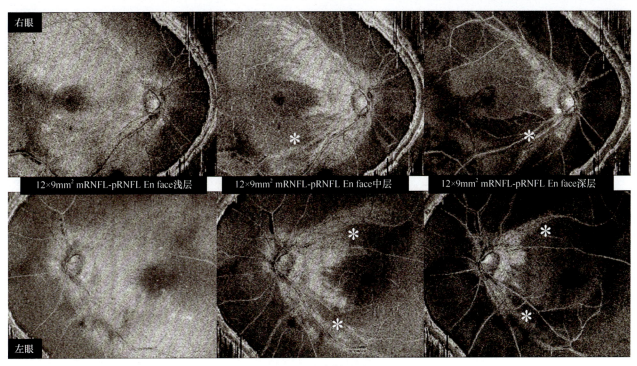

图 1-143　病例 13-10

2016-5-25：视盘鼻侧摄像不满意，除了存在真实神经纤维损伤外，还与高度近视影响摄像有关。神经纤维层损伤主要在中、深层（＊号）。右眼神经纤维层损伤较左眼轻些，符合视野所见。

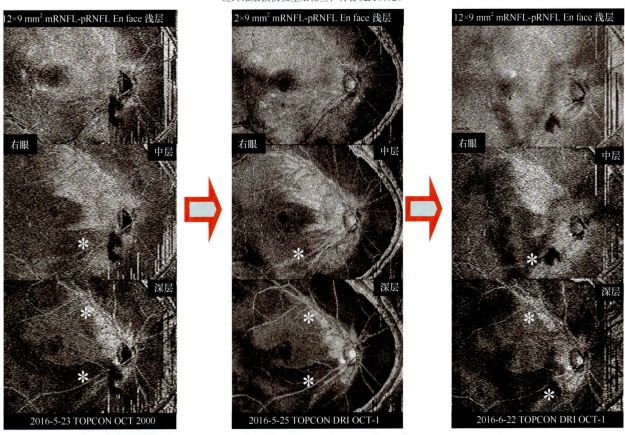

图 1-144　病例 13-11

TOPCON OCT 不同型号摄像神经纤维层不同层次 En face 图像比较：右眼三个时间段摄像，图像基本一致：浅层 En face 正常；中层 En face：颞下神经束缺损；深层 En face：除了颞下缺损更明显外，颞上神经束也有部分缺损，颞下支损伤重。

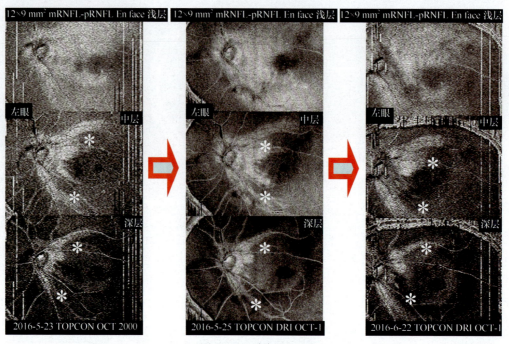

图 1-145 病例 13-12

TOPCON OCT 不同型号摄像神经纤维层不同层次 En face 图像比较：左眼 3 个时间段摄像图像基本一致；浅层 En face 正常；中 - 深层 En face 视盘颞上下均出现损伤，下支重。

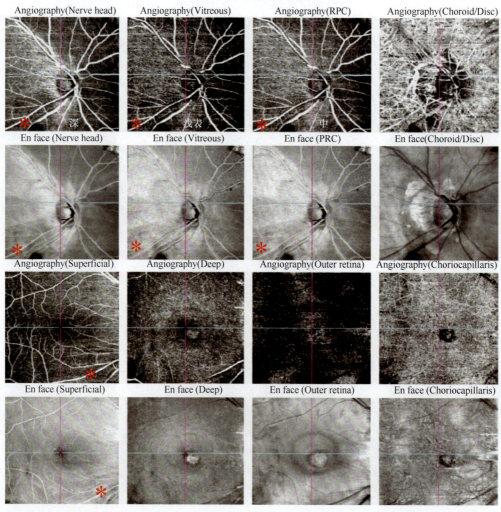

图 1-146 病例 13-13

2016-6-22：（视盘鼻侧摄像不满意，与高度近视影响有关）右眼视盘、黄斑 Angio/En face 图像比较：除视盘颞下方神经纤维缺损区（*号处）微血管网减少外，余颞侧盘周微血管网基本正常，缺损区浅、中层血管网较深层稍多些。相应纤维缺损区 En face 信号低下，而且深层信号更低些。右眼黄斑区 Angio/En face：在红星号处也可见轻微的微血管减少。中心凹处 CNV 仍可见，En face 信号仍较强。

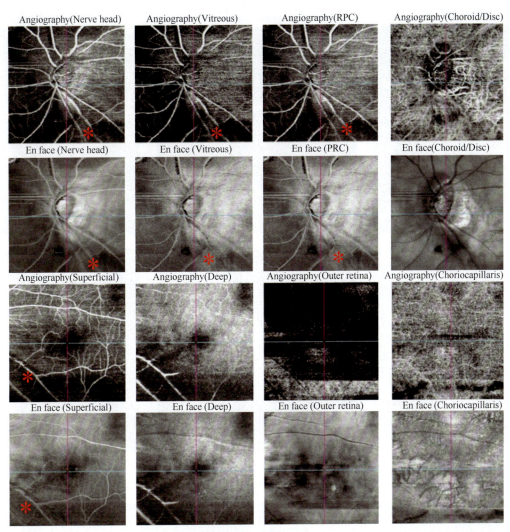

图 1-147　病例 13-14

2016-6-22：视盘鼻侧摄像不满意，与高度近视影响有关。左眼视盘、黄斑 Angio/En face 图像比较：左眼所有表现与右眼相似，神经纤维缺损区微血管网减少，深层更重，En face 在纤维缺损区信号低下。

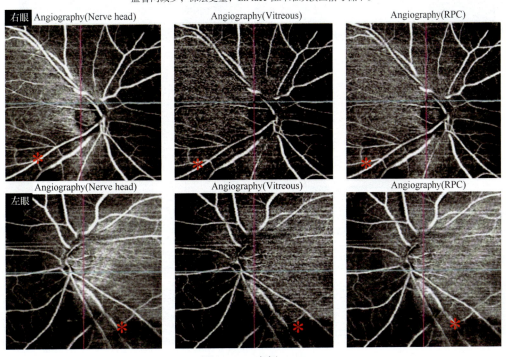

图 1-148　病例 13-15

2016-6-22：双眼视盘 Angio OCT 比较（视盘鼻侧摄像不满意，部分与高度近视影响有关）：双侧视盘 Angio 显示盘周微血管较正常人稍少，神经纤维缺损区（*号处）浅层较深层损伤轻些。

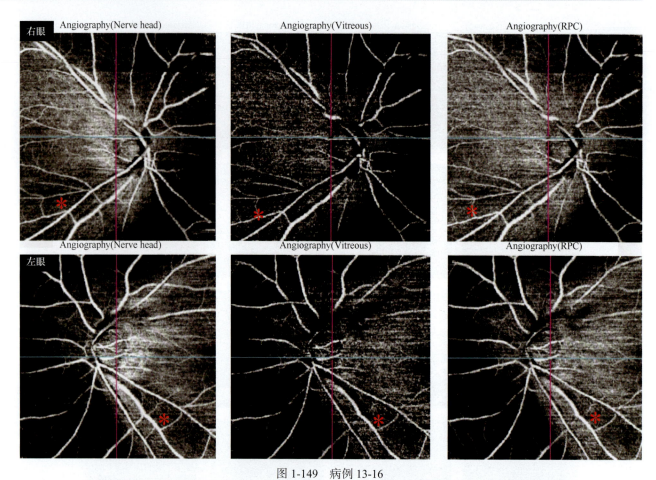

图 1-149 病例 13-16

2016-11-1：双眼视盘 Angio-OCT 图像比较：与 2016-6-22 比较几乎一致改变（患者已用药治疗 4 个月余）。

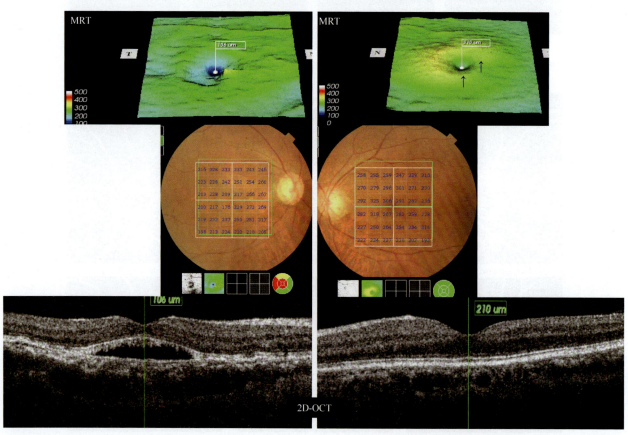

图 1-150 病例 14-1

2015-12-4：何某，男性，62 岁。因右眼视力下降 3 个月，诊断右眼 CSC。mGCC 检查确诊 NTG。
MRT：右眼黄斑环形消失，黄斑局限浆液网脱；左眼黄斑环形不完整，部分肿胀，颞下缺损，水平线划界伴有锐边缘（箭头处）。2D-OCT：右眼黄斑局限脱离，黄斑区视网膜神经纤维层变薄；左眼黄斑区鼻侧神经纤维增厚，颞侧变薄。

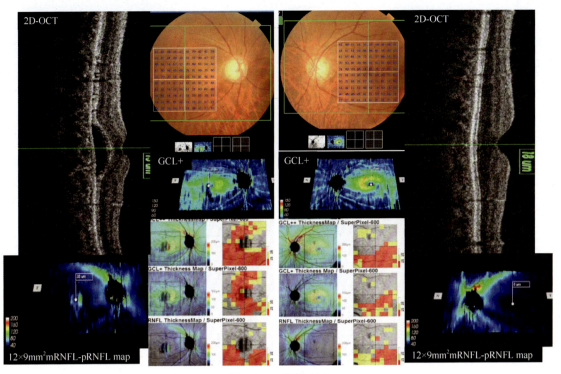

图 1-151 病例 14-2

2015-12-4：GCL+：右眼黄斑区除鼻侧环形存在，余消失；左眼大部分环形肿胀，色泽红些，颞下缺损，水平线划界。双眼病损概率图示：mRNFL、GCL+、GCL++ 均损伤，右眼上下方、左眼下方受损，右眼较左眼明显严重。宽屏神经纤维层厚度地形图显示双眼视盘下方存在大范围的神经纤维缺损，右眼更重。双眼 pRNFL 均有损伤。

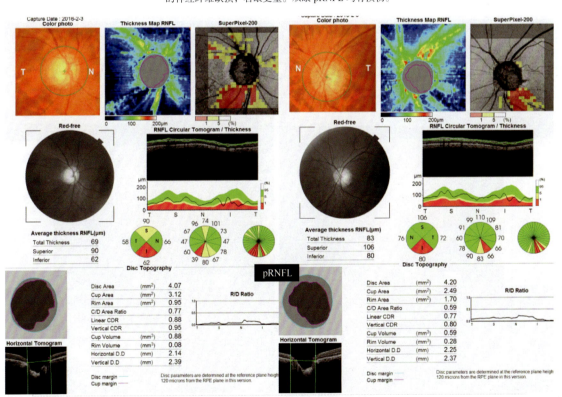

图 1-152 病例 14-3

2015-12-4：pRNFL：右眼颞上下神经束损伤，下方重。左眼颞下方神经束受损，符合 mGCC 所见。双眼视盘陷凹扩大。

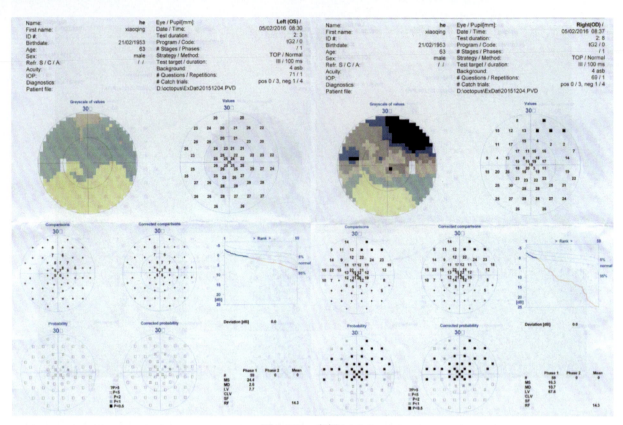

图 1-153　病例 14-4

2016-2-5：双眼中心视野改变符合 mGCC 检查。

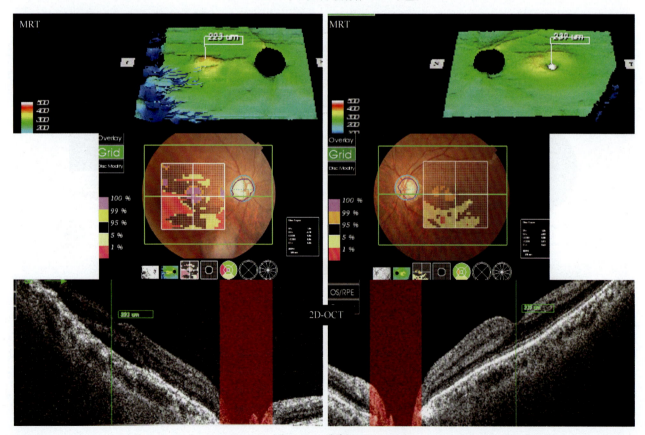

图 1-154　病例 14-5

2016-6-1（TOPCON DRI OCT-1 摄像）：与 2015-12-4 图像一致。至此患者已经过两次 PDT，2 次球内 lucentis 治疗，右眼 CSC 没有改善。目前接受抗青光眼治疗，观察随诊中。彩色病损概率图显示双眼黄斑区下方视网膜变薄，右眼重。

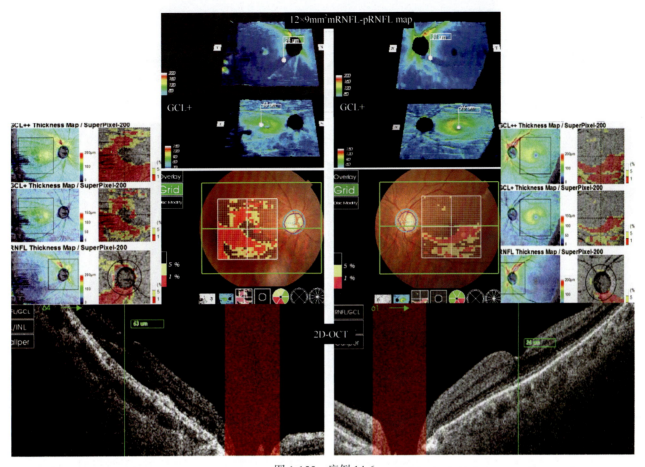

图 1-155　病例 14-6

2016-6-1 与 2015-12-4 图像一致。双彩色病损概率图显示双眼 mGCC 损伤，右眼明显较左眼重。

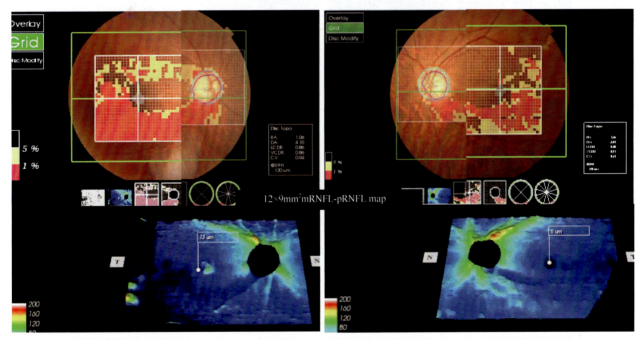

图 1-156　病例 14-7

2016-6-1：双眼宽屏神经纤维层厚度地形图（下图）及其彩色组合病损概率图（上图）图像比较：双眼不对称，右眼重于左眼。双眼 pRNFL：双眼视盘颞下神经束消失，颞上神经束轻度损伤。右眼：视盘上、下方神经束缺损，颞下束已与视盘连接，上方较轻些。左眼：视盘颞下方神经束萎缩带已与视盘连接，左眼上方只有中远周部神经纤维层有轻度损伤。

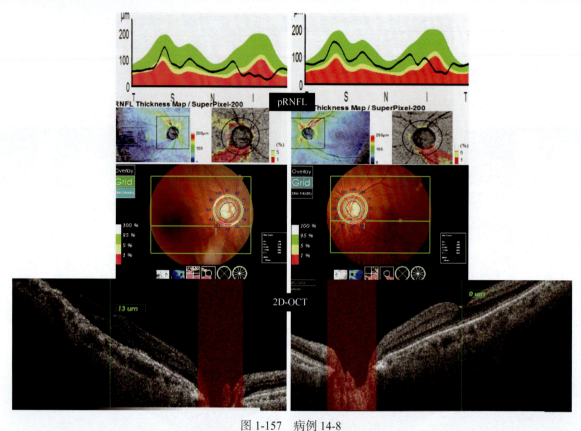

图 1-157 病例 14-8

2016-6-1 与 2015-12-4 的图像一致。视盘陷凹大而深，盘周纤维损伤主要是双颞下神经束。

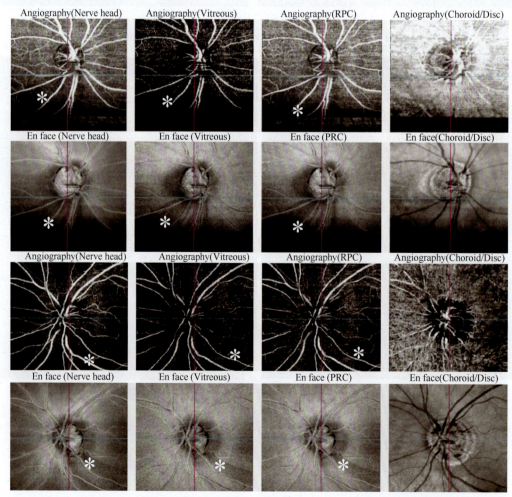

图 1-158 病例 14-9

2016-6-1：双眼视盘 Angio/En face 图像比较：除双视盘颞下方神经束缺损区微血管网明显减少外，余盘周微血管网仍然较正常人略少些。En Face 图像也伴随信号减低（*号处）。

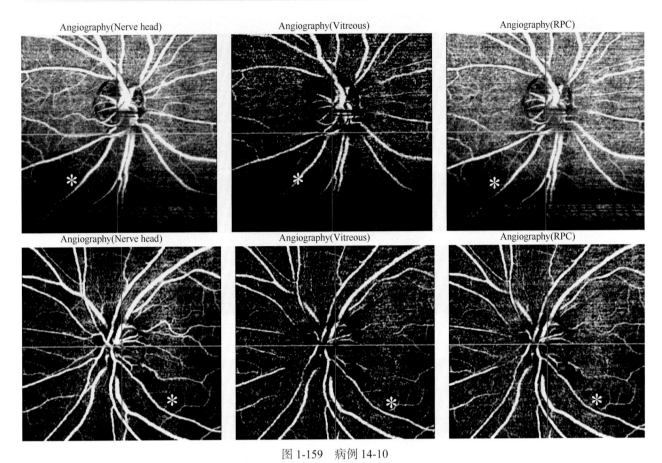

图 1-159 病例 14-10

双眼视盘 Angio-OCT 图像比较：除双视盘颞下方神经束缺损区微血管网明显缺损外，盘周微血管网也较正常人略少些，右眼更明显些。

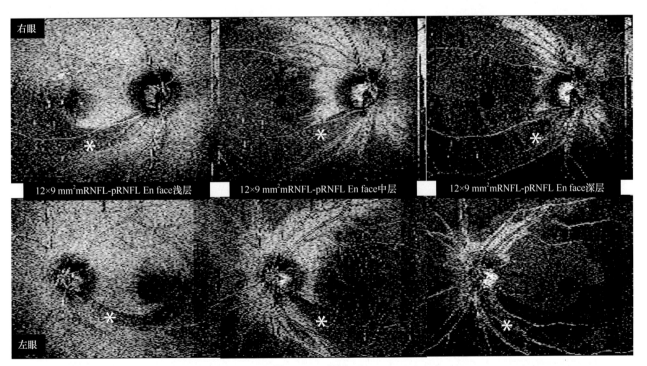

图 1-160 病例 14-11

2015-12-4：双眼宽屏网膜神经纤维层不同层次 En face 图像比较：双眼视盘颞下方神经束缺损带，注意浅层-深层视盘颞下神经束缺损只是部分接近视盘边缘，部分与视盘缘相连接（*号处）。

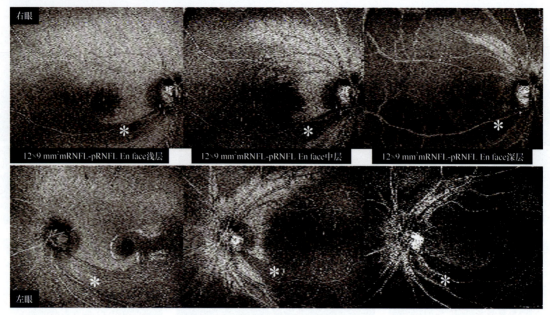

图 1-161 病例 14-12

2016-5-27：与图 1-160（2015-12-4）比较基本一致改变。

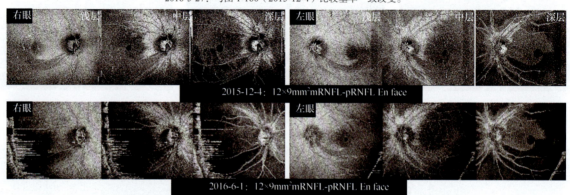

图 1-162 病例 14-13

半年内未用抗青光眼药物，En face 图像比较：图形基本一致，似乎右眼稍加重些。此病例目前已开始应用抗青光眼药物。

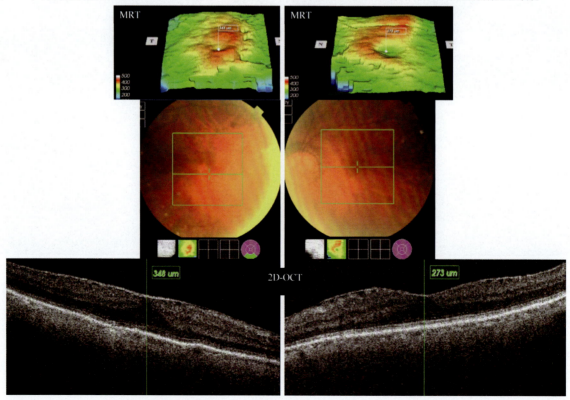

图 1-163 病例 15-1

2011-6-18：李某，男性，65 岁。PM 双眼黄斑前膜形成。MRT：部分环形色泽较红些，均被前膜覆盖。双视盘陷凹极大。2D-OCT：双眼黄斑前膜较厚，与网膜表面有窄的间隙。

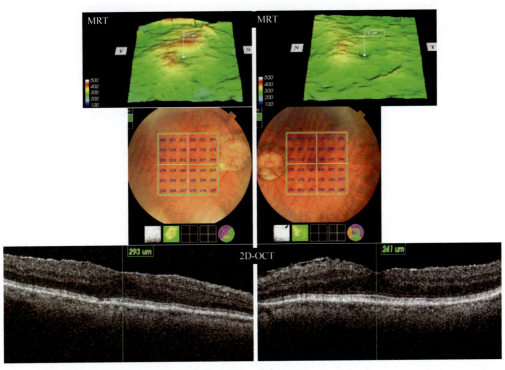

图 1-164 病例 15-2

2016-1-13：玻璃体切除术后 2.5 年，与术前比较明显见好。

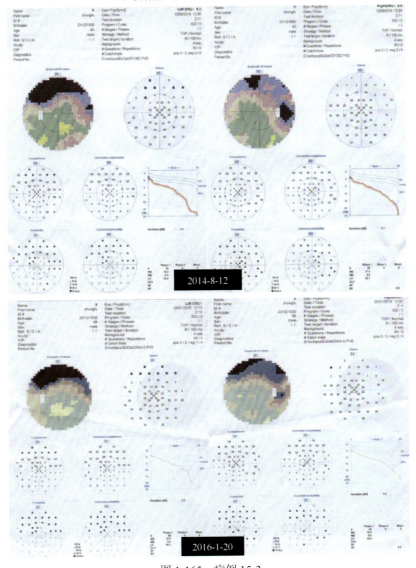

图 1-165 病例 15-3

两次中心视野：均是以上方缺损明显符合神经纤维缺损区以下方为主。

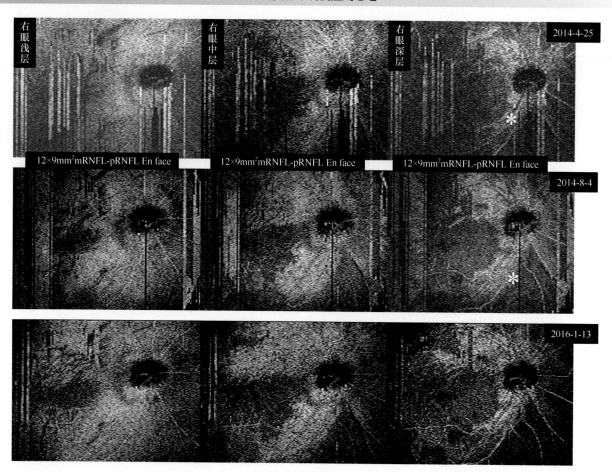

图 1-166　病例 15-4

右眼宽屏视网膜神经纤维层不同层次 En face 图像比较：浅、中层正常，但可见浅层视网膜前膜明显，中层也有些影响。深层主要表现视盘颞下神经束损伤，符合 mGCC 所见。3 个时间段间隔近 2 年，未见明显加重。

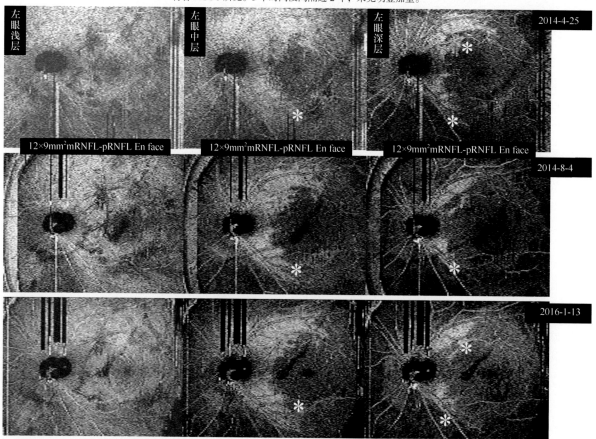

图 1-167　病例 15-5

左眼宽屏视网膜神经纤维层不同层次 En face 图像比较：浅、中层神经纤维层 En face 均可见到有视网膜前膜存在，中层开始视盘颞下神经束即有损伤，深层就更明显（*号处）。三个时间段近 2 年视乎看不到明显差别。双眼比较，左眼较右眼严重。

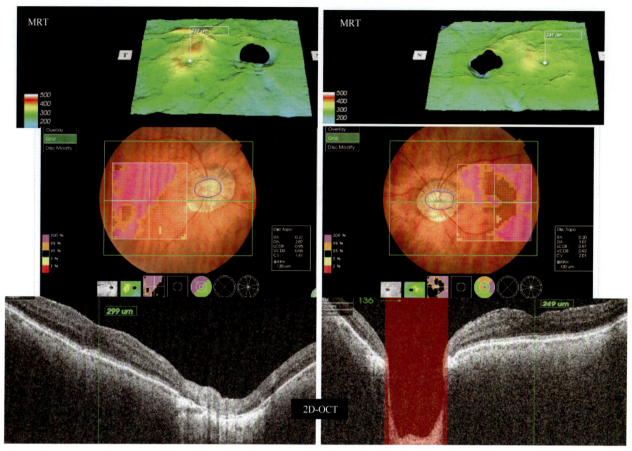

图 1-168 病例 15-6

2016-8-24：抗青光眼药物治疗 8 个月后，自觉感到轻松些，清楚些，视力：右眼 0.4；左眼 0.6。MRT：右眼黄斑前膜较左眼重。黄斑区环形右眼较左眼完整性好。彩色病损概率图显示双眼黄斑区视网膜增厚。2D-OCT：双有薄层视网膜前膜，视网膜解剖层次完整。双视盘陷凹大而深。

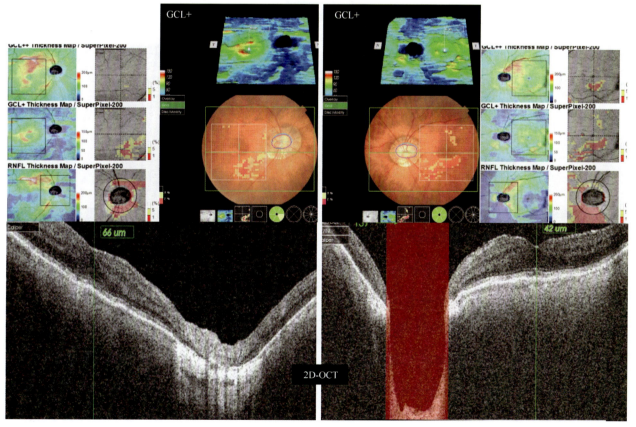

图 1-169 病例 15-7

2016-8-24：GCL+：双环形不完整，右眼明显肿胀，左眼近乎消失。病损概率图显示双眼 GCL 损伤黄斑区下方为主，主要是轻度 GCL+ 的损伤，黄斑正中心区正常。

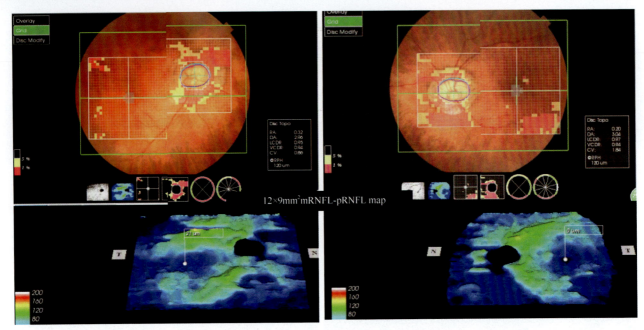

图 1-170　病例 15-8

2016-8-24：双眼宽屏神经纤维层厚度地形图（下图）及其彩色组合病损概率图（上图）图像比较：双眼不对称，左眼较右眼重些。由于双后极部视网膜前膜形成，后极部神经纤维层均较厚。目前双眼均是视网膜中远周部的神经纤维层有损伤，以左眼明显，左视盘颞下神经束缺损已与视盘相连接，右眼可能高度近视和前膜的影响看不到成型的神经纤维层损伤。

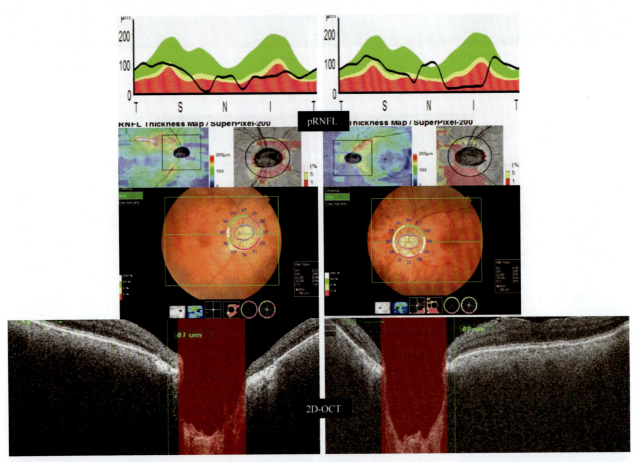

图 1-171　病例 15-9

2016-8-24：pRNFL：视盘陷凹极大而深。视盘外围脉络膜视网膜萎缩影响盘周神经纤维的分析。但左眼视盘下方神经束缺损明显。

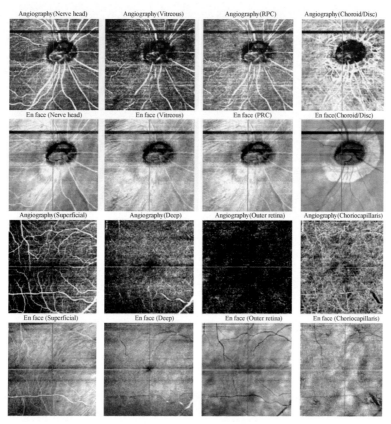

图 1-172　病例 15-10

2016-8-24：右眼视盘、黄斑 Angio/En face 图像比较：右眼视盘鼻下方周围微血管网减少，余盘周微血管网基本正常，相应区 En face 改变一致（图中横条是摄片不理想导致）。右眼黄斑区微血管网和 En face 基本正常。

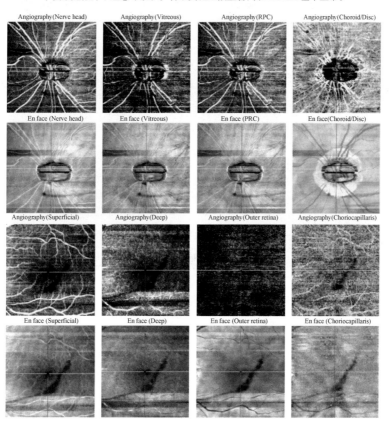

图 1-173　病例 15-11

2016-8-24：左眼视盘、黄斑 Angio/En face 图像比较：左眼视盘下方微血管网减少，余周围微血管网基本正常。相应区 En face 也是视盘下方信号减少。（图中横条是摄片不理想导致）左眼黄斑 Angio 和 En face 基本正常。（摄像不理想）

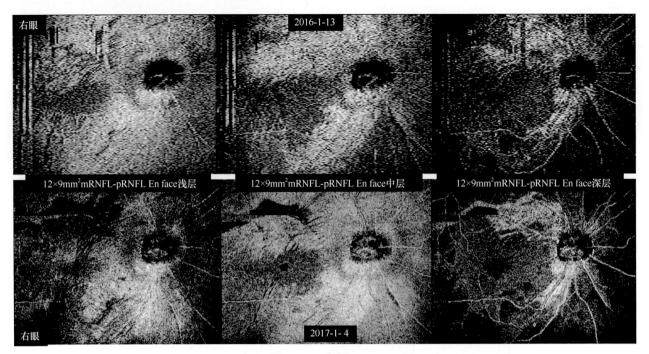

图 1-174　病例 15-12

右眼宽屏网膜神经纤维层不同层次 En face 图像比较：右眼抗青光眼治疗后 12 个月，En face 图像改变，用药前、后一致。

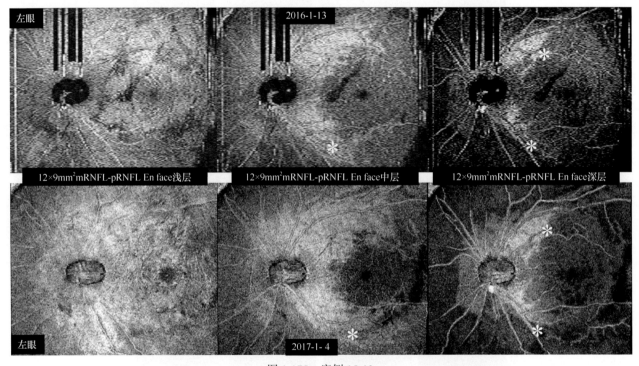

图 1-175　病例 15-13

左眼宽屏网膜神经纤维层不同层次 En face 图像比较：左眼抗青光眼治疗后 12 个月，En face 图像改变，用药前、后一致。

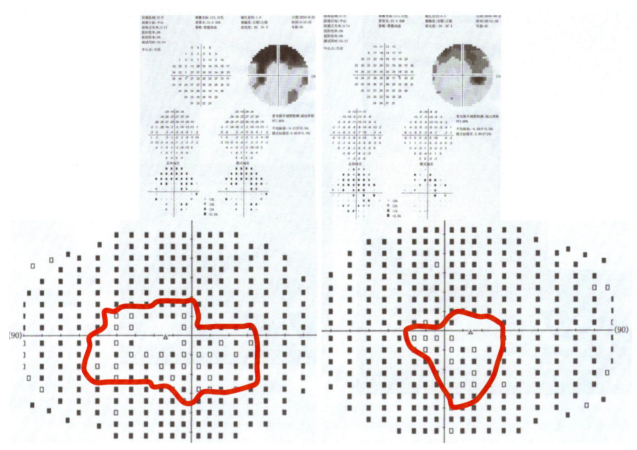

图 1-176 病例 15-14

2016-8-24：中心和周边视野：明显向心缩小，下方视野损伤轻些。右眼比左眼严重，右眼黄斑前膜影响视野较左眼严重有关。实际神经纤维层 En face 损伤，左眼较右眼严重。双颞侧远周 30 月牙区部分保留。

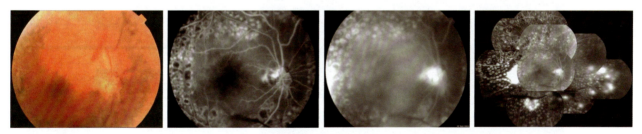

图 1-177 病例 16-1

2016-6-25：雷某，女性，57 岁。双眼高危 PDR，外院双眼激光 PRP 术后。左眼 NVG 绝对期，右眼玻璃体出血，视力 0.1。右眼 FFA：玻璃体出血；视盘荧光染色渗漏，视盘轻度新生血管形成；视网膜光斑不均匀，散在网膜新生血管形成，黄斑区视网膜水肿较明显。

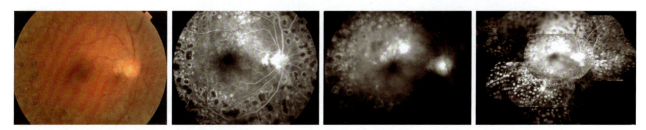

图 1-178 病例 16-2

2016-8-1：追加 PRP 激光后 FFA：网膜 NVE 消失，NVD 尚未完全消失，黄斑有轻度水肿。

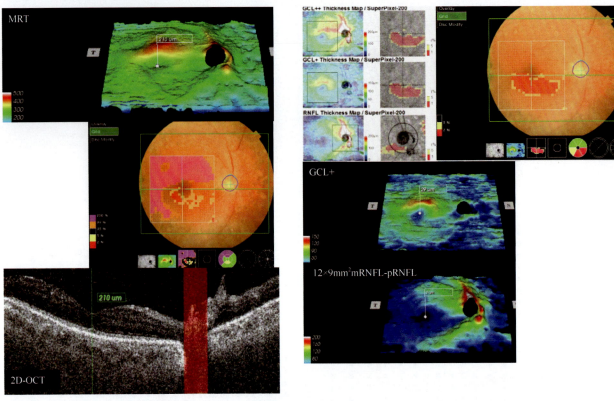

图 1-179 病例 16-3

2016-8-1：MRT：黄斑区上方环形存在且肿胀，下方消失。彩色病损概率图显示上方网膜明显增厚，下方小区域变薄，视盘周围玻璃体网膜牵引。mGCC：GCL+ 上方环形存在，色泽红、肿胀，下方环形消失，病损概率图显示 mRNFL、GCL+、GCL++ 均是黄斑下方萎缩变薄，视盘颞下神经束缺损带。

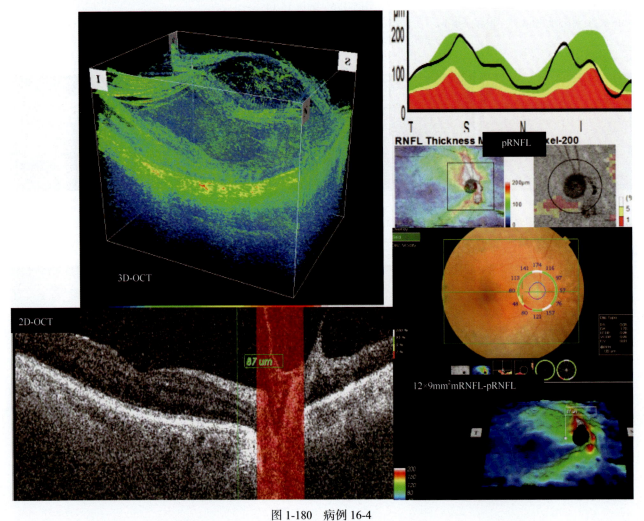

图 1-180 病例 16-4

2016-8-1：由于玻璃体出血后机化牵引（3D-OCT），决定做玻璃体手术。pRNFL：视盘颞下方神经束缺损带。

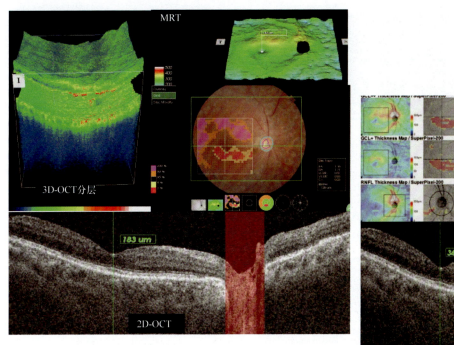
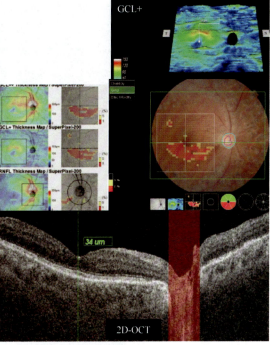

图 1-181　病例 16-5

2016-10-16：玻璃体切除术后 2 个月，玻璃体清亮。视力 0.3～0.4。与图 1-179、图 1-180 术前比较：黄斑区上方视网膜水肿明显见减轻，玻璃体已清亮。手术前、后 GCL+ 没有任何加重（图 1-179）。

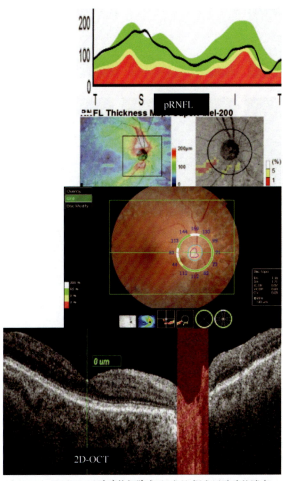
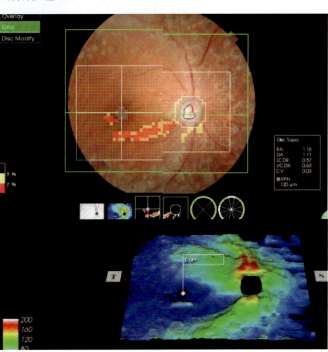

图 1-182　病例 16-6

2016-10-16：玻璃体切除术后 2 个月。pRNFL：视盘颞下方一束神经纤维层萎缩，与视盘缘相连接，术后视网膜没有任何神经纤维层损伤。右宽屏神经纤维层厚度地形图及其彩色组合病损概率图显示视盘颞下神经束缺损带。

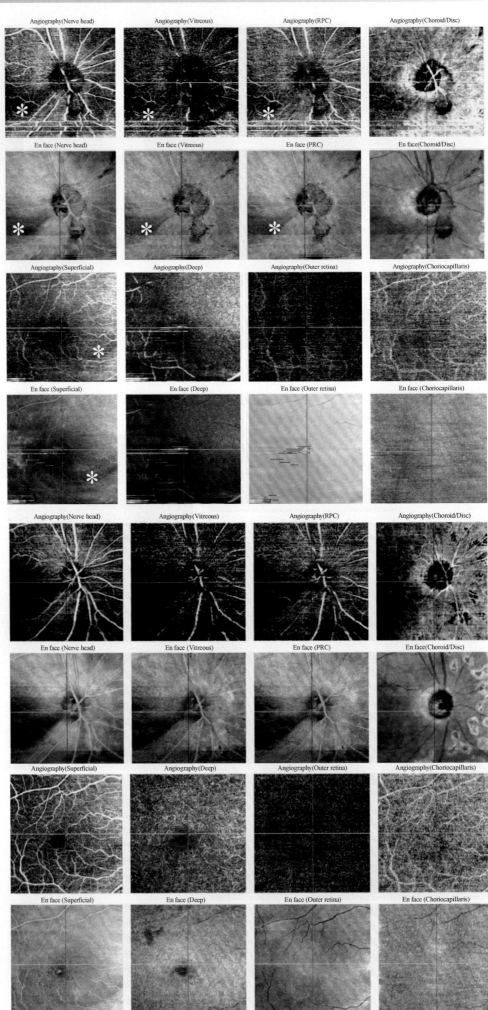

图 1-183 病例 16-7
2016-6-25：右眼视盘、黄斑 Angio/En face 图像比较：除视盘颞下神经束缺损区（*号处）微血管网减少、相应区 En face 信号减低外，余视盘周围或黄斑区微血管网和 En face 图像显示正常。

图 1-184 病例 16-8
2016-10-16：玻璃体切除术后 2 个月。右眼视盘、黄斑 Angio/En face 图像形态与图 1-183（2016-6-25）比较：图像更清晰，没有任何加重损伤的表现。

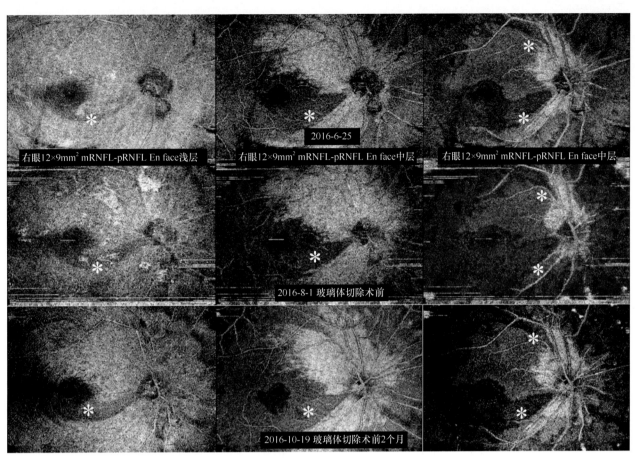

图 1-185 病例 16-9

3 次宽屏神经纤维层不同层次 En face 图像相仿，玻璃体切除术前、后没有损伤表现。

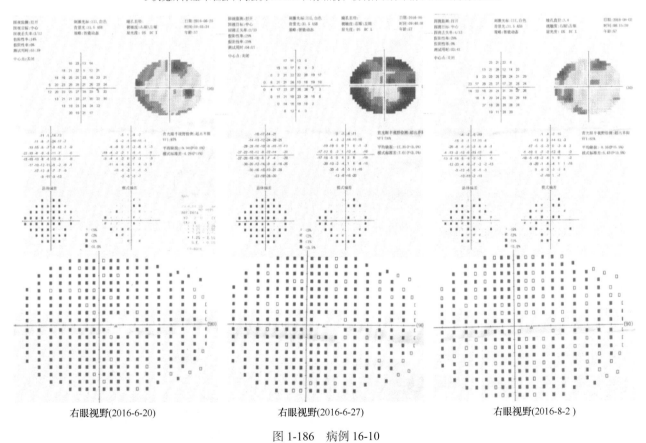

图 1-186 病例 16-10

3 次视野基本可看到周边视野重度向心缩小，这是青光眼视野损伤的基础又加上 PRP 有关。右眼颞侧周边 30 度月牙视野保存完好。

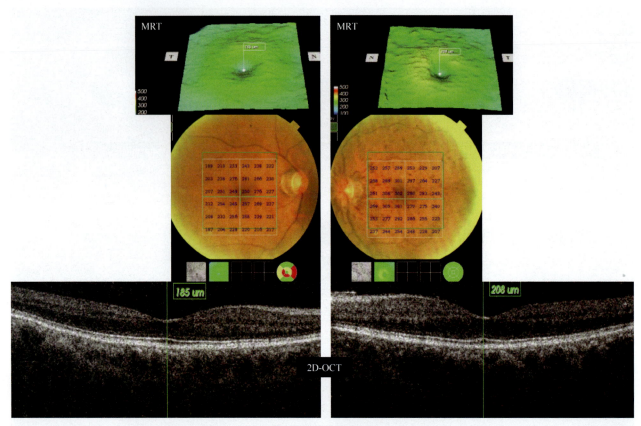

图 1-187　病例 17-1

2015-11-24：赵某，女性，70 岁。左眼视力下降 1 周，诊断左 CRVO（早期）。视网膜仅少量出血斑点，视盘色泽红些，静脉稍充盈。MRT：右眼黄斑环形存在，但扁平色泽浅；左眼环形隆起不完整，色泽深浅不匀，且较右眼色泽深些。2D-OCT：右眼颞侧网膜神经纤维层变薄，余双眼神经纤维层厚度正常。

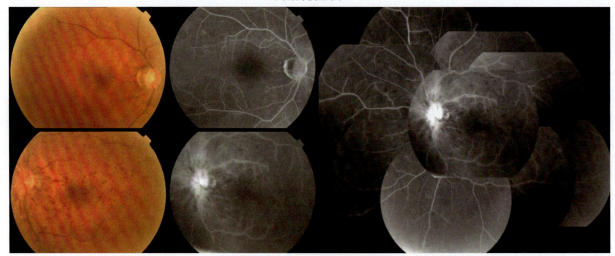

图 1-188　病例 17-2

2015-11-30：FFA：晚期视盘染色渗漏，视网膜静脉扩张，后极部略渗漏。

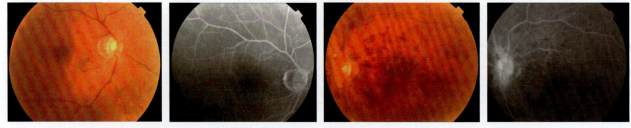

图 1-189　病例 17-3

2016-2-17：FFA：左眼 CRVO 病情加重，视网膜出血增加。自此后开始 avastin 球内注药治疗。先后不连续 3 次治疗，视网膜出血吸收，但黄斑水肿不消退。

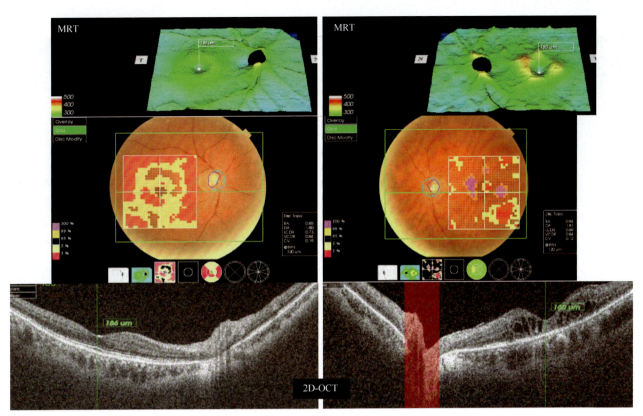

图 1-190　病例 17-4

2016-8-31：因左眼黄斑水肿来黄斑病门诊就诊，视力：右眼 0.8；左眼 0.12。左眼视网膜出血已吸收，CME 持续存在。MRT 彩色概率图图像形态十分像青光眼神经纤维缺损形态。MRT：右眼黄斑环形存在但平坦，色泽淡；左环形不规则且肿胀，色泽较红。病损概率图显示：右眼黄斑区广泛严重变薄，左眼黄斑区仅颞下变薄，中心区不规则局限增厚。2D-OCT：右眼黄斑区网膜神经节细胞层已轻度变薄，左眼正常较厚，CME 明显。

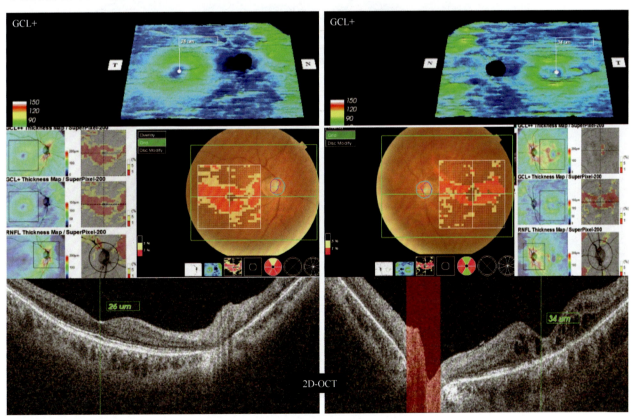

图 1-191　病例 17-5

2016-8-31：GCL+：双眼 GCL+ 环形均有萎缩变薄，右眼严重些。病损概率图显示双 mRNFL、GCL+、GCL++ 均在黄斑区损伤。2D-OCT：右眼黄斑区神经节细胞层已轻度变薄，左眼正常较厚，CME 明显。

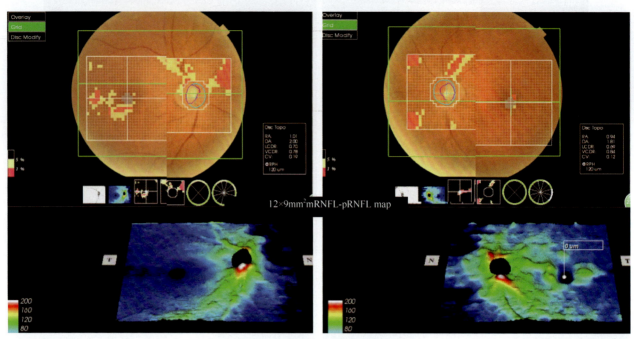

图 1-192　病例 17-6

2016-8-31：双眼宽屏神经纤维层厚度地形图（下图）及其彩色组合病损概率图（上图）图像比较：双眼图像基本对称损伤（双眼视盘鼻侧摄像不理想，与近视有关）。双眼以中、远周部颞上、下网膜神经纤维轻度损伤，双视盘颞上有一束神经纤维轻度缺损，相应视盘陷凹稍扩大。左眼黄斑区视网膜仍存在水肿，较右眼厚。

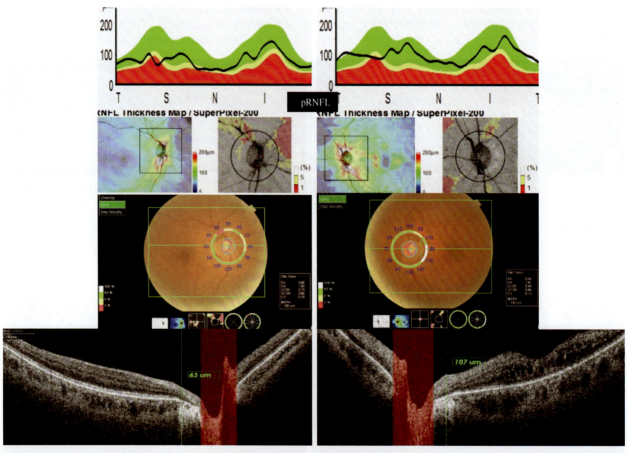

图 1-193　病例 17-7

2016-8-31：pRNFL：双眼视盘陷凹稍扩大变深，双眼神经束缺损（病损概率图显示：双颞上轻度损伤，双鼻侧损伤可能与摄像不理想有关）。与视野检查所见一致。

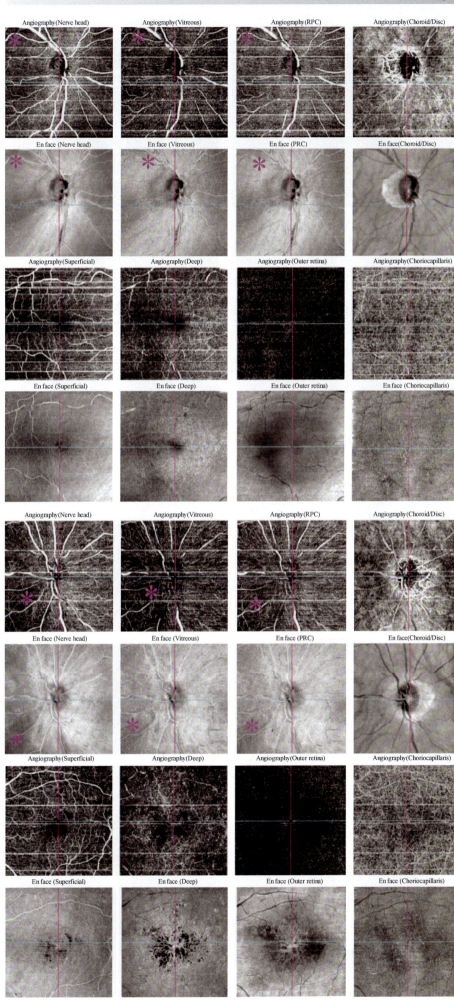

图 1-194 病例 17-8

2016-8-31：右眼视盘、黄斑 Angio/En face 图像比较：红色 * 区是神经束缺损区，Angio 图像显示微血管网减少不明显，En face 图像可见信号丢失，而且是深层丢失多于浅层。右眼黄斑区 Angio/En face 图像正常。

图 1-195 病例 17-9

2016-8-31：左眼视盘、黄斑 Angio/En face 图像比较：左眼视盘 Angio：盘周除鼻下微血管网局限减少外（小的无灌注区），余盘周微血管网基本正常。En face 图像在无灌注区信号低下。左眼黄斑 Angio 图像：黄斑囊样水肿区少量毛细血管丧失，深层较浅层更明显（水肿腔隙），外层网膜也有腔隙存在。脉络膜毛细血管层也受到阴影影响。En face 图像也有较明显的低信号反映。黄斑水肿是属中央静脉阻塞的表现。

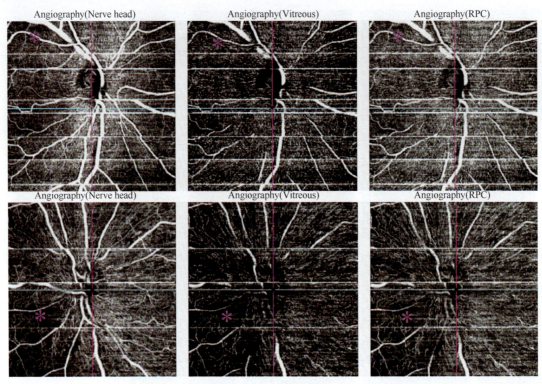

图 1-196　病例 17-10

2016-8-31：双眼视盘 Angio-OCT 图像比较：右眼 * 号处神经纤维束缺损显示不明显（与此图像摄像位置偏上有关，因神经束缺损尖端离视盘较远，真正缺损部位不在相片范围之内）。左眼视盘 Angio：除无灌注区微血管网减少外，余盘周 Angio 图像正常。

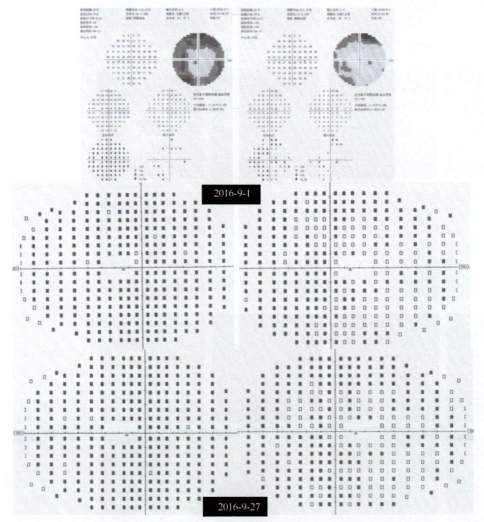

图 1-197　病例 17-11

右眼视野缺损主要在鼻上下象限；左眼严重向心缩小。两次视野检查所见一致，说明患者损伤肯定存在。视野改变与神经纤维层 En face 改变一致。

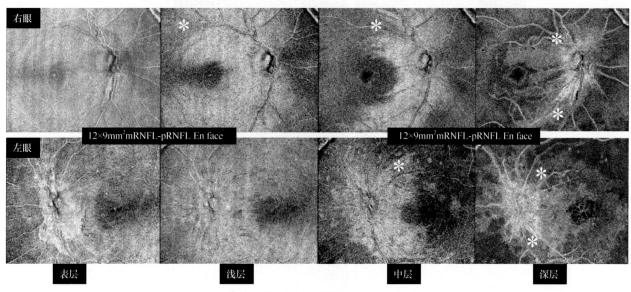

图 1-198　病例 17-12

2016-8-31：双眼宽屏神经纤维层不同层次 En face 图像比较：表层：双眼正常 En face 图像。浅层：右眼上方可疑神经纤维层损伤（＊号处）；左眼正常图形。中层：双眼视盘颞上方神经纤维层损伤明确（＊号处）。深层：双眼视盘颞上下神经纤维层均有明确损伤（＊号处）。

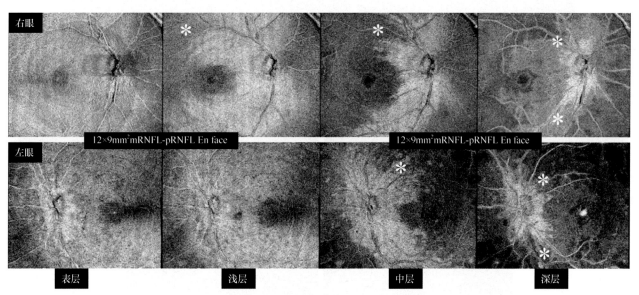

图 1-199　病例 17-13

2016-9-27：双眼宽屏神经纤维层不同层次 En face 图像比较：表层：双眼正常 En face 图像。浅层：右眼上方可疑神经纤维层损伤（＊号处）；左眼正常图形。中层：双眼视盘颞上方神经纤维层损伤（＊号处）。深层：双眼视盘颞上下神经纤维层均有损伤（＊号处）。相隔 1 个月，两次神经纤维层不同层次 En face 图像完全一致，说明患者神经纤维层损伤肯定存在。两次神经纤维层 En face 图像与两次视野检查所见一致。

1.4　疑似正常眼压青光眼

本部分内容介绍 5 个病例，是近期来院门诊病例。他们共同点是病程较长、走访了很多医院，均未明确诊断。有诊断青光眼又被否认的；有的曾诊断视神经脊髓炎，经过充分激素治疗后否定的；也有诊断 AION。其中 2 例是外地病例，介绍来做 mGCC 检查，希望得到正确诊断。5 例均是较晚期的病例。另立一节专门叙述，目的是希望说明：应用 mGCC、En face OCT、Angio-OCT 的检测完全可以确诊属于正常眼压的青光眼。

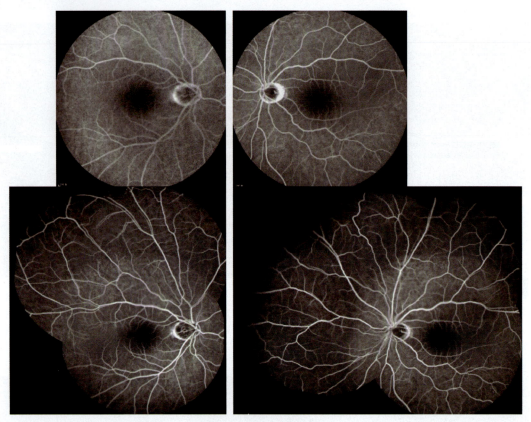

图 1-200　病例 18-1

2016-7-29：范某，男性，48 岁。十分特殊的主诉：无意中发现左眼似有物遮挡 7 个月余，双眼矫正视力 1.0。外院曾诊断左视神经脊髓炎，激素冲击和口服 2 个月毫无改善，头颅 MRI 正常，腰穿化验正常。也有诊断青光眼，用药不久又否定。来我院就诊后，检查 10 余次每日 5～6 次眼压：最高 16.9mmHg\最低 12.9mmHg，眼压差值在 5mmHg 以下。FFA：晚期视盘染色，视网膜正常。

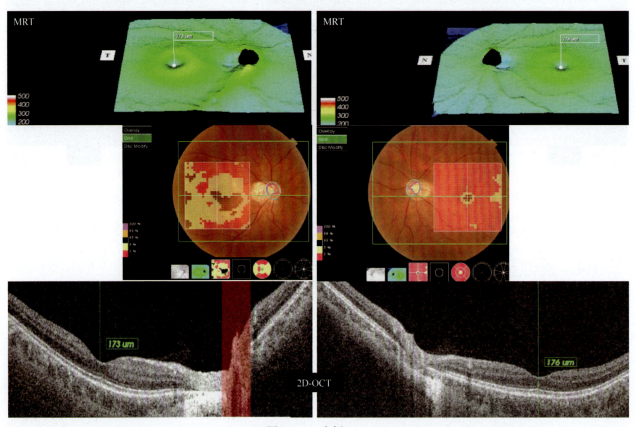

图 1-201　病例 18-2

2016-7-27：MRT：双眼黄斑环形不完整，右眼颞上、左眼上方缺损，具有水平划界，左眼整个环形色泽较右眼浅。双眼彩色病损概率图显示双眼黄斑区视网膜广泛范围明显较正常薄，尤其左眼严重。2D-OCT：双眼视网膜神经纤维层变薄，左眼更重。

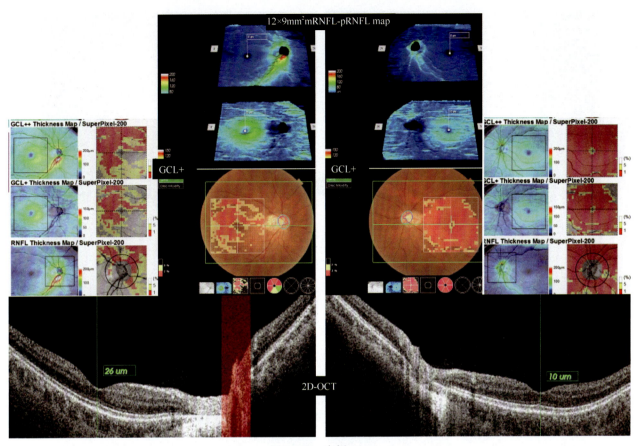

图 1-202　病例 18-3

2016-7-27：mGCC：GCL+：右眼上半环形消失，下半环形色泽淡，水平线划界；左眼整个环形消失，双眼严重神经节细胞萎缩变薄。病损概率图显示 mRNFL、GCL+、GCL++ 均严重损伤，上方为主，右眼较左眼轻些，左眼仅视盘颞下残留少量神经纤维层。

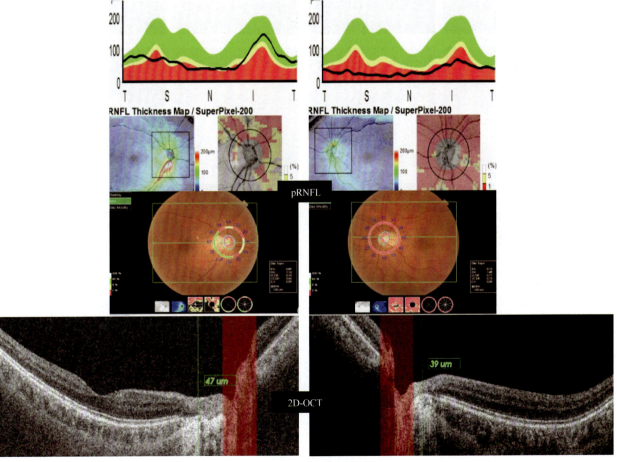

图 1-203　病例 18-4

2016-7-27：pRNFL：仅右眼颞下盘周纤维层正常厚度，余双眼均已明显萎缩，十分严重。双眼视盘陷凹稍扩大。

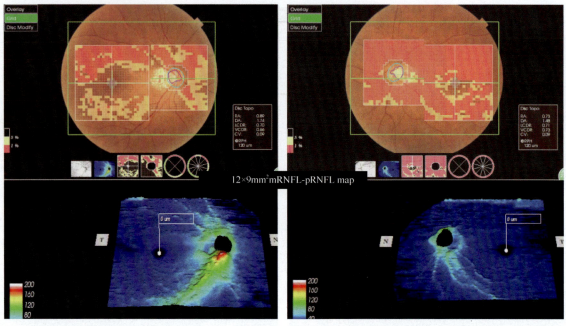

图 1-204 病例 18-5

2016-7-27：双眼宽屏视网膜神经纤维层厚度地形图（下图）及其彩色组合病损概率图（上图）图像比较：双眼 pRNFL 均严重受损，仅右眼视盘颞下神经束基本正常，余盘周神经束几乎消失，双眼不对称，左眼受损更重。左眼几乎仅剩极少量视盘颞下神经束，左颞下中、远周边部神经纤维层损伤明显较右眼相应区重得多。左眼黄斑正中心也受损，仅剩极少量神经纤维层正常，明显较右眼相应区重。

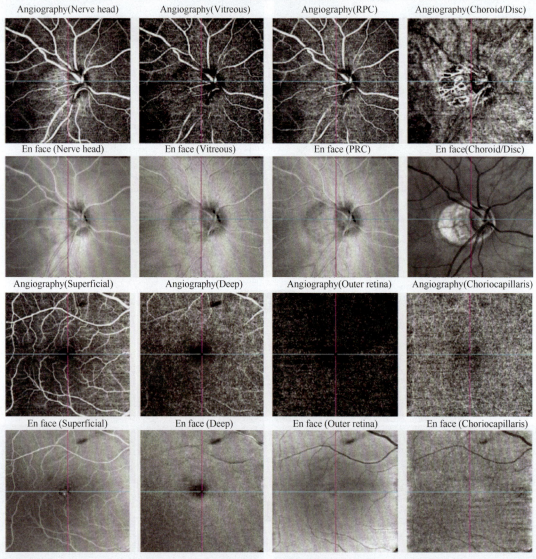

图 1-205 病例 18-6

2016-7-27：右眼视盘、黄斑 Angio/En face 图像比较：右眼视盘周围微血管网均减少，仅颞下方残留较多些。相应区 En face 图像显示反射信号减低，仅颞下残留信号大致正常。黄斑区微血管网显示似乎较正常减少些。

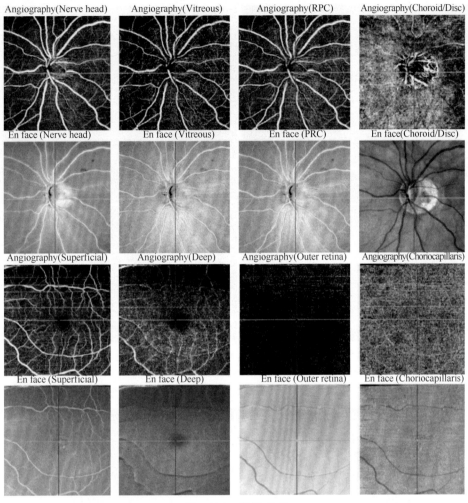

图 1-206　病例 18-7

2016-7-27：左眼视盘、黄斑 Angio/En face 图像比较：左眼整个视盘周围微血管网均明显减少，相应区 En face 图像显示弥散一致低信号。左眼视盘 vitreous 和 RPC 层面 En face 颞下及部分黄斑束信号较强，这是残存的神经纤维。黄斑区微血管网显示较正常减少些，相应区 En face 信号低下。

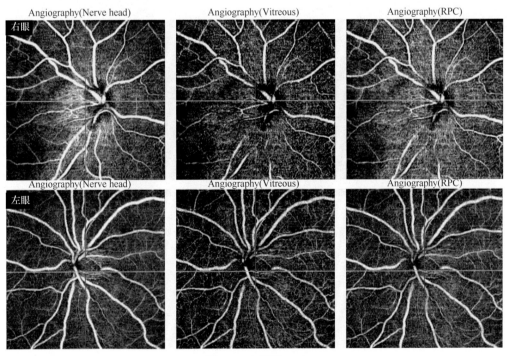

图 1-207　病例 18-8

2016-7-27：双眼视盘周围 Angio-OCT 微血管网比较：双眼盘周微血管网均减少，但左眼更严重（浅表 - 深层均是）；右眼浅表（Vitreous）和中层（RPC）还均匀存在些，而深层（Nerve head）仅颞下及视盘颞侧边缘残留较多些。总之盘周微血管网是深处减少更多些。

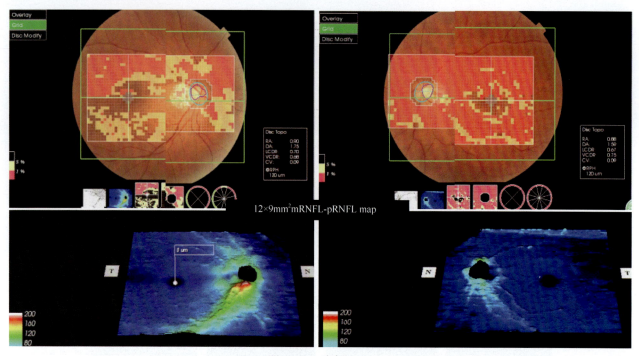

图 1-208　病例 18-9

2016-9-27：双眼宽屏视网膜神经纤维层厚度地形图（下图）及其彩色组合病损概率图（上图）图像比较：与图 1-204（2016-7-27）比较基本相似。患者已经抗青光眼治疗 2 个月，说明已经损伤萎缩的神经纤维层是不可恢复的。

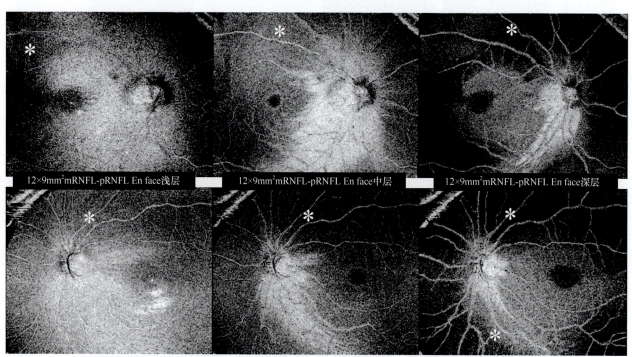

图 1-209　病例 18-10

2016-7-27：双眼宽屏神经纤维层不同层次 En face 图像比较：由浅层到深层均有有损伤（＊号处），左眼严重，左眼乳斑束残留较右眼明显减少。

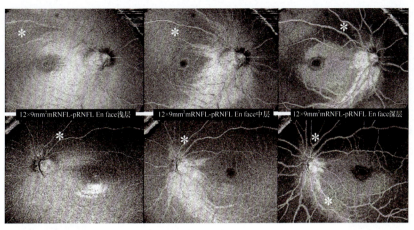

图 1-210　病例 18-11

2016-8-22：与图 1-209（2016-7-27）比较相似两次神经纤维层 En face 均与视野改变一致。

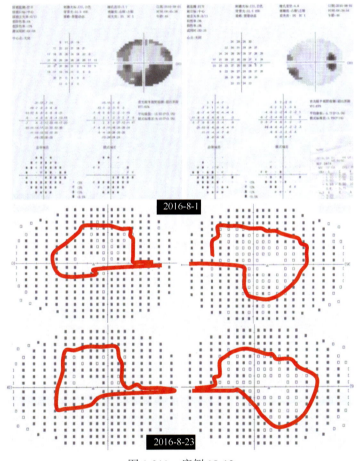

图 1-211　病例 18-12

两次视野检查基本相同，双眼视野严重受损，左眼更严重，下方较上方受损更重些。符合 mGCC 和 En face 检查所见。双眼远周部 30 度月牙区视野存在。

病例 18 的临床特点

1. 患者中心视力很好，无意中发现左眼下方视力差，似有物遮挡，曾诊断视神经脊髓炎和青光眼但后又否定。具体发病日期不清楚、病程进展极慢。

2. mGCC 检查特点

（1）神经纤维层损伤主要先在黄斑区外，逐渐向黄斑区发展，双眼均已重度损伤。

（2）黄斑区的损伤可以见到水平线划界。

（3）神经纤维层损伤由深层向浅层发展，En face 图形证实。

3. 视野：中心和周边视野符合青光眼视野发展。

4. 眼压特点：极其特殊，10 余次的日 5 次或 6 次眼压均在正常（16.9～12.9mmHg，高低差值不超过 5mmHg）2 次 24 小时眼压也在正常范围，没有超过 5mmHg。

5. 双眼视盘陷凹扩大，但并不很深。

6. 本病例视野和mGCC改变、神经纤维层损伤特点更符合青光眼。眼压的特点有待临床更多观察证实。

7. 目前患者是按正常眼压青光眼（NTG）治疗观察中，至2017-12-4病情稳定。

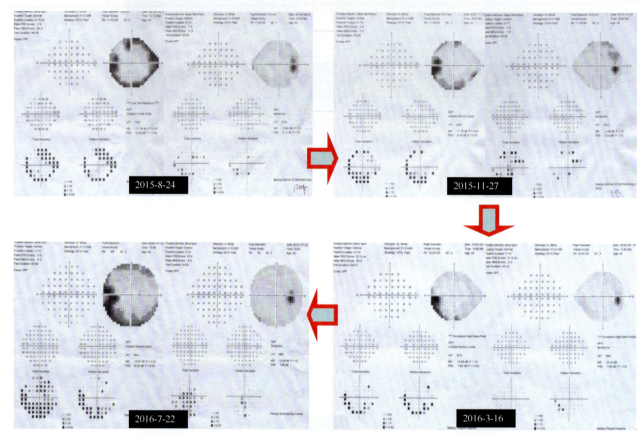

图1-212 病例19-1

邓某，男性，44岁。外院医生介绍来检查mGCC，要求确诊。双眼视力1.0。外院疑诊青光眼又否定，考虑视路疾病，头颅MRI未见异常。多次中心视野双眼均有不可确定诊断的改变（右眼似乎盲点扩大，左眼鼻下方视野缺损）遗憾从未检查周边视野。患者感到左眼视野缩小已有1.5年。

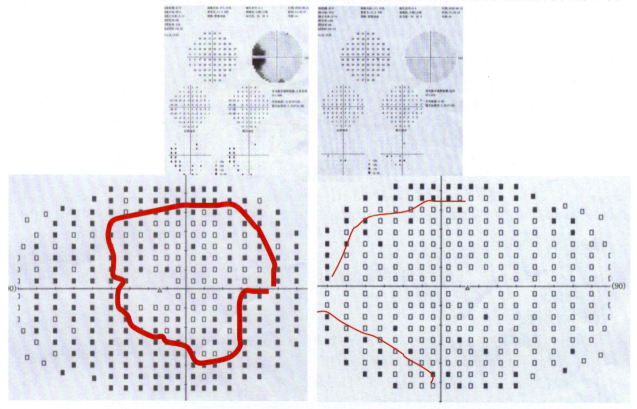

图1-213 病例19-2

2016-8-11：右眼周边视野基本正常（可疑鼻侧视野上、下稍下陷）。左眼颞侧视野缺损在中纬部和鼻下缺损半阶梯形成，左眼颞侧周边30度月牙区视野存在。

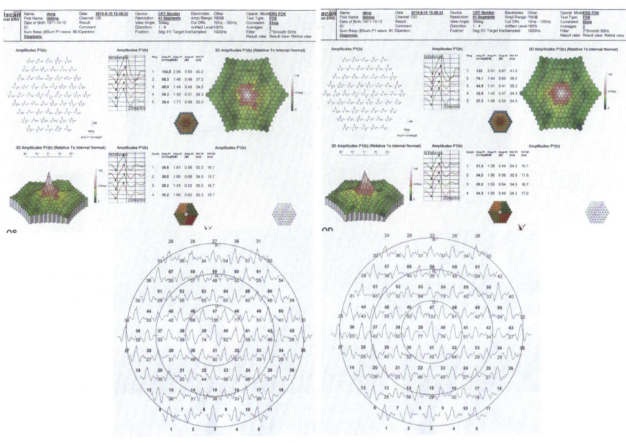

图 1-214 病例 19-3

2016-8-16：mf-ERG 图形正常。

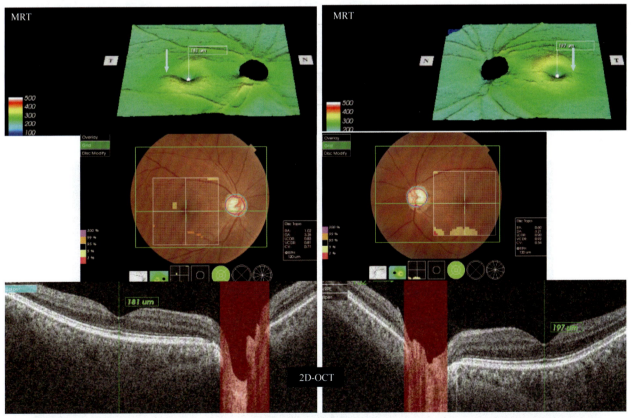

图 1-215 病例 19-4

2016-8-3：初诊 mGCC 检查。MRT：双眼黄斑环形不对称，水平线划界，右上半、左下半色泽稍淡，箭头指向缺损阶梯，右下半、左上半环形色泽偏红。双眼黄斑区彩色病损概率图像正常。2D-OCT：双眼视盘陷凹扩大，黄斑区双眼视网膜神经纤维层厚度正常。

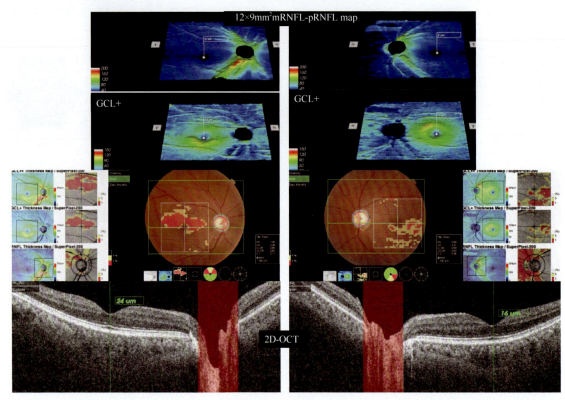

图 1-216 病例 19-5

2016-8-3：GCL+：黄斑环形肿胀、萎缩混杂，水平线划界，双眼明显不对称。pRNFL：右眼上方神经纤维、左眼几乎整个盘周纤维有较重的损伤。彩色病损概率图显示右眼上方、左眼下方黄斑外围及远周 GCL 及神经纤维损伤。2D-OCT：黄斑区神经纤维层厚度改变不明显。

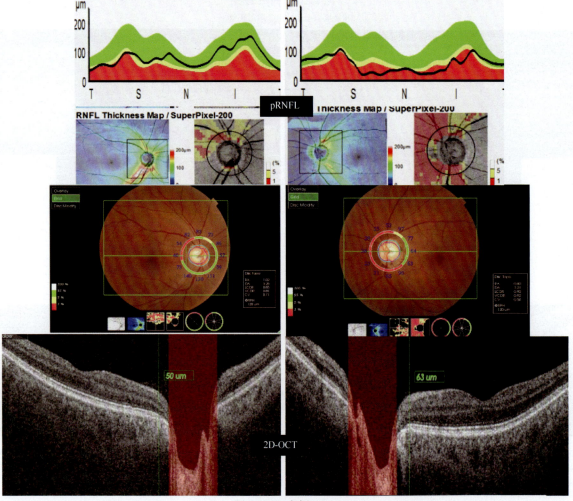

图 1-217 病例 19-6

2016-8-3：pRNFL：右眼视盘颞上方，左眼上下方及鼻侧神经纤维明显萎缩。双眼视盘陷凹明显扩大且加深。

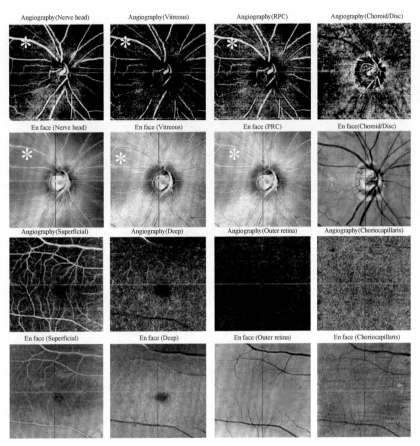

图 1-218　病例 19-7

2016-8-3：右眼视盘、黄斑 Angio/En face 图像比较：右眼视盘周围微血管网除颞下方外均稍有减少（＊号处），深层更明显些。相应区 En face 信号减低。黄斑区 Angio/En face 没有明显改变，似乎均稍低些。

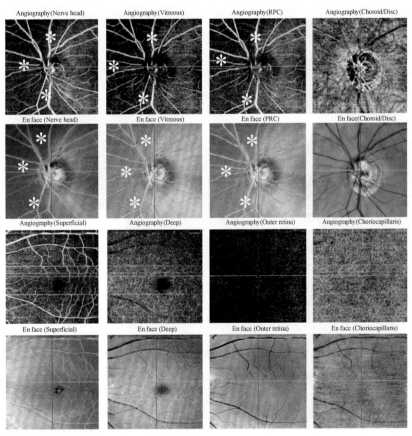

图 1-219　病例 19-8

2016-8-3：左眼视盘、黄斑 Angio/En face 图像比较：左眼整个视盘周围微血管网均有较明显减少，只有颞侧微血管网还残留些（＊号处），深层损伤重。相应区 En face 信号减低。黄斑区 Angio/En face 图像反射信号似乎也较低些。

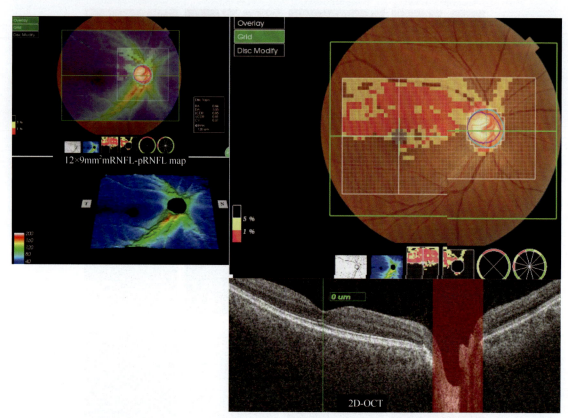

图 1-220　病例 19-9

2016-10-12：右眼宽屏网膜神经纤维层厚度地形图及其彩色组合病损概率图比较：右眼与视盘相连的颞上神经束缺损，颞下神经束正常。视盘陷凹扩大加深。

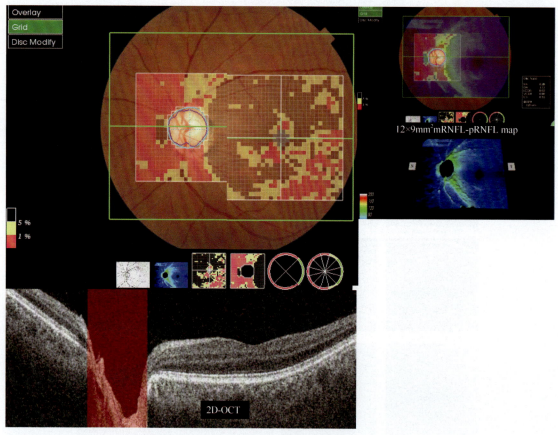

图 1-221　病例 19-10

2016-10-12：左眼宽屏网膜神经纤维层厚度地形图及其彩色组合病损概率图比较：左眼视盘鼻侧、颞上下神经束损伤，明显较右眼损伤范围广而重。左眼视盘陷凹扩大加深。双眼神经纤维层损伤改变符合视野检查所见。

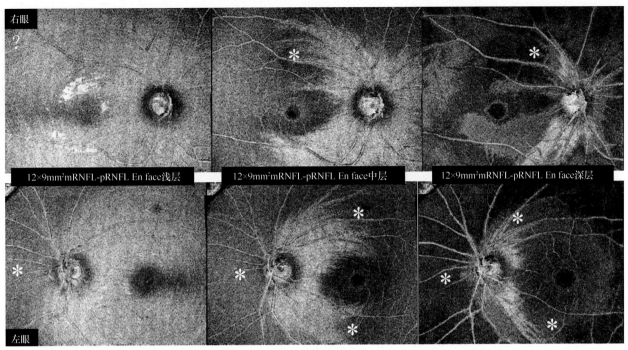

图 1-222 病例 19-11

2016-8-3：双眼宽屏网膜神经纤维层不同层次 En face 图像比较：右眼：浅层（？号处）信号稍低下，中、深层以视盘颞上神经束损伤重（*号处），视盘颞下神经束正常。左眼：浅层视盘鼻侧神经纤维 En face 信号减弱，中、深层视盘颞上、下神经纤维均有损伤（*号处）。双眼黄斑区乳斑束 En face 信号正常。故视力正常。

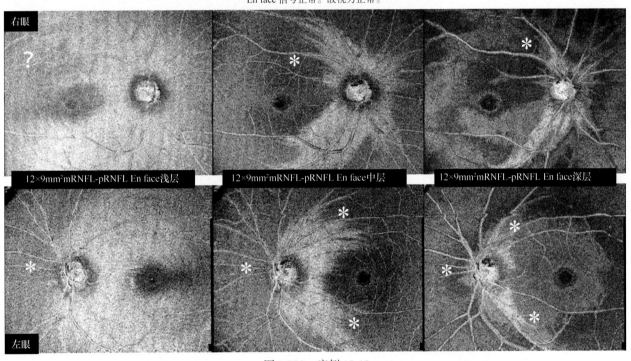

图 1-223 病例 19-12

2016-10-12：与 2016-8-3 的 En face 图像一致改变。似乎右眼浅层（？号处）损伤有进展。双眼神经纤维层 En face 图形改变符合视野检查所见。

病例 19 的临床特点

1. 眼压改变：7 次日 5 次眼压，最高 16.4mmHg，最低 10.9mmHg。差值：右眼 3 次分别为 4.7mmHg、4.8mmHg、4.9mmHg；左眼 1 次为 5.8mmHg。1 次 24 小时眼压：最高 17.0mmHg，最低 13.0mmHg。差值：右眼 3mmHg，左眼 4mmHg。没有见到差值超过 8mmHg，差值在 5mmHg 以上者也并不多见。

2. 视野改变：鼻侧缺损，有阶梯形成，符合青光眼改变。

3. mGCC 检查及神经纤维层不同层次 En face 改变：符合青光眼早、中、晚期发展改变。右眼：较早期改变；左眼：中晚期改变。

4. 视盘陷凹扩大而加深。

5. 目前双眼视力正常，但黄斑神经节细胞已经开始受损此患者已按 NTG 治疗观察。

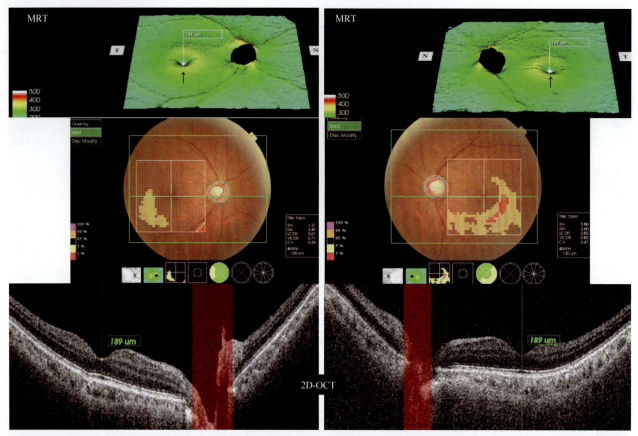

图 1-224　病例 20-1

2016-7-22：张某，男性，60 岁。双眼近视 -5.00s，双眼视力 1.2。MRT：双黄斑环形完整但不均匀，色泽偏红，双环下缘锐边缘（箭头处）。彩色病损概率图显示右颞下、左下方网膜变薄，左眼重。pRNFL：双眼眼不对称，双眼视盘颞下神经束萎缩，颞上神经束不完整。2D-OCT：双眼视网膜层次结构正常，神经纤维层厚度正常。

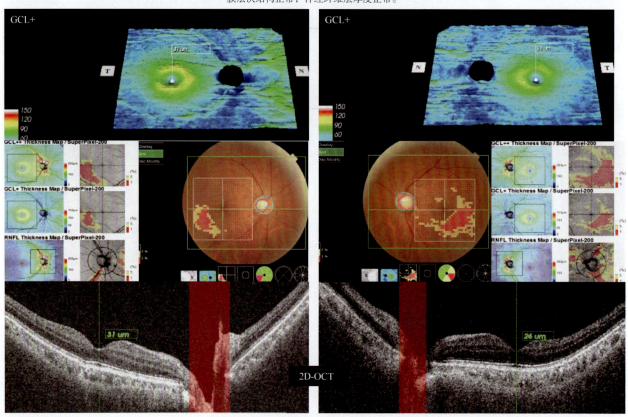

图 1-225　病例 20-2

2016-7-22：GCL+：右眼环形仅颞侧少量缺损，左眼缺损较多，环形色泽较红。彩色病损概率图示右黄斑颞下、左下方神经节细胞层变薄。双眼 mGCC 病损概率图 mRNFL、GCL+、GCL++ 均有黄斑区外围损伤（黄斑正中心区正常），左眼重于右眼，右眼黄斑区 mRNFL 正常。右视盘颞下、左眼颞上下神经束缺损。2D-OCT：双眼黄斑区视网膜层次结构基本正常。

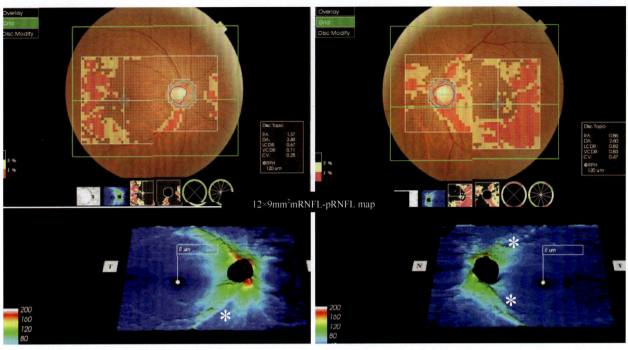

图 1-226　病例 20-3

2016-7-22：双眼宽屏视网膜神经纤维层厚度地形图（下图）及其彩色组合病损概率图（上图）图像比较：双眼损伤不对称，左眼重于右眼。

pRNFL：右眼视盘颞下、左眼颞上下神经束缺损，右颞上神经束部分受损。右眼：与视盘相连接的颞下神经束缺损，上方仅是中、远周边部神经纤维层损伤，远周部上下神经束损伤已合拢。左眼：与视盘相连接的颞上、下神经束缺损，上下网膜中、远周部神经纤维层均严重损伤且已会合。

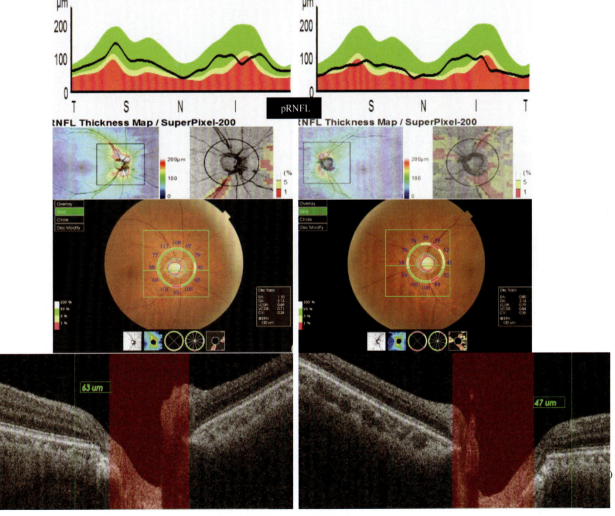

图 1-227　病例 20-4

2016-7-22：pRNFL：右眼视盘颞下方、左眼视盘颞上下方较明显损伤，双眼视盘颞下神经束缺损。双眼视盘陷凹扩大且加深。

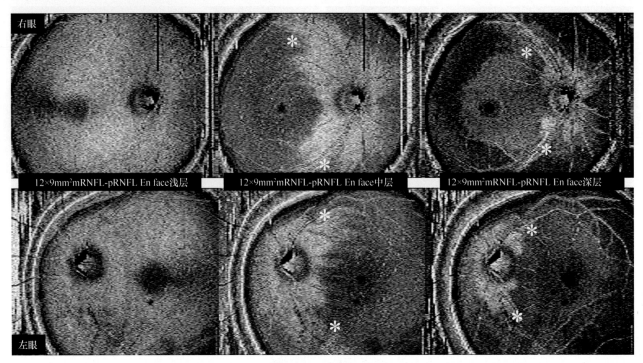

图 1-228 病例 20-5

2015-2-16：双眼宽屏网膜神经纤维层不同层次 En face 图像比较：双眼浅层 En face 正常。双眼中-深层 En face 均有视盘颞上下神经束缺损（*号处），双眼深层视盘颞上下神经束明显变短。说明远周部神经纤维层损伤较重。

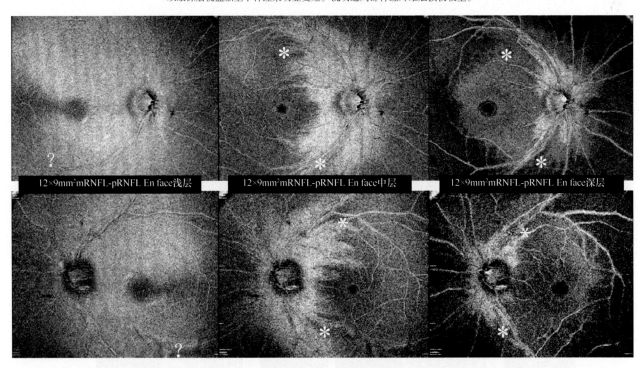

图 1-229 病例 20-6

2016-7-22：双眼宽屏网膜神经纤维层不同层次 En face 图像比较：双眼浅层：En face 有减弱（？号处）；中层、深层神经束损伤在视盘颞上下方，基本同图 1-228（2015-2-16）所见，但似乎浅层纤维有所加重。

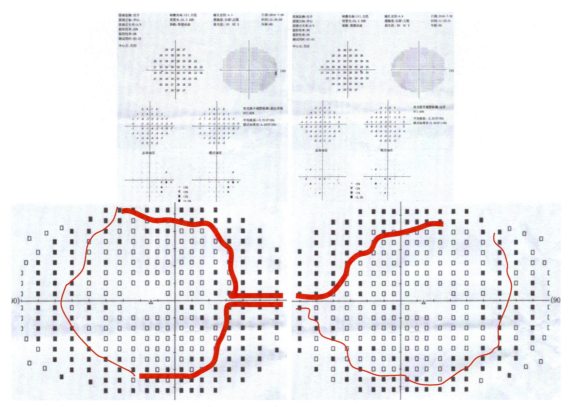

图 1-230　病例 20-7

2016-7-22：双眼中心视野正常。周边视野：右眼主要是鼻上象限缺损；左眼是鼻上、下象限缺损，颞侧中纬部也有损伤。与 mGCC 检查、En face 检查所见一致。

病例 20 的临床特点

病例 20 的 mGCC、En face 检查所见和视野改变及视盘陷凹的改变完全符合青光眼改变。已按青光眼治疗观察。

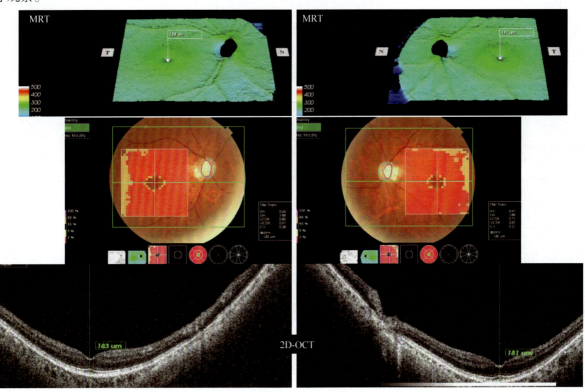

图 1-231　病例 21-1

2016-8-17：刘某，男性，78 岁。初诊主诉：6～7 年来视力渐进性下降，2 年前曾诊断青光眼又否定。双眼视力 0.5（矫正）。MRT（彩色概率图）：双眼黄斑环形隆起度基本消失，双眼后极部视网膜变薄（彩色概率图极度明显）。双眼 pRNFL 均明显萎缩。2D-OCT：双眼黄斑区视网膜神经节细胞层萎缩变薄，余视网膜层次正常。

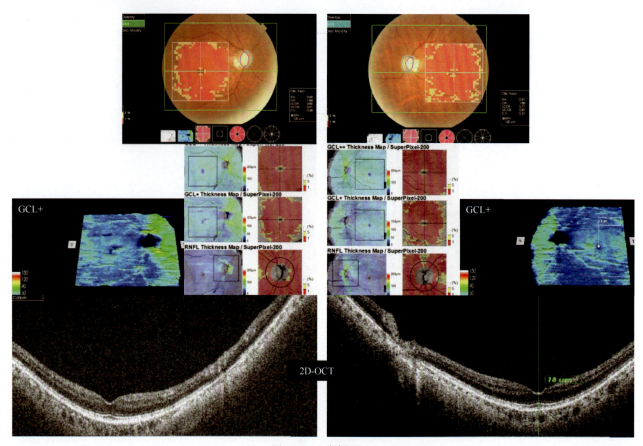

图 1-232　病例 21-2

2016-8-17：GCL+：双眼环形消失，视网膜神经节细胞萎缩变薄，尤其颞侧明显。病损概率图 mRNFL、GCL+、GCL++ 均明显萎缩变薄。
2D-OCT：双眼黄斑区网膜神经节细胞层萎缩变薄。

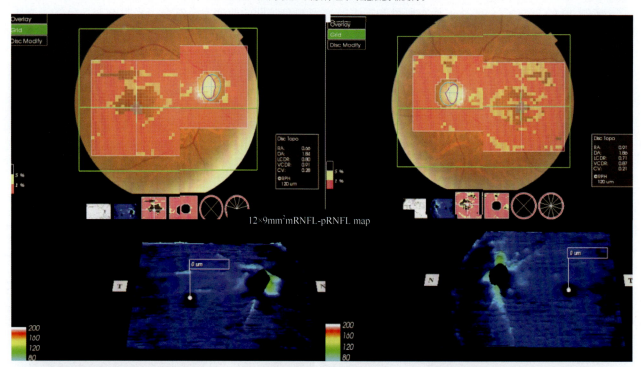

图 1-233　病例 21-3

2016-8-17：双眼宽屏网膜神经纤维层厚度地形图（下图）及其彩色组合病损概率图（上图）图像比较：双眼 pRNFL 均严重萎缩消失，双眼属晚期病例，几乎对称严重损伤，双眼残留的黄斑中心区神经纤维已极少了。

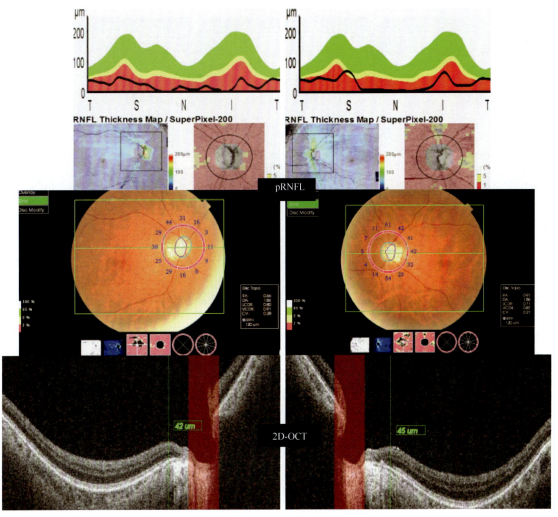

图 1-234 病例 21-4

2016-8-17：pRNFL：双眼视盘陷凹扩大变深，双眼盘周纤维严重萎缩。

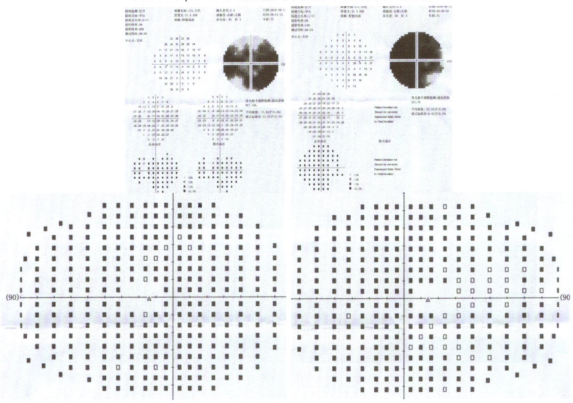

图 1-235 病例 21-5

2016-8-17：双眼视野严重向心缩小，极小中心视野也不规则缺损，近绝对期。

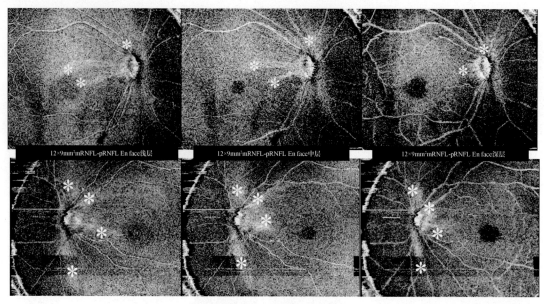

图 1-236　病例 21-6

2016-8-17：双眼宽屏网膜神经纤维层不同层次 En face 图像比较：双眼仅剩＊号相应处有极少量的神经纤维层，主要是乳斑束，故患者目前有 0.3～0.4 的中心视力。符合视野改变。

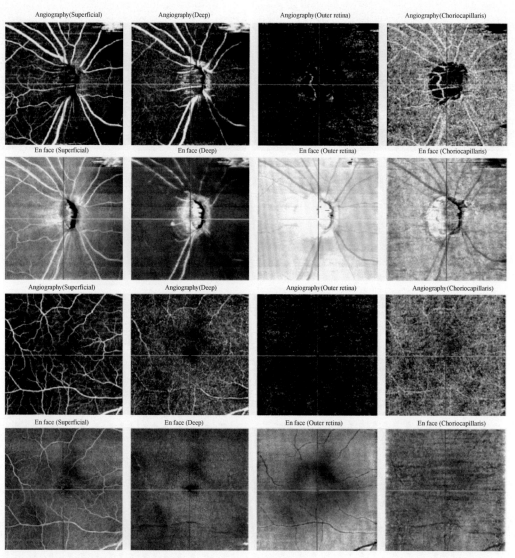

图 1-237　病例 21-7

2016-8-17：右眼视盘、黄斑 Angio/En face 图像比较：本病例右眼视盘 Angio 摄像模式错误，只有浅表层视盘 Angio 图像可以说明问题：盘周微血管网极度减少，相应 En face 图像信号也很低下，注意乳斑束区有少量 En face 信号较明显，说明还残留部分神经纤维存在。右眼黄斑区微血管网普遍减少，乳斑束区血管网似乎稍多些，相应黄斑区 En face 信号也较其他部位多些。

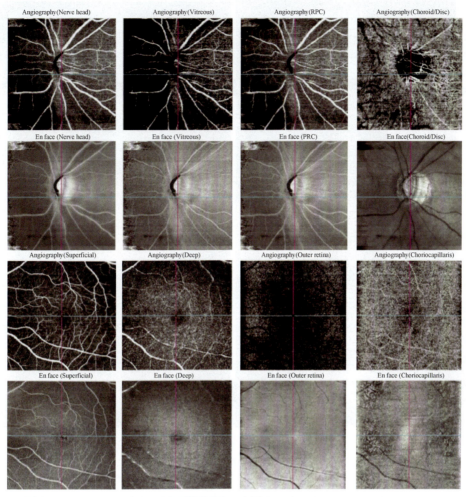

图 1-238　病例 21-8

2016-8-17：左眼视盘、黄斑 Angio/En face 图像比较：左眼盘周及黄斑区微血管网很少，相应 En face 信号明显减少。乳斑束区血管网还有残存些，En face 信号也相应多些。

病例 21 的临床特点

此患者已是晚期青光眼病例，应积极治疗。

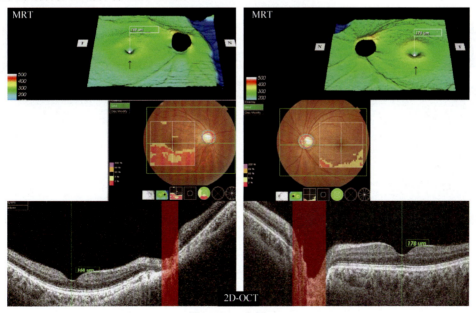

图 1-239　病例 22-1

2016-6-14：韩某，女性，41 岁。自觉右眼上方似有物遮挡一年，曾诊断缺血性视神经病变。双眼视力 1.0（矫正）。MRT：右眼黄斑环形下半部缺损，色泽淡，水平缝边界。左下半环形变窄，色泽较深黄，双环形下方有锐边缘（箭头）。彩色病损概率图显示双眼黄斑区下方视网膜变薄，右眼严重（已接近黄斑区下缘），左眼轻（只在黄斑区下方外周部）。pRNFL：双眼视盘颞下神经束消失，双颞上神经束基本正常。2D-OCT：黄斑区视网膜结构层次正常。

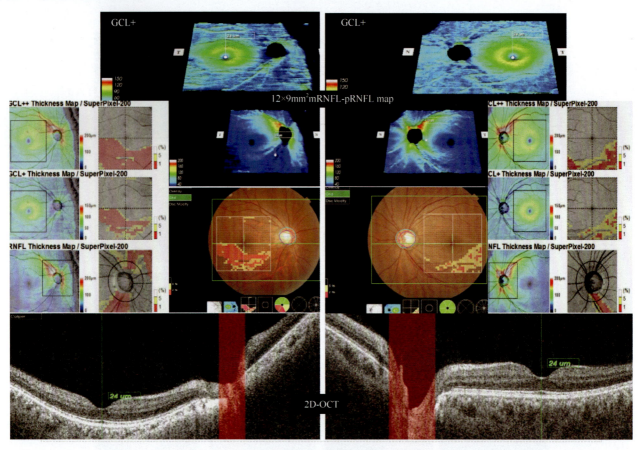

图 1-240　病例 22-2

2016-6-14：GCL+：右眼环形颞下缺损，左环形下方变窄，余环形色泽较红。病损概率图 mRNFL、GCL+、GCL++ 均受损，右眼严重些。双眼 mRNFL 没受损，但黄斑下方外周部神经纤维层明显损伤，双眼视盘颞下方神经束缺损，右眼重。

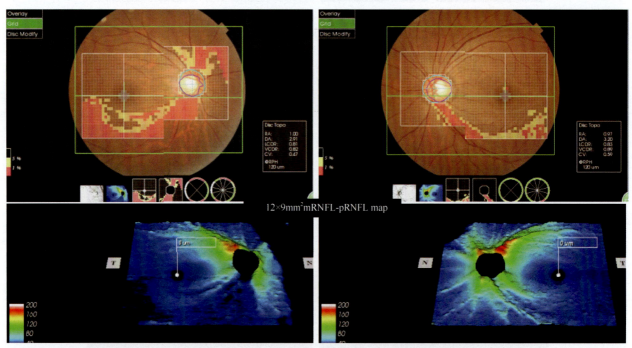

图 1-241　病例 22-3

2016-6-14：双眼网膜宽屏神经纤维层厚度地形图（下图）及其彩色组合病损概率图（上图）图像比较：双眼不对称，右眼较左眼严重些。pRNFL：双眼视盘颞下神经束缺损，右眼严重，双颞上神经束均有轻度损伤。右眼：视盘颞下神经束缺损重，上方轻度损伤。左眼：视盘颞下神经束缺损较轻些，但也与视盘相连接。双眼黄斑区正中心正常。本病例目前主要是双眼下方远周边部神经节细胞和神经纤维层损伤，最符合青光眼较早期的损伤改变。

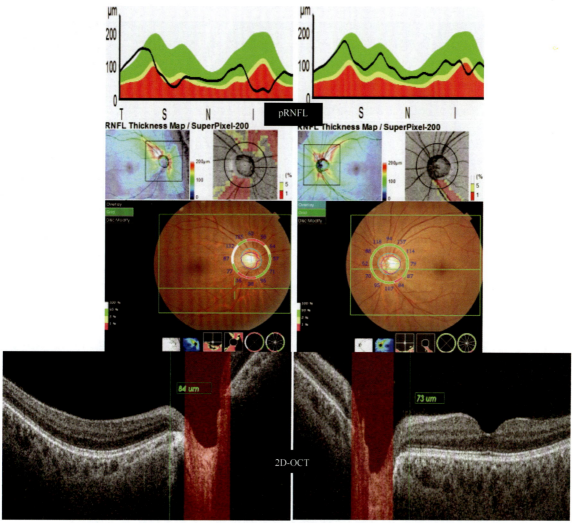

图 1-242 病例 22-4

2016-6-14：pRNFL：双眼视盘陷凹扩大加深，右眼视盘颞上下、左眼视盘颞下方神经束缺损。

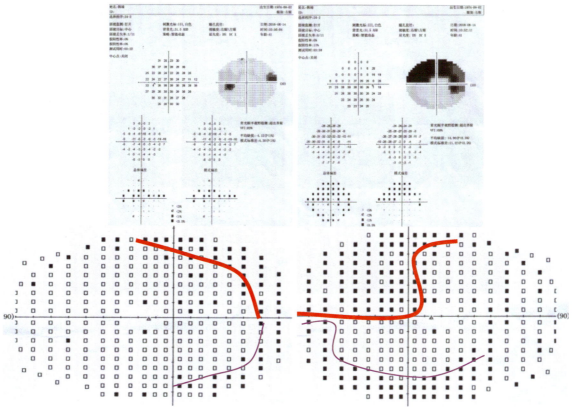

图 1-243 病例 22-5

2016-6-14：视野缺损符合 mGCC 及 En face 损伤改变，较典型青光眼视野改变。

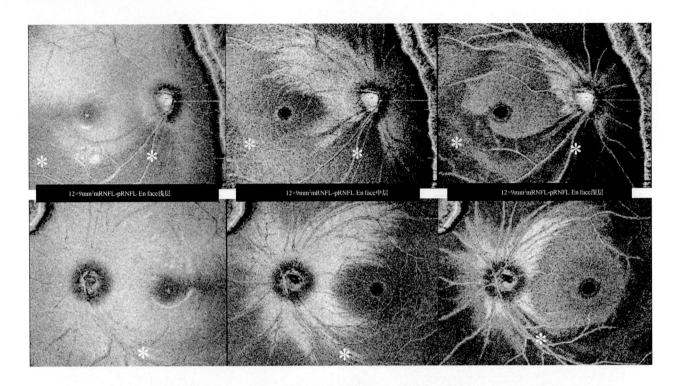

图 1-244　病例 22-6

2016-6-14：双眼宽屏神经纤维层不同层次 En face 改变（＊号处），符合 mGCC 和视野改变。左眼目前还是较早期。

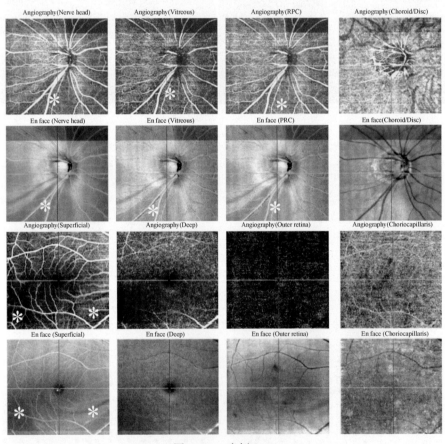

图 1-245　病例 22-7

2016-6-14：右眼视盘、黄斑 angio/En face 图像比较：神经束缺损区（＊号处）微血管网减少，深层较浅层更明显。相应区 En face 图像反射信号减低符合 Angio 改变。余视盘周围或黄斑区正常微血管网。

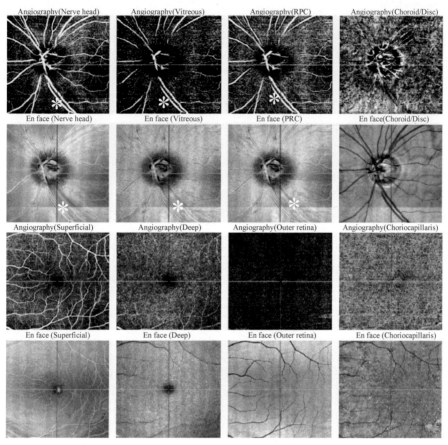

图 1-246 病例 22-8

2016-6-14：左眼视盘、黄斑 Angio/En face 图像比较：神经束缺损区（*号处）微血管网减少，深层较浅层更明显。相应区 En face 图像反射信号减低改变，与 Angio 改变相符，余视盘周围或黄斑区正常微血管网。

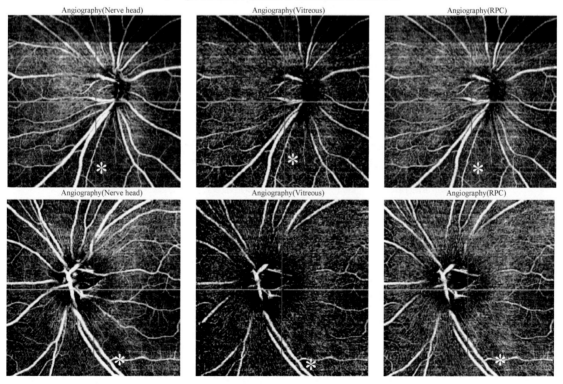

图 1-247 病例 22-9

2016-6-14：双眼视盘 Angio-OCT 图像比较：右眼视盘下方神经束缺损区明显微血管网减少，深层（nerve head）更明显（*号处）。左眼颞下轻度神经束缺损，微血管网仅轻度减少（*号处）。

病例22的临床特点

本病例右眼已经是中期改变，左眼较早期改变，mGCC和神经纤维层En face改变以及视野受损情况均符合青光眼诊断。

但是患者眼压：5次测量日5次眼压，最高12.7mmHg，最低8.2mmHg，只有2次右眼差值是5mmHg，其余均在5mmHg以下。几乎所有见到的NTG病例均存在这种特点，有待今后临床更多的总结。

小结

1. 分析青光眼神经纤维层的解剖基础。
2. 有关青光眼mGCC分析、Angio-OCT和En face-OCT分析中一些注意事项、关键点和存在问题。

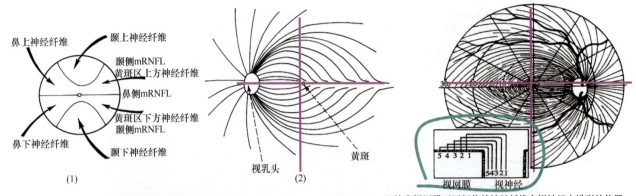

A. 视神经纤维层在视乳头(1)和视网膜(2)上的分布　　B.注意视网膜不同部位的神经纤维在视神经中排列的位置

图1-248　青光眼神经纤维损伤的解剖基础：了解正常神经纤维在视网膜和视盘内的排列、走形

1. 通过黄斑中心水平线的重要性：这是视网膜血液供应和神经纤维层是以视网膜和视盘连线的水平分界线。
2. 通过黄斑中心中垂线的重要性：与黄斑的鼻侧、颞侧纤维分布有关，与视交叉及其后视路神经纤维走形有关。但视神经纤维分布排列表面看，中垂线不在视盘的中央，注意颞上、颞下纤维几乎占据正中间视盘上下方。鼻侧视网膜纤和黄斑鼻侧纤维是在视盘两侧的水平线上下进入视神经（上图A、B）。所以从总体讲，视盘与中垂线是密切相关：首先以视盘分鼻侧和颞侧，只是要注意黄斑鼻侧纤维是在视盘的颞侧中央部位进入视盘中心区（上图示）。
3. 图B左下角绿色圈内示意不同部位神经纤维进入视神经的不同部位：①视网膜周边部位纤维进入视盘周边部、位于视盘周边神经纤维层的深层；视网膜中心部位纤维即黄斑区纤维进入视盘中心部位、位于视盘周神经纤维层的内上层（浅层）。②黄斑鼻侧是交叉纤维位于视盘颞侧缘水平线的上下部位进入视神经中央区；黄斑颞侧是不交叉纤维位于视盘颞侧缘黄斑交叉纤维的上下靠外进入视神经中央区。

一、青光眼神经节细胞损伤过程演变设想：肿胀——萎缩

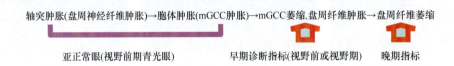

二、青光眼病程的特点

1. 慢性、长期、潜伏性（常不知不觉）。很难找到极早期（视野前期青光眼）诊断指标。
2. 潜伏期亚正常眼和发病初期亚正常眼难以分开（因没有明确的发病日期）。
3. 发病期的早、中、后3个阶段常混杂一起，即使盘周纤维萎缩期疾病仍在进展。
4. 一旦出现急性眼压升高，视野伴随改变，只要高压不持久，随眼压下降视野亦可恢复。但一旦出现神经束缺损，相应视野改变不会消失。

三、视盘陷凹的扩大是视网膜神经纤维束损伤的结果

1. 青光眼陷凹形态的改变（青光眼的ISN'T或SIN'T）和视野的改变（鼻上或鼻下周边下陷）与受损神经节细胞的部位（颞上或颞下中、周边部神经节细胞损伤）有关（与颞上下周边部视网膜神经纤维进入视盘的周边部有关）。

2. GCC 肿胀后期（急性、发病初期亚正常眼）就可有视野的异常（有可逆性），一旦 GCC 萎缩，视野不可恢复。

3. 所有视神经疾病都有陷凹扩大的可能，并非青光眼独具特点。但不同视神经病变，萎缩的神经纤维部位不同，陷凹扩大的部位、深度、形态不同。

4. 神经节细胞胞体的萎缩早于 mRNFL 萎缩，最后是 pRNFL 的萎缩。En face 神经纤维丢失显示有时与 mRNFL 和 pRNFL 地形图缺损变薄，不一定完全符合，这种现象可能与病程发展阶段、与扫描视盘周围神经纤维层深度有关，要灵活结合应用。早期病例要重视盘周深层神经纤维的 En face 检查。

5. 扫描范围的大小（$6\times6mm^2$ 或 $12\times9mm^2$）对观察的影响：宽屏的整体观更好些，但放大率不够，两者要灵活应用。

6. OCT 图像摄像质量：清晰度、图像的位置安排及屈光介质、高度近视的影响等对分析病例均有影响。

四、要改变观念，重视青光眼性黄斑病变

mGCC 萎缩性改变具有水平线划界的特点，但是晚期病例是弥漫性萎缩，mGCC 正常环形形态、色泽深红的肿胀期，环形边缘成锐边缘，预示着黄斑外存在神经节细胞的损伤。

五、标准视野计的不敏感性

青光眼病例应同时检查中心（30 度）和周边（90 度）视野：早期病例更应重视周边 90 度视野，因大部分早期青光眼黄斑区是正常的。

六、青光眼病例的诊断尤其是正常眼压青光眼确诊更难

眼压的水平、波动的程度（NTG 眼压波动差值应是多少？应临床大量观察）似乎很难达到教科书 8mmHg 的标准。

视野改变的特点（尤其要重视 90 度视野）、mGCC 改变、视盘周围神经纤维层 En face 改变的程度、部位及深度、结合视盘 Angio-OCT 改变，均有重要的诊断参考的价值（深层神经纤维层 En face 改变是青光眼最早期的表现）。

七、正常眼压性青光眼（NTG）特点

病程极长、进展极慢、眼压波动幅度不大、极难与缺血性视神经病变鉴别。

八、重视宽屏网膜神经纤维层厚度地形图及其彩色组合病损概率图形的分析观察

同样有利于青光眼的诊断。

第2章 En face-OCT、Angio-OCT 和 mGCC 检测与 AION

前部缺血性视神经病变（AION）：AION 病例一定有急性发作病史，绝大部分病例会意识到视力下降，有明确的疾病发作日期；极少数 AION 病例可能发生缺血部位位于视盘的周边部，而且病情较轻，患者可以未意识到该眼有病。AION 发病原因可以是炎症性和非炎症性动脉病变。可以是视盘表面小动脉缺血、也可以是后睫状动脉阻塞导致。

后部缺血性视神经病变临床很难确诊，发病过程也常是较慢的过程，常没有明确的疾病发作史，实际本病常归入球后视神经病变一类中，有时与正常眼压青光眼（NTG）极难鉴别。

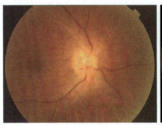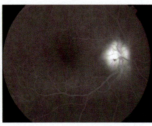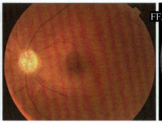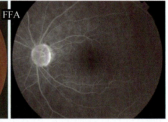

图 2-1 病例 23-1

2009-10-9：西某，男，56 岁。双眼 AION。右眼视力下降 2 天，检查中发现左眼是陈旧 AION（视神经萎缩），右眼视盘水肿伴少量出血点。视力：右眼 0.2；左眼 1.0。双眼 FFA 晚期：右眼视盘渗漏荧光素并染色，左眼视盘染色。

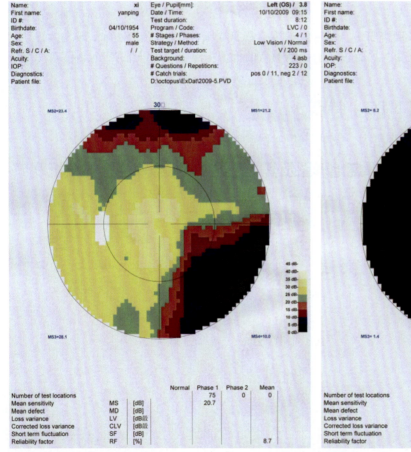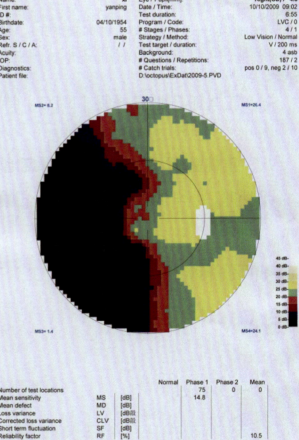

图 2-2 病例 23-2

2009-10-10：双眼视野均有缺损。

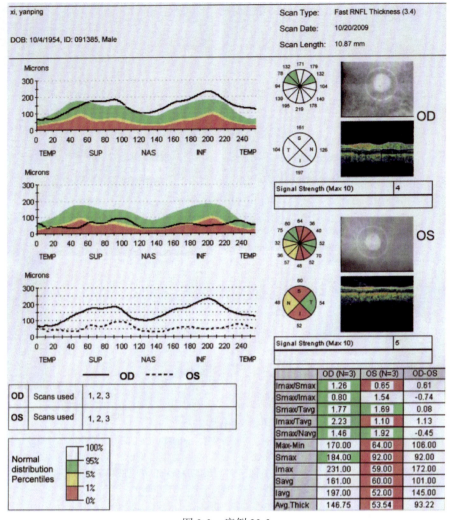

图 2-3 病例 23-3

2009-10-20：双眼 pRNFL：时域 -OCT 显示：右眼盘周神经纤维肿胀，左眼盘周纤维萎缩。

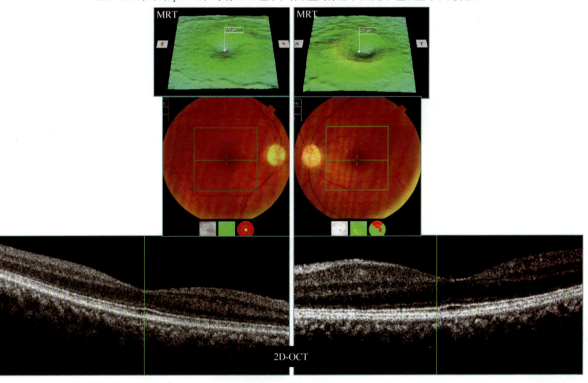

图 2-4 病例 23-4

2012-9-12：右眼发病后近 3 年。视力：右眼 0.6；左眼 1.2。双眼视盘色泽淡（萎缩），右眼重。MRT：右眼黄斑区环形几乎消失；左眼黄斑区环形上方尤其颞上方消失，颞下方正常，水平线划界。2D-OCT：双眼黄斑区视网膜节细胞层除左眼鼻侧正常厚度外，余均萎缩变薄。

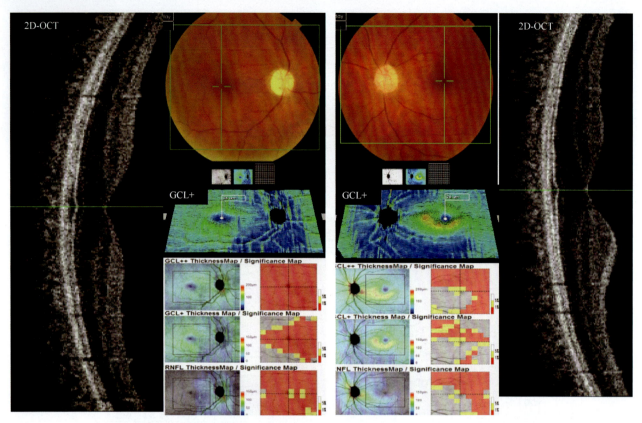

图 2-5　病例 23-5

2012-9-12：GCL+：右眼黄斑环形消失，病损概率图示黄斑区普遍均匀萎缩变薄，mRNFL、GCL+、GCL++ 均匀重度萎缩。左眼黄斑下方环形肿胀，水平线划界，上方萎缩，病损概率图示：mRNFL 上方萎缩重，故 GCL++ 颞上方萎缩也较重。mGCC 萎缩右眼重于左眼，故右眼视盘萎缩重于左眼，右眼视力差于左眼，左眼黄斑中心损伤轻。2D-OCT：双侧黄斑区网膜神经节细胞层萎缩变薄。左眼黄斑下方环形区节细胞层正常，但黄斑区下方外周变薄。双眼 mGCC 改变十分符合视野改变。

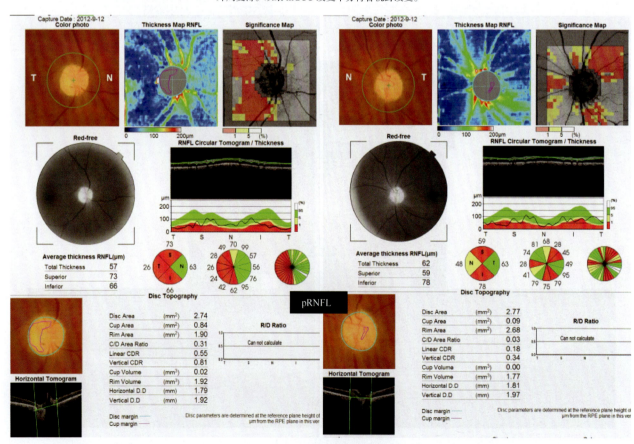

图 2-6　病例 23-6

2012-9-12：pRNFL：右眼视盘颞上下纤维萎缩明显重于左眼，左眼颞下方仅轻度损伤，生理陷凹仅右眼显示扩大。

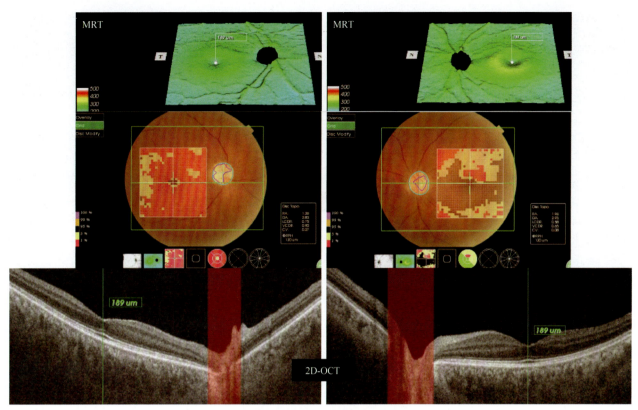

图 2-7　病例 23-7

2017-1-17：右眼发病后 7 年多。视力：右眼 0.4；左眼 1.0。MRT：右眼黄斑环形基本消失，左眼上方消失，水平线划界。彩色病损概率图右眼黄斑区全部网膜萎缩变薄，仅剩中心极小区域正常；左眼黄斑上方损伤重，下方黄斑区外围有损伤，中央较大范围正常网膜厚度。双眼视盘色泽变浅，右眼重，陷凹扩大，但不深。2D-OCT：右眼黄斑区网膜神经纤维层变薄，左眼颞侧变薄，鼻侧正常，余双眼视网膜结构正常。

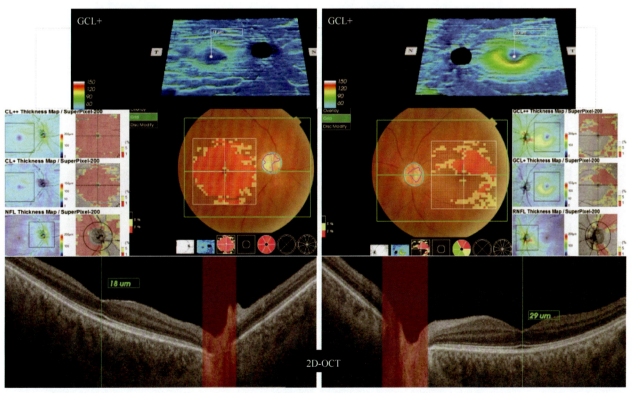

图 2-8　病例 23-8

2017-1-17：GCL+：右眼黄斑环形消失；左眼环形上方消失，下方完整色泽红，水平线划界。病损概率图显示：右眼黄斑区 mRNFL、GCL+、GCL++ 均严重萎缩变薄，但正中心小区域损伤轻些。左眼主要是黄斑上方及黄斑区外围颞下 mRNFL、GCL+、GCL++ 萎缩变薄。2D-OCT：右眼黄斑区网膜神经纤维层变薄，左眼颞侧变薄，鼻侧正常，余双眼视网膜结构正常。

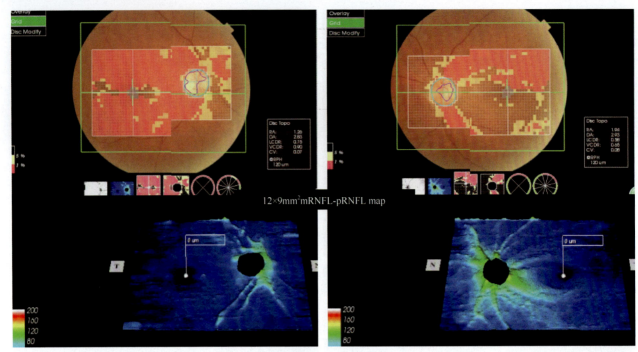

图 2-9　病例 23-9

2017-1-17：双眼宽屏视网膜神经纤维层厚度地形图（下图）及其彩色组合病损概率图（上图）图像比较：双眼 pRNFL 均萎缩变薄，右眼较左眼更重些。右眼：整个扫描区视网膜神经纤维层萎缩变薄（含视盘颞上下及鼻上神经纤维束）。左眼：整个扫描区视网膜神经纤维层萎缩变薄（含视盘颞上下神经纤维束，上方严重），但较右眼轻些，黄斑区下方较大范围视网膜神经纤维层相对较正常。

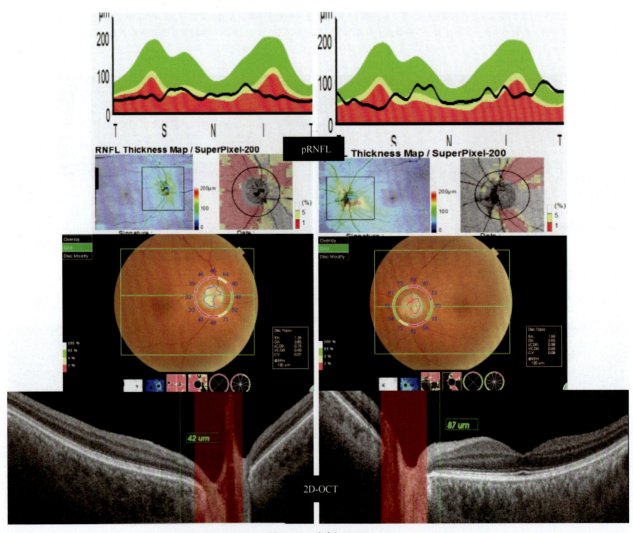

图 2-10　病例 23-10

2017-1-17：pRNFL：双眼均萎缩，以视盘颞上下神经束萎缩较重，右眼较左眼严重。

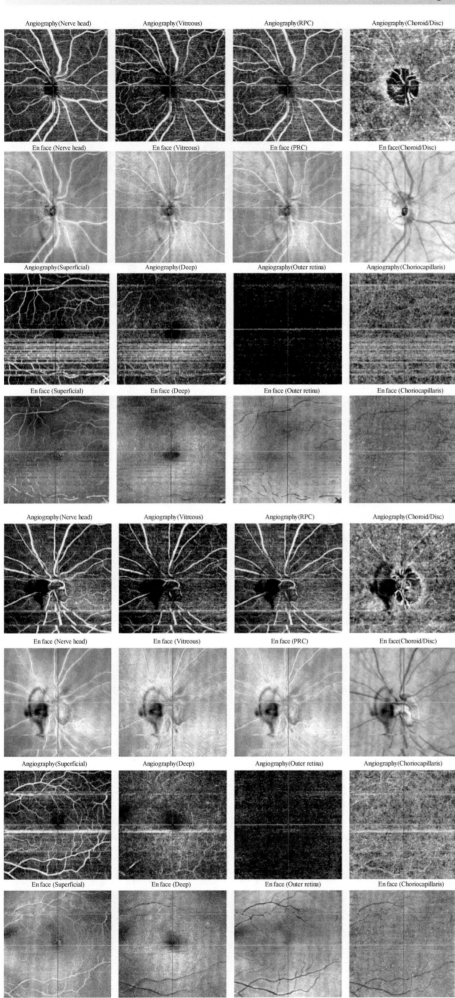

图 2-11 病例 23-11

2017-1-11：右眼视盘、黄斑 Angio/En face 图像比较：右眼整个视盘周围微血管网极少，靠近视盘下方尚有极少量微血管网残存；相应区 En face 信号低下，仅视盘下方小范围有极少量接近正常 En face 信号残存。右眼黄斑区 Angio 图像显示：整个黄斑区微血管网极少，但上方微血管网较下方更少，相应区 En face 信号也是上方低于下方。

图 2-12 病例 23-12

2017-1-17：左眼视盘、黄斑 Angio/En face 图像比较：左眼视盘 Angio：盘周微血管网均减少，仅剩视盘颞下象限尚有少量接近正常的微血管网存在。相应区 En face 信号减低，颞上低信号带已与视盘相连接，视盘颞下方 En face 仅较正常稍低。左眼黄斑区 Angio 图像显示上方微血管网较下方少，相应区 En face 信号也是上方低于下方（下方黄斑区信号近乎正常）。

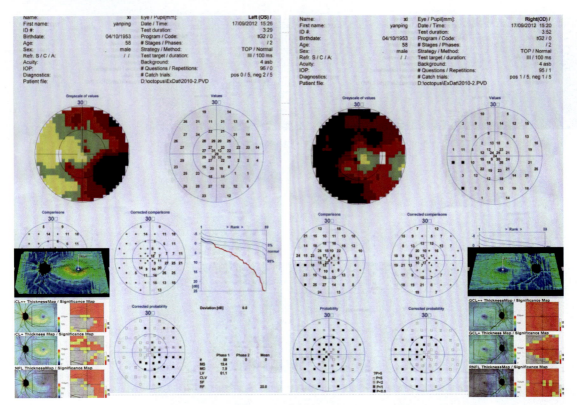

图 2-13 病例 23-13

2012-9-17：视野与 mGCC 改变符合。视力：右眼 0.6；左眼 1.2。

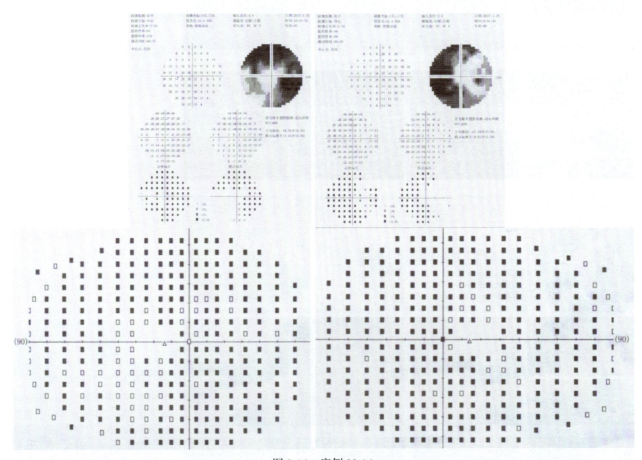

图 2-14 病例 23-14

2017-1-20：视力：右眼 0.4；左眼 1.0。中心视野与图 2-13（2012-9-17）基本一致，视野明显向心缩小，右眼较左眼严重。注意双颞侧 30 度月牙视野均有部分保留。

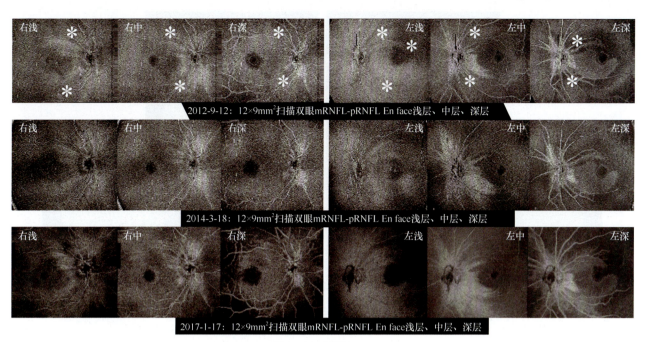

图 2-15 病例 23-15

不同时间段、双眼宽屏视网膜神经纤维层不同层次 En face 图像比较：三次随诊（间隔时间 4 年多）双眼神经纤维层 En face 均相应对称一致，右眼病损重于左眼，深层重于浅层，右眼黄斑束损伤重于左眼。

病例 23 的临床特点

2009-10-9：患者就诊时主诉右眼视力下降 2 天，当时患者自认左眼是好眼，视力：右眼 0.2；左眼 1.0。2012-9-12 和 2014-3-18 两次随诊检查：视力：右眼 0.6；左眼 1.2。2017-1-17 复诊：视力：右眼 0.4；左眼 1.0。右眼：浅层：整个黄斑区信号减低，尤其视盘颞上下神经束及黄斑中心区信号低下（*号），黄斑中心区外围上下信号尚可；中层和深层视盘颞上下神经束缺损。三个时间段表现一致，说明病情稳定不变。左眼：由浅层到深层：视盘颞上、颞下神经束逐渐损伤加重，浅层见到视盘颞上下浅淡的楔形低信号带，黄斑区颞上象限低信号区（*号）。中、深层视盘颞上下神经束缺损，上方重于下方，下方黄斑束保留较完整，故左眼视力明显较好。三个时间段表现一致，病情稳定。

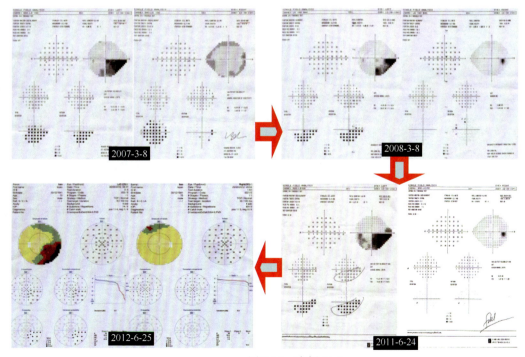

图 2-16 病例 24-1

2012-6-19：鲍某，男性，68 岁。左眼 AION。本病例是于 2006 年年底因右眼视网膜脱离在国外住院手术，才发现左眼有病。当时诊断青光眼，一直坚持用抗青光眼药物适利达。自 2012 年初开始停用抗青光眼药物。矫正视力：右眼 1.0；左眼 0.9。自 2007-3-8 到 2012-6-25 中心视野右眼正常；左眼下方血管神经束改变，维持一致不变。

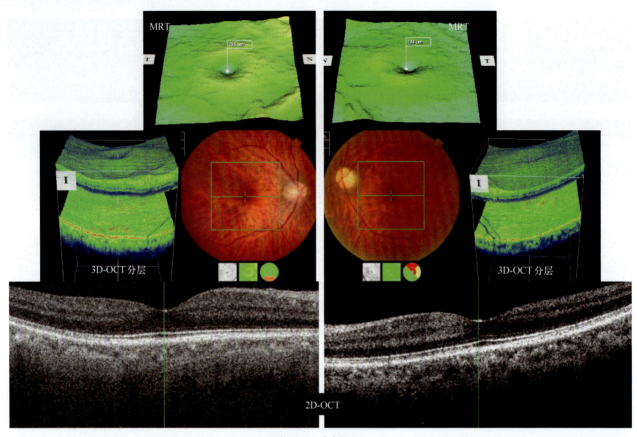

图 2-17　病例 24-2

2012-6-19：MRT：右眼黄斑区正常环形隆起、色泽正常；左眼黄斑区环形颞上变薄，相应部位环形隆起消失，水平线划界。2D-OCT：右眼正常视网膜结构和层次，左眼黄斑区视网膜节细胞层厚度颞侧变薄，余视网膜结构正常。

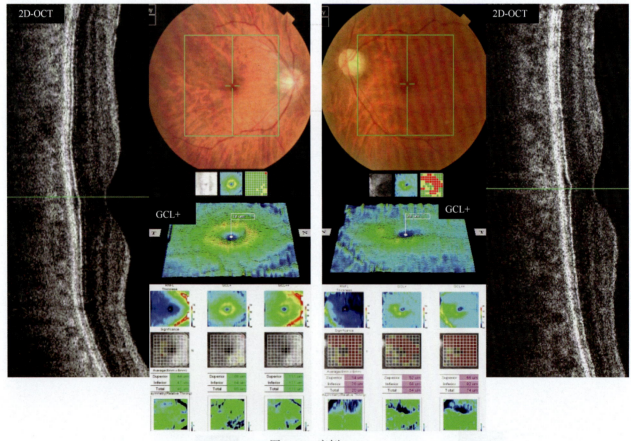

图 2-18　病例 24-3

2012-6-19：mGCC：右眼 GCL+ 正常淡黄色环形，概率图未显示病损。左眼 GCL+ 环形不完整，上方损伤重些，水平缝划界，黄斑正中心未见明显损伤，与病损概率图损伤显示一致。注意：双眼 mRNFL 图形不对称，右眼正常，左眼上方明显萎缩变薄。与视野改变一致。2D-OCT：右眼正常视网膜层次，左眼视网膜神经节细胞层萎缩，上方严重。

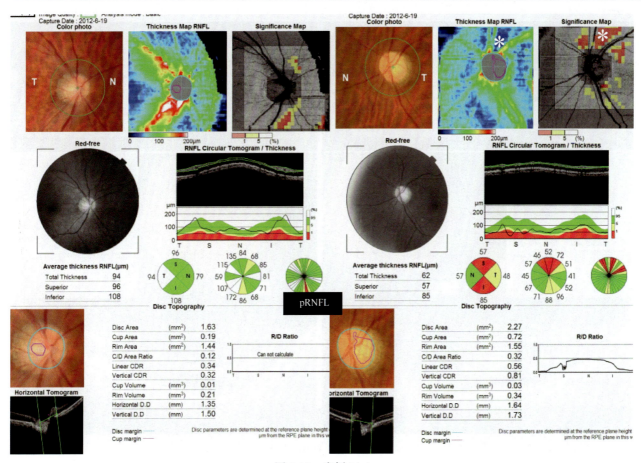

图 2-19 病例 24-4

2012-6-19：pRNFL：左眼主要在视盘颞上方萎缩，*号示神经束萎缩带。右眼 pRNFL 基本正常（右眼概率图下方神经束损伤可能与近视摄像不佳有关）。视盘陷凹扩大仅限左眼（神经束缺损对应*号处）。

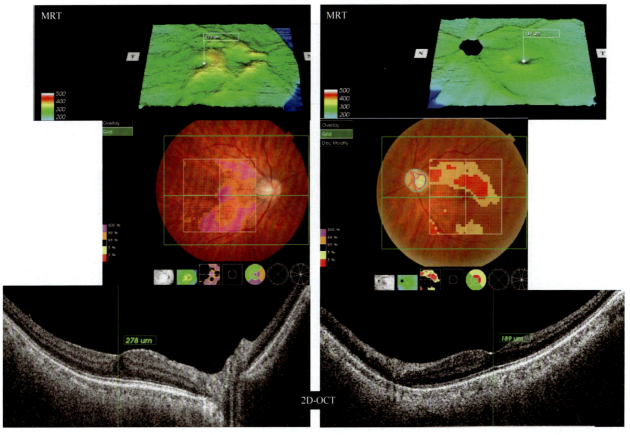

图 2-20 病例 24-5

2016-8-16：MRT：双眼黄斑环形不完整，右眼环形肿胀与萎缩混杂（颞侧萎缩），左眼环形下方基本正常，上方消失。双眼彩色病损概率图显示右眼黄斑区鼻侧网膜厚度增厚，左眼黄斑上方及外围下方网膜厚度变薄。2D-OCT：双眼颞侧视网膜神经纤维层变薄，余视网膜层次正常。

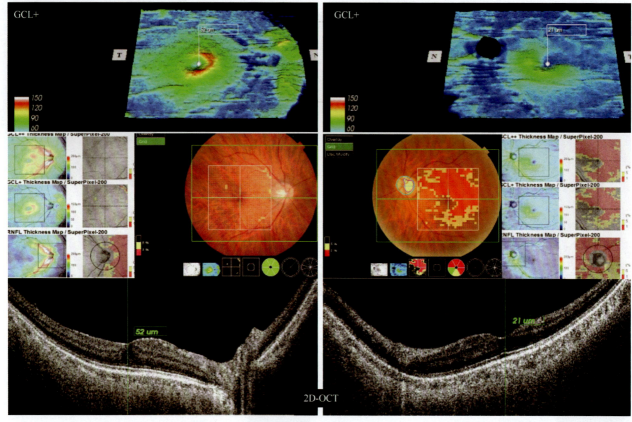

图 2-21 病例 24-6

2016-8-16：GCL+：右眼鼻侧残存环形色泽鲜红，肿胀，颞侧环形变薄色泽变淡；左眼黄斑环形全部消失，尤其颞上象限神经节细胞几乎全部消失。病损概率图右眼正常（鼻侧神经纤维层改变与近视摄像不理想有关）。左眼 mRNFL、GCL+、GCL++ 均有明显损伤，以上方和颞下方损伤重，仅残剩黄斑鼻下方少量神经节细胞层正常。

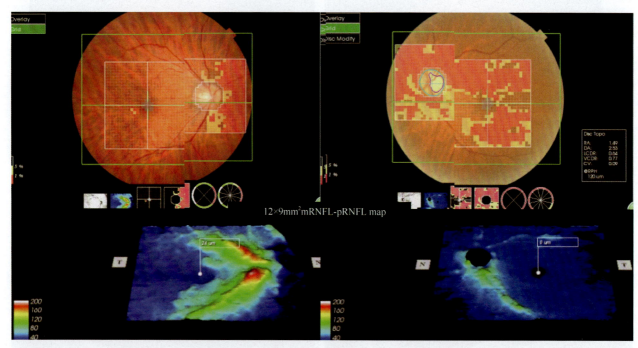

图 2-22 病例 24-7

2016-8-16：双眼宽屏扫描视网膜神经纤维层厚度地形图（下图）及其彩色组合病损概率图（上图）图像比较：双眼极不对称。pRNFL：右眼正常，左眼均损伤，尤其上方损伤严重。右眼：正常眼（视盘鼻侧神经纤维层可能与高度近视摄像不理想有关）黄斑区神经纤维层厚度正常。左眼：整个后极部几乎广泛萎缩变薄，但是黄斑正中心区尤其是下方黄斑区大部分未受损。左眼主要是视盘上方（含视盘鼻上方）严重损伤，视盘下方只是中远周部部分神经纤维层有损伤，左视盘颞下神经纤维束还有较多残存。

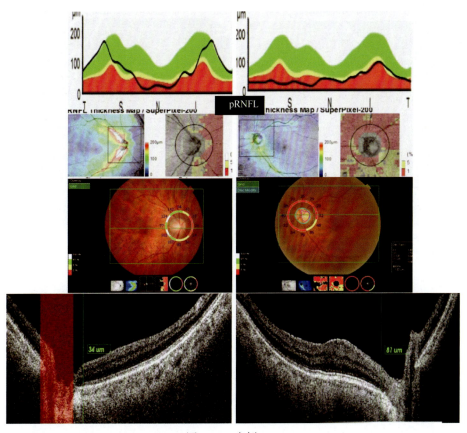

图 2-23　病例 24-8

2016-8-16：pRNFL：右眼 pRNFL：基本正常厚度（鼻侧与近视摄像不理想有关）。左眼 pRNFL：盘周纤维层均有萎缩变薄，仅视盘颞下残存少量的神经纤维层。双眼视盘周围神经纤维厚度曲线显示与厚度地形图一致。双眼视盘陷凹：仅左眼稍扩大但不深。

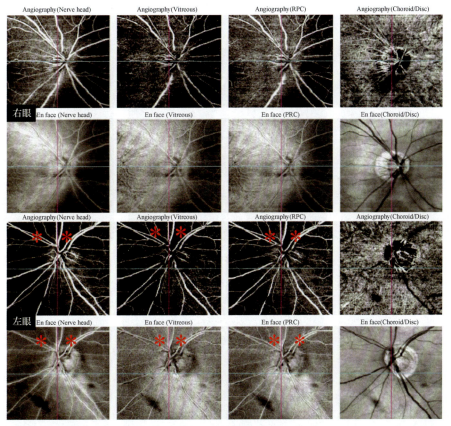

图 2-24　病例 24-9

2016-8-16：双眼 6×6mm² 扫描双眼视盘 Angio/En face 图像比较：右眼盘周 Angio/En face 图像显示正常，右眼黄斑区少量前膜形成；En face 高低反射条交错。左眼盘周 Angio/En face 显示整个视盘周围微血管网减少及相应 En face 信号低下（红色 * 号处），但左视盘颞下方还有微血管网较多的残存。相应 En face 信号近乎正常。（双眼鼻侧与近视摄像不理想有关）。

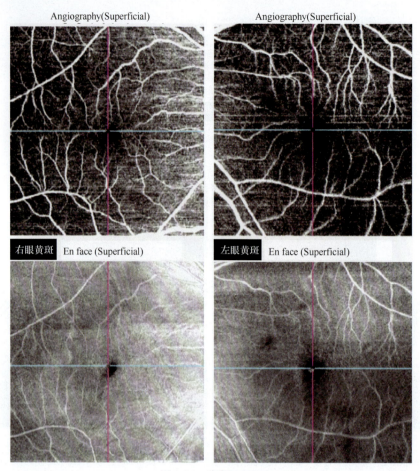

图 2-25 病例 24-10

2016-8-16：双眼 6×6mm² 扫描双眼黄斑浅层 Angio/En face 图像比较：右眼图像正常。左眼黄斑区微血管网较右眼减少些，相应 En face 图像信号也较右眼低些。

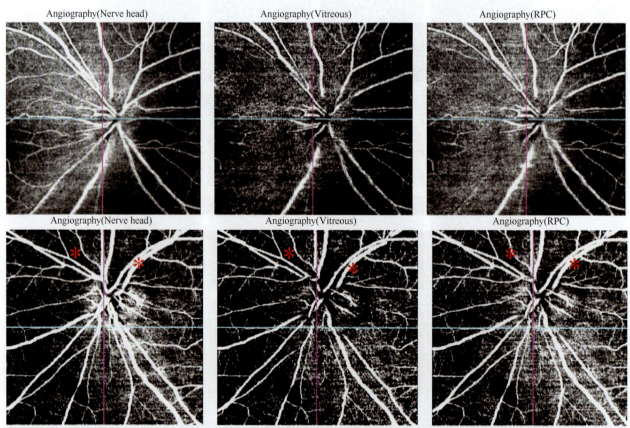

图 2-26 病例 24-11

2016-8-16：6×6mm² 扫描双眼视盘 Angio-OCT 图像比较：右眼视盘 Angio-OCT：正常盘周毛细血管网分布。左眼视盘 Angio-OCT：上方神经束缺损处（*号）毛细血管网明显减少。左眼毛细血管网消失程度基本不存在深浅层的差别。（双眼视盘鼻侧血管少与近视摄像不理想有关）

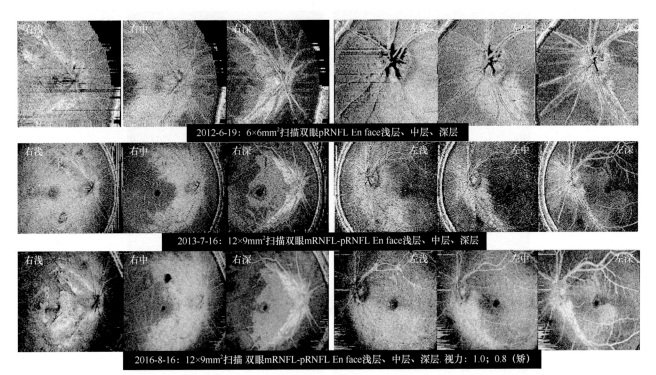

图 2-27 病例 24-12

停用抗青光眼药 4 年多，随诊神经纤维层 En face 图像，没有明显差别：右眼是正常眼：浅层、中层和深层神经纤维层 En face 图像形态正常。可见黄斑区少量前膜形成。中、深层图像形态一致。左眼是陈旧 AION：病损已经稳定，随诊期没有进展。主要是视盘颞上支神经束损伤，浅层也有些损伤（颞上象限信号偏低），以中、深层损伤为主（视盘颞上神经束缺损，颞下支正常）。左眼停药 4 年，病变没有进展，基本可以解除青光眼诊断。

病例 23、24：AION 的特点及思考

1. 这两个病例都是在一只眼发病视力下降，就医时经过医生检查，才发现另一只眼早已存在眼病。
2. 病例 23 是另一眼得相同的病（AION），病例 24 是另一眼得不同的眼病（右眼视网膜脱离）。
3. 对于病程超过 3 个月以上的 AION，任何治疗不会有改善（病例 23）。
4. 双侧 AION 或 PION 与正常眼压青光眼的鉴别：眼压的波动观察十分重要，但又十分难，因为 NTG 患者眼压波动也是很小的。视野的动态观察也重要，但是同样十分困难，因为 NTG 病情进展十分缓慢，有时要花较长或很长的时间观察（病例 24 虽已停止用抗青光眼药物，但患者目前仍在观察中）。

OCT 观察 mGCC、神经纤维层 En face-OCT、视盘和黄斑 Angio-OCT 同样要花较长的时间观察，才能得出结论。

AION 病例 mGCC 及 pRNFL 损伤演变过程的连续观察及与视野改变的对照关系：

下面一组 AION 病例均是有明确发病日期，可以计算疾病的发病过程，可以了解 AION 的整个过程的进展情况，也可以了解 mGCC、pRNFL 的肿胀、萎缩发生的时间段，有利于指导治疗。

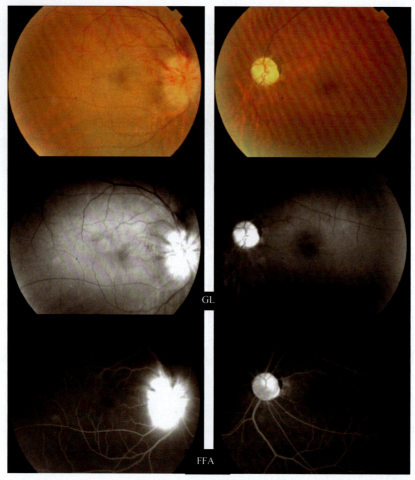

图 2-28　病例 25-1

2014-5-8：肖某，男性，57 岁。双眼 AION。视力：右眼 0.1；左眼 0.5。一年前左眼犯病，经过治疗后病情稳定。右眼突然视力下降 1 周。右眼视盘水肿伴少量出血，左眼视盘色泽淡、萎缩。FFA：晚期右视盘渗漏、染色；左视盘染色。

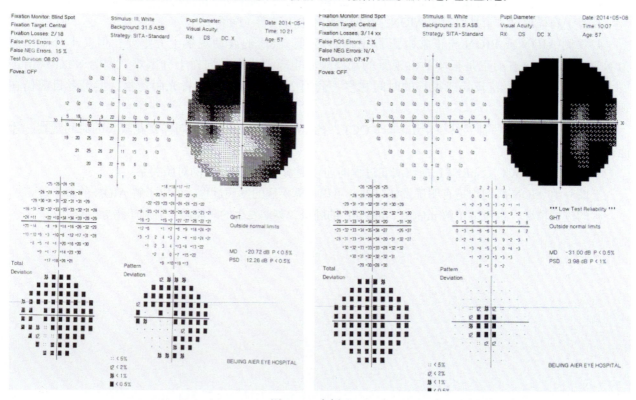

图 2-29　病例 25-2

2014-5-8：左眼视野：上方水平盲，下方近乎水平盲，主要在周边缺损，中心尚未完全损伤。右眼视野：上下方均水平盲。

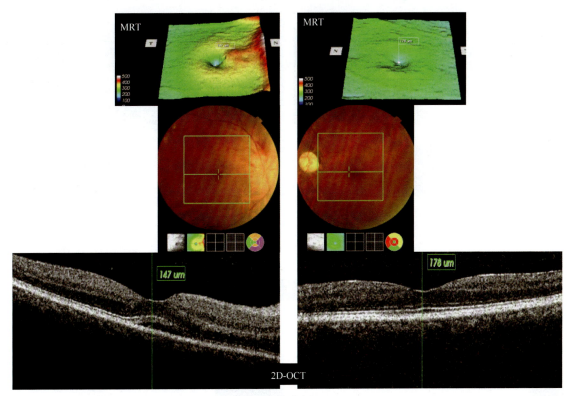

图 2-30 病例 25-3

2014-5-12：MRT：右眼黄斑区深黄色环形，鼻侧视网膜水肿重；左眼环形基本消失。右眼视盘水肿伴少量出血，左眼视盘色淡、萎缩。2D-OCT：右眼黄斑浆液性视网膜脱离，神经节细胞层正常；左眼视网膜神经节细胞层萎缩变薄，双侧视细胞层正常。

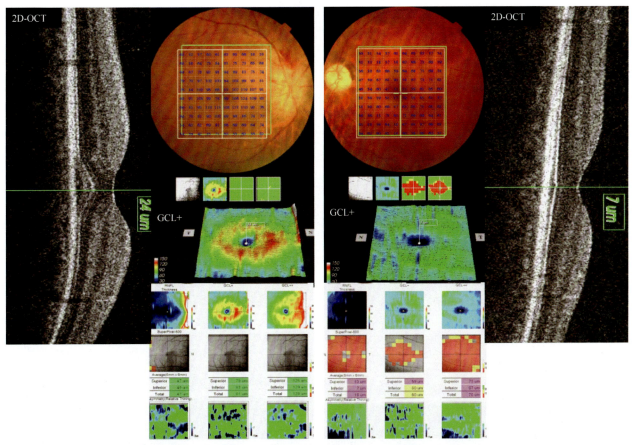

图 2-31 病例 25-4

2014-5-12：mGCC：右眼 GCL+ 肿胀属亚正常眼。左眼 GCL+ 呈类圆形萎缩，mRNFL 也有严重损伤（两侧不对称）。2D-OCT：右眼正常视网膜层次但黄斑区局限浆液视网膜脱离，左眼神经节细胞层萎缩变薄，余解剖层次正常。

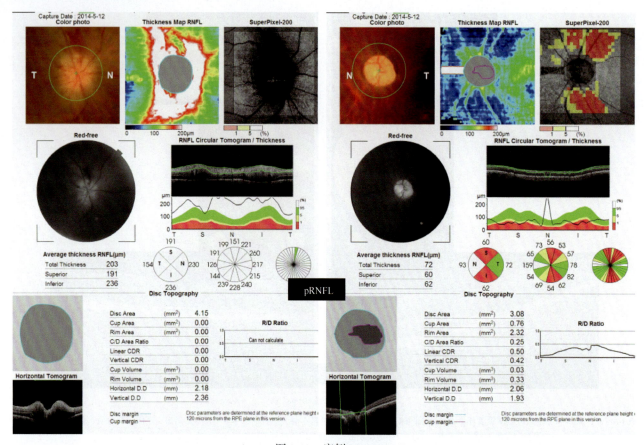

图 2-32　病例 25-5

2014-5-12：pRNFL：右眼视盘水肿，pRNFL 严重肿胀增厚，超出正常高限；左眼上下血管弓部位神经束萎缩严重，但黄斑束没有受损，故患者视力尚可。

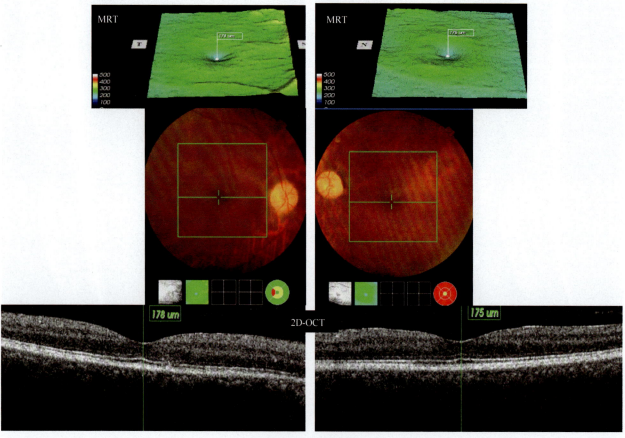

图 2-33　病例 25-6

2014-6-9：右眼发病后 1 个月，经过治疗后，右眼视盘水肿已消失，双眼视神经萎缩。MRT：双眼黄斑区基本对称环形消失。2D-OCT：双眼黄斑区网膜神经纤维层萎缩变薄。

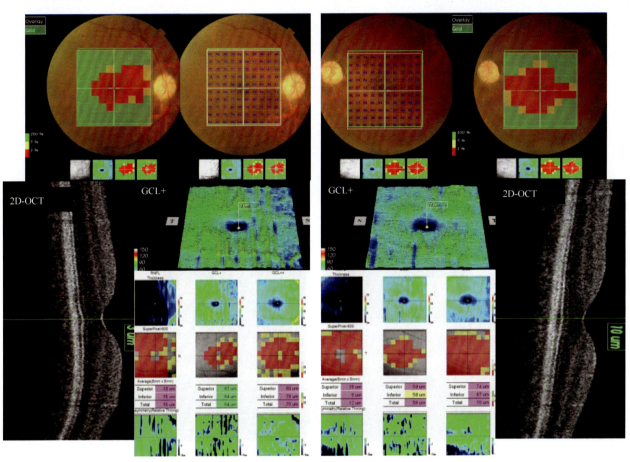

图 2-34 病例 25-7

2014-6-9：双侧 mGCC 改变基本一致，双侧 GCL+ 环形消失，左眼严重些；病损概率图显示黄斑正中心留下一些正常或轻度损伤节细胞区，保持视力较好。双眼 mRNFL 损伤基本相似，但 GCL+ 右眼较左眼轻些。

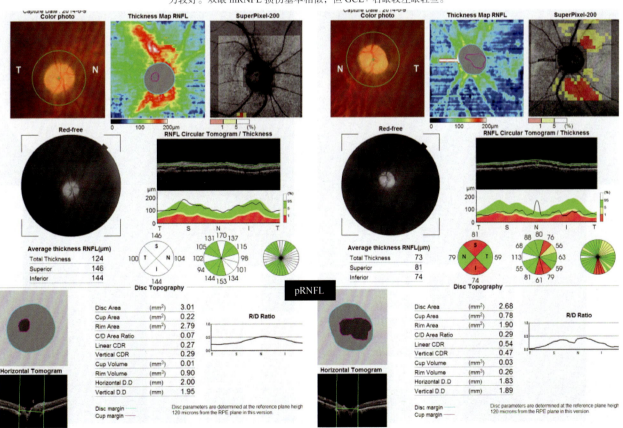

图 2-35 病例 25-8

2014-6-9：pRNFL：右眼 pRNFL 肿胀增厚期，但较初诊（2014-5-12）比较，水肿已基本消退，但实际仍是神经纤维层较厚的阶段（盘周曲线呈现高限水平）；左眼与初诊相仿。

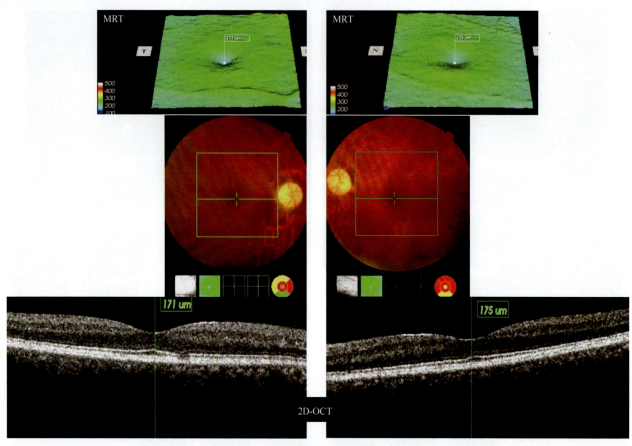

图 2-36　病例 25-9

2014-8-11：双眼视力 0.5。距离初诊已 3 个月。病情稳定。MRT：双侧黄斑区环形消失，双视盘色淡、萎缩。2D-OCT：双侧黄斑区网膜神经节细胞层萎缩变薄，余网膜层次结构正常。

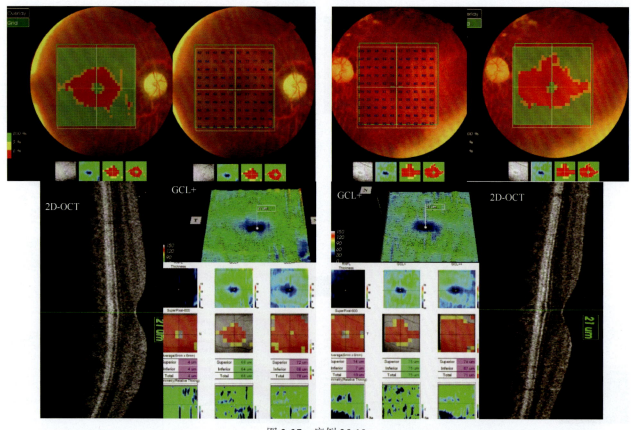

图 2-37　病例 25-10

2014-8-11：mGCC 基本与发病后 1 个月（2014-6-9）相似改变，但右眼 mRNFL 的萎缩更重了（见病损概率图）目前双眼病损基本一致。

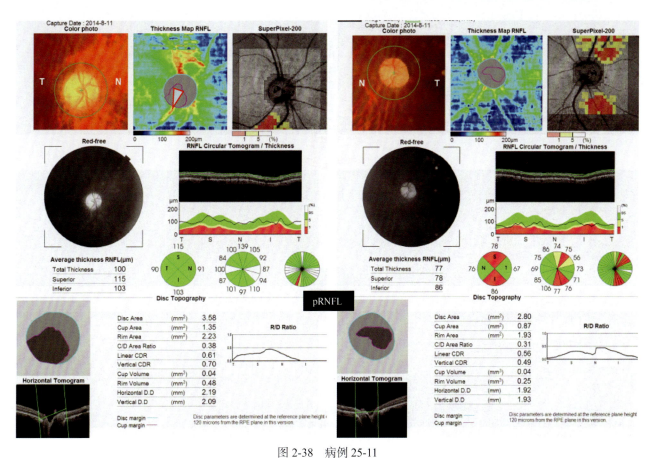

图 2-38 病例 25-11

2014-8-11：右眼 pRNFL 已发生萎缩，视盘下方有神经束缺损，相应视盘陷凹扩大（箭头处）；左眼同前改变。

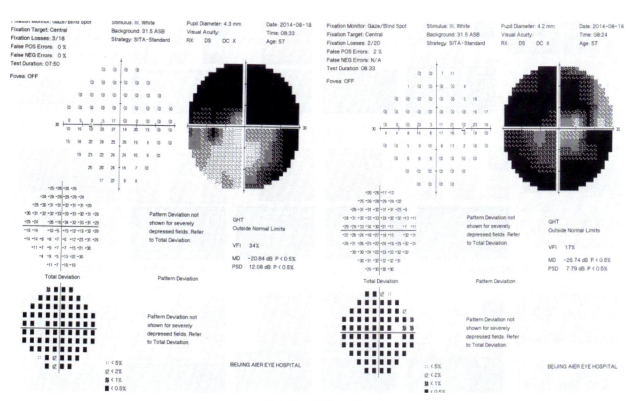

图 2-39 病例 25-12

2014-8-18：双眼视力为 0.5（犯病时右眼 0.1）。视野：左眼视野与原始基本一致，说明 AION 稳定后再治疗是没有意义的。右眼经过治疗后视野中心明显好转，视力提高。但右眼损伤较左眼重。

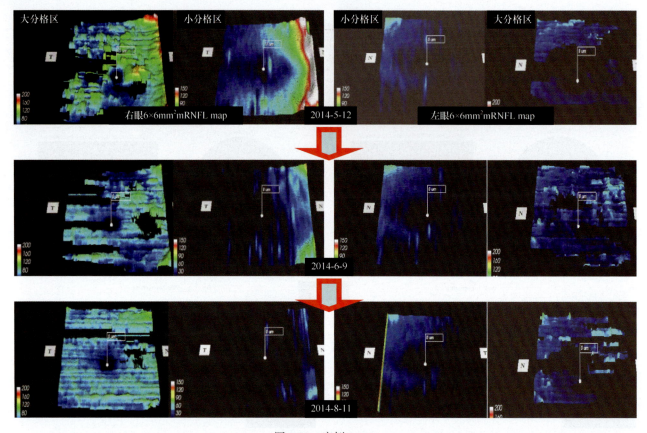

图 2-40 病例 25-13

肖某，双眼 AION（左眼陈旧稳定病变、右眼发病眼）。观察右眼不同阶段 mRNFL 厚度变化：右眼 mRNFL：发病初期肿胀增厚。3 个月后萎缩变薄（似乎还未完全稳定）。左眼 mRNFL：不因右眼的治疗而改变（稳定不变）。

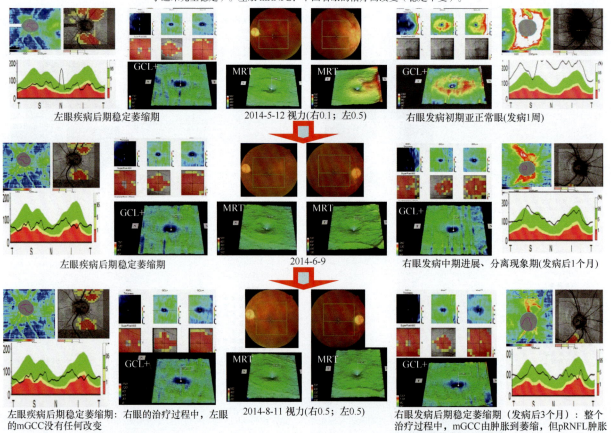

图 2-41 病例 25-14

双眼不同病程阶段 MRT、mGCC、pRNFL 变化比较。

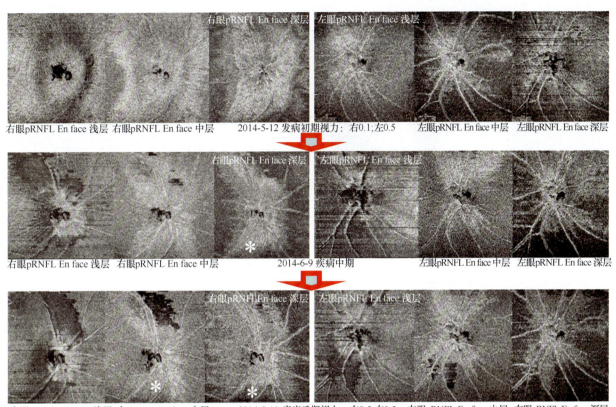

图2-42 病例25-15

三个时间段，双眼6×6mm² pRNFL En face 浅、中、深层图像比较：右眼：发病初期亚正常眼期：pRNFL 肿胀信号极强，浅层具有视网膜皱褶。中期进展、分离现象期：视盘水肿消退，但pRNFL信号仍很强，已可见视盘下方纤维有缺损（*号处）。疾病晚期萎缩期：pRNFL信号明显减弱，中、深层尤其下方出现缺损（*号处）。左眼：是陈旧AION，病情稳定，不随右眼的激素治疗而发生变化，三个阶段的pRNFL En face未见有任何改变。

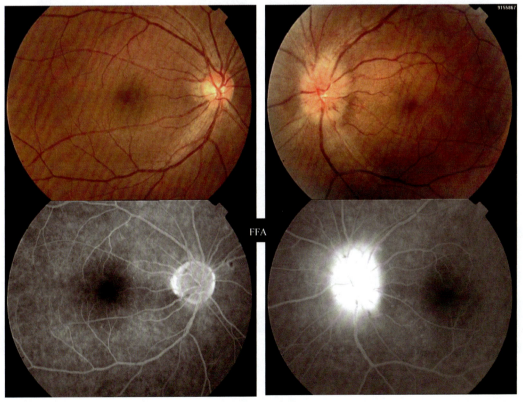

图2-43 病例26-1

2014-1-6：朱某，左眼AION，视力下降10天。左眼视盘水肿伴极少出血，FFA晚期视盘渗漏染色；右眼晚期视盘染色。

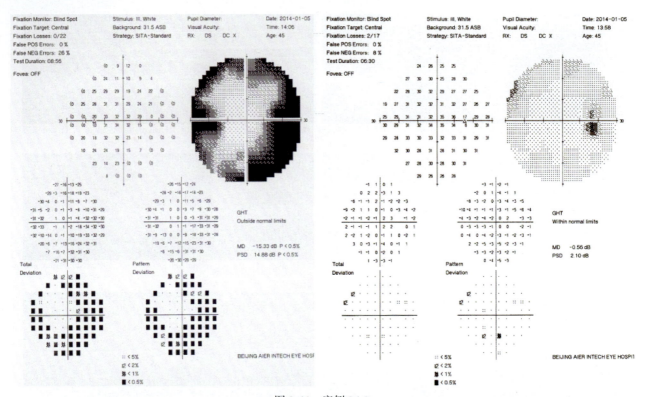

图 2-44 病例 26-2

2014-1-5：视野检查：右眼正常，左眼向心缩小，下方损伤重。

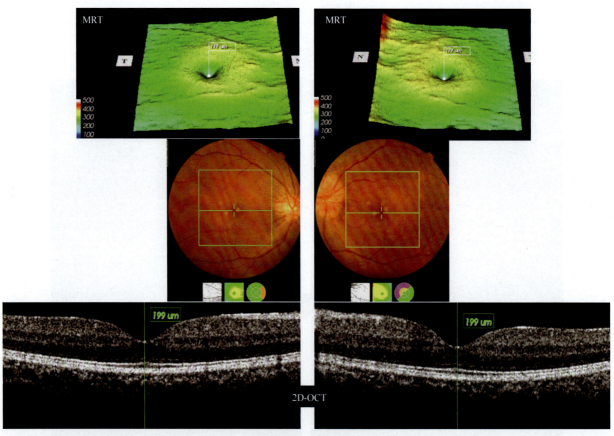

图 2-45 病例 26-3

2014-1-6：MRT：双眼黄斑区环形隆起，完整，右眼色泽正常，左眼黄红色（较右眼深些），左眼明显较右眼肿胀。2D-OCT：双眼黄斑区视网膜解剖层次正常。

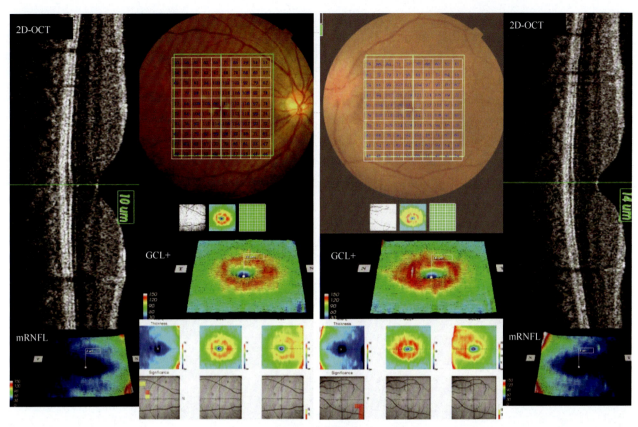

图 2-46 病例 26-4

2014-1-6：GCL+：双眼黄斑区环形呈深红色，明显呈增厚肿胀，左眼发病眼更重于右眼。病损概率图不显示改变，注意双眼 mRNFL 正常图形，基本对称。2D-OCT：双眼黄斑区视网膜解剖层次正常。

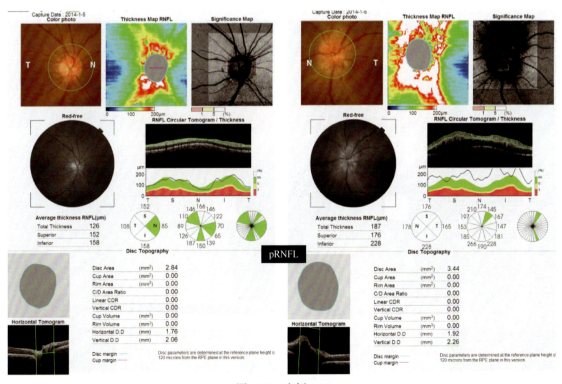

图 2-47 病例 26-5

2014-1-6：pRNFL：双眼肿胀增厚，左眼超出正常高限范围。

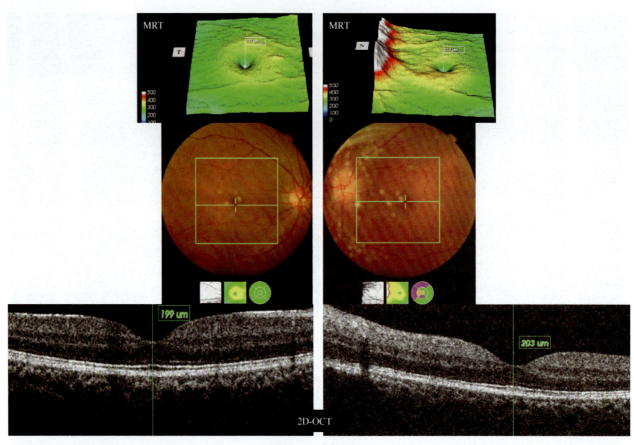

图 2-48　病例 26-6

2014-1-27：左眼发病后 30 天。视力：右眼 1.2；左眼 0.05。MRT：右眼环形正常色泽偏红些。左眼深黄红色环形，上方色泽变淡（说明上方变薄），水平线划界。2D-OCT：右眼视网膜解剖层次正常。左网膜神经节细胞层已变薄。

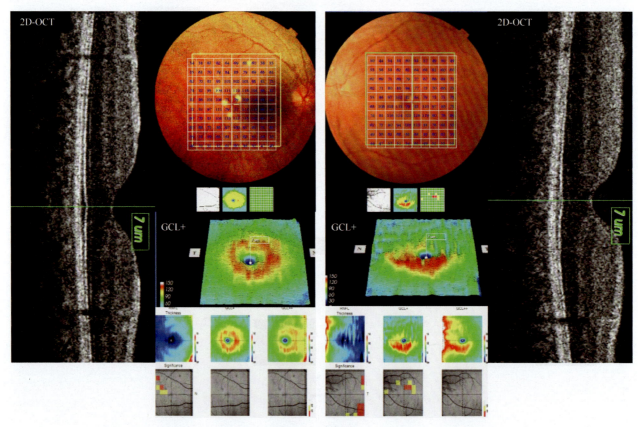

图 2-49　病例 26-7

2014-1-27：mGCC：右眼 GCL+ 环形同前保持不变。左眼 GCL+ 上方半环萎缩变薄，下方仍肿胀，符合前图 MRT 改变。左眼 mRNFL 出现改变（与 2014-1-6 不同），与右眼不对称，但是病损概率图 GCL+ 上方损伤较轻，GCL++ 仍是正常，说明左眼 mRNFL 仍然十分肿胀。2D-OCT：右眼正常视网膜层次。左眼上方神经节细胞层萎缩变薄。

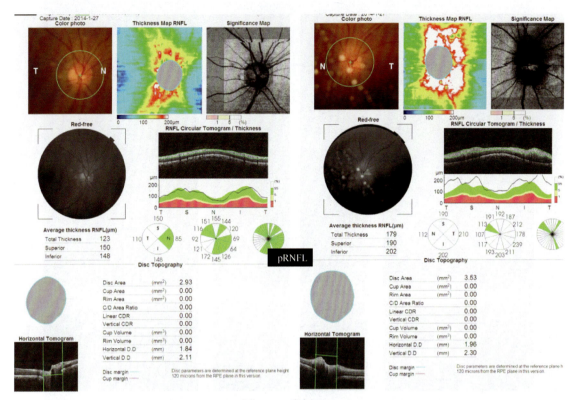

图 2-50　病例 26-8

2014-1-27：pRNFL：左眼明显较初诊时水肿减轻，但仍然是肿胀超出正常界限；右眼 pRNFL 正常高限范围。

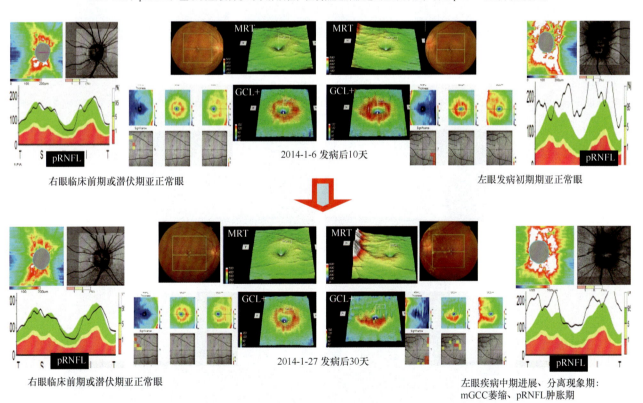

图 2-51　病例 26-9

左眼发病早、中期 MRT、mGCC、pRNFL 的变化，并与正常的右眼比较。本病例后期未来随诊，未见到疾病后期稳定萎缩期。

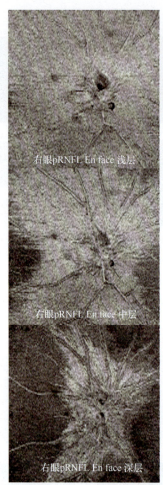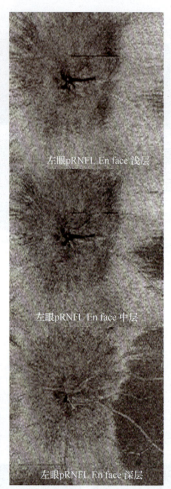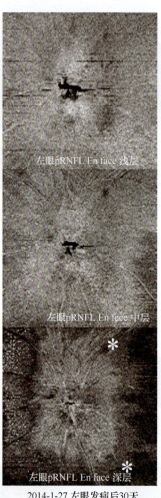

图 2-52 病例 26-10

左眼 6×6mm² pENFL En face 图形比较：2014-1-6：左眼发病初期：视盘水肿，水肿区 En face 信号偏低些，神经纤维没有缺损。2014-1-27：左眼发病中期：视盘肿胀未消失，En face 信号明显较早期增强了，而且深层左视盘颞上、下可见到神经束缺损（*号处）。

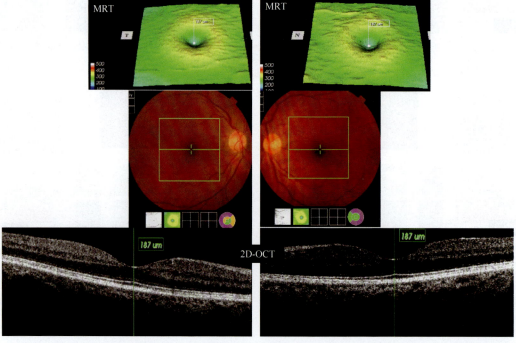

图 2-53 病例 27-1

2013-12-31：任某，女性，58 岁。临床前期或潜伏期亚正常眼（双眼）；干燥综合征：服用多种免疫抑制剂和激素。MRT：双眼黄斑区环形隆起深黄红色，正常均匀分布形态。2D-OCT：双眼黄斑区视网膜解剖层次正常。

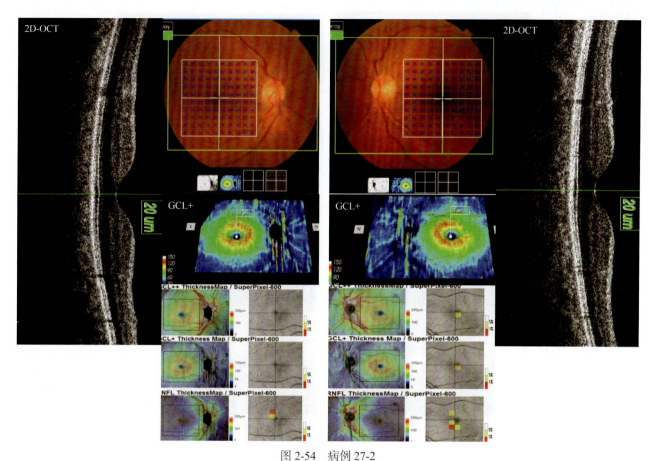

图 2-54 病例 27-2

2013-12-31：GCL+：双侧黄斑区环形呈肿胀深红色泽，环形完整，病损概率图基本正常。2D-OCT：双侧黄斑区视网膜解剖层次正常。

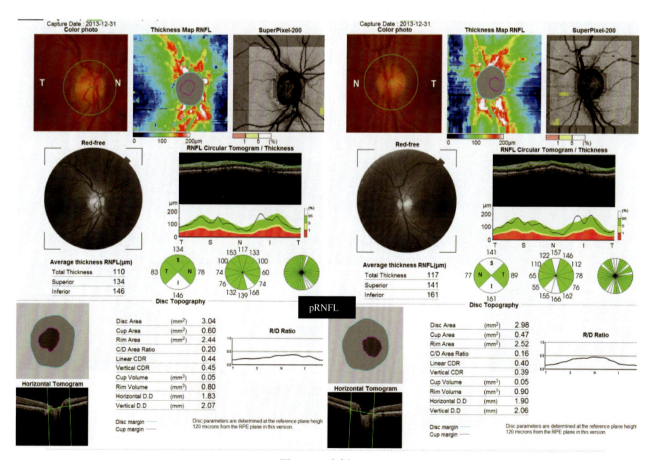

图 2-55 病例 27-3

2013-12-31：pRNFL：双眼肿胀，正常高限范围。

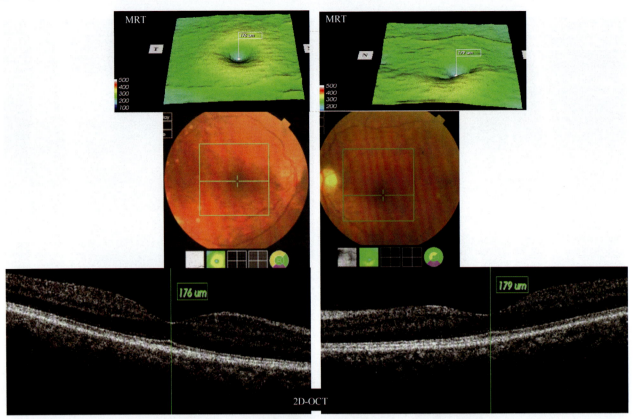

图 2-56　病例 27-4

2014-9-3：左眼 AION，疾病晚期萎缩期，右眼临床前期或潜伏期亚正常眼。MRT：左眼黄斑区环形上方消失，下方存在，水平线划界。视盘颞上色淡，右眼正常黄斑环形。2D-OCT：左眼黄斑区视网膜神经节细胞层萎缩变窄，右眼正常。2014-7-10：患者自觉突然左眼视力下降，水平下方看不见。外院记录：左眼视盘水肿伴少量出血，FFA：左眼视盘荧光素渗漏染色。

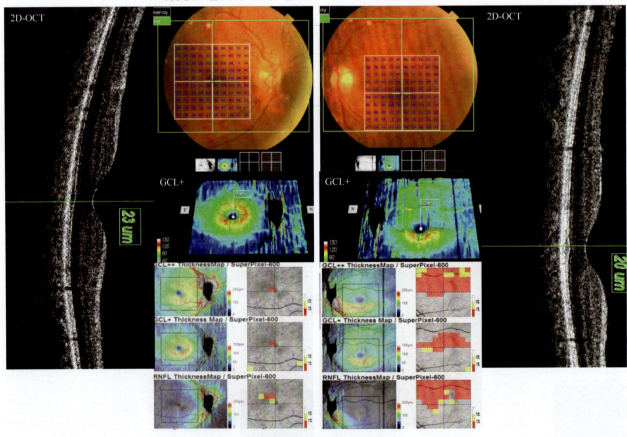

图 2-57　病例 27-5

2014-9-3：mGCC：右 GCL+ 同 2013-12-31。左眼 GCL+ 上方水平萎缩，环形消失，下方环形色泽较红。病损概率图显示：右眼正常，左眼上方损伤，下方正常，水平线划界。注意双侧 mRNFL 不对称，右眼正常，左眼上方明显大范围萎缩。2D-OCT：除左眼黄斑区视网膜上方神经节细胞层萎缩变薄外，余视网膜解剖层次正常。

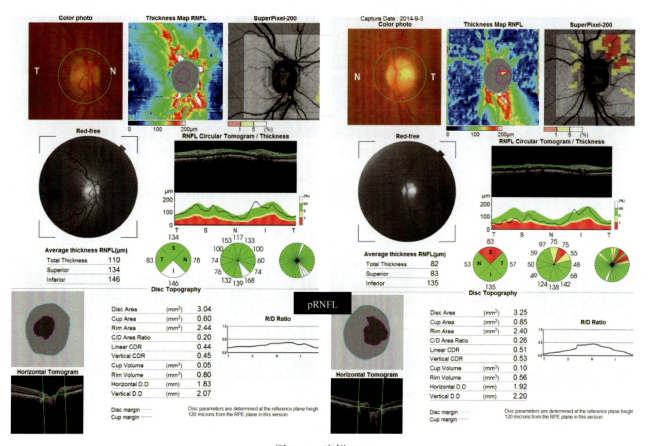

图 2-58 病例 27-6

2014-9-3：pRNFL：左眼视盘颞上神经束萎缩为主，视盘鼻侧似乎也有轻度受损，相应视盘陷凹扩大（箭头处）。左眼颞下神经束和右眼一样均是肿胀增厚。

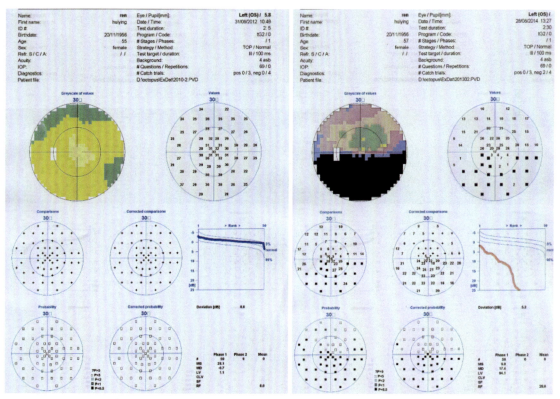

2012-8-31：左眼未发病前视野正常　　　　　　　2014-8-28：左眼发病后2个月视野下方水平缺损，
上方周边部视野也有轻度受损

图 2-59 病例 27-7

左眼发病前、后视野比较。

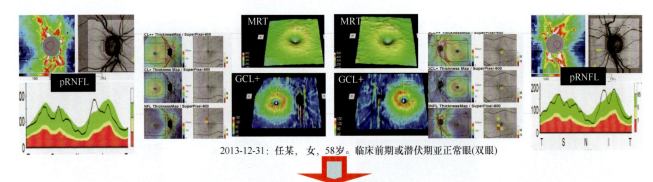

2013-12-31：任某，女，58岁。临床前期或潜伏期亚正常眼(双眼)

2014-7-10 发病早期：突然左视力下降，视野下方水平缺损，外院病历记录及彩色眼底相显示左视盘水肿伴少量出血，FFA视盘荧光素渗漏、染色
外院诊断：左眼AION

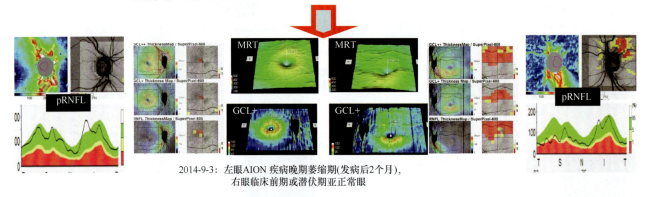

2014-9-3：左眼AION 疾病晚期萎缩期(发病后2个月)，
右眼临床前期或潜伏期亚正常眼

图 2-60　病例 27-8

发病前、后 mGCC、pRNFL 检查对比观察：此病例为干燥综合征，亚正常眼可能就是周身疾病的并发情况。亚正常眼的实质可能代表着某些累及视神经的眼病的潜伏期表现。

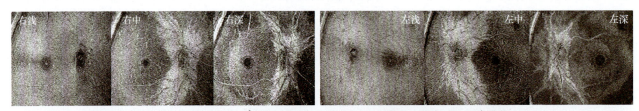

2013-12-31：12×9mm² 扫描 双眼mRNFL-pRNFL En face浅层、中层、深层正常图形

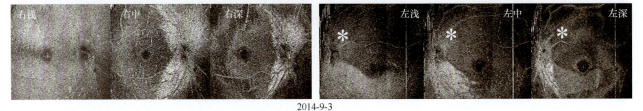

2014-9-3

图 2-61　病例 27-9

12×9mm² 扫描 双眼 mRNFL-pRNFL En face 浅层、中层、深层图像比较：2014-9-3：左眼发病后 2 个月，基本已是左眼 AION 后期稳定萎缩期。左眼视盘颞上神经束由浅层到深层几乎全部萎缩(*号处)，视盘颞下神经束正常。右眼正常眼，两个时间段图形一致。

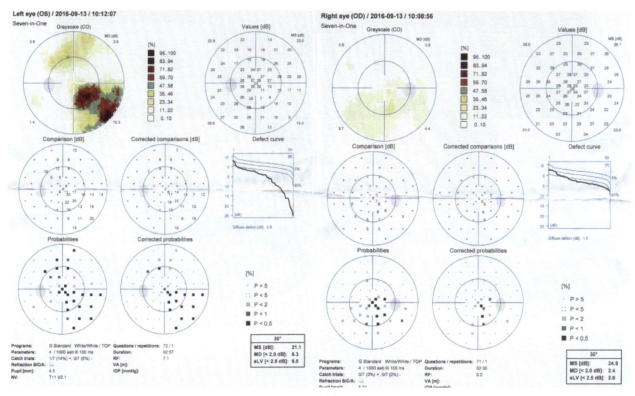

图 2-62　病例 28-1

2016-9-13：陈某，女性，64 岁。左眼视力下降 5 天。视力：右眼 1.2；左眼 0.5。哮喘病（未做 FFA）。中心视野：左眼鼻下象限缺损。

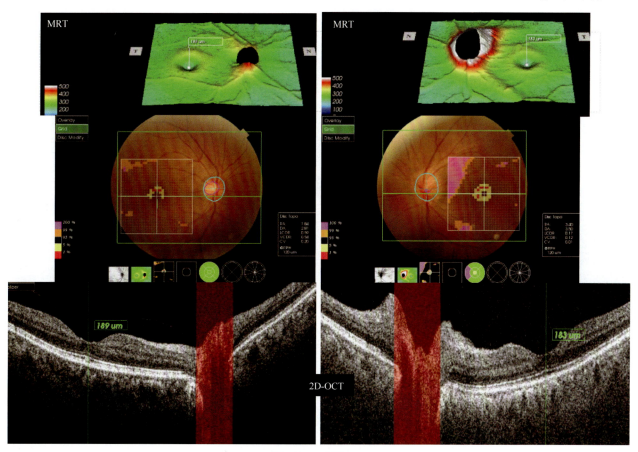

图 2-63　病例 28-2

2016-9-13：左眼 2016-9-8 发病，发病后第 5 天。左眼 AION。MRT：双眼黄斑环形完整，色泽正常，左眼视盘水肿隆起，颞上象限相应区视网膜水肿。彩色病损概率图示黄斑中心区右眼上半环、左眼整个小环形损伤，视网膜稍变薄（说明双眼原有陈旧病变？）。2D-OCT：左视盘及其附近视网膜水肿，双视网膜层次正常。

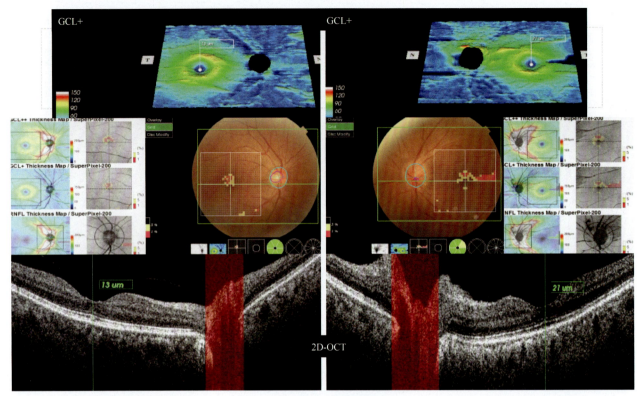

图 2-64 病例 28-3

2016-9-13：GCL+：双环形基本正常，双侧对称性中心上方 GCL+ 极小范围变薄（陈旧病变）。2D-OCT：除左眼视盘水肿外，双眼视网膜结构层次正常。

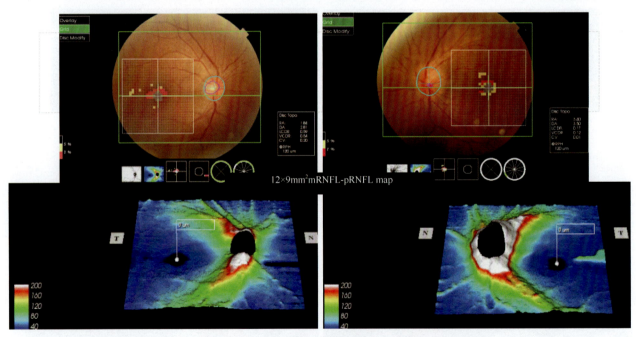

图 2-65 病例 28-4

2016-9-13：双眼宽屏网膜神经纤维层厚度地形图（下图）及其彩色病损概率图（上图）图像比较：双眼 pRNFL 图像明显不对称，右眼正常图像，左眼视盘肿胀图像。双眼中心区极小范围神经纤维层变薄（右上半环、左整个环形），与图 2-63、图 2-64 相符。右眼视盘周围神经纤维层厚度是正常高限，左眼视盘周围神经纤维层明显肿胀增厚。

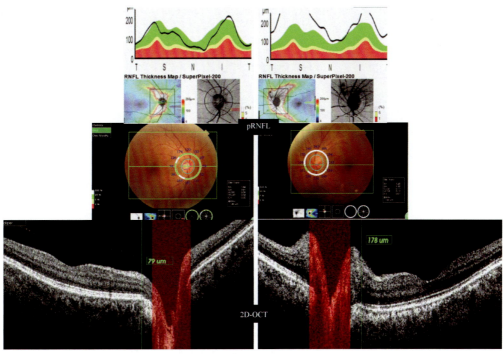

图 2-66 病例 28-5

2016-9-13: pRNFL: 双眼不对称,右眼正常高限水平,左眼盘周神经纤维层肿胀增厚,尤其上方纤维层明显。2D-OCT: 双眼视盘陷凹正常大小,但较深。

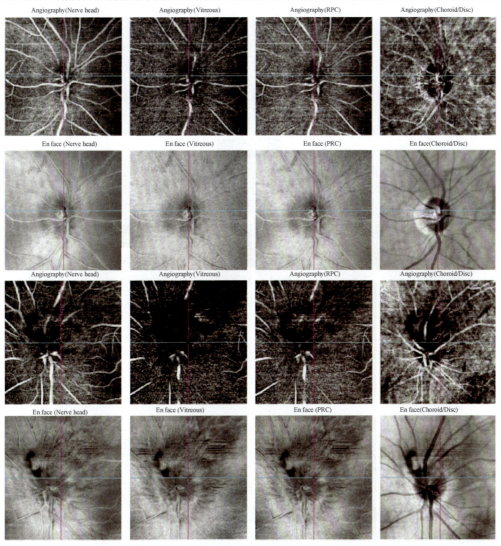

图 2-67 病例 28-6

2016-9-13:双眼视盘 Angio/En face 图像比较:右眼盘周 Angio 微血管网正常,相应 En face 图像信号正常。左眼盘周 Angio 微血管网颞上方水肿严重区减少,余象限正常微血管网分布。相应 En Face 图像信号改变与微血管网改变一致。说明视盘缺血水肿严重区微血管网稍减少、En Face 信号也减低。

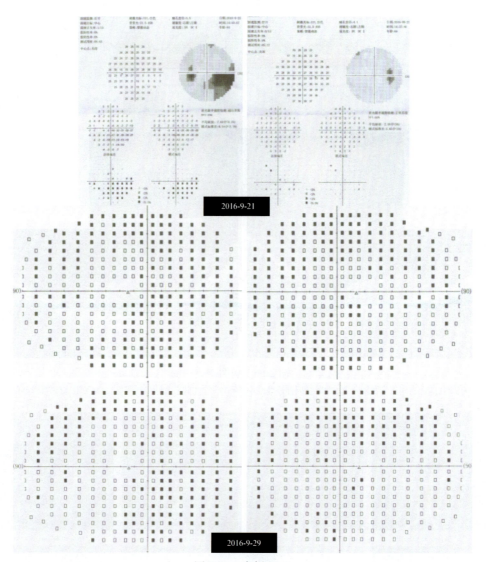

图 2-68　病例 28-7

中心视野：与图 2-62（2016-9-13）相仿。周边视野：2016-9-29 可靠性更好，双眼眼上方视野有缺损，可能是双上眼睑的影响。左眼鼻下象限视野缺损符合 mGCC 和 En face 检查所见。

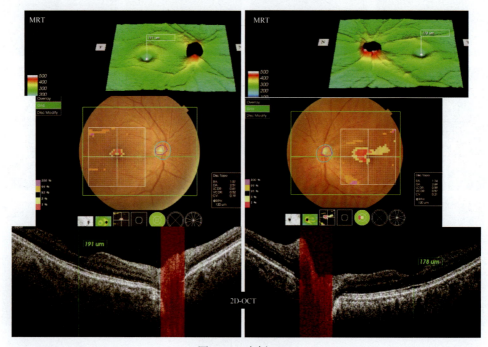

图 2-69　病例 28-8

2016-10-26：MRT：与 2016-9-13 比较：右眼相同，左眼黄斑上方环形消失了，病损概率图显示中心区明确出现萎缩变薄。视盘颞上神经束萎缩。
2D-OCT：左眼视盘水肿基本消退，视网膜神经纤维层较右眼变薄了。

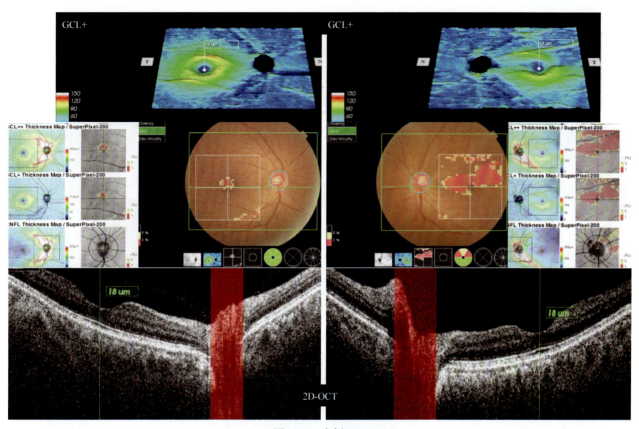

图 2-70 病例 28-9

2016-10-26：GCL+：右眼环形正常（基本同前改变），左眼上方环形消失，GCL+ 萎缩变薄范围扩大，病损概率图显示左眼 mRNFL、GCL+、GCL++ 均上方萎缩，mRNFL 萎缩相对轻些。2D-OCT：左眼黄斑区网膜神经纤维层萎缩变薄。

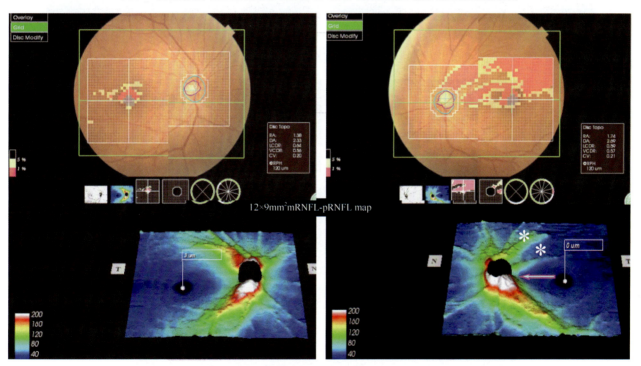

图 2-71 病例 28-10

2016-10-26：双眼宽屏网膜神经纤维层厚度地形图（下图）及其彩色组合病损概率图（上图）图像比较：双眼图像形态不对称。pRNFL：右眼正常，左眼颞上神经束已消失，颞下束仍较右眼稍肿胀些。右眼：与图 2-65（2016-9-13）改变一致，右眼 pRNFL 正常，黄斑中心上方轻度神经纤维损伤。左眼：与图 2-65 明显不同，视盘颞上神经束萎缩带及黄斑区上方萎缩带（* 号及彩色组合病损概率图显示），注意箭头指向视盘缘，与对侧右眼不对称，说明鼻侧上方黄斑束部分受损了，* 号与箭头之间仍然有残存部分黄斑中心部神经纤维层。

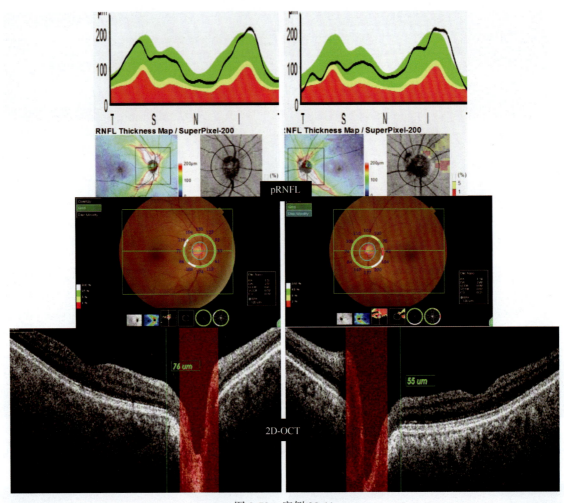

图 2-72 病例 28-11

2016-10-26：pRNFL：主要是左眼视盘颞上象限神经纤维损伤。

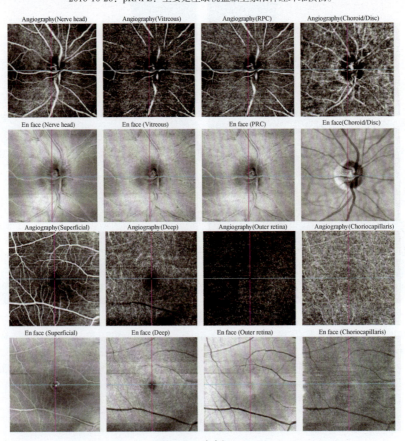

图 2-73 病例 28-12

2016-10-26：右眼视盘、黄斑 Angio/En face 图像比较：正常图像。

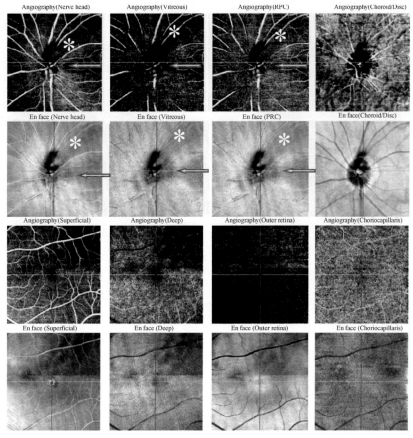

图 2-74 病例 28-13

2016-10-26：左眼视盘、黄斑 Angio/En face 图像比较：左眼视盘颞上神经束萎缩区 Angio 微血管网明显减少（*号和箭头处），箭头和*号之间夹杂一束微血管网，符合图 2-71 所见的残存黄斑神经纤维束。相应 En face 信号在缺损区也明显降低。病损程度基本不存在深、浅部位的差别。左眼黄斑区 Angio/En face 相应区也同样减低。

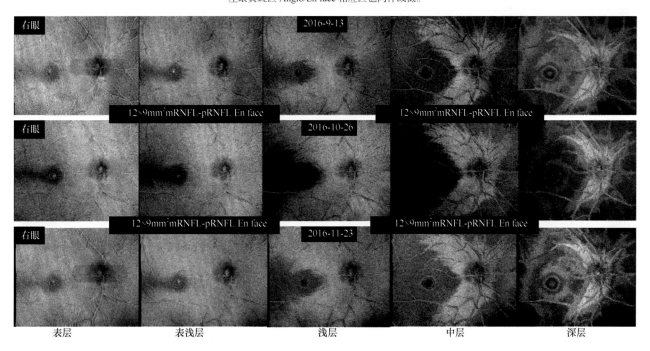

图 2-75 病例 28-14

右眼（正常眼）三个时间段宽屏网膜神经纤维层不同层次 En face 图像比较：对称正常图像，三者一致。右眼 En face 图像正常，故右眼上方视野的改变考虑是上眼睑的影响，而且与左眼视野改变部位对称，说明双上眼睑对视野的影响。

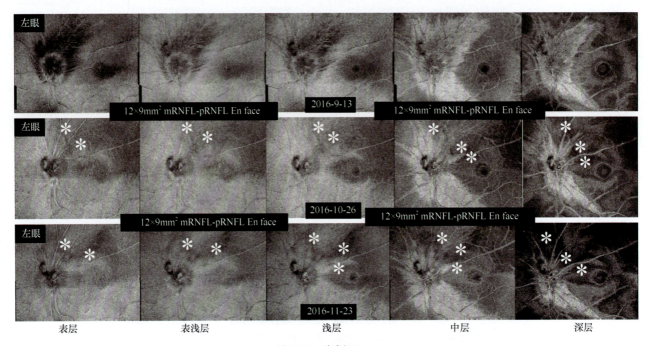

图 2-76　病例 28-15

左眼（发病眼）三个时间段宽屏网膜神经纤维层不同层次 En face 图像比较：不对称，异常图像。2016-9-13：发病后 5 天，左视盘肿胀尤其视盘颞上象限，在表层 - 浅层神经纤维层 En face 信号因水肿局部信号明显降低；左眼中层 - 深层神经纤维层 En face 信号稍稍低些，基本正常范围。2016-10-26：发病后 55 天（7 周多），已是疾病后期出现神经纤维萎缩期，但病情未完全稳定。由表层 - 深层均可见到视盘颞上神经束缺损带（＊号处），注意两个星号之间有一束神经纤维损伤较轻些，黄斑区上方保留了一束纤维，使得本病例中心视力保存较好。与视野改变一致。2016-11-23：发病后 77 天（11 周），疾病基本稳定。黄斑表层到浅层与发病后 55 天基本相似，但中、深层神经纤维稍有进一步萎缩，即视盘颞上方神经纤维萎缩的更多些（＊号处）。本病例原来双眼黄斑区中心有小范围的 mGCC 病损，患者未意识到病变的存在。左眼发生 AION：mGCC、En face、Angio-OCT 改变与视野改变一致，符合 AION 神经纤维损伤规律。

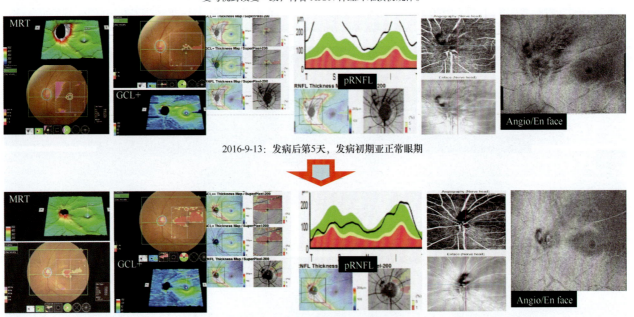

图 2-77　病例 28-16

左眼 mGCC 分析、En face 和 Angio-OCT 疾病病程进展综合对照比较

急性 AION 病例 mGCC 和 pRNFL 损伤演变及与视野改变关系临床观察

1. 急性 AION 病例 mGCC 及 pRNFL 损伤演变三个阶段

（1）早期：①临床前期或潜伏期亚正常眼：视力、视野正常，mGCC 和 pRNFL 肿胀。②疾病初期亚正常眼：持续 2～3 周左右，视力、视野异常，mGCC 和 pRNFL 肿胀，此期视野改变和 mGCC 肿胀两者不相吻合。

（2）疾病中期进展、分离现象期：发病 2～3 周后，即出现 mGCC 萎缩，但 pRNFL 肿胀。视力、视野较发病早期有改善。此期的视野改变和 mGCC 萎缩改变基本相吻合。

（3）疾病后期稳定、萎缩期：pRNFL 萎缩，一般在发病后 6～8 周以上发生。一般 3 个月后疾病不再进展，趋向稳定期，改善的视力、视野也趋稳定。此期的视野改变和 mGCC 及 pRNFL 萎缩改变完全相吻合。

2. 神经节细胞功能性改变（视野改变）发生在先（发病初期），神经节细胞器质性改变在后（发病中期）；神经节细胞胞体萎缩在先（发病后 2～3 周后出现），相应萎缩的神经节细胞轴突纤维（mRNFL）稍后也随之发生萎缩，最后是盘周神经纤维（pRNFL）萎缩（发病后 6～8 周以后出现），一般 3 个月后病变趋稳定。

3. mGCC 萎缩特点：水平缝划界或黄斑中心区类圆形、环形或弥散性萎缩，与视野改变相符合。发病初期亚正常眼视野改变与 mGCC 肿胀期不相符合。

4. AION 病因：无论炎症性和非炎症性的动脉病变，均是急性发病。视力预后与视盘缺血的部位、黄斑束受损程度有关。

5. 鉴别诊断：CRAO、青光眼、各种原因视盘肿胀等。

第3章 En face-OCT、Angio-OCT 和 mGCC 检测与视神经炎

视神经炎（optic neuritis，ON）泛指累及视神经的各种炎性病变，以急性视力下降，视野缺损为最主要的临床表现。以往按照解剖部位分为球后视神经炎、视乳头炎、视神经周围炎、视神经视网膜炎。而目前较为通用的分型方法是根据病因分型：①特发性视神经炎；②感染性和感染相关性视神经炎；③自身免疫性视神经炎；④其他无法归类的视神经炎。

本章由于没有详细检查病因，基本依旧按解剖部位命名。

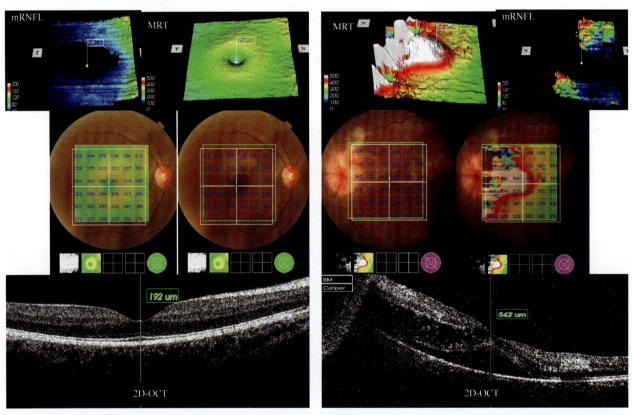

图 3-1　病例 29-1

2015-9-7：左某，女性，15岁。中学生。左眼失明2天，右眼视力0.4。Jr1，左眼黑蒙。诊断：视神经视网膜炎。左眼瞳孔散大，直接对光反应消失，间接对光反应存在。右眼底正常，左眼视盘水肿伴少量出血点。FFA过敏，未做。没有周身不适。MRT：右眼黄斑环形色泽黄红、完整，环形外围网膜色泽均匀。左眼黄斑区严重水肿增厚。mRNFL：双眼不对称，右眼正常；左眼水肿增厚。2D-OCT：右眼正常视网膜层次及厚度；左眼黄斑区浆液性视网膜脱离，乳斑束区视网膜水肿。住院治疗：甲强龙500mg/d，静脉点滴，3天。4天后复查（2015-9-14）：左眼前手动但无光感，仍无直接对光反射。强的松70mg/d。1周后复查（2015-9-21）：左眼视力0.07，瞳孔较大，有迟钝的直接对光反应，继续激素治疗。

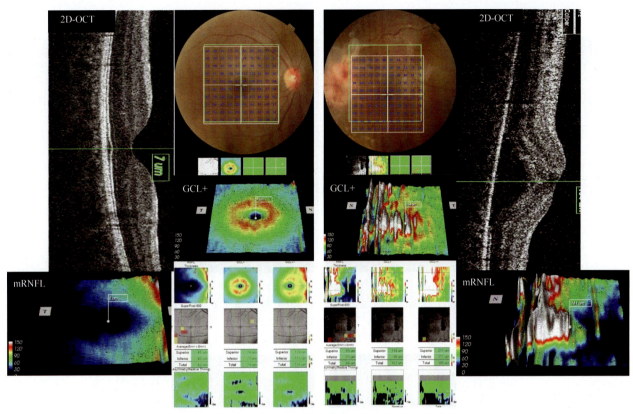

图 3-2 病例 29-2

2015-9-7：mGCC：右眼 GCL+ 环形深红、完整（亚正常眼）；左眼黄斑区水肿严重（发病初期亚正常眼）。双眼病损概率图未显示损伤。mRNFL 双眼不对称，右眼正常；左眼重度水肿。2D-OCT：除左眼黄斑局限浆液网膜脱离外，余视网膜结构层次正常。

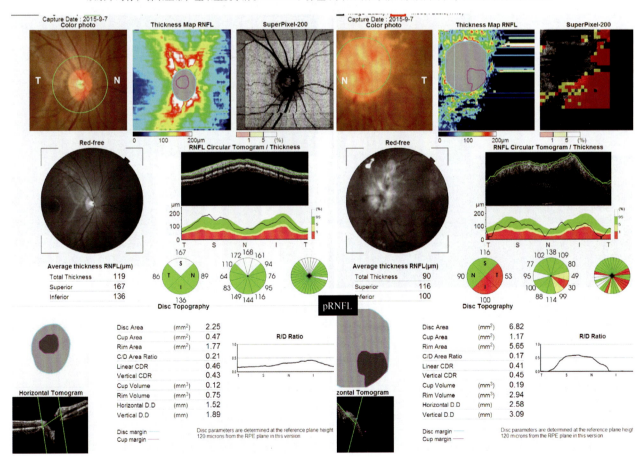

图 3-3 病例 29-3

2015-9-7：pRNFL：右眼 pRNFL 在正常高限范围，左眼图像质量不满意，未显示严重水肿。

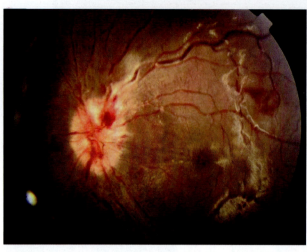
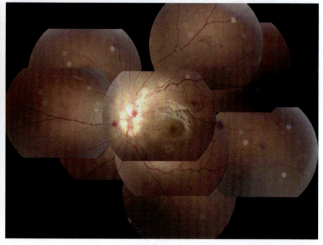

图 3-4　病例 29-4

2015-9-11：3 天激素冲击治疗后，视盘水肿明显消退，黄斑部出现微小硬渗颗粒状沉着，出血也有少量吸收。视网膜静脉仍然迂曲充盈，网膜散在少量出血。

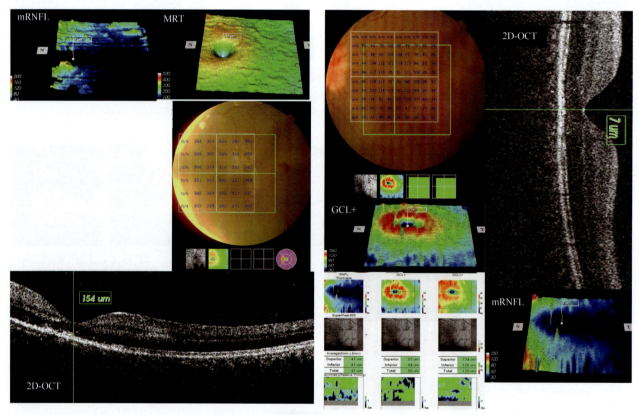

图 3-5　病例 29-5

2015-9-14：经过 3 天甲强龙静脉冲击及激素口服治疗后：左眼视网膜水肿基本消退，左黄斑浆液脱离消失。此时患者左眼视力：眼前手动，但无光感，瞳孔仍散大，没有直接对光反射，间接对光反应存在。MRT：左眼黄斑出现完整深红色泽的环形，呈肿胀增厚。GCL+：左眼环形呈深红色（肿胀），病损概率图不显示损伤。mRNFL map 仍是较肿胀。2D-OCT：神经节细胞层厚度基本正常，正中心凹厚度变薄些。

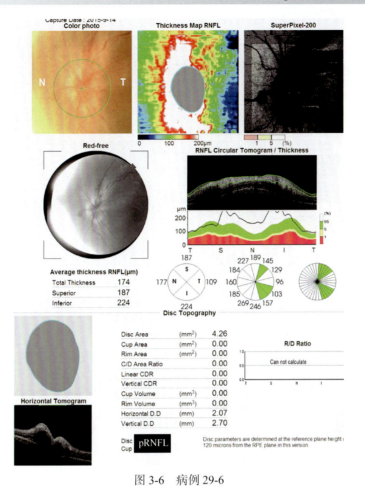

图 3-6 病例 29-6

2015-9-14：pRNFL：可能由于患者不能注视，相片质量不够好，盘周肿胀曲线不满意。

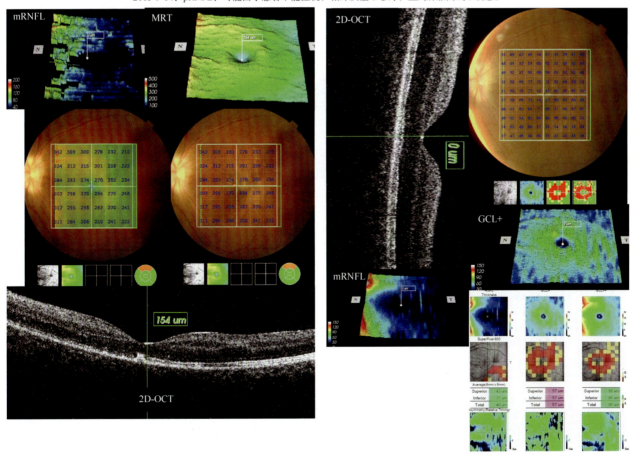

图 3-7 病例 29-7

2015-9-28：发病后 23 天，左眼视力 0.2。视盘水肿基本消退，视盘色泽变淡些。MRT：左眼黄斑环形近乎消失，与 2015-9-14 的肿胀比较显然不同。2D-OCT：左眼黄斑区网膜神经节细胞层萎缩变薄。mGCC：左眼 GCL+ 环形消失；病损概率图显示：GCL+ 环形损伤较 GCL++ 严重些，黄斑区仅颞下 mRNFL 有轻度损伤。说明 mRNFL 仍以肿胀为主，黄斑正中心损伤轻，仍基本正常。

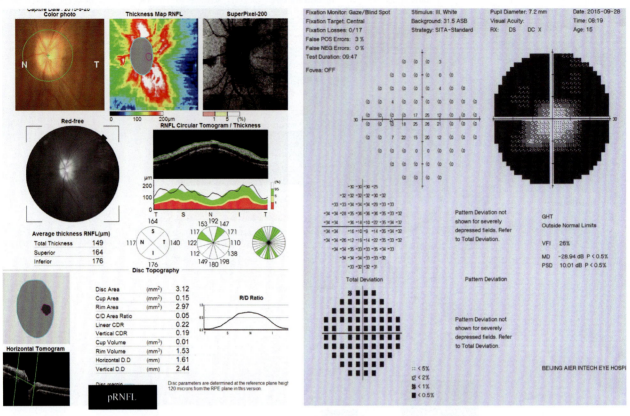

图 3-8　病例 29-8

2015-9-28：左眼视力 0.2，视野严重向心缩小，似乎中心较好，还有可能再恢复一些视力。pRNFL：盘周纤维明显肿胀期，超出正常高限范围。视盘色泽浅淡些。目前病变尚未稳定，视盘水肿未完全消退。（此时期 GCL+ 早已存在萎缩，mRNFL 仅是可疑或极轻度萎缩）说明 pRNFL 的萎缩在最后阶段发生。

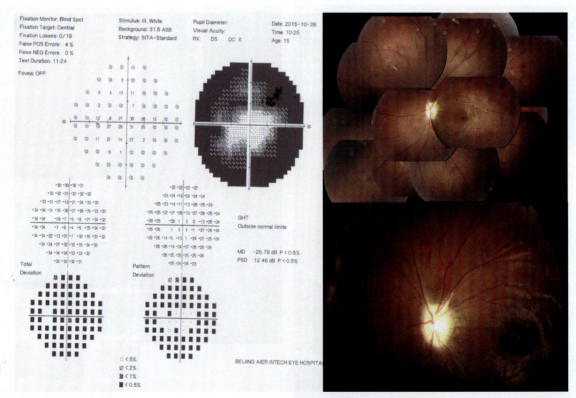

图 3-9　病例 29-9

2015-10-26：左眼眼底彩色相。患者于 2015-9-5 发病，至今 50 天，视神经萎缩显著（pRNFL 已有明显萎缩）。视力：右眼 0.4；左眼 0.25（矫正：右眼 1.0；左眼 0.8）。左眼视野与 2015-9-28 基本相似。

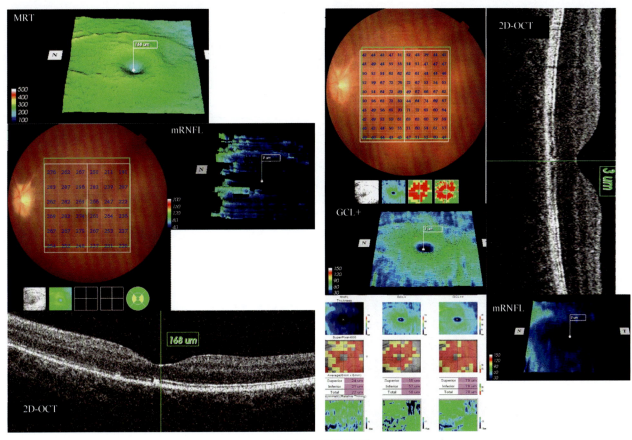

图 3-10　病例 29-10

2015-10-26：MRT：左眼黄斑环形极浅淡，但没有消失，黄斑区外围颞上角视网膜变薄了。GCL+：左眼 mGCL+ 环形萎缩，mRNFL、GCL+、GCL++ 均萎缩。2D-OCT：左眼黄斑区网膜神经节细胞层变薄。

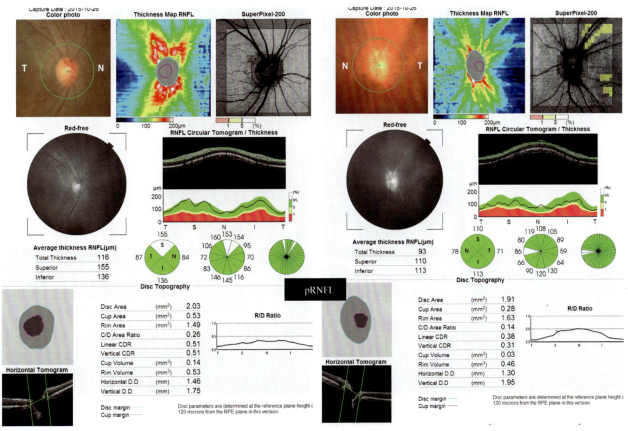

图 3-11　病例 29-11

2015-10-26：pRNFL：左眼视神经萎缩，盘周纤维明显萎缩变薄尤其视盘颞上下神经束萎缩重（与 2015-9-28 明显不同）。右眼属亚正常眼盘周纤维层正常高限水平。

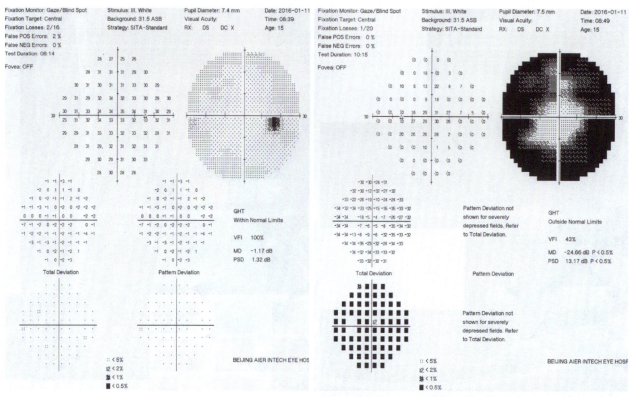

图 3-12　病例 29-12

2016-1-11：视野（发病后 4 个月）与 2015-10-26 和 2015-9-28 基本相似，视力：右眼 0.4；左眼 0.25（矫正：右眼 1.0；左眼 0.8）。

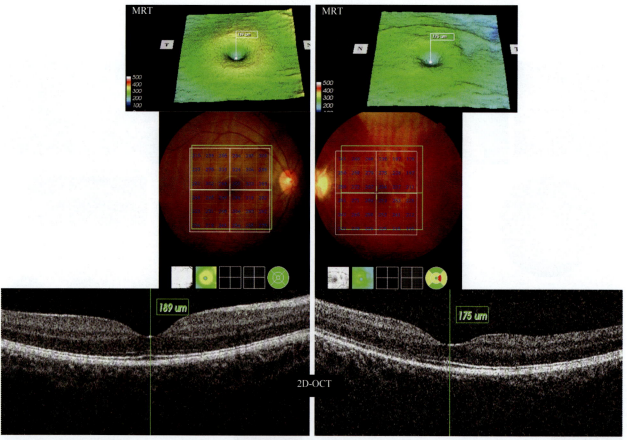

图 3-13　病例 29-13

2016-1-11：MRT：左眼黄斑环形消失，左颞上象限视网膜较 2015-10-26 更薄些。右眼环形正常偏红。2D-OCT：左眼黄斑区网膜神经节细胞层萎缩变薄；右眼正常视网膜厚度和结构层次。

第 3 章　En face-OCT、Angio-OCT 和 mGCC 检测与视神经炎　·171·

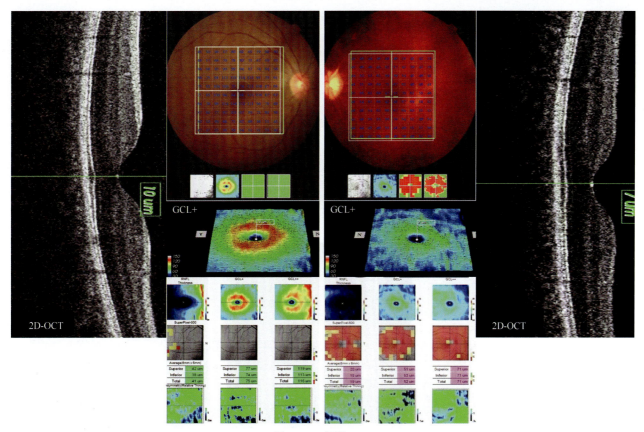

图 3-14　病例 29-14

2016-1-11：mGCC：右眼 GCL+ 环形深红色、完整（亚正常眼），左眼 GCL+ 环形消失，黄斑颞上萎缩更重些。病损概率图左眼 mRNFL、GCL+、GCL++ 均重度萎缩，但正中心小范围较轻些，故视力有较好保存。右眼未显示病损。2D-OCT：左眼黄斑区视网膜神经节细胞层萎缩，右眼正常。

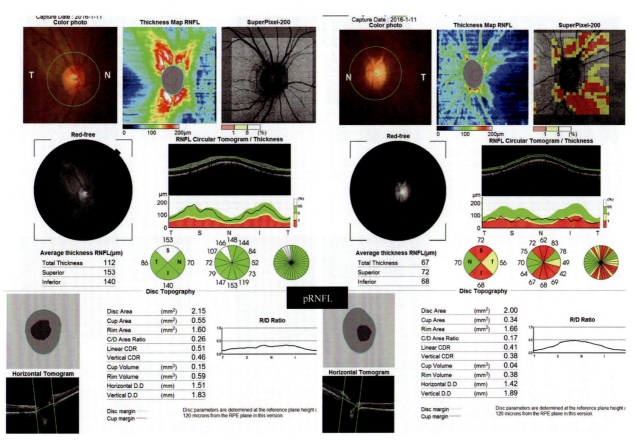

图 3-15　病例 29-15

2016-1-11：pRNFL：右眼属亚正常眼肿胀的盘周纤维；左眼盘周纤维绝大多数萎缩，与 2015-10-26 比较更明显萎缩，但视野基本相似，说明左眼病情基本稳定了。

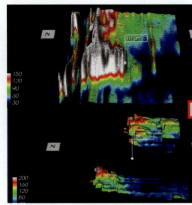
2015-9-7：左眼发病2天，无光感 左mRNFL严重水肿

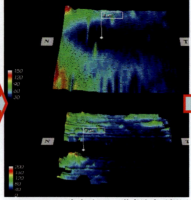
2015-9-14：发病后9天，激素治疗后视网膜水肿明显减退，左mRNFL仍较肿胀

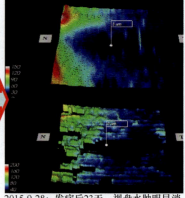
2015-9-28：发病后23天，视盘水肿明显消退。此期mRNFL与2015-9-14比较似乎下方开始萎缩

图 3-16　病例 29-16

左眼整个病程 4 个月，黄斑区神经纤维萎缩过程（上图小分格区扫描；下图较大分格区，扫描范围 6×6mm²）：上图 mRNFL 萎缩由肿胀到萎缩，由轻度萎缩到较重度萎缩到稳定。远较下图显示更直观些。说明分格区大小的不同导致扫描图形的差异。

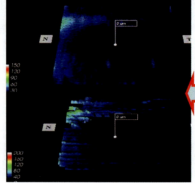
2016-1-11：左眼发病后4个月，mRNFL的萎缩稳定

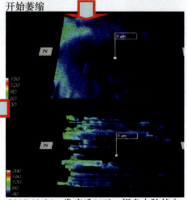
2015-10-26：发病后56天，视盘水肿基本消退。mRNFL与2015-9-28相比较明显萎缩加重

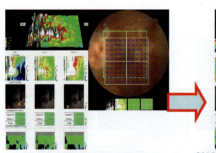
2015-9-7：发病2天，无光感，视网膜显著水肿，mGCC肿胀，致黄斑环形消失。mRNFL严重水肿

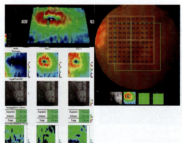
2015-9-14：发病后9天，激素治疗后水肿明显减退。mGCC环形呈樱桃红、显著肿胀增厚。mRNFL较肿胀。病损概率图显示正常

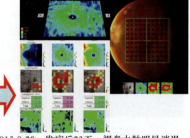
2015-9-28：发病后23天，视盘水肿明显消退。mGCC环形消失，除mRNFL没有明显损伤外，GCL+和lGCL++均有较明显损伤，此期mRNFL没有明显损伤

图 3-17　病例 29-17

由左眼发病开始到病情稳定，不同病程阶段 mGCC 改变比较观察。

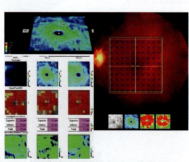
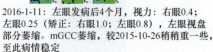
2016-1-11：左眼发病后4个月，视力：右眼0.4；左眼0.25（矫正：右眼1.0；左眼0.8），左眼视盘部分萎缩。mGCC萎缩，较2015-10-26稍稍重一些，至此病情稳定

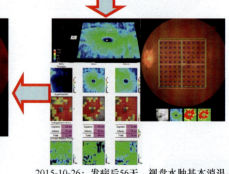
2015-10-26：发病后56天，视盘水肿基本消退。mGCC进一步萎缩变薄，与2015-9-28mRNFL、GCL+、GCL++均明显萎缩加重，尤其是mRNFL明显萎缩

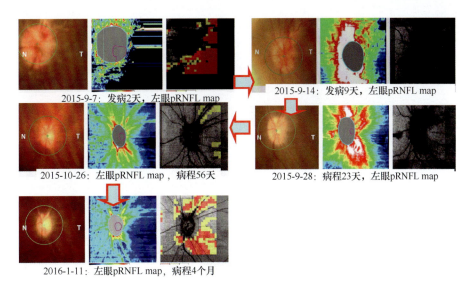

图 3-18 病例 29-18

左眼由发病开始到病情稳定，不同时间段视盘形态、pRNFL 的改变比较性观察：由视盘水肿到视盘萎缩、由盘周纤维肿胀到萎缩；超出正常水平的肿胀到正常范围的高限（亚正常眼）到病程 2 个月开始出现萎缩，4 个月后萎缩基本稳定。

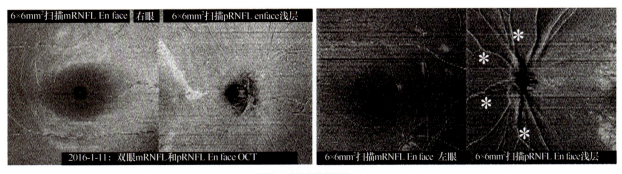

图 3-19 病例 29-19

2016-1-11：双眼 mRNFL 和 pRNFL 的 En face 图像比较：整个病程 4 个月。右眼：属亚正常眼，神经纤维层扫描 En face 图像正常。左眼：mRNFL En face 图像可见反射信号明显弥散减低，但黄斑区尚有部分纤维存在。浅层 pRNFL En face 图像在视盘鼻侧、上方和下方反射信号极低（*号处），视盘颞侧反射信号也偏低，但较鼻侧稍高些，表明有残存部分黄斑区神经纤维。这种表现与临床视野较重的向心缩小改变，又有保留较好的中心视力一致。

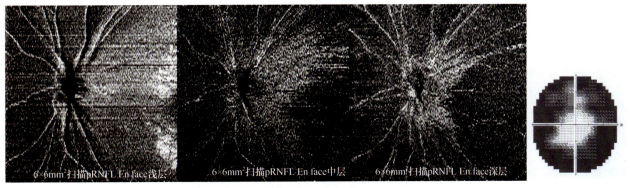

图 3-20 病例 29-20

2016-1-11：左眼 pRNFL En face 浅、中、深损伤程度不同的说明：浅层：神经纤维层严重损伤，盘周 En face 信号严重减弱，但黄斑区相对仍有较弱信号（下方较上方信号减弱更明显些）。中层：整个盘周信号减弱，视盘颞上、下（尤其颞上方）残留较强弱信号，但颞下信号明显弱于颞上。深层：视盘颞上下神经纤维束明显变短，下支较上支更短。说明左眼中远周边部神经纤维层的损伤下方重于上方。上述表现说明：全层视网膜纤维有损伤萎缩，但黄斑中心区有残留部分纤维，尤其是黄斑上方，故保存较好中心视力。网膜中、深层纤维均有损伤且以下方损伤更重些，表明中周部神经纤维层也有较重的损伤。这种改变基本符合视野所见。本病例的另一个特点是：先恢复视力，后恢复光感，说明神经节细胞类型多，功能复杂。

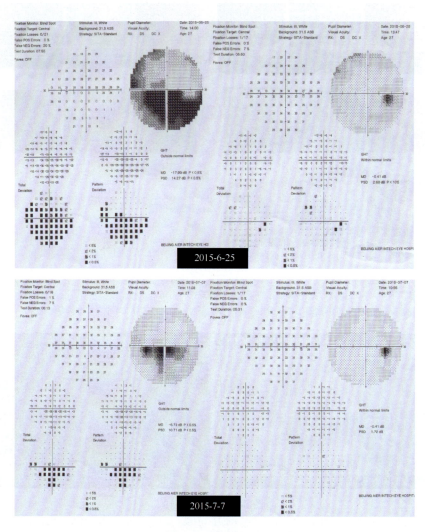

图 3-21　病例 30-1

2015-6-20：患者第一次左眼患病后视野改变。奚某，男性，27岁。左眼视神经炎，左眼视力下降 2 天就诊。矫正视力：右眼 1.0；左眼 0.15。激素冲击治疗后改口服。2015-7-7：视力：右眼 1.0；左眼 0.4。患者自觉疗效很好，自行减药自行停药，于 7 月底即完全停药而且没有随诊。

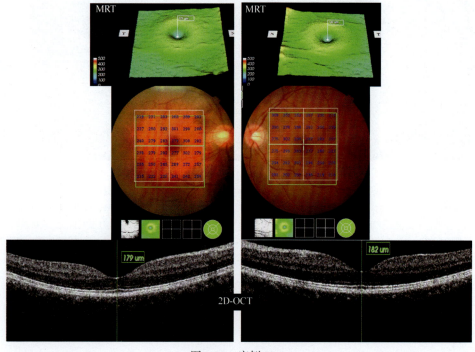

图 3-22　病例 30-2

2015-6-20：患者第一次左眼患病后 2 天。MRT：双眼黄斑环形正常，左眼环形色泽较右眼红些。2D-OCT：双眼黄斑区视网膜解剖层次正常。

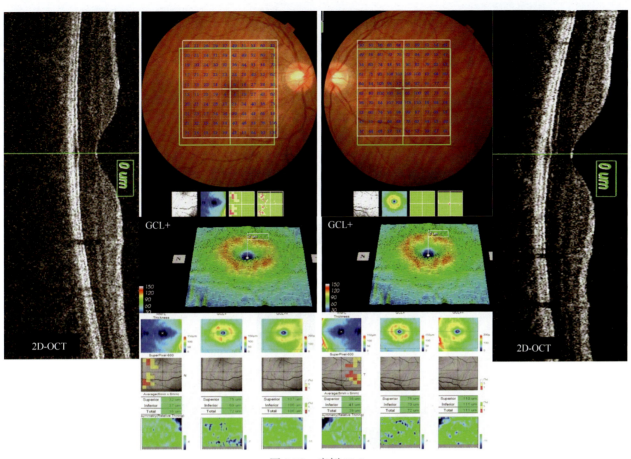

图 3-23 病例 30-3

2015-6-20：GCL+：双侧环形完整对称，色泽较红（肿胀），病损概率图显示正常。

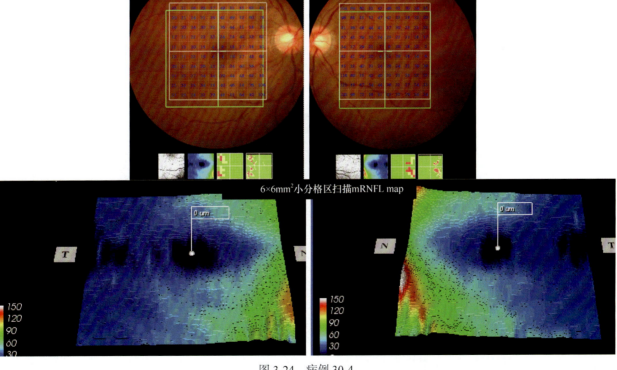

图 3-24 病例 30-4

2015-6-20：双眼黄斑区神经纤维层厚度地形图对称，没明显的病理改变。

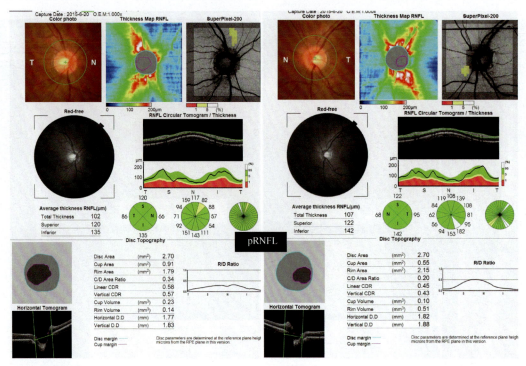

图 3-25 病例 30-5

2015-6-20：pRNFL：双眼 pRNFL 厚度地形图对称，色泽鲜红带些白（正常高限厚度）。

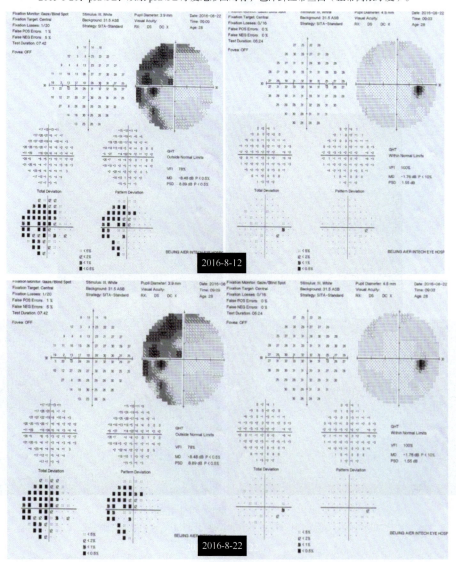

图 3-26 病例 30-6

2016-8-12（复发）：自觉左眼视力下降 3 天，再次就诊，视力：右眼 0.4；左眼 0.15（矫正：右眼 1.0；左眼 0.3），再次激素治疗，至 2016-8-22，视力：右眼 0.8；左眼 0.4。

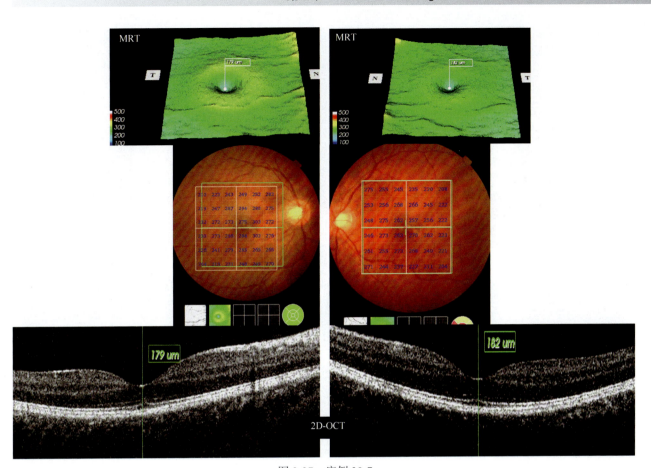

图 3-27 病例 30-7

2016-8-12：MRT：与 2015-6-20 比较，右眼没有改变，左黄斑区环形明显变平坦，色泽变淡。2D-OCT：左眼黄斑区视网膜神经节细胞层变薄了，与正常右眼不对称。

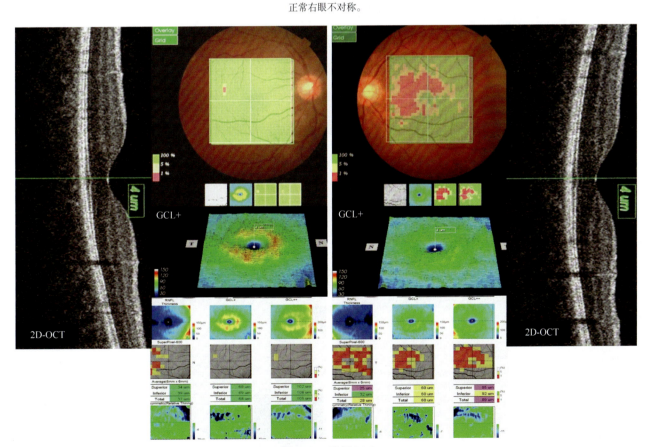

图 3-28 病例 30-8

2016-8-12：GCL+：右眼是正常。左眼 GCL+ 环形基本消失，与正常、肿胀的右眼极不对称。病损概率图显示左眼 mRNFL、GCL+、GCL++ 均有损伤。左眼的损伤实际就是上一次发病所遗留下的神经节细胞层的损伤。2D-OCT：右眼黄斑区视网膜结构正常，左眼视网膜神经纤维层变薄，余视网膜结构正常。

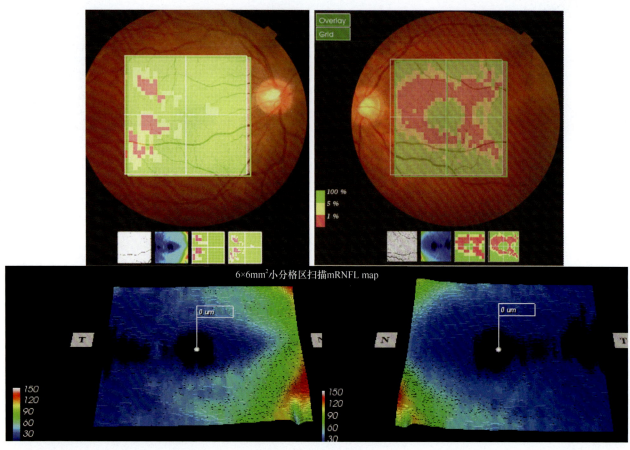

图 3-29 病例 30-9

2016-8-12：双眼黄斑区神经纤维层厚度地形图比较：双眼不对称，彩色病损概率图显示左眼黄斑区中心外围明显环形神经纤维层萎缩变薄，右眼颞侧外围轻度萎缩。与图 3-24（2015-6-20）比较：右眼相同，左眼明显黄斑区神经纤维萎缩变薄。

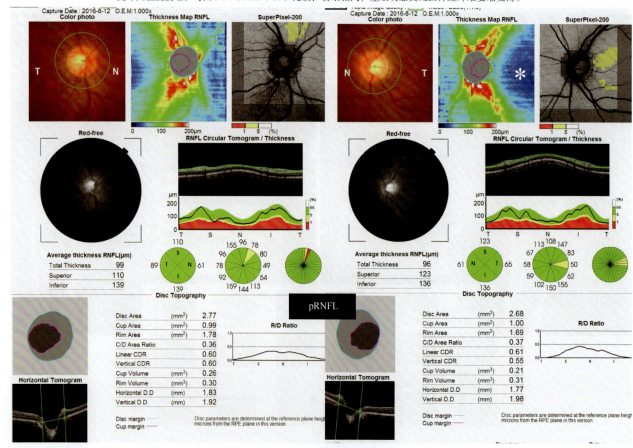

图 3-30 病例 30-10

2016-8-12：pRNFL：双眼 pRNFL 大部分鲜红肿胀，但是左眼视盘颞侧的鼻侧乳头黄斑束明显变薄（*号处），概率图也显示左眼有损伤，与右眼不对称。与图 3-25（2015-6-20）也不一致。这说明第一次发病损伤了乳斑束尤其黄斑束上方较重些。

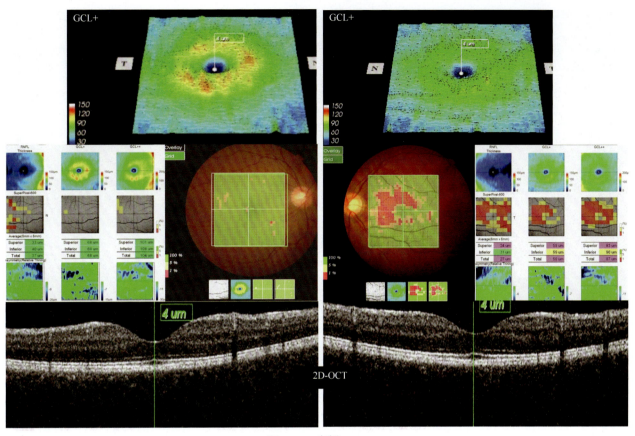

图 3-31 病例 30-11

2016-8-29：2016-8-9 发病，发病后 20 天。右眼是正常眼：黄斑区环形正常，色泽偏红些、不均匀。左眼是患病眼：GCL+ 和其病损概率图显示较 2016-8-12 稍有下方加重。

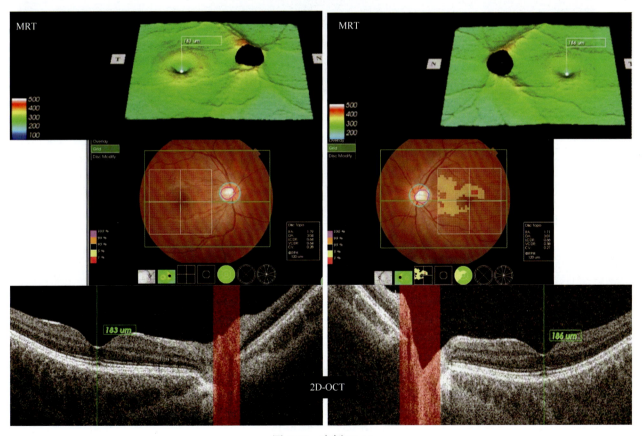

图 3-32 病例 30-12

2016-8-30：这是患者复发后 21 天。MRT：左眼黄斑环形可见、较完整但较右眼明显色泽变淡、更平坦，彩色病损概率图可见左黄斑区尤其鼻侧视网膜厚度变薄。2D-OCT：左眼神经节细胞层较右眼要薄些。

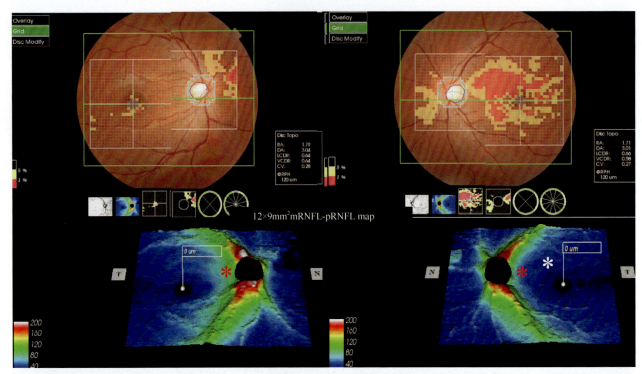

图 3-33 病例 30-13

2016-8-30：双眼宽屏网膜神经纤维层厚度地形图（下图）及其彩色组合病损概率组合图（上图）比较：双眼极不对称，pRNFL：视盘颞上下神经束图像基本对称，但是视盘颞侧缘乳斑束纤维左眼变薄了，注意红色*号部位纤维与视盘缘的距离不同。彩色组合病损概率图显示左眼黄斑区神经纤维层厚度较右眼黄斑区明显变薄了，尤其是鼻上方黄斑区严重变薄。注意左眼*号部位的神经纤维层厚度明显较右眼变薄了。符合左眼中心视野改变。右眼基本正常（黄斑中心区有些零星损伤，但临床没有症状，应观察）。

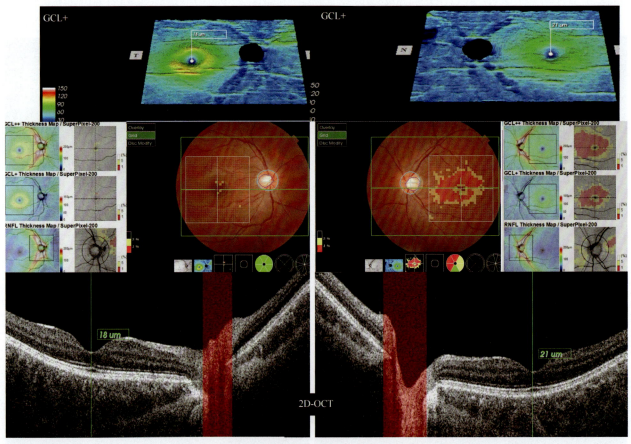

图 3-34 病例 30-14

2016-8-30 与 2016-8-29 比较：左眼黄斑下方 GCL+ 更显加重些。尽管相差 1 天，完全有可能这是真实的。也可能是不同 OCT 机型导致。

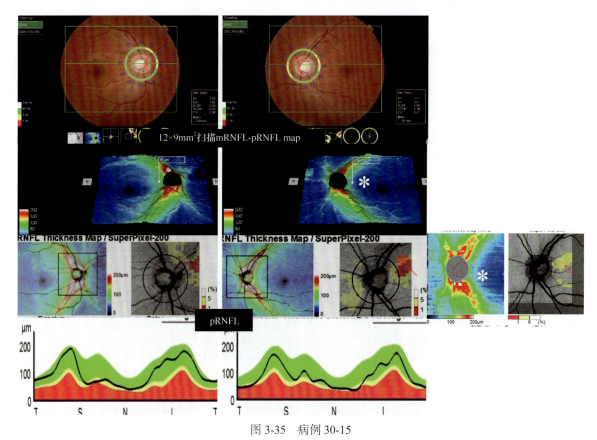

图 3-35 病例 30-15

2016-8-30：pRNFL：左眼盘周神经纤维层改变与 mGCC 改变一致，主要是黄斑束的上方，注意 * 号部位神经纤维层厚度较右眼变薄了。注意红色箭头所示神经束损伤由图 3-30（2016-8-12）的黄色变成目前的红色，表明更多的神经纤维萎缩了。概率图中双眼的鼻侧改变可能是摄像的缘故，没有意义。

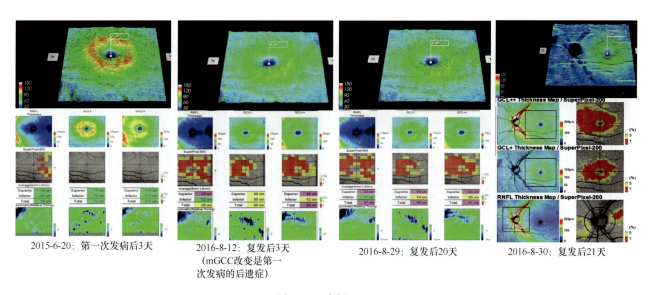

2015-6-20：第一次发病后3天　　2016-8-12：复发后3天　　2016-8-29：复发后20天　　2016-8-30：复发后21天
（mGCC改变是第一次发病的后遗症）

图 3-36 病例 30-16

患者第一次患病未及时随诊和服药，没有了解神经节细胞的损伤的时间。复发病程：犯病后 20、21 天，GCL+ 较 2016-8-12 稍加重些。因建议此患者去神经科检查除外神经系统脱髓鞘病变，失去随诊。

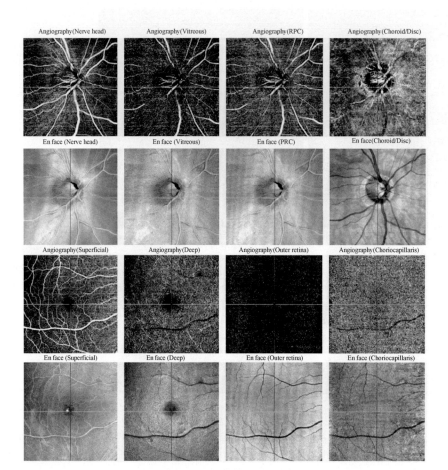

图 3-37 病例 30-17

2016-8-30：右眼视盘、黄斑 Angio/En face 图像比较：右眼视盘 / 黄斑 Angio/En face 图像完全正常。

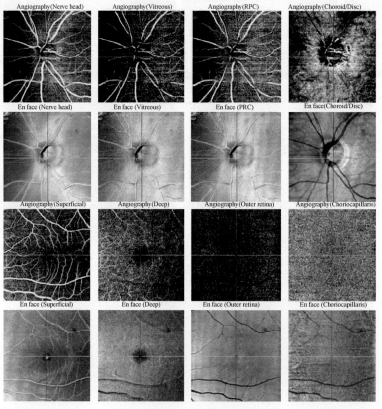

图 3-38 病例 30-18

2016-8-30：左眼视盘、黄斑 Angio/En face 图像比较：左眼视盘 Angio 图像：颞侧盘周毛细血管网减少些。说明轻度的黄斑区神经纤维减少了，视盘颞上下神经束区微血管网基本正常。相应区 En face 图像有一致的信号减低。左眼黄斑区 Angio/En face 图像似乎基本正常。

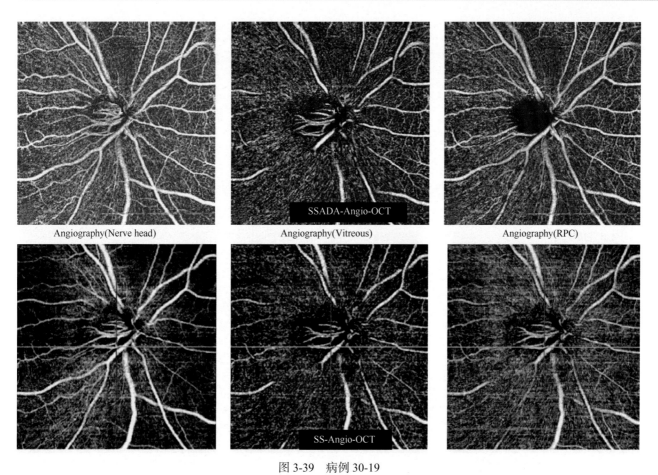

图 3-39　病例 30-19

两种不同设计 OCT 机型的视盘 Angio-OCT 显示盘周微血管形态的差别（右眼）：上图缺少视盘周围毛细血管网的较高反射带。患者右眼是正常眼，下图可以说明视盘 Angio 图像是正常形态，但是上图没有分辨标准。

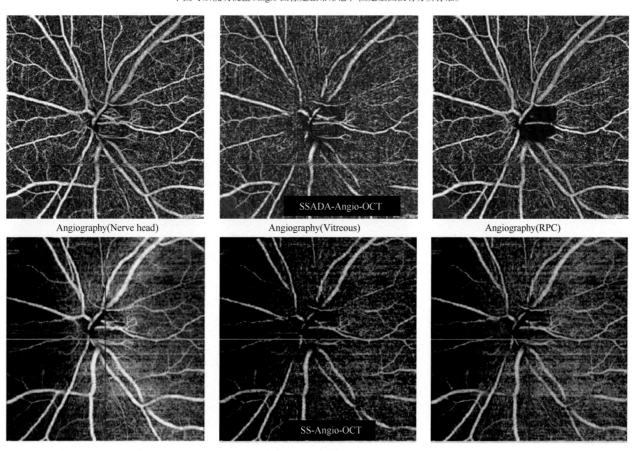

图 3-40　病例 30-20

两种不同设计 OCT 机型的视盘 Angio-OCT 显示盘周微血管形态的差别（左眼）：上图缺少视盘周围毛细血管网的较高反射带。患者左眼是病态眼，视盘颞侧微血管网有轻度减少，但是上图就无法判断。

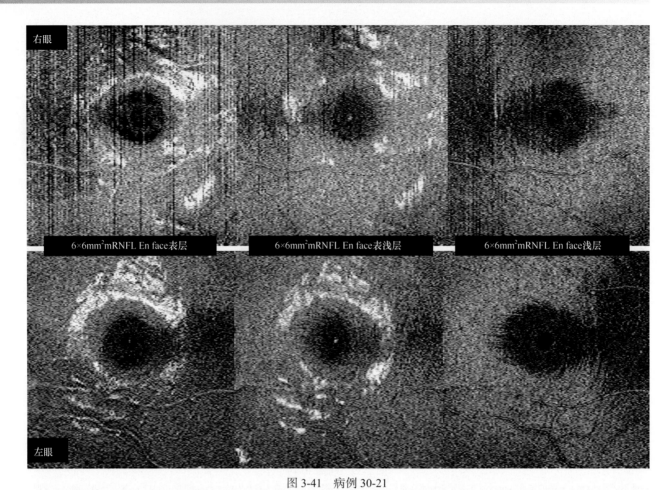

图 3-41　病例 30-21

2015-6-20：双眼窄屏黄斑区神经纤维层不同层次 En face 图像比较：双眼表层、表浅层及浅层 En face 图像均正常（这是第一次发病后 3 天的检查）。

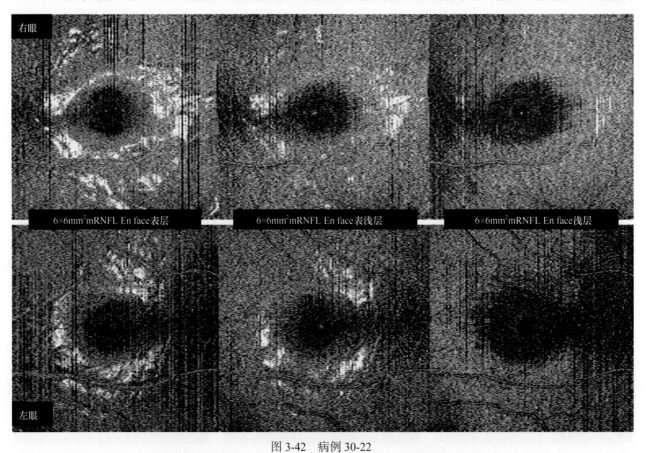

图 3-42　病例 30-22

2016-8-29：双眼窄屏黄斑区神经纤维层不同层次 En face 图像比较：这是患者复发后第 20 天。左眼黄斑中心偏颞侧表层、表浅层和浅层均有轻度神经纤维层信号低下，以浅层中心区暗区较明显些（左眼暗区较右眼稍扩大些）。

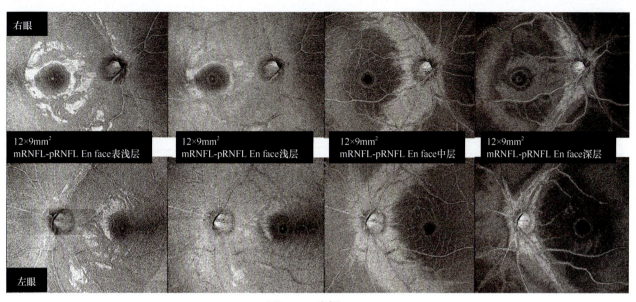

图 3-43　病例 30-23

2016-8-30：双眼宽屏视网膜神经纤维层不同层次 En face 图像比较：右眼正常眼：宽屏神经纤维层扫描，En face 图像显示表浅层、浅层、中层和深层图形形态正常。左眼患病眼：与右眼基本相似，未见明显的异常表现。照理浅层应该有改变，可能与宽屏扫描放大率不够，又加上是病情不够重（即与神经纤维损伤程度）有关；中层和深层 En face 图像正常。左眼宽屏（12×9mm²）和窄屏（12×9mm²）扫描的差别，说明对于黄斑区神经纤维层 En face 的观察，两者要灵活联合应用。

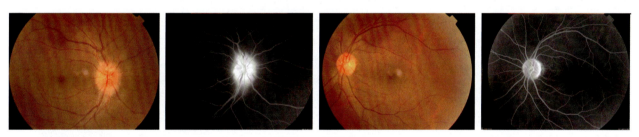

图 3-44　病例 31-1

2009-4-4：秦某，女性，52 岁。右眼视力下降 2 天。视力：右眼 0.04；左眼 1.2。双眼视盘色泽红，右眼视盘边缘模糊。诊断：右眼视盘视网膜炎　2 次头颅 MRI 正常所见。神经科检查排除多发硬化。FFA：造影晚期右眼视盘渗漏染色，左眼视盘染色。

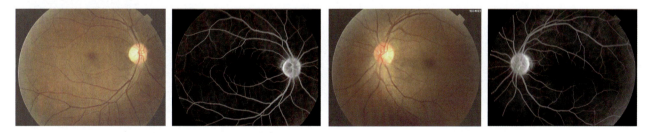

图 3-45　病例 31-2

2009-10-13：经过激素治疗半年后，视力恢复，右眼 0.8，左眼 1.2。右眼视盘颞侧明显色泽淡，双眼造影晚期视盘染色。

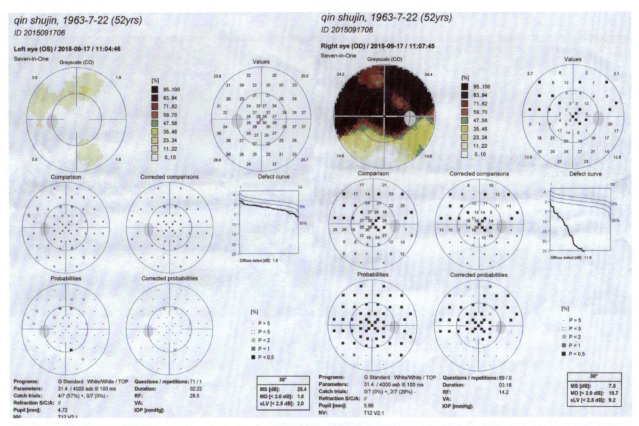

图 3-46 病例 31-3

2015-9-17：右眼复发，视力急剧下降 2 天。视力：右眼 0.4～0.5；左眼 1.2。视野：上方视野消失，中心严重受损，左眼视野正常。神经科检查和头颅 MRI 未见异常。

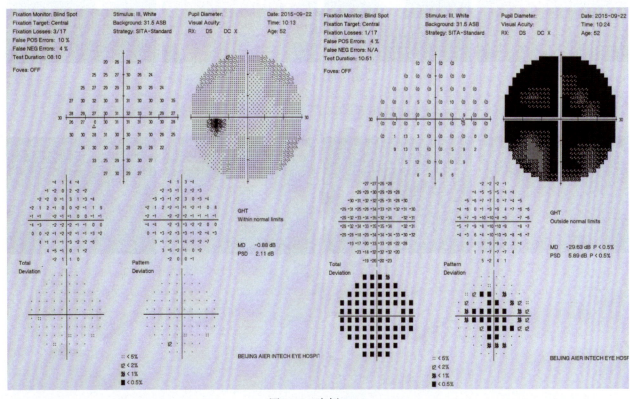

图 3-47 病例 31-4

2015-9-22：右眼视力指数/眼前。

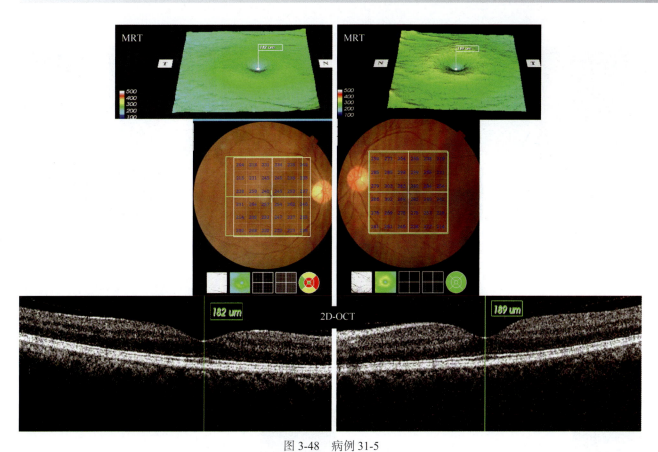

图 3-48 病例 31-5

2015-9-21：MRT：双眼黄斑环形不对称，左眼环形正常，右眼环形消失。2D-OCT：右眼黄斑区视网膜神经节细胞层萎缩变薄，左眼正常。

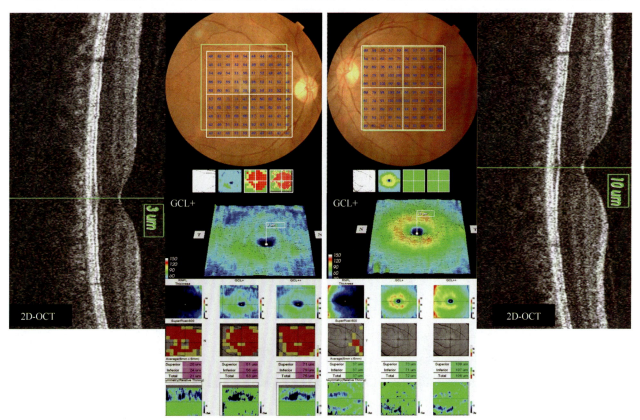

图 3-49 病例 31-6

2015-9-21：GCL+：右眼环形消失，左眼环形色泽稍红（正常、稍肿胀）；右眼病损概率图显示 mRNFL、GCL+、GCL++ 均较重受损。左眼正常。

2D-OCT：右眼黄斑区网膜神经纤维层萎缩变薄，左眼正常。这实际就是上次（2009-4-4）得病后遗留的神经节细胞损伤。左眼是正常眼。

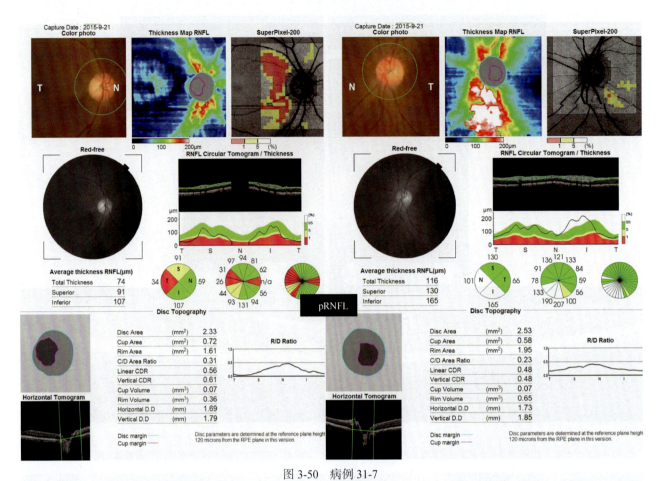

图 3-50　病例 31-7

2015-9-21：pRNFL：右眼黄斑区外围神经纤维损伤较重；左眼基本是神经纤维（肿胀），但是左眼颞下有可疑神经纤维损伤。

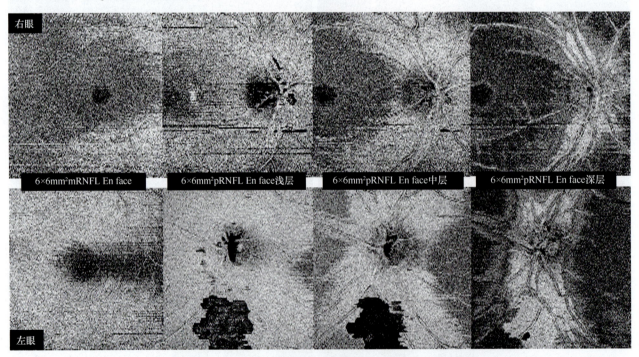

图 3-51　病例 31-8

2015-9-21：双窄屏眼黄斑及视盘周围神经纤维层 En face 图像比较：mRNFL：右眼整个黄斑区神经纤维层 En face 图形信号明显减少，左眼正常。pRNFL：右眼浅、中层 En face 可见黄斑中心区信号低下。深层：视盘颞上下神经纤维层图形正常，说明中周边部视网膜神经纤维层正常。左眼 pRNFL En face 图像正常。

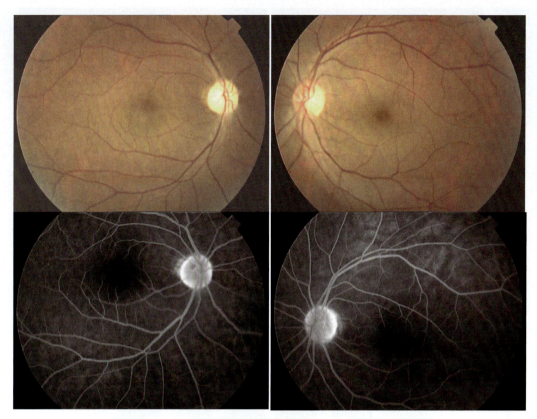

图 3-52　病例 31-9

2015-9-28：经过激素治疗后，视力：右眼 0.5；左眼 1.2。FFA：晚期双眼视盘染色。

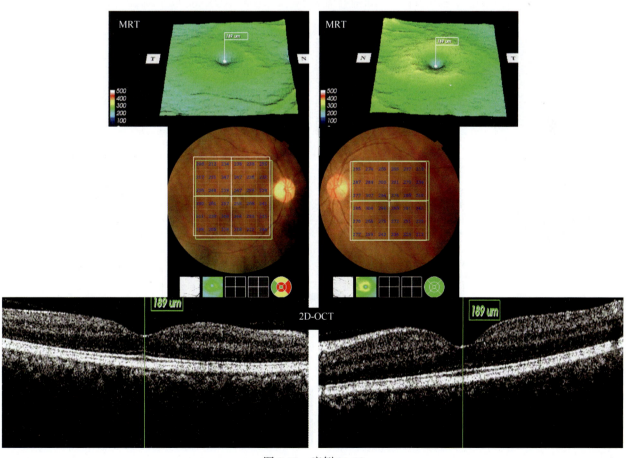

图 3-53　病例 31-10

2015-10-12：9 月 15 日复发，复发后 27 天。与 2015-9-21 比较基本相似，只是右眼黄斑环形更趋扁平些。

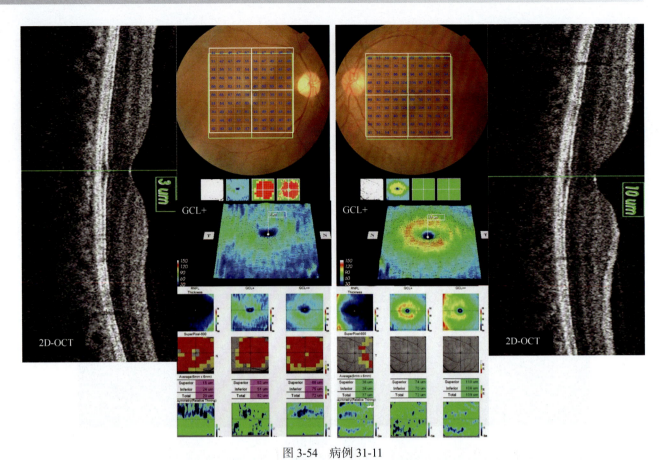

图 3-54 病例 31-11

2015-10-12：与 2015-9-21 比较，右眼 mGCC 损伤更重了，病损概率图像显示更明显。左眼正常。

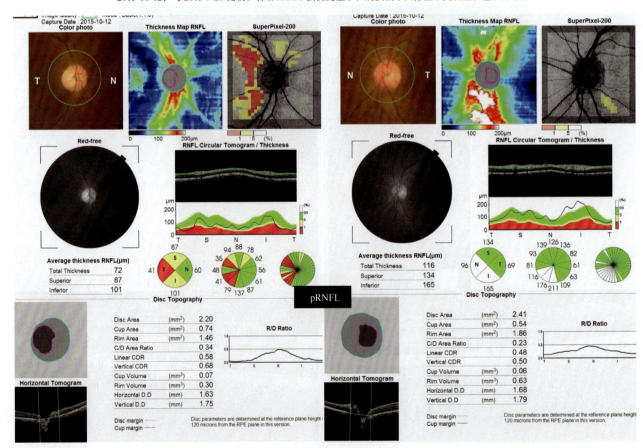

图 3-55 病例 31-12

2015-10-12：与 2015-9-21 比较基本相似。

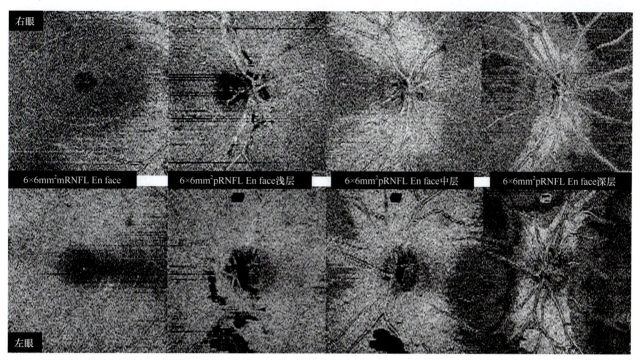

图 3-56　病例 31-13

2015-10-12：与图 3-51（2015-9-21）比较基本相似。

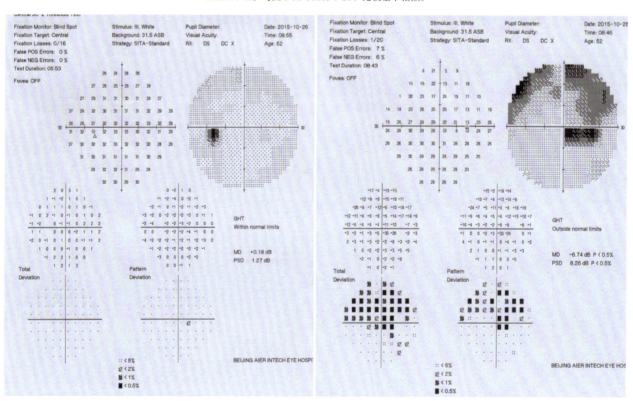

图 3-57　病例 31-14

2015-10-26：视力：右眼 0.5；左眼 1.2。视野较 2015-9-17 和 2015-9-22 明显见好。

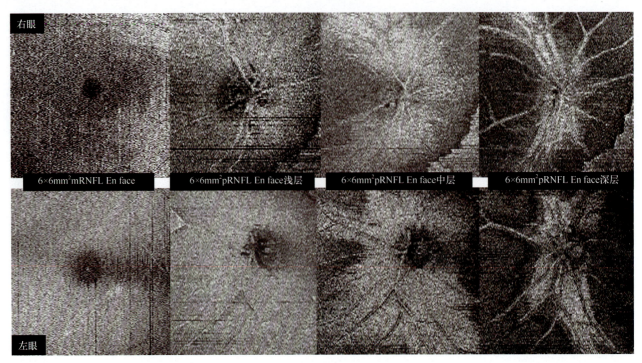

图 3-58 病例 31-15

2015-11-9：双眼窄屏黄斑区、视盘周围神经纤维层 En face 图像比较：mRNFL：左眼正常，右眼整个黄斑区神经纤维层 En face 明显大范围信号丢失。pRNFL：左眼正常，右眼浅、中层均显示黄斑区神经纤维层 En face 信号丢失；但中、深层视盘颞上下神经纤维束形态正常，说明视网膜中、周边部神经纤维层正常。

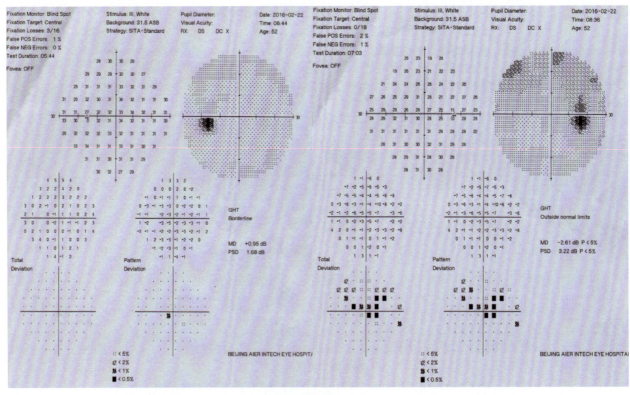

图 3-59 病例 31-16

2016-2-22：视力：右眼 0.6；左眼 1.2。经过激素充分合理治疗，视野明显好展。视力稳定。

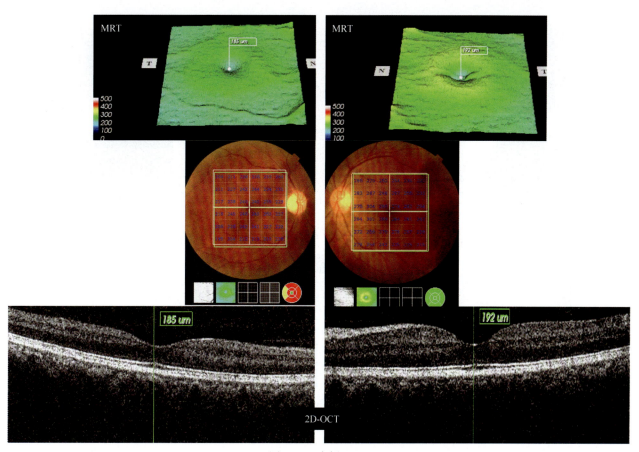

图 3-60　病例 31-17

2016-2-22：MRT：右眼黄斑环形基本消失，仅隐约见轮廓，左眼正常环形。2D-OCT：右眼黄斑区网膜神经节细胞层萎缩变薄，左眼正常。

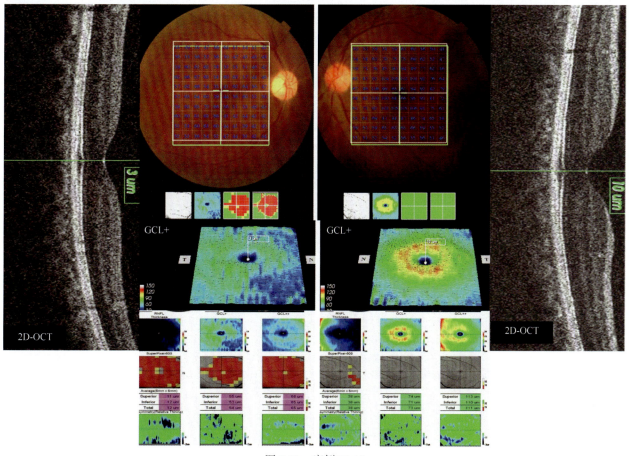

图 3-61　病例 31-18

2016-2-22：GCL+：右眼环形消失，病损概率图显示 mRNFL、GCL+、GCL++ 均严重受损；左眼正常。

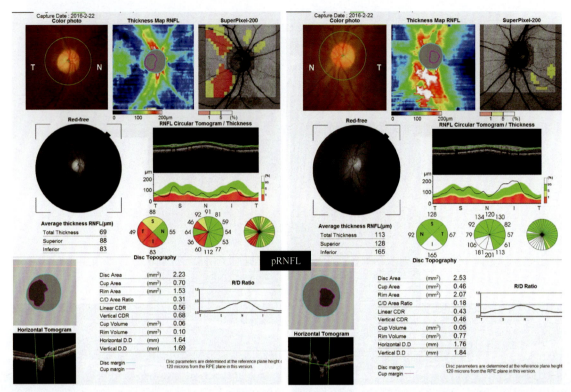

图 3-62　病例 31-19

2016-2-22：pRNFL：右眼主要局限在乳头黄斑束的颞侧纤维损伤重，黄斑中心区尚有保留正常纤维。左眼盘周纤维层肿胀，但左眼视盘颞下多次检查均显示外围黄斑束可疑损伤（概率图显示）。

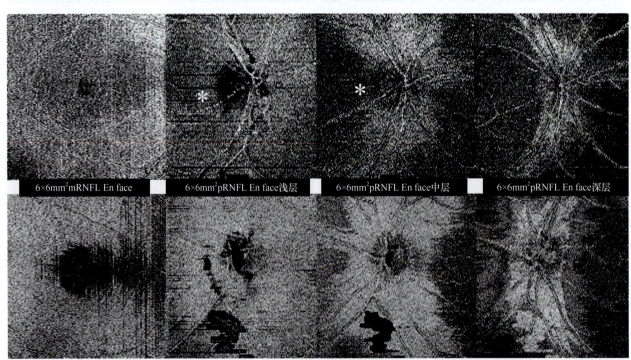

图 3-63　病例 31-20

2016-2-22：双眼窄屏黄斑区、盘周神经纤维层 En face 图像比较：mRNFL：左眼正常，右眼整个黄斑区神经纤维层 En face 明显大范围信号丢失（双眼极不对称）。pRNFL：双眼正常，右眼浅、中层均显示黄斑区神经纤维层 En face 信号丢失（*号处），注意浅、中层*号处纤维丢失已与视盘颞侧边缘连接，但此处信号尚未完全丢失，说明还有保留部分黄斑纤维，患者得以保留较好的视力；右眼中、深层视盘颞上下神经束 En face 图像正常，说明视网膜中、周边部神经纤维层正常。

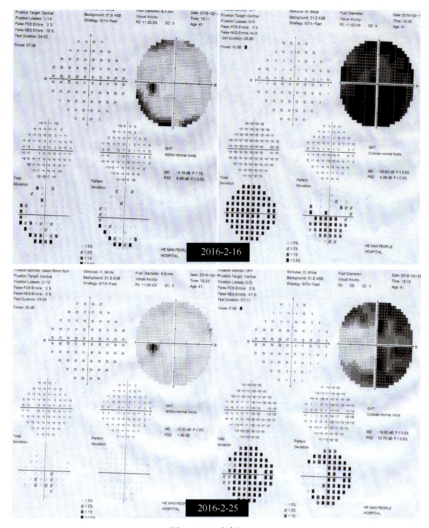

图 3-64 病例 32-1

马某,男性,41 岁。视神经炎。2016-2-16 外院检查视野(发病后 4 天),2 月 23 日外院已给予口服激素 70mg/d。2 月 25 日激素治疗后 2 天,右眼视力 0.1,视野明显改善。此患者还有一个临床特点:双眼 mGCC 存在损伤,但主诉只有右眼。可能患者以前存在亚临床的发病。神经科诊断不排除神经系统脱髓鞘病变。

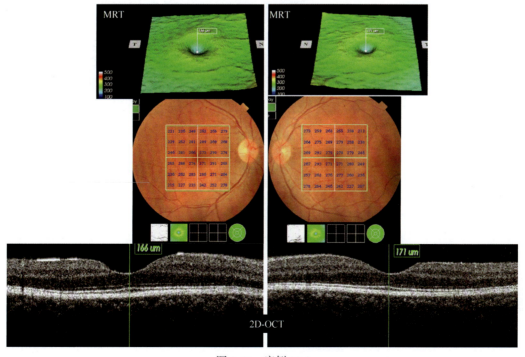

图 3-65 病例 32-2

2016-3-9:来我院初诊,视力:右眼 0.3(发病后 26 天,服用激素 16 天,3 月 4 日后激素 45mg/d);左眼 1.5。MRT:双眼黄斑环形较平坦、完整、色泽基本正常。2D-OCT:双眼对称,但似乎神经节细胞层变得薄些。

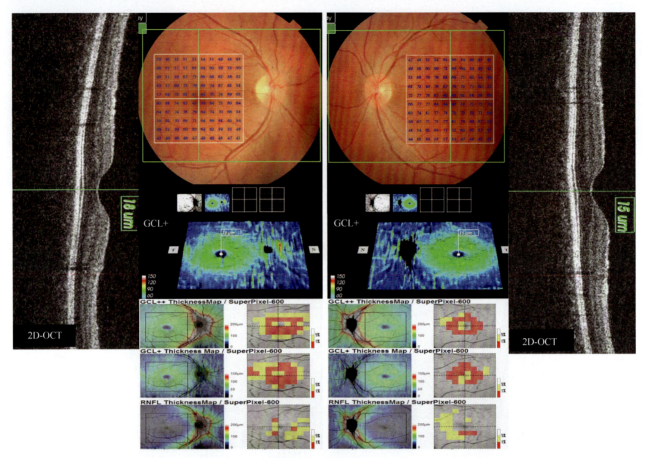

图 3-66　病例 32-3

2016-3-9：GCL+：双环形隐约、基本消失；双病损概率图显示大致对称的 mRNFL、GCL+、GCL++ 均有几乎等同损伤。2D-OCT：双黄斑区视网膜神经节细胞层稍稍变薄些。

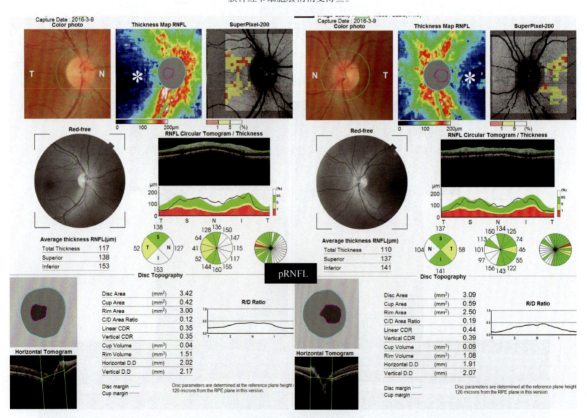

图 3-67　病例 32-4

2016-3-9：pRNFL：双眼盘周纤维肿胀但双眼视盘颞侧的黄斑束均有萎缩变薄（*号处），相应病损概率图也显示萎缩存在。

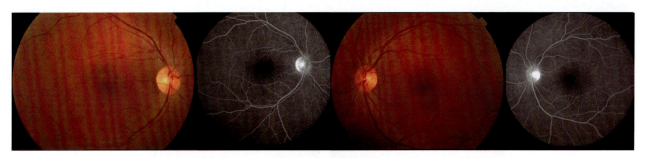

图 3-68　病例 32-5

2016-3-11：FFA 晚期双视盘染色。

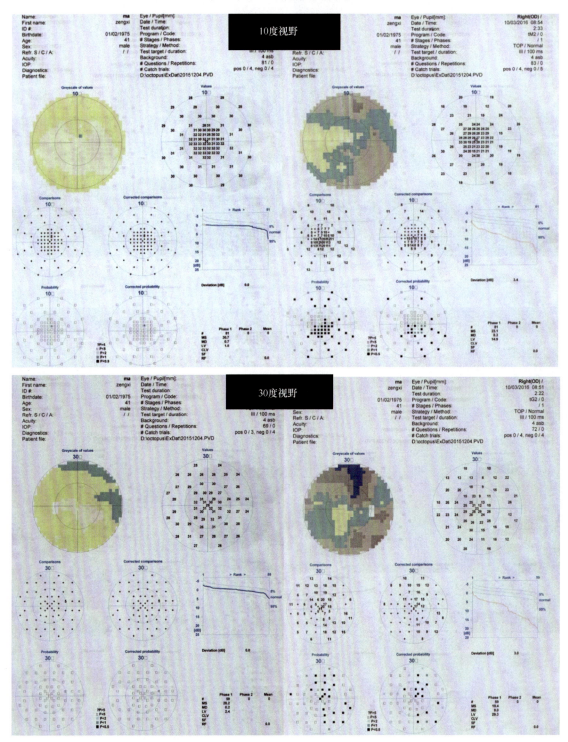

图 3-69　病例 32-6

2016-3-10：双眼 10 度和 30 度视野：右眼不规则视野损伤已接近中心区，左眼视野正常。双眼均有神经节细胞损伤，但视野表现不同，说明神经节细胞损伤到视野出现改变，存在神经节细胞损伤程度上的差异或与损伤神经节细胞类型有关。

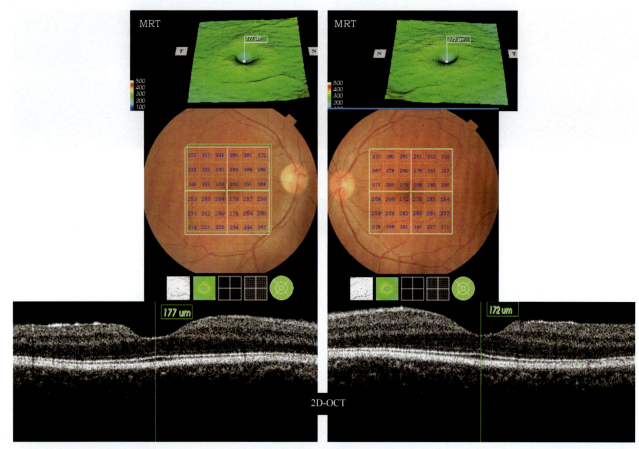

图 3-70　病例 32-7

2016-3-23：MRT 和 2D-OCT 与图 3-65（2016-3-9）相比较，大致相似。

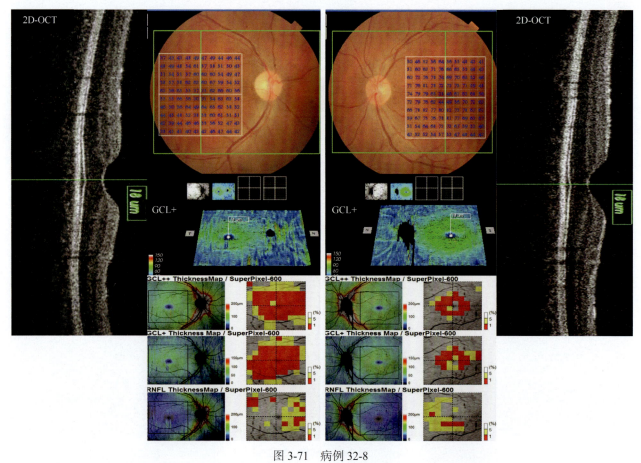

图 3-71　病例 32-8

2016-3-23：GCL+：与图 3-66（2016-3-9）相比较，右眼加重了，左眼没有明显改变。

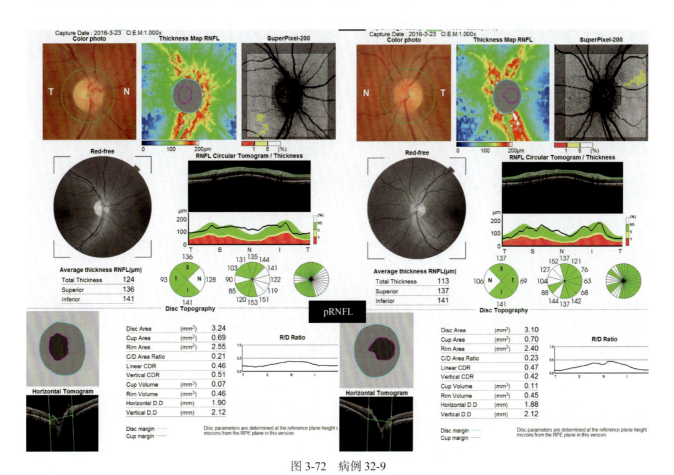

图 3-72　病例 32-9

2016-3-23：pRNFL：与图 3-67（2016-3-9）比较有些不同，双眼视盘颞侧的黄斑鼻侧神经纤维层厚度已基本恢复正常。病损概率图仅极少损伤，这可能 2016-3-9 的摄片不理想有关或者可能部分神经纤维因治疗及时、适当而得到恢复有关？

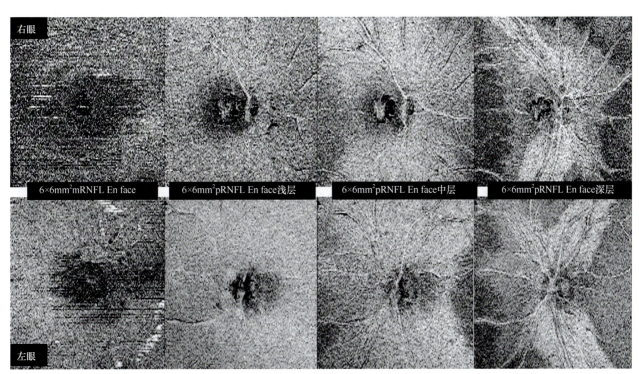

图 3-73　病例 32-10

2016-3-23：双眼窄屏黄斑区和视盘周围神经纤维层 En face 图像比较：mRNFL En face：右眼黄斑区中心神经纤维较大范围 En face 信号降低（黄斑中心暗区明显扩大）。左眼似乎黄斑暗区较正常人稍大些，可能有意义，也可能是受左颞侧玻璃体及轻度前膜形成的影响。pRNFL En face：双眼浅、中、深层神经纤维图像信号正常。

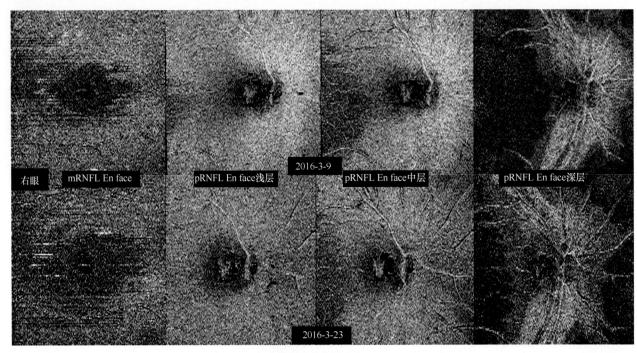

图 3-74　病例 32-11

右眼两个时间段窄屏 mRNFL 和 pRNFL En face 图像比较：6×6mm² pRNFL En face：浅、中、深层：两个时间段图像基本一致。En face 图像在正常水平。6×6mm² mRNFL En face：2016-3-9：mRNFL En face：整个黄斑区较正常信号要弱些，中心暗区较正常人稍大些，说明患者来初诊时病程较长，黄斑区神经纤维层已存在萎缩。2016-3-23：很显然较 2016-3-9 黄斑区神经纤维有更多的丢失，En face 图像信号更低，范围更大些，说明神经纤维丢失更多了。

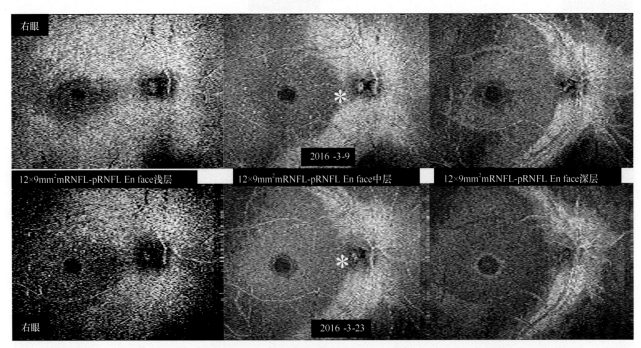

图 3-75　病例 32-12

右眼两个时间段、宽屏不同解剖层次神经纤维层 En face 图像比较：右眼浅层：黄斑中心区神经纤维层 En face 信号丢失，中心暗区较正常人扩大。2016-3-23 较 2016-3-9 加重，说明黄斑区神经纤维丢失更多了。右眼中层 * 号处，神经纤维层萎缩已与视盘颞侧缘连接（正常不发生），这是黄斑神经束受损萎缩的指标。中、深层：视盘上下神经束正常图像，两次图像对称一致，说明中周部神经纤维层正常。宽屏（12×9mm²）扫描分析黄斑区神经纤维层 En face 的敏感性和清晰度不如窄屏（6×6mm²）图 3-74 扫描，但是宽屏扫描的整体观、直观性较窄屏好。尤其对中、深层 En face 图像分析更直观清晰。本病例疾病后期没有来复诊，故未见到后期 pRNFL 的改变。

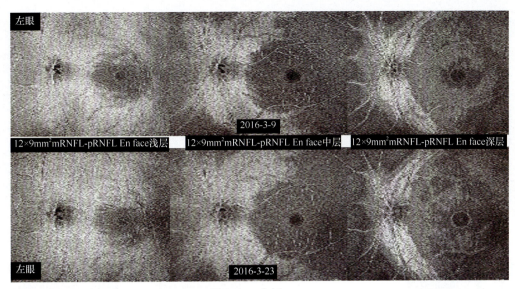

图 3-76　病例 32-13

左眼两个时间段、宽屏神经纤维层不同解剖层次 En face 图像比较：两次图像对称一致。左眼：浅层两次图像基本一致，黄斑中心暗区较正常人稍扩大，这符合 mGCC 所见，说明左眼以前就存在亚临床的发病，患者未意识的发病。中、深层视盘颞上下神经束 En face 图像均正常。

病例 30、31、32 的临床特点

1. 病例 30、31 不明原因视神经炎，是单眼发病且复发。病例 32 是疑似脱髓鞘病，双眼存在 mGCC 损伤，单眼发作，似乎病例 32 以前有过亚临床发病，病人未意识到。

2. 病例 30、31 有完整亚正常眼的表现，病例 32 mGCC 已有 GCL+ 萎缩，pRNFL 仍是肿胀。

3. 复发后 mGCC 损伤过程同样是按发病初期、中期、后期 3 个阶段演变（后述）。

4. 无论是初次或复发，只要治疗及时、确当，可以减轻 mGCC 的损伤程度，有时可以使得损伤极轻微。这一点是与 AION 明显不同之处，AION 疾病中缺血损伤的纤维是不因治疗而改变的，但 AION 病例应该积极激素治疗，可以减轻组织肿胀，减轻和缓解坏死分解物等导致的继发性损伤。

5. 对于视神经病变病例检查神经纤维层 En face 时，最好宽屏（$12\times9mm^2$）扫描和窄屏（$6\times6mm^2$）扫描联合应用。因为黄斑区神经纤维层很薄，纤维损伤较轻时必须要求放大倍率高，可以清楚些，此时窄屏扫描可能更好些。但又需要有较好的整体观分析，这时需要宽屏扫描。

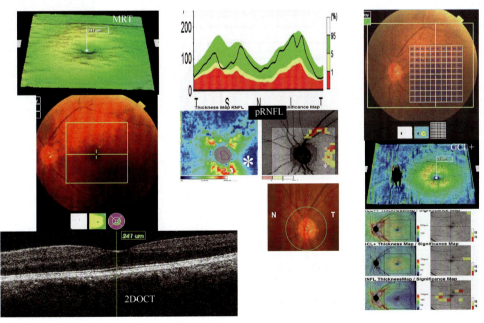

图 3-77　病例 33-1

2014-3-21：闫某，左眼球后视神经炎（不明原因），发病初期亚正常眼 。（2014-3-21：左眼视力 0.2；2014-3-26：左眼视力 0.1；2014-4-2：左眼无光感）MRT：左眼黄斑环形隆起色泽较红，鼻侧较厚、颞侧较薄的正常肿胀状态。2D-OCT：视网膜解剖层次正常。mGCC：左眼 GCL+ 环形尚均匀带红色，病损概率图正常。pRNFL：厚度基本正常高限范围，病损概率图示乳头黄斑束有损伤（*号处）。

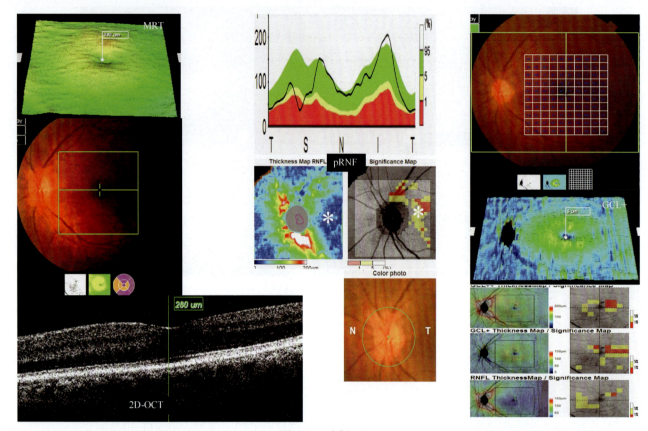

图 3-78　病例 33-2

2014-4-16：左眼光感 - 手动，疾病中期进展期 - 分离现象期：MRT：基本同图 3-77，但似乎颞侧变薄些。mGCC：GCL+ 环形明显变淡，不完整，病损概率图：黄斑区出现极轻度损伤改变。pRNFL：大部分肿胀增厚，但视盘颞上方出现与 2014-3-21 更明显的改变，说明该处乳头黄斑束肯定有损伤（＊号处）。

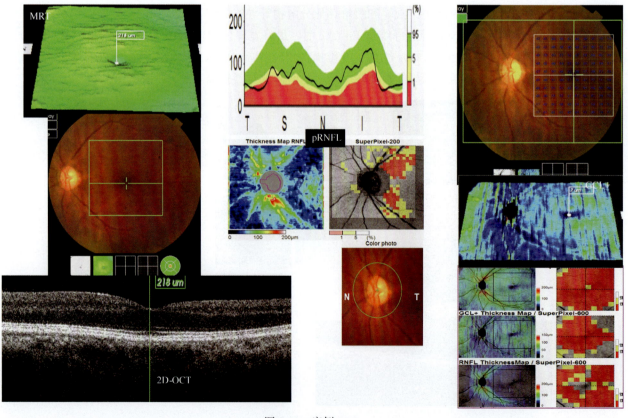

图 3-79　病例 33-3

2014-6-3：视力 0.07。疾病后期萎缩期。MRT：黄斑环形大部分消失。2D-OCT：黄斑区视网膜神经节细胞层萎缩变薄，视盘颞侧中心色浅。mGCC：GCL+ 环形消失，病损概率图示中心类圆形萎缩变薄。pRNFL：盘周神经纤维萎缩变薄，上下血管弓区著名，上方更重（表明黄斑束纤维严重受损）。视盘陷凹扩大（中心为主）。

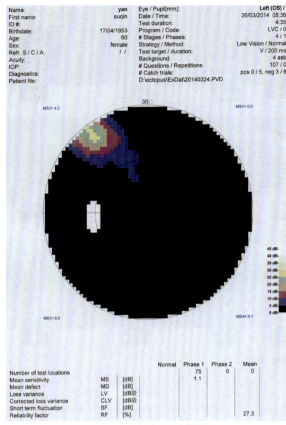
2014-3-26：左眼发病，治疗前视野

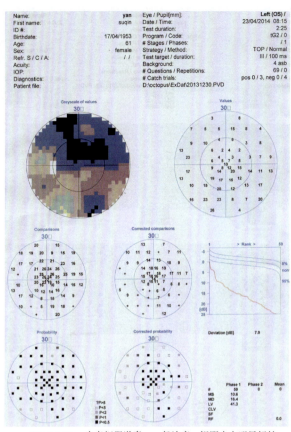
2014-4-23：患者拒服激素，一般治疗，视野也有明显好转，视力提高不明显，可能与中心受损有关

图 3-80　病例 33-4
治疗前、后视野比较。

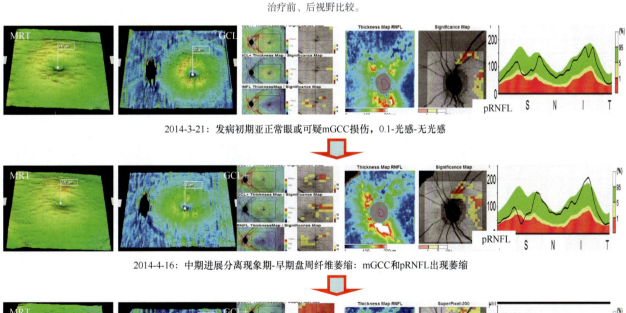

2014-3-21：发病初期亚正常眼或可疑mGCC损伤，0.1-光感-无光感

2014-4-16：中期进展分离现象期-早期盘周纤维萎缩：mGCC和pRNFL出现萎缩

2014-6-3：疾病后期稳定萎缩期：mGCC完全萎缩、pRNFL萎缩，视力0.07，视盘陷凹扩大

图 3-81　病例 33-5

左眼治疗前、后 MRT、mGCC、pRNFL 图像改变综合分析：本病例没有应用激素治疗，充分体现左眼球后视神经炎三个病程阶段中 MRT、mGCC、pRNFL 的变化：MRT：黄斑环形肿胀、隆起度明显到环形消失、变平坦。GCL+：由肿胀到萎缩变薄，最早发生；其次 mRNFL 发生萎缩，最后是 pRNFL 发生萎缩（本病例存在患者未意识到的前驱或亚临床发病过程，因发病早期就有黄斑神经纤维的损伤，可能是前驱发病较轻有关）。

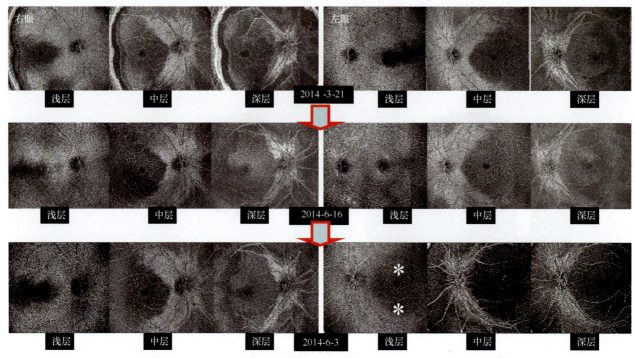

图 3-82　病例 33-6

12×9mm² mRNFL-pRNFL En face 不同时间段、不同层次图像比较：右眼：正常眼，三个时间段不同层次 En face 图像完全相同无改变。左眼：患病眼，三个时间段不同层次 En face 图像改变主要在黄斑中心区神经纤维层浅层纤维的萎缩（*号处），2014-6-3 可见黄斑区中心 En face 低信号区范围极大。中层可见视盘上下神经束变窄（其实就意味着黄斑区外围神经纤维萎缩导致）、深层神经纤维层图像正常图形。2014-3-21：浅层神经纤维 En face 信号正常，中、深层图形正常。2014-4-16：浅层神经纤维 En face 信号基本仍然正常，中、深层图形正常。2014-6-3：浅层黄斑区神经纤维层 En face 信号明显减低（*号处周围低信号区扩大），pRNFL En face 中层可见视盘上、下神经束变窄。深层图像基本正常。

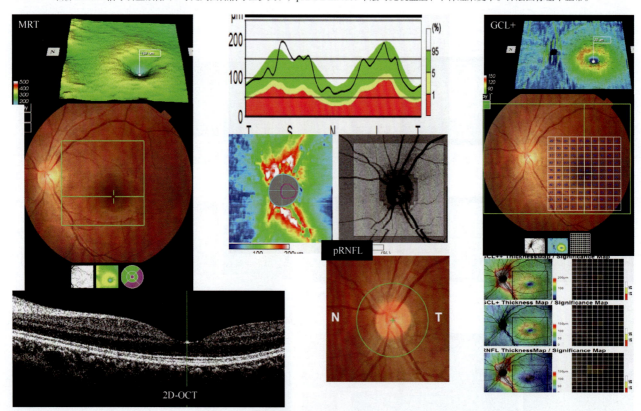

图 3-83　病例 34-1

2013-6-26：范某，女，29 岁。右眼 1.0；左眼 0.08（原来 1.0）。多发性硬化，左眼视神经炎——发病初期亚正常眼。MRT：黄斑区隆起环形正常，色泽偏红些。2D-OCT：视网膜解剖层次正常。mGCC：GCL+ 完整红色环形（发病初期亚正常眼），病损概率图显示黄斑中心上方可疑极早期损伤。pRNFL：正常厚度高限范围，概率图不显示损伤。视盘陷凹正常大小。

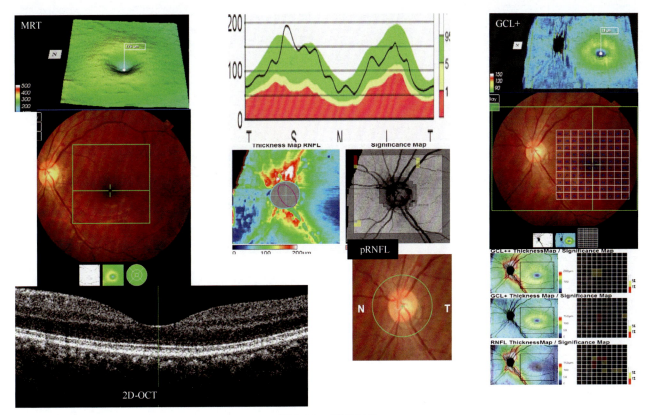

图 3-84　病例 34-2

2013-8-13：疾病中期进展、分离现象期：MRT：黄斑区隆起环形色泽、形态正常。2D-OCT：视网膜解剖层次正常。mGCC：GCL+ 环形色泽尚正常（较 2013-6-26 颜色变浅些，不连续），病损概率图显示可疑病损（与 2013-6-26 类似）。pRNFL：仍是正常，概率图不显示损伤。

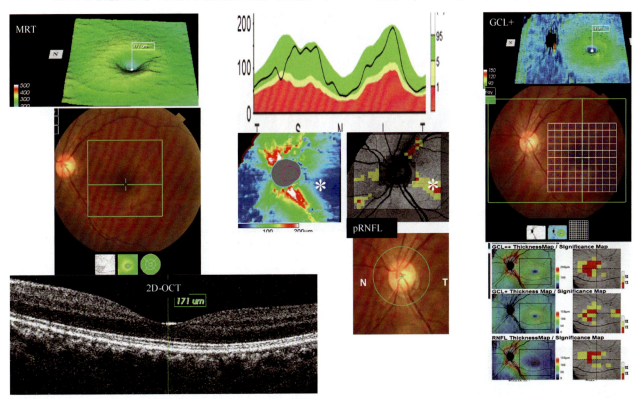

图 3-85　病例 34-3

2013-12-3：疾病后期萎缩期。视力：右眼 1.0；左眼 0.8。MRT：黄斑区隆起环形带基本正常，似乎色泽较 2013-8-13 更浅些。2D-OCT：视网膜解剖层次正常。mGCC：GCL+ 环形不连续、大部分消失，明显色泽变浅，病损概率图示黄斑中心损伤，以鼻侧 mGCC 萎缩为主。pRNFL：除下方鼻侧乳斑束损伤萎缩外，余盘周神经纤维仍是肿胀，病损概率图显示黄斑鼻下方纤维损伤重（*号处）。

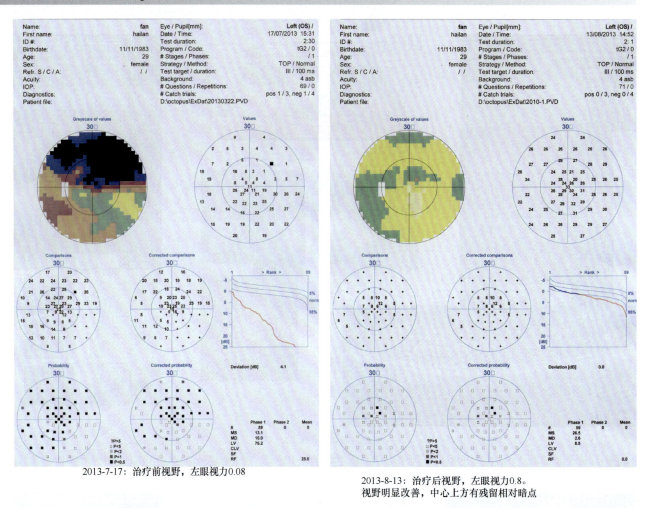

2013-7-17：治疗前视野，左眼视力0.08

2013-8-13：治疗后视野，左眼视力0.8。视野明显改善，中心上方有残留相对暗点

图 3-86　病例 34-4

治疗前、后视野改变。

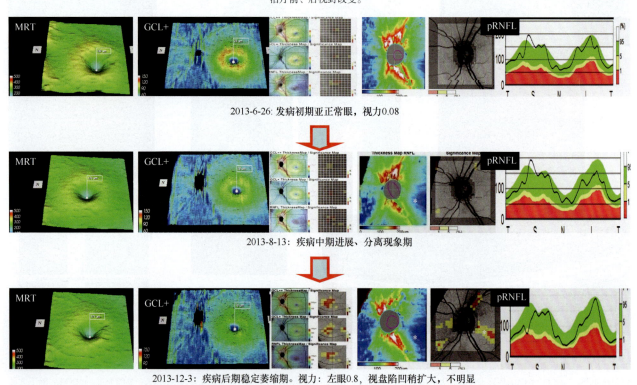

2013-6-26: 发病初期亚正常眼，视力0.08

2013-8-13：疾病中期进展、分离现象期

2013-12-3：疾病后期稳定萎缩期。视力：左眼0.8，视盘陷凹稍扩大，不明显

图 3-87　病例 34-5

不同时间段 GCL+、mRNFL、pRNFL 萎缩的先后过程和关系观察：本病例是多发硬化视神经炎，常有复发。来本院就诊前就有亚临床小的发作，患者未意识，故有极轻度的 mGCC 损伤。本病例最明显的改变是 GCL+ 环形的改变，三个时间段环形的色泽、隆起度和完整性明显的不同。本病例后来复发又在其他医院治疗。本病例还可说明：及时、适当地治疗可以减少 mGCC 的损伤，预后更好。

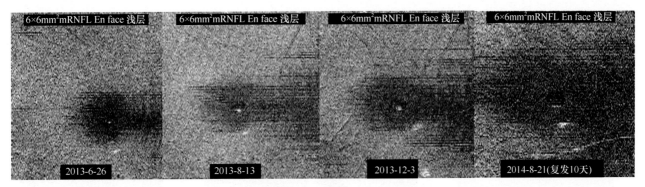

图 3-88 病例 34-6

左眼不同时间段窄屏扫描黄斑区神经纤维层 En face 图像比较：2013-6-26：正常黄斑区浅层 En face 图像。2013-8-13：黄斑区可见轻度神经纤维丢失，中心区及其颞侧稍稍扩大。2013-12-3：明显神经纤维丢失，低信号区扩大明显。2014-8-21 再次复发后 10 天来检查，整个黄斑区大范围神经纤维层丢失。En face 信号弥散降低（意味着上次发病留下的病损）。显然窄屏 En face 较宽屏（图 3-89）说明问题更清楚。

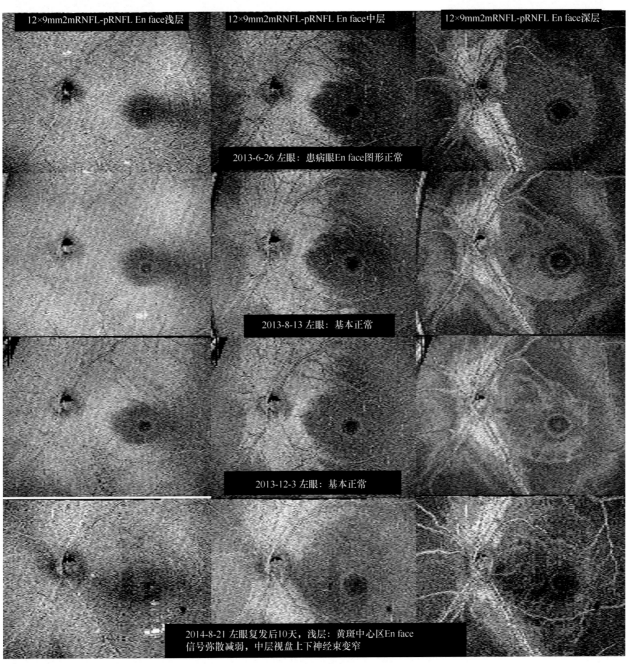

图 3-89 病例 34-7

左眼不同时间段宽屏神经纤维层不同层次 En face 图像比较：主要观察黄斑区浅层纤维的丢失，2013-12-3 是基本正常。但是图 3-88 是窄屏扫描有明确的中心低信号区扩大。2014-8-21 黄斑有较大的低信号区，这与图 3-88 窄屏扫描一致。本病例对黄斑区神经纤维层 En face 扫描应用窄屏和宽屏两种方式：可能由于有的视神经炎患者，损伤的神经纤维较薄，应用窄屏扫描（放大倍率较高）宽屏扫描更好些，而宽屏扫描放大倍率较小，不易分辨轻微的 En face 反射信号减低。似乎 En face 图像有时不如神经纤维层厚度地形图敏感性更好（见图 3-85～图 3-87 pRNFL 的地形图和病损概率图）。

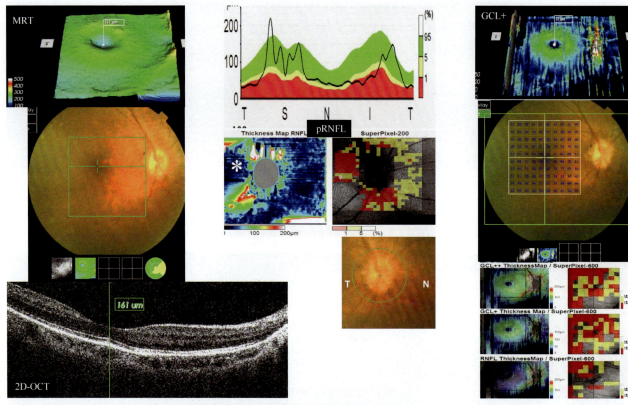

图 3-90　病例 35-1

2014-6-4：孟某，女，58 岁。不明原因球后视神经炎，视力右眼前指数。就诊时已是中期进展、分离现象期。MRT：黄斑隆起淡黄色环形基本正常（高度近视影响照相质量）。2D-OCT：视网膜解剖层次正常。mGCC：GCL+ 环形色泽明显变淡，病损概率图示散在、较均匀的损伤，mRNFL 比 GCL+ 损伤轻些。pRNFL：除上方外各方位均受损伤，乳斑束重（*号处，图片质量较差）。

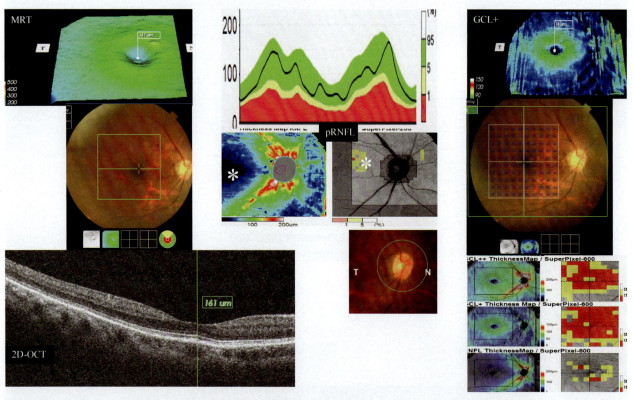

图 3-91　病例 35-2

2014-7-1：疾病中期进展、分离现象期 - 后期萎缩期。MRT：黄斑隆起淡黄色环形，色泽更浅。2D-OCT：神经节细胞层已变薄些。mGCC：GCL+ 环形几乎消失，但很均匀，概率图呈中心大范围损伤，较 2014-6-10 更重了，mRNFL 的损伤仍然很轻。pRNFL：厚度正常肿胀。但乳斑束仍显示轻度萎缩（*号处）。

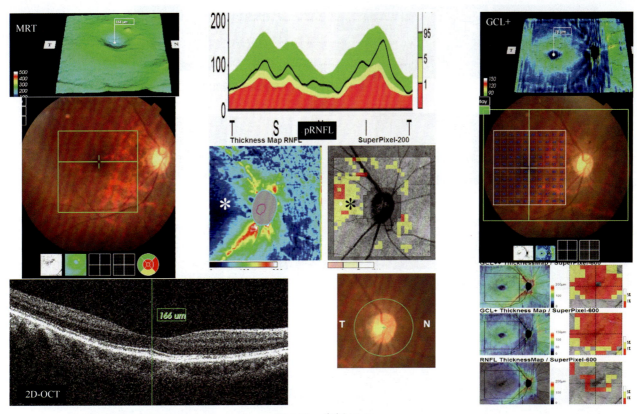

图 3-92　病例 35-3

2014-8-20：疾病后期稳定萎缩期，治疗后视力 0.2。MRT 和 2D-OCT：与 2014-7-1 形态相似。mGCC：与 2014-7-1 基本相似，概率图显示萎缩更明显些，但是 mRNFL 并未加重。pRNFL：盘周神经纤维层厚度行走在正常下限，（尤其视盘颞上神经束萎缩较明显）。概率图显示乳斑束萎缩变薄更明显些（*号处蓝色尖端更接近视盘边缘），视盘中心色泽较发病初变得淡，陷凹基本不变。

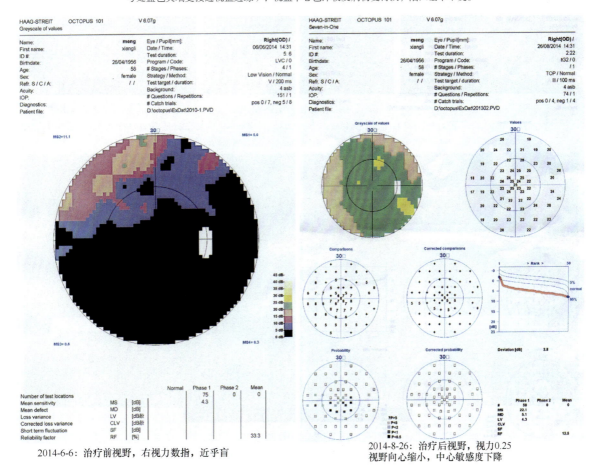

2014-6-6：治疗前视野，右视力数指，近乎盲

2014-8-26：治疗后视野，视力 0.25
视野向心缩小，中心敏感度下降

图 3-93　病例 35-4
治疗前、后视野改变。

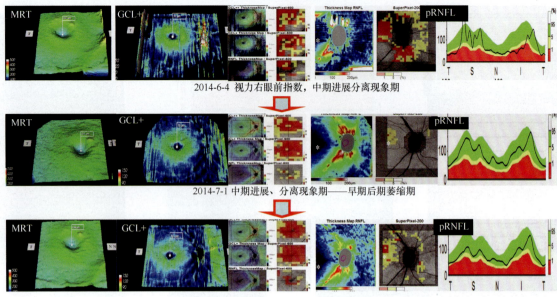

图 3-94　病例 35-5

本病例 mGCC 仍然是随病程变薄。注意 pRNFL 的改变较明显：主要在视盘颞侧缘的鼻侧黄斑束纤维，随病程明显萎缩加重（*号及概率图示）。由于本例是高度近视，又有白内障，影响照相质量较大，尤其6月4日图像不理想。但基本还是可说明 GCL+、mRNFL、pRNFL 萎缩的先后顺序关系。

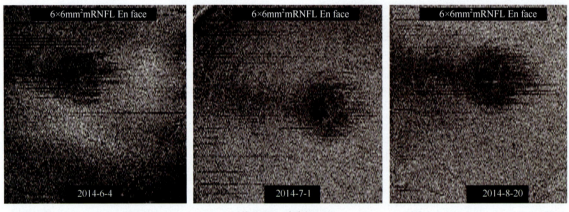

图 3-95　病例 35-6

右眼三个时间段、窄屏黄斑区浅层神经纤维 En face 图像比较：只有 2014-8-20 黄斑区中央 En face 低信号区稍扩大尤其是颞侧较明显。2014-6-4 和 2014-7-1 均未显示信号降低。窄屏 En face 显示黄斑区损伤较宽屏（图 3-96）更好些。

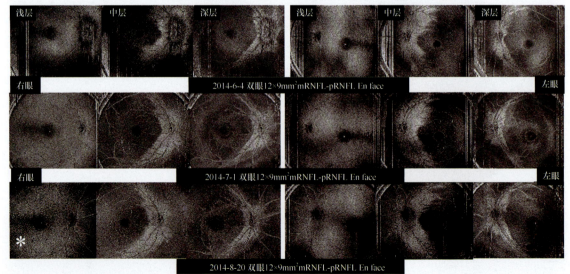

图 3-96　病例 35-7

双眼三个时间段宽屏神经纤维层不同深度 En face 图像比较：左眼是正常眼：三个时间段、不同层次神经纤维层扫描图形相同不改变。右眼是患病眼：只有右眼 2014-8-20 浅层黄斑区有极轻微的 En face 信号丢失（*号处），中层视盘上下神经束似乎较左眼的对应图像变窄些，表明黄斑区神经纤维有减少。深层视盘颞上下神经束图像正常。宽屏扫描可能由于放大倍率不够导致，不如窄屏（图 3-95）图像清晰。其实中层可见视盘颞上下神经束变窄（与对侧眼不对称）可以作为黄斑区神经纤维丢失的参考，这种表现又只有宽屏才能体现出来。

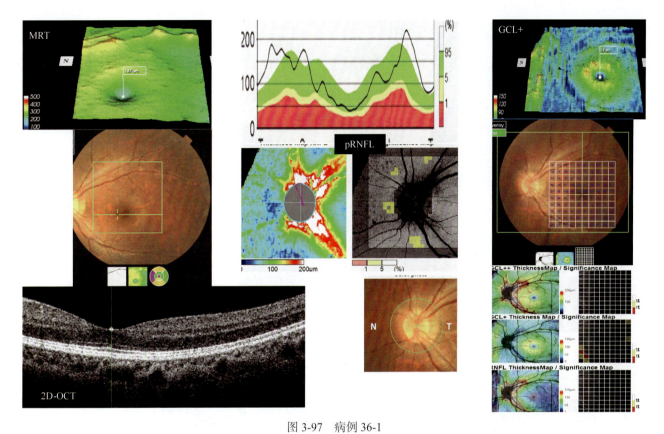

图 3-97　病例 36-1

2013-7-1：王某，女性，26 岁。左眼多发硬化视神经炎（MS-ON）。视力：右眼 1.0；左眼 0.04。发病早期亚正常眼。MRT：黄斑区隆起环形正常。2D-OCT：视网膜解剖层次正常。mGCC：GCL+ 环形基本正常，色泽略红些，概率图不显示损伤。pRNFL：盘周纤维肿胀。

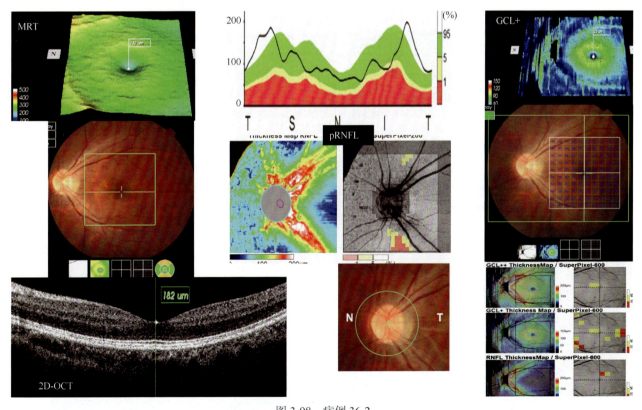

图 3-98　病例 36-2

2013-7-10：中期进展、分离现象期。MRT：黄斑区隆起环形基本正常。2D-OCT 视网膜解剖层次正常。mGCC：GCL+ 淡黄色环形基本正常，但色泽较图 3-97 变浅淡了。病损概率图显示 GCL+ 可疑零星损伤。pRNFL：大部分肿胀，视盘下方可疑神经束损伤。

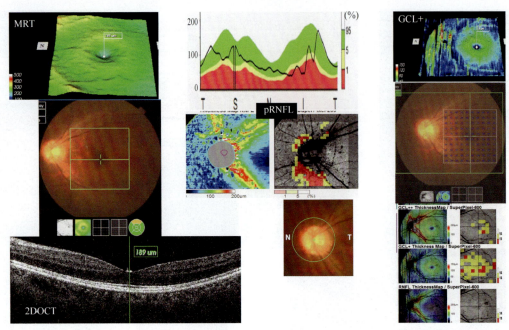

图 3-99 病例 36-3

2014-5-21：疾病后期稳定萎缩期。MRT：黄斑区淡黄色环形存在，基本正常。2D-OCT：视网膜解剖层次未见明显异常。mGCC：GCL+ 环似乎极浅淡，均匀存在，概率图显示中心 GCL+ 较集中损伤，mRNFL 仍然正常。pRNFL：有萎缩，下方为主（图片质量不好）。

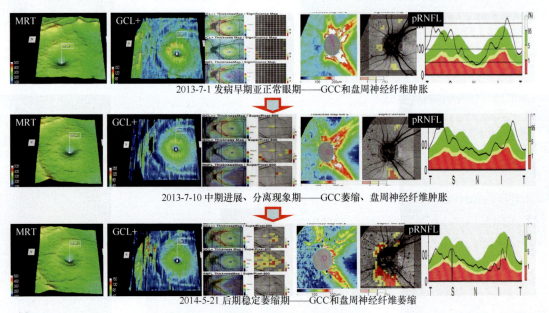

图 3-100 病例 36-4

本病例同样可见 GCL+、mRNFL、pRNFL 萎缩的先后过程和关系。三个时间段 GCL+ 环形的变化可以看出神经节细胞的萎缩变化，病损概率图有一致的改变。患者在神经科治疗，自觉疗效较好，来眼科随诊不及时。

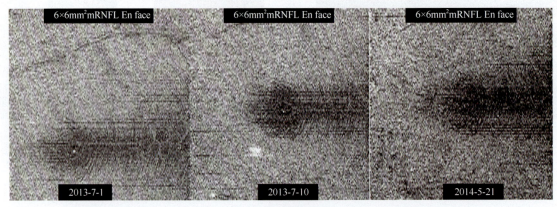

图 3-101 病例 36-5

三个时间段黄斑区浅层窄屏神经纤维层 En face 图像比较：2013-7-1 和 2013-7-10 基本一致，没有明显改变，但 2014-5-21 黄斑区中心神经纤维 En face 有信号丢失（中心及颞侧低信号区稍扩大）。

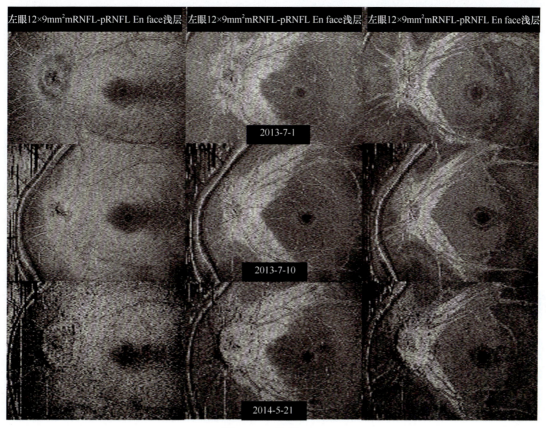

图 3-102　病例 36-6

左眼宽屏扫描未见到本病例黄斑区神经纤维层 En face 改变，说明轻度神经纤维丧失，宽屏 En face 十分不敏感（可能与放大率或损伤较轻度有关）。

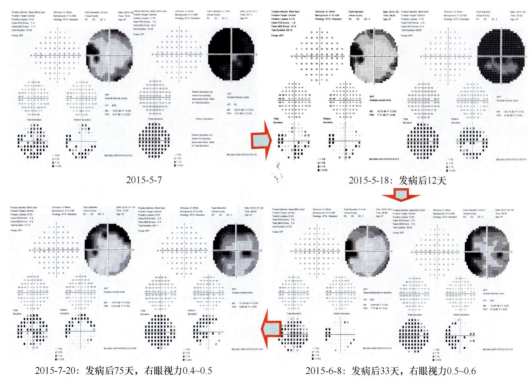

图 3-103　病例 37-1

2015-5-7：蒋某，男性，66 岁。隐源性机化性肺炎，右眼球后视神经炎。右眼视力下降发病后 1 天，右眼视力 0.25。

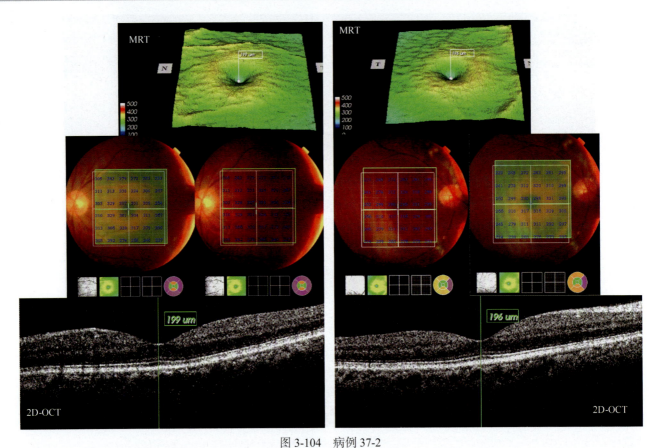

图 3-104　病例 37-2

2015-5-11：双眼亚正常眼，右眼发病后 5 天，视力 0.25。MRT：双眼黄斑区黄红色隆起环形，较正常色深些，余眼底未见异常。2D-OCT：双眼黄斑区视网膜解剖层次正常。

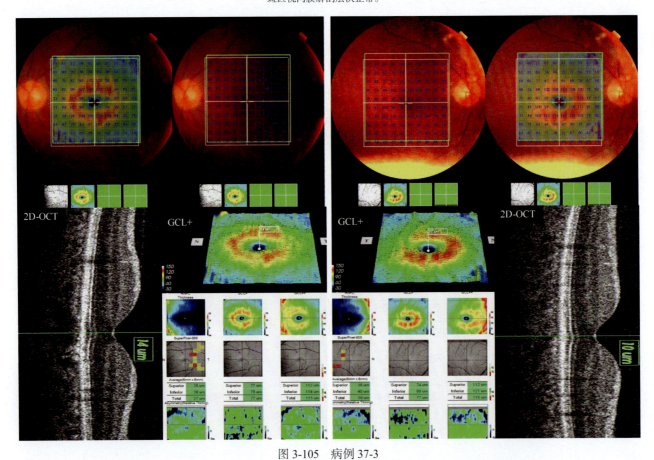

图 3-105　病例 37-3

2015-5-11：左眼潜伏期亚正常眼、右眼发病初期亚正常眼。双眼 GCL+ 环形显示肿胀增厚，色泽深红，右眼（发病眼）更红些。病损概率图 mRNFL、GCL+、GCL++ 显示双侧对称，不显示损伤。

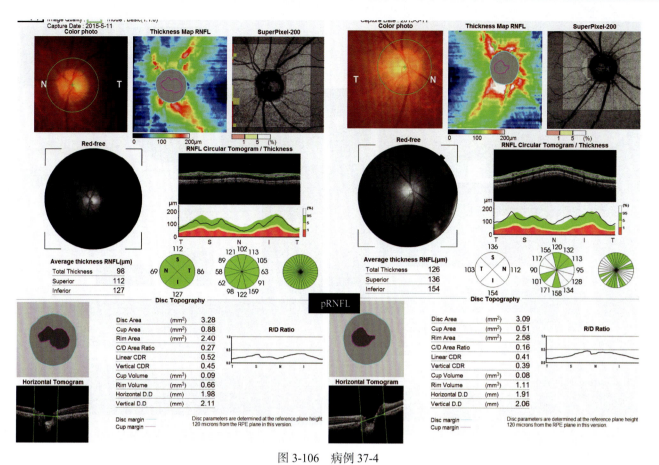

图 3-106 病例 37-4

2015-5-11：pRNFL：双侧厚度正常高限范围，但发病眼（右眼）明显较左眼肿胀。

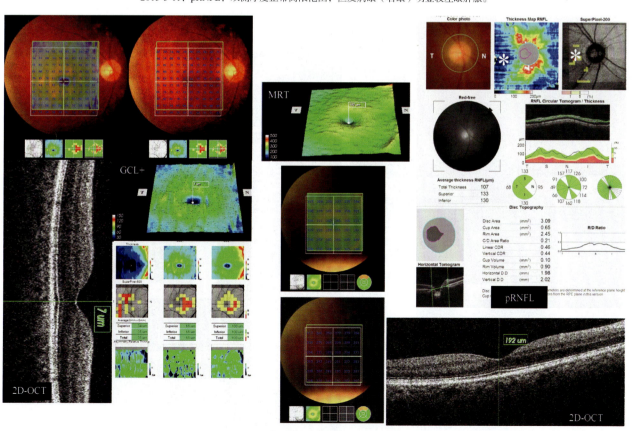

图 3-107 病例 37-5

2015-5-25：右眼发病中期进展、分离现象期。发病后 19 天，治疗后视力 0.6。右眼 MRT：黄斑区环形色泽基本正常。2D-OCT：视网膜解剖层次正常。右眼 mGCC：GCL+ 环形不完整。病损概率图显示 mRNFL、GCL+、GCL++ 均损伤。右眼 pRNFL：基本属肿胀期，但鼻侧乳斑束有轻度萎缩，概率图显示可疑损伤（*号处）。

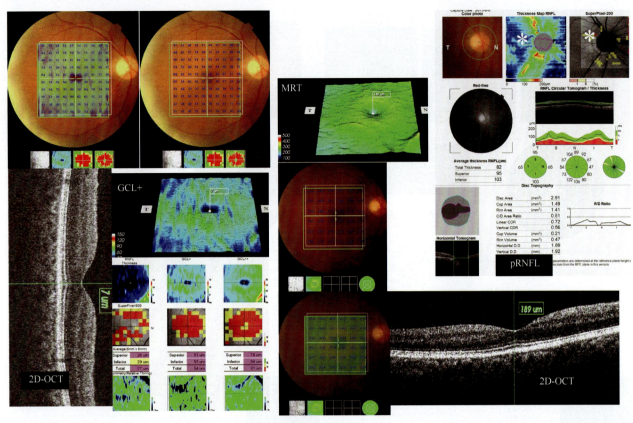

图 3-108 病例 37-6

2015-6-8：右眼发病晚期萎缩期，右眼发病后 33 天，视力 0.5。右眼 MRT：黄斑环形色泽更浅。2D-OCT：黄斑区网膜神经节细胞层萎缩变薄。右眼 mGCC：GCL+ 环形消失，黄斑中心类圆环形萎缩变薄，概率图明确显示损伤。右眼 pRNFL：纤维厚度已在低限范围，鼻侧乳斑束纤维明显损伤（*号处），概率图显示轻度损伤。陷凹扩大。

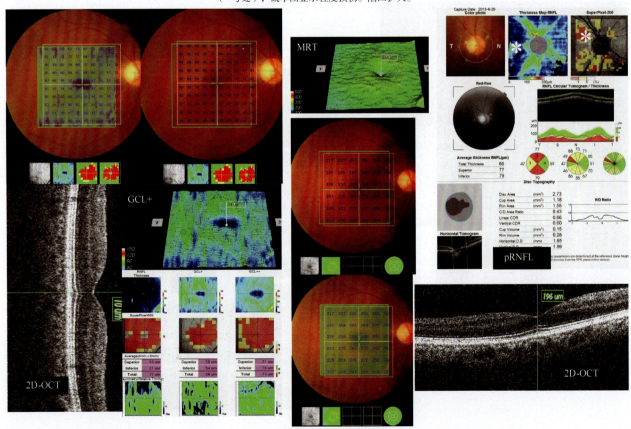

图 3-109 病例 37-7

2015-6-29：右眼发病晚期稳定萎缩期：右眼发病后 54 天，视力 0.3～0.4。右眼 MRT：黄斑环形几乎消失。2D-OCT：黄斑区网膜神经节细胞层萎缩变薄。右眼 mGCC：GCL+ 环形消失，概率图显示中心类圆形萎缩，正中心损伤轻些，故视力较好。右眼 pRNFL：视盘外围纤维均有不等程度萎缩，以颞侧为重（*号处）。陷凹扩大。

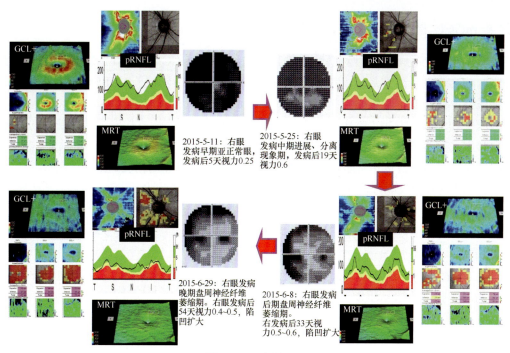

图 3-110 病例 37-8

病程各阶段 MRT、mGCC、pRNFL 及视野改变的观察。

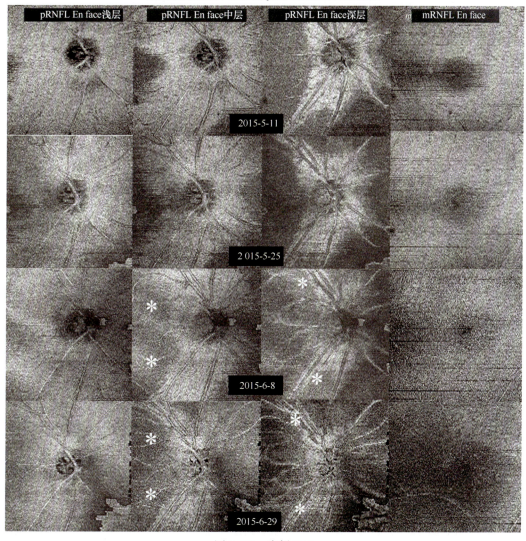

图 3-111 病例 37-9

四个时间段窄屏视盘和黄斑神经纤维层 En face 图像比较（6×6mm² 扫描）：① pRNFL En face 浅、中、深层：自 2015-6-8 和 2015-6-29 似乎中层和深层 En face 信号减弱些，视盘颞上下神经束变短（*号处）。② mRNFL En face：2015-6-8 和 2015-6-29 日明显 En face 信号弥散减少了，尤其是 2015-6-29 黄斑中心及颞侧反射显著弥散低下。说明：急性球后视神经炎常见是黄斑束损伤，视网膜其他部位不损伤，但本病例中周部纤维损伤也较明显。

视神经炎 mGCC 损伤过程演变的 OCT 观察

神经节细胞轴突损伤是球后视神经病变原发起始和主体，mGCC 和 pRNFL 是继发于视神经轴突纤维的损伤和肿胀。mGCC 发生萎缩最早，其次是 mRNFL 发生萎缩，最后是 pRNFL 发生萎缩。

1. 潜伏期或临床前期亚正常眼期

亚正常眼概念和实质：发病（临床已治愈）或未发病的视神经疾病或伴发视神经受损的临床已治愈的眼底病的潜伏状态，这两类疾病均存在视神经损伤——黄斑区神经节细胞复合体（mGCC）肿胀和 pRNFL 肿胀。FFA 晚期视盘染色。故亚正常眼实质就是：与 mGCC 肿胀、萎缩相关的眼病（眼底病、视神经病、青光眼）的潜伏状态（绝大多数）或发病早期（极少数）表现。

潜伏期亚正常眼是指此时期没有临床症状，只有 mGCC 和 pRNFL 肿胀及 FFA 视盘染色，视力、视野正常或稳定，故命名潜伏期或临床前期，可持续时间很久或终身存在，只有极少数病例会在此基础上发病。

2. 临床发病期

（1）早期：发病初期亚正常眼期：维持 2～3 周，发病早期患者有视力下降、视野异常，mGCC 和盘周神经纤维均是肿胀。此期 mGCC 改变与视野改变不一致。

（2）中期：疾病进展、分离现象期：发病后 3 周左右发生，mGCC 出现萎缩（主要是 GCL^+ 萎缩），pRNFL 仍然肿胀。此期视野改变与 mGCC 萎缩表现基本符合。

（3）后期：稳定萎缩期：1.5～3 个月内，mGCC 萎缩、pRNFL 萎缩。此期视野和 mGCC 改变一定符合。大部分病例在 3 个月后病情稳定。患者伴随着治疗，视力、视野都有改善，较初发期有好转，但一般不会恢复到原有的正常水平。

3. 发病原因、单眼或双眼、预后

复发病例基本仍按上述规律变化发生病变加重。

4. 视神经炎和 AION 导致的 mGCC 损伤演变过程基本相似，其实这是前段视神经病变的共同表现。

5. 神经节细胞胞体和轴突（mRNFL、pRNFL）萎缩的时间差：可能与神经纤维外围的星形胶质细胞-血管鞘的程序凋亡发生在神经节细胞轴突萎缩之后有关。

6. 黄斑区神经纤维层 En face 扫描最好宽屏和窄屏联合应用，有利于说明问题。

第4章　En face-OCT、Angio-OCT 和 mGCC 检测与烟、酒中毒及其他病因损伤性视神经病变

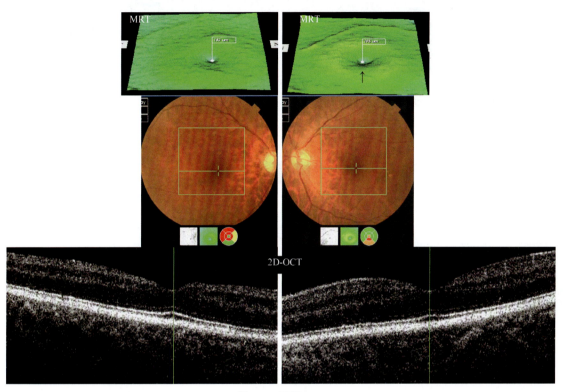

图 4-1　病例 38-1

沈某，男性，53岁。鼻咽癌放射治疗后9年，发现右眼视力渐进性下降2年。视力：右眼0.1；左眼1.2。双眼视神经萎缩。MRT：右眼黄斑环形消失，左眼环形基本正常，但环形下边缘有锐边（箭头）。2D-OCT：右眼黄斑区视网膜神经节细胞层萎缩变薄、左眼基本正常或可疑变薄。

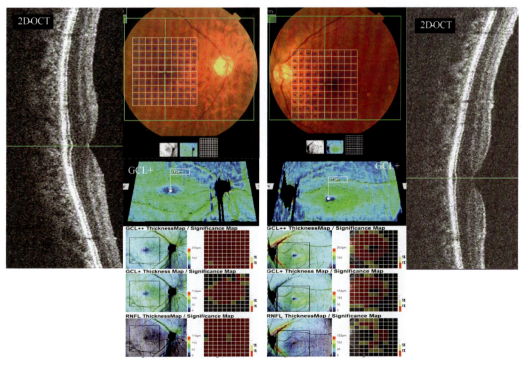

图 4-2　病例 38-2

mGCC：双眼 GCL+ 环形消失，右眼萎缩重于左眼，病损概率图显示右眼重于左眼。右眼 mRNFL 损伤较左眼严重，左眼中心 mGCC 保存较好，视力好。2D-OCT：双眼黄斑区视网膜神经节细胞层萎缩变薄，右眼严重。

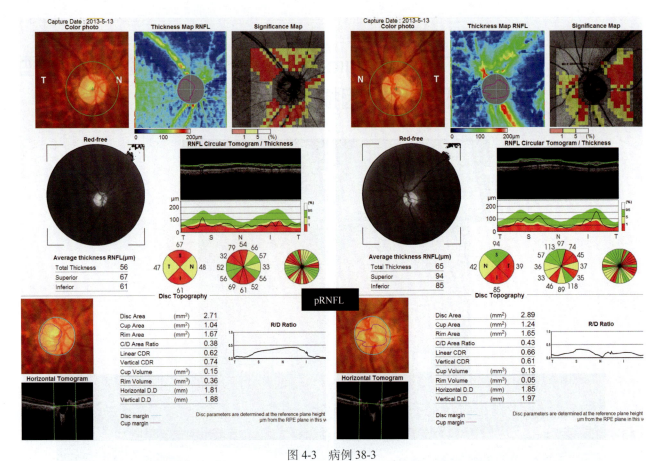

图 4-3 病例 38-3

pRNFL：双眼均有萎缩变薄，曲线图示右眼重于左眼。

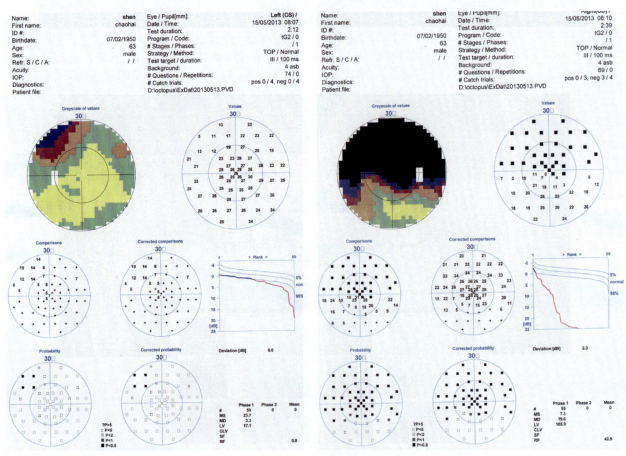

图 4-4 病例 38-4

视野：双眼上方视野损伤，右眼严重。

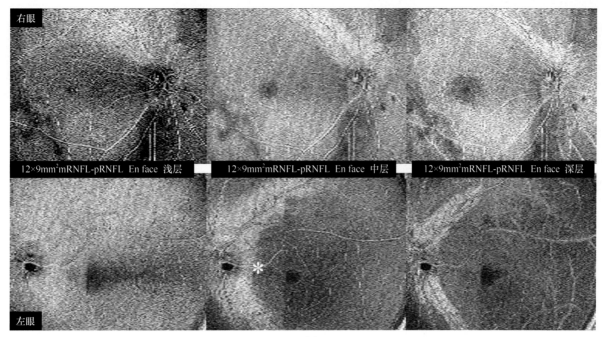

图 4-5 病例 38-5

双眼宽屏视网膜神经纤维层不同层次 En face 图像比较：右眼：浅、中、深层均有神经纤维层丢失，浅层损伤严重，整个黄斑区 En face 低信号。中、深层：视盘上方神经束变窄了，视盘下方神经束缺损。说明右眼除了黄斑束神经纤维严重损伤外，周边部纤维尤其是视盘颞下束损伤严重。左眼：浅层 En face 基本正常。中层视盘颞上下神经束带似乎较正常人变窄些，而且鼻侧黄斑束虽未与视盘边缘连接（*号处），此处 En face 信号变窄了，说明黄斑区有神经纤维的丢失，只是不甚严重。深层视盘颞上下神经束带图像形态基本正常，说明左眼中远周边部神经纤维层正常。

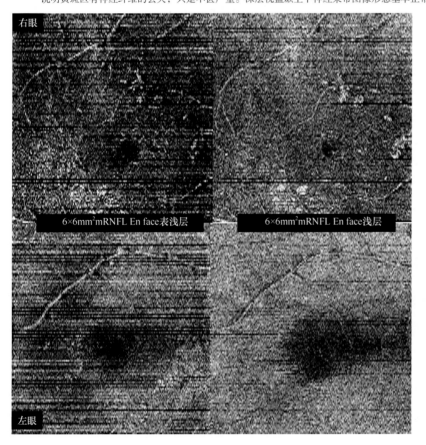

图 4-6 病例 38-6

双眼窄屏黄斑区神经纤维层 En face 图像比较：右眼：黄斑区表浅层和浅层弥散神经纤维层严重丢失，几乎没有 En face 信号存在。左眼：仅是黄斑区表浅层弥散信号稍减弱，但浅层仍可见神经纤维走形和排列，黄斑中心暗区稍扩大。说明左眼黄斑损伤较轻度。

病例 38（放射线致视神经损伤）的临床特点

鼻咽癌放射治疗后放射线导致视神经损伤常常是双侧性，但可不对称或基本对称，而且都是在治疗后多年才发现，说明本病变是渐进性的，常是在较晚期才发现。本病例就是在追问病史，了解放射治疗的情况下确诊。不知这类放射治疗病例早期服用神经营养药物能否起到预防或治疗作用？或者提醒这类病例定期随诊观察，及早发现，及早治疗。

本病例视力、视野改变与 mGCC、En face 检查所见一致符合。

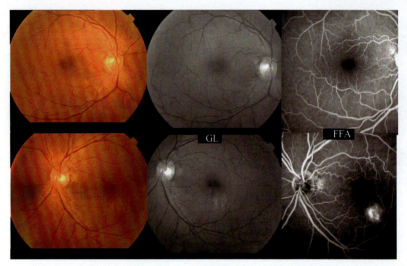

图 4-7　病例 39-1

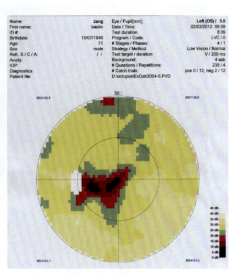

图 4-8　病例 39-2

2012-3-13：藏某，男，72 岁。烟中毒弱视。视力：右眼手动；左眼 0.05。双眼视力缓慢下降近 1 年，明显视力下降半年多。患者每天饮白酒 300～350g，晚上空腹喝酒较多，烟是旱烟为主，也是晚上吸烟多。FFA：左眼局限黄斑颞下 PED，晚期荧光积存，余双眼眼底正常。本病例应用甲钴胺、维生素 B_1、维生素 C、维生素 B_6、叶酸治疗十分有效，视力提高，右眼 0.15；左眼 0.2，但 1 个月后失访。

2012-3-2：视野检查时右眼仅光感，未查右眼；左眼哑铃状暗点伴有核心。

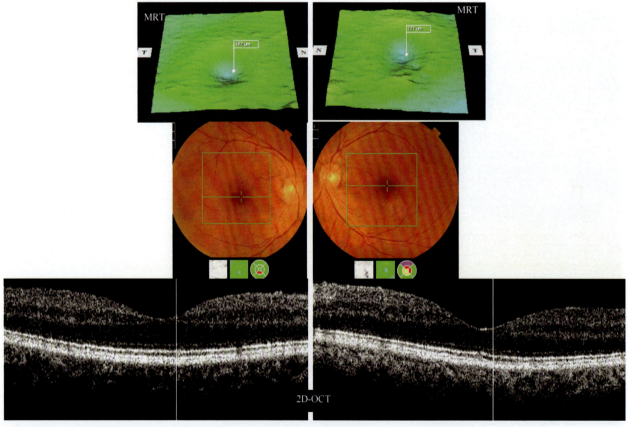

图 4-9　病例 39-3

MRT：双眼中心凹变薄些，黄斑区环形明显变浅淡，环形不完整。2D-OCT：双眼黄斑区神经节细胞层似乎薄些，双眼视细胞层正常。

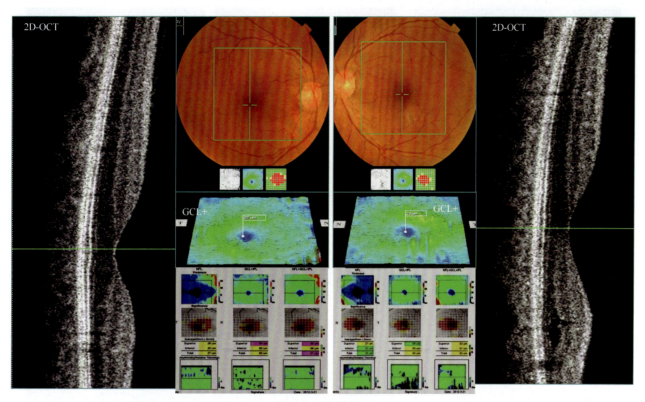

图 4-10 病例 39-4

mGCC：双眼黄斑区 GCL+ 仅极淡黄色环形，病损概率图：黄斑中心区弥散类圆形萎缩变薄，双眼 mRNFL、GCL+、GCL++ 对称性萎缩。2D-OCT：双眼黄斑区网膜神经节细胞层变薄，左眼黄斑下方 PED 区外围局限网膜浅脱离，余视网膜结构正常。

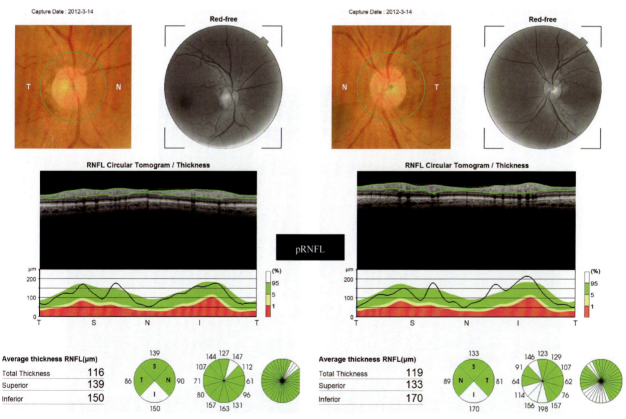

图 4-11 病例 39-5

双眼 pRNFL：尚在正常高限范围，但视盘颞侧缘乳斑束区变窄了。

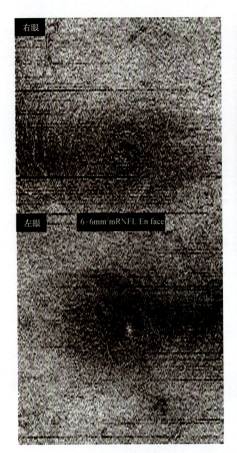

图 4-12　病例 39-6

双眼 $6\times 6mm^2$ mRNFL En face 图像比较：双眼黄斑区窄屏神经纤维层 En face 图像显示：黄斑中心区有神经纤维丢失，明显弥漫性、大范围的 En face 低信号区，但还可见部分纤维形态走形和排列。

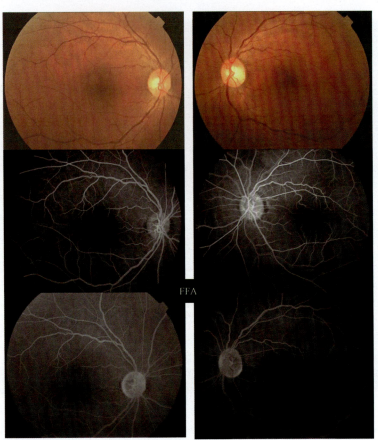

图 4-13　病例 40-1

2015-7-17：汤某，男性，55 岁。烟中毒弱视。双眼渐进性视力模糊 10 个月，视力双眼 0.25。司机查体发现色觉异常（5 年前），既往体健。饮酒 400～500g/d，香烟 3 包/日。

FFA：造影晚期双眼视盘染色。

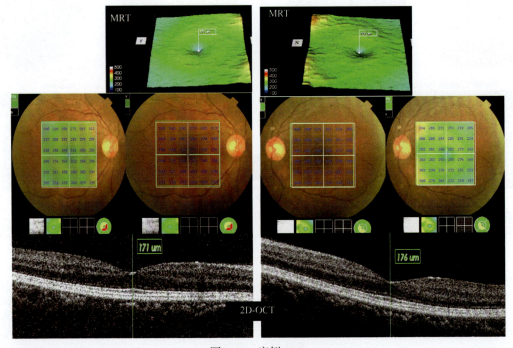

图 4-14　病例 40-2

2015-7-14：MRT：双眼黄斑区环形隐约，色泽浅淡。双眼视盘中心色泽淡。2D-OCT：双眼黄斑区网膜视细胞层正常，神经节细胞层稍变薄。

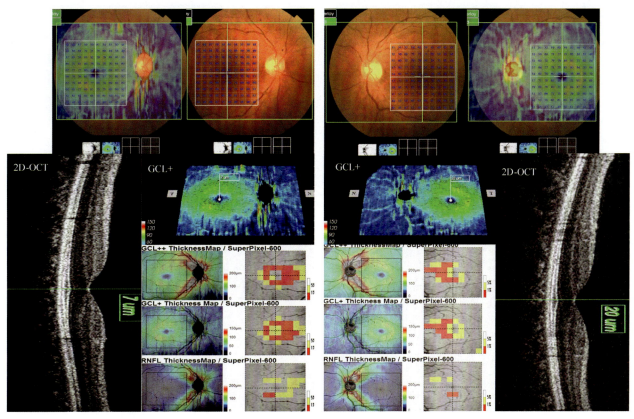

图 4-15 病例 40-3

2015-7-14：mGCC：几乎对称性双眼 GCL+ 萎缩变薄，环形不完整，以鼻侧纤维萎缩为主，mRNFL 受损极轻度，GCL+ 和 GCL++ 基本是 2、3 格区环形损伤，正中心 1 格区损伤轻些。2D-OCT：双眼黄斑区视网膜神经节细胞层稍变薄，余视网膜结构正常。

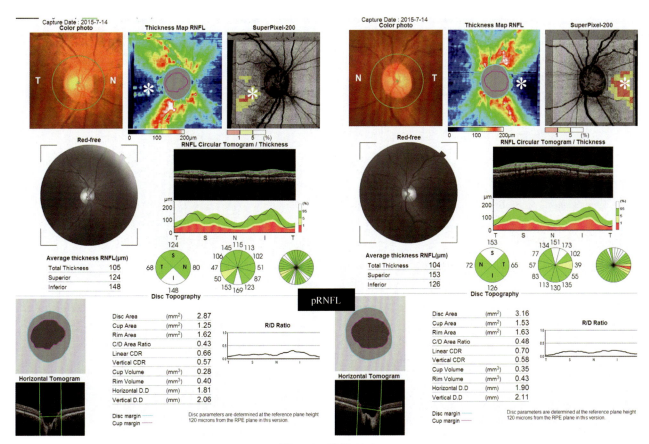

图 4-16 病例 40-4

2015-7-14：pRNFL：双眼视盘颞侧的乳斑束鼻侧 mRNFL 萎缩（*号处），病损概率图已有显示相应损伤。其余部位神经纤维肿胀（正常高限范围）。视盘陷凹似稍扩大。

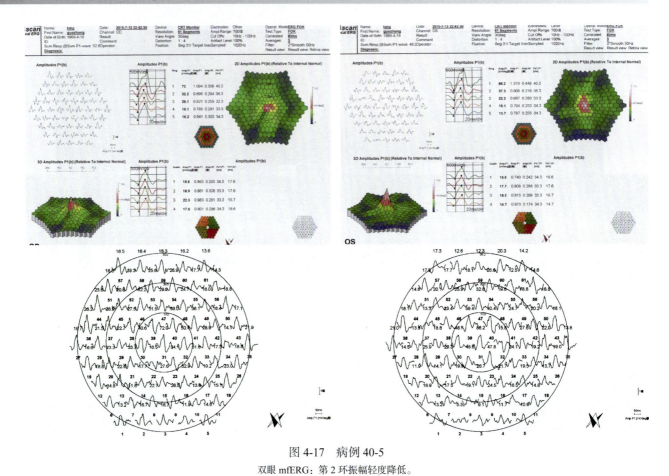

图 4-17 病例 40-5
双眼 mfERG：第 2 环振幅轻度降低。

图 4-18 病例 40-6
2015-7-15：双乳斑束间哑铃状暗点，伴有核心。视野改变符合 mGCC 黄斑中心损伤。

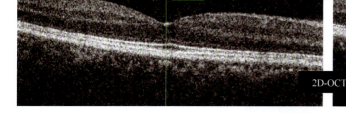

图 4-19 病例 40-7

2015-8-25：治疗 1 个月后，双眼视力 0.6，自觉带老花镜后可以清楚看书。MRT：双眼黄斑区环形极浅、隐约。2D-OCT：双眼黄斑区视网膜神经节细胞层稍变薄，视细胞层正常。

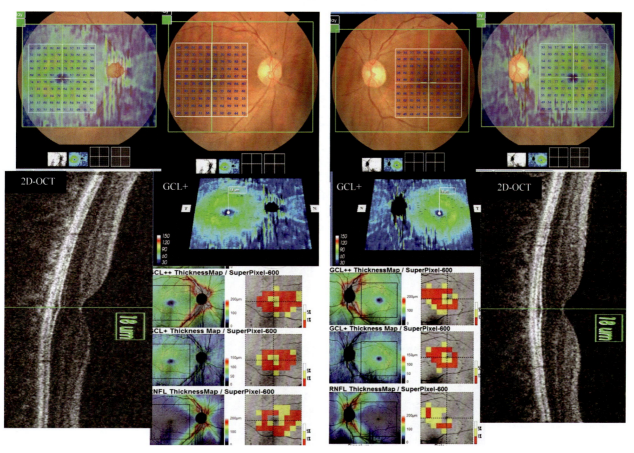

图 4-20 病例 40-8

2015-8-25：病损概率图显示 mGCC 萎缩较图 4-15（2015-7-14）稍稍进展了些，mRNFL 损伤更严重些。

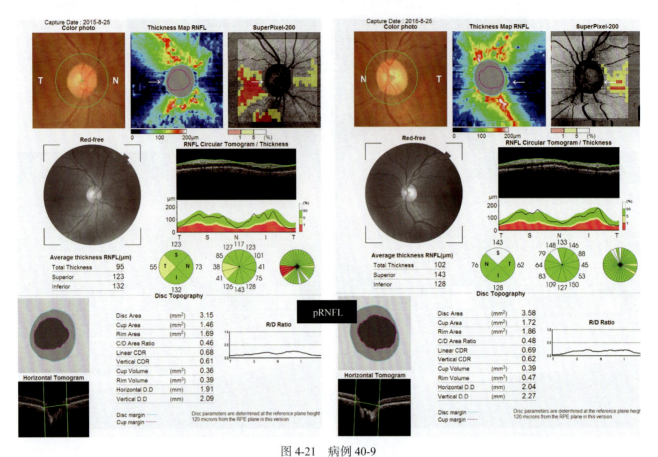

图 4-21　病例 40-9

2015-8-25：pRNFL：双眼视盘颞侧乳斑束鼻侧 mRNFL 萎缩，箭头尖端蓝色萎缩接近视盘颞侧边缘，较初诊图 4-16（2015-7-14）似稍加重，病损概率图显示也加重了，其余盘周部位神经纤维肿胀（正常高限范围），陷凹扩大不好比较。

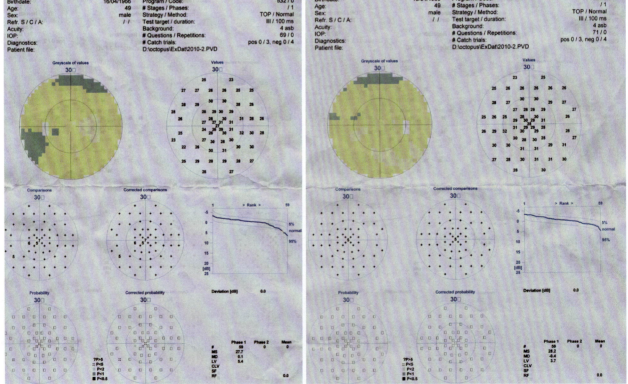

图 4-22　病例 40-10

2015-8-25：视野：双眼哑铃状暗点消失，说明较初诊 2015-7-14 有好转，仅左眼中心旁仍存在极轻度缺损。

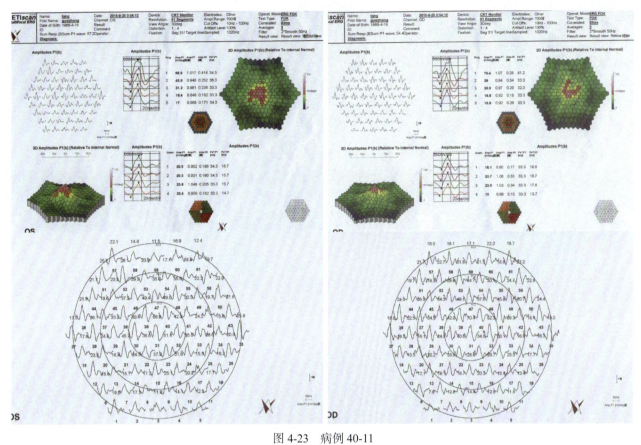

图 4-23　病例 40-11

2015-8-25：mfERG（治疗后 1 个月）。双眼较 2015-7-14 稍严重些，P1 振幅下降，但 ERG 图形形态基本正常。

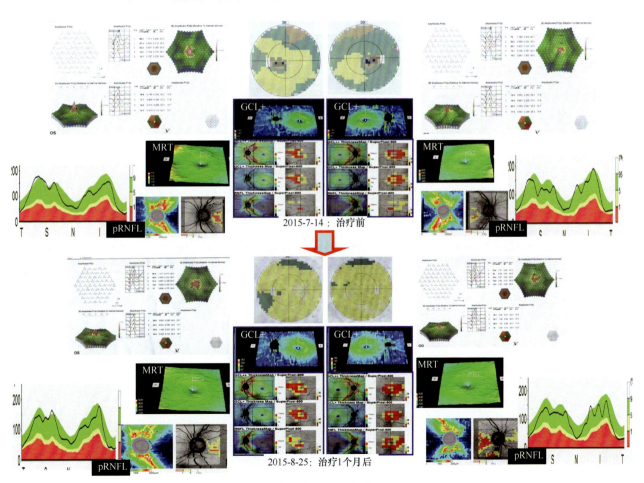

图 4-24　病例 40-12

治疗前后：视力、视野明显改善，mGCC 的萎缩稍稍进展，符合球后视神经病变的发展规律。

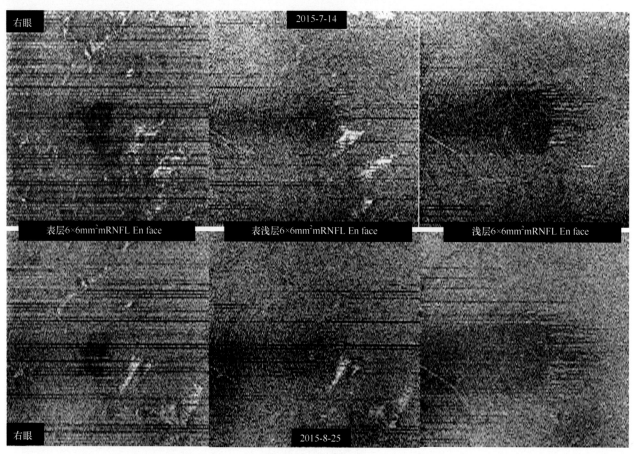

图 4-25　病例 40-15

右眼不同时间段、窄屏、不同层次黄斑区神经纤维层 En face 图像比较：右眼表层和表浅层未见明显异常，但是浅层两个时间段有不同，2015-8-25 黄斑区 En face 信号明显较 2015-7-14 减弱，低信号区范围稍扩大。

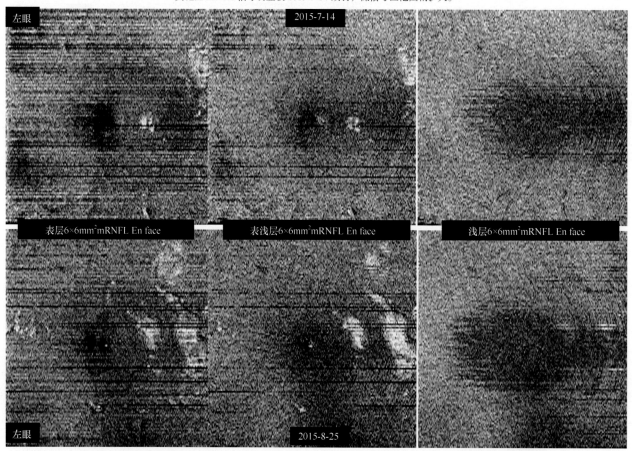

图 4-26　病例 40-14

左眼不同时间段、窄屏、不同层次黄斑区神经纤维层 En face 图像比较：左眼表层和表浅层未见明显异常，但是浅层两个时间段有不同，2015-8-25 黄斑区 En face 信号明显较 2015-7-14 减弱，低信号区范围稍扩大。

病例 39、40（烟中毒）的临床特点

1. 诊断：饮酒量较大，抽烟史长、量大。色觉检查不正常。渐进性视力下降均在 10 个月以上；双侧对称性乳斑束 mGCC 损伤、视野哑铃状具有核心的暗点；这两例肝功能正常。

2. 烟中毒是属慢性氰化物中毒神经纤维脱髓鞘病变。

3. 临床治疗（弥可保、维生素 B_1、维生素 C、维生素 B_6、叶酸）有效。

小结：烟中毒是属慢性氰化物中毒神经纤维脱髓鞘病变，主要损伤球后视神经的黄斑束神经纤维。由于是十分缓慢的过程，患者常是不知不觉，发现时经常是较晚了。好在治疗反应较好、较满意，但不可能完全恢复正常，即已经萎缩的 mGCC 不会恢复正常。故这类病例应尽量早期治疗。

神经纤维的 En face 检查：因为神经纤维损伤较少，以窄屏放大率高、更清晰些。

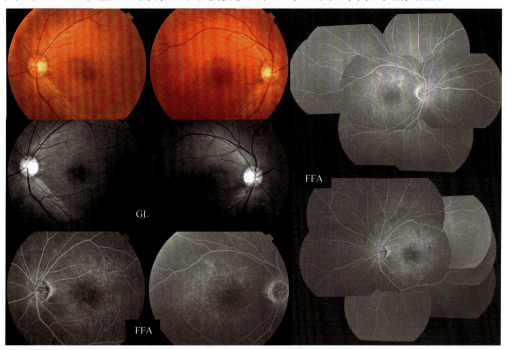

图 4-27　病例 41-1

2013-8-11：宋某，男性，50 岁。渐进性视力下降半年多，双眼视力 0.05～0.08。啤酒当水喝，白酒 250g/d，烟 1 包 / 日。辨色力差。周身疾病：酒精性肝病、慢性胰腺炎、糖尿病、高血压、牛皮癣。眼病诊断：酒精中毒性视神经病变。眼底所见：双侧黄斑区发暗（黄斑区神经纤维萎缩的特征），彩色相和无赤光相可以见到。FFA：黄斑区窗样缺损改变明显（彩色相和 GL 相是暗区），晚期视盘染色。

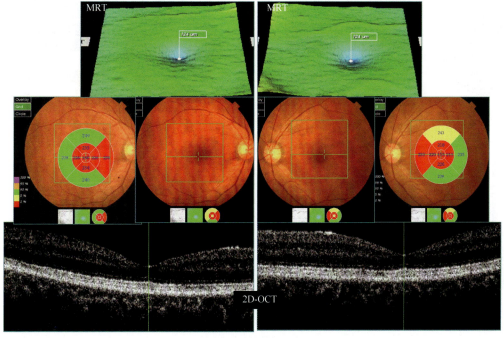

图 4-28　病例 41-2

2013-8-7：MRT：双眼乳斑束损伤严重，黄斑环形消失，中心凹网膜变薄。2D-OCT：双眼黄斑区网膜神经节细胞萎缩变薄，余视网膜结构层次正常。

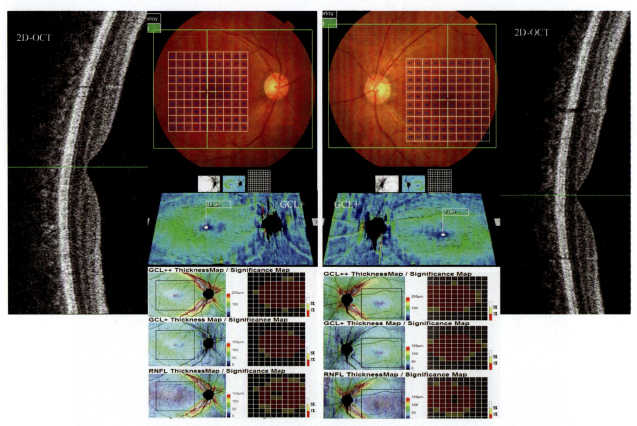

图 4-29　病例 41-3

2013-8-7：mGCC：双侧 GCL+ 环形消失，尤其是鼻侧 mGCL 萎缩更重，病损概率图双侧 mRNFL、GCL+、GCL++ 对称中心类圆形损伤。2D-OCT：双侧黄斑区网膜神经节细胞层萎缩变薄，余视网膜结构层次正常。

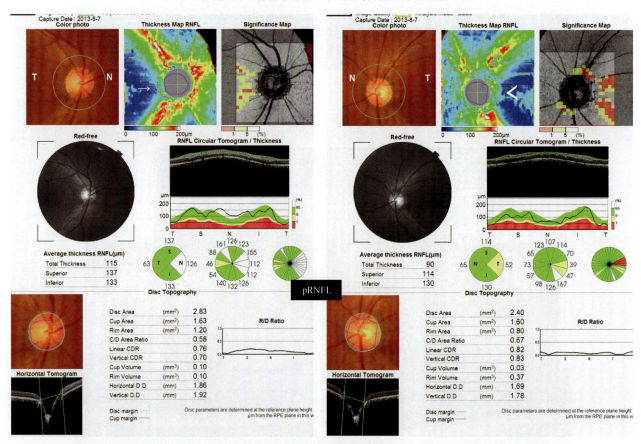

图 4-30　病例 41-4

2013-8-7：pRNFL：双侧视盘颞侧对称乳斑束 GCC 萎缩（>箭头及病损概率图显示），其余 pRNFL 正常（左）或肿胀增厚（右）。

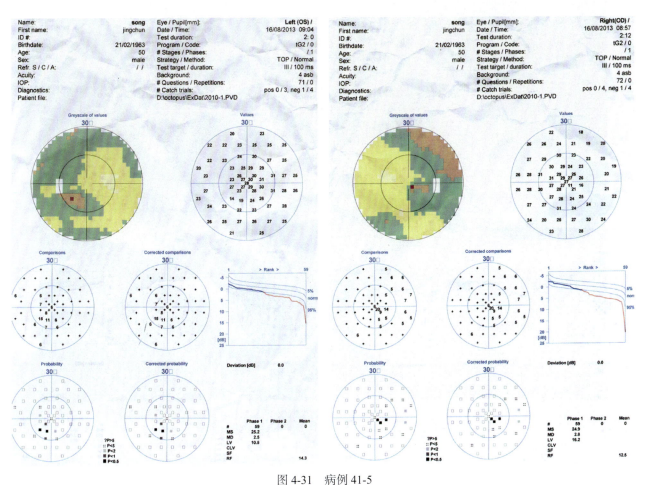

图 4-31 病例 41-5

视野缺损双颞侧重些,乳斑束缺损伴有核心,与烟中毒有相似之处。

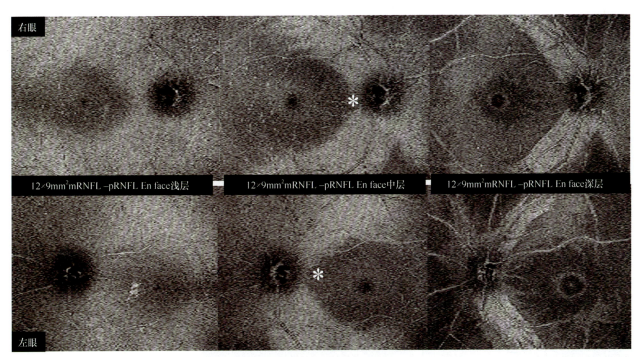

图 4-32 病例 41-6

2013-8-11：双眼宽屏网膜神经纤维层不同层次 En face 图像比较：浅层：双眼黄斑区弥散较大范围 En face 低信号,右眼低信号暗区较左眼更大些。中层：双眼 * 号处神经纤维萎缩几乎与视盘颞侧边缘连接,表明存在乳斑束萎缩（正常人不会与视盘边缘相接）；深层：视盘颞上下神经纤维束 En face 图像形态正常。

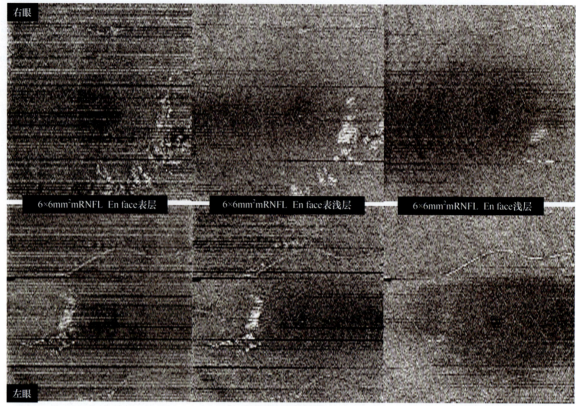

图 4-33 病例 41-7

2013-8-11：双眼黄斑区窄屏神经纤维层不同层次 En face 图像比较：双眼黄斑区 En face 图形从表层 - 表浅 - 浅层均显示弥散信号低下，表明均有神经纤维萎缩变薄。

病例 41（酒精中毒性视神经疾病）的临床特点

1. 本病例饮酒为主：啤酒当水喝，饮酒量多。抽烟不多，而且是香烟。周身疾病很多，肝功能不好。临床明确诊断疾病：酒精性肝病、慢性胰腺炎、糖尿病、高血压、牛皮癣等。诊断酒精中毒性视神经病变明确。

2. OCT 表现与烟中毒弱视十分相似，乳斑束损伤重，视野也有中心核心缺损，辨色力差。

3. 治疗效果反应不敏感，可能与肝功能差有关，可能与酒精中毒性视神经病变的发病机制不同于烟中毒弱视有关，也可能是过于晚期病变难以恢复。

4. 本病例因失去随诊，不了解预后。

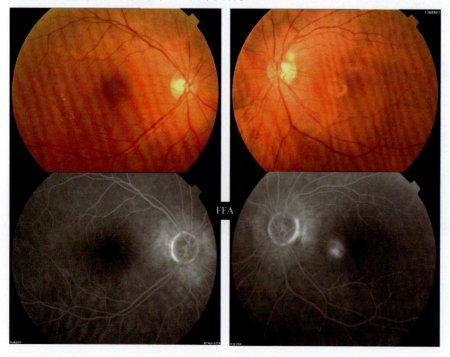

图 4-34 病例 42-1

2014-11-24：王某，女性，63 岁。不明原因 mGCC 损伤。患者因 PCV 视力下降 2 周就诊。视力：右眼 1.0；左眼 0.3。2012 年 2 月行卵巢癌手术，同年 9 月化疗，化疗后似乎有些视力不如手术前，但未做眼科检查。FFA：左黄斑鼻侧类圆形高荧光斑，晚期双视盘染色。

图 4-35 病例 42-2

2014-11-24：MRT：右眼黄斑区环形存在完整，色泽较深；左眼整个黄斑区严重水肿。2D-OCT：右眼黄斑区视网膜正常；左眼黄斑区局限浆液视网膜脱离，鼻侧小 PED，其外围高反射物质（出血或纤维化？）。

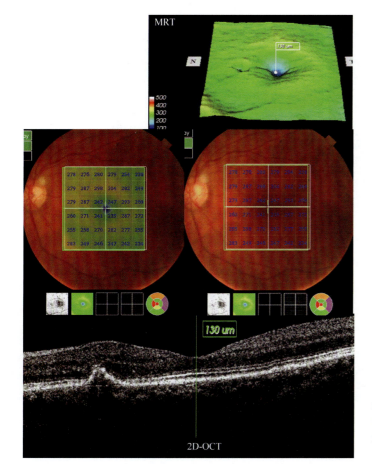

图 4-36 病例 42-3

2015-6-4：3rd lucentis 后 3 个月，病变稳定，视力 0.8。lucentis 注药史：1st lucentis，0.5mg，2014-12-5。2nd lucentis，1.0mg，2015-1-10。3rd lucentis，1.0mg，2015-2-14。MRT：黄斑环形色泽基本正常。2D-OCT：黄斑鼻侧小 PED 内部有纤维化，可见 BM，目前病变稳定。

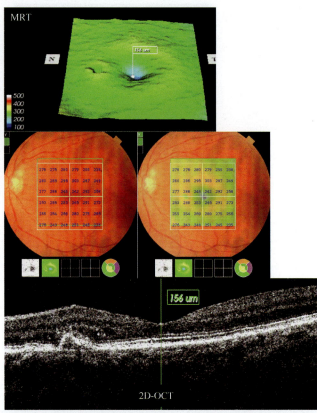

图 4-37 病例 42-4

左眼 PCV 治疗后随诊。

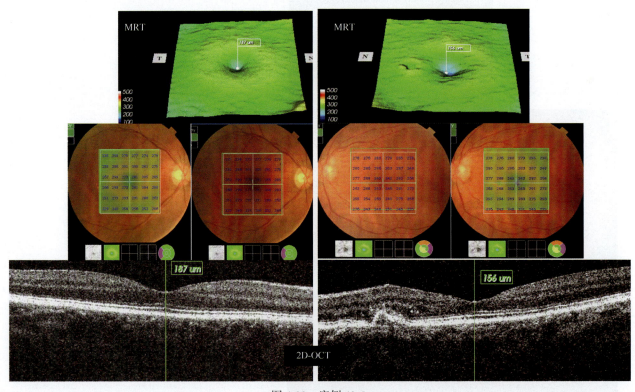

图 4-38 病例 42-5

2015-8-26：MRT：双眼黄斑环形正常，左眼色淡些，中心凹较右侧变薄。2D-OCT：双眼视细胞层正常，左眼小 PED 区病变稳定。双眼黄斑区网膜神经纤维层对称，基本正常厚度。

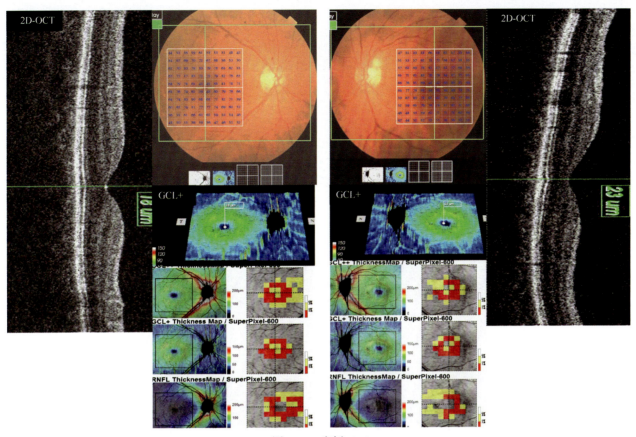

图 4-39 病例 42-6

2015-8-26：mGCC：双眼 GCL+ 环形色泽浅淡，不均匀。双眼 mRNFL、GCL+、GCL++ 先后经过多次检查，均存在萎缩性改变，病损基本对称。
2D-OCT：双眼网膜结构层次正常。

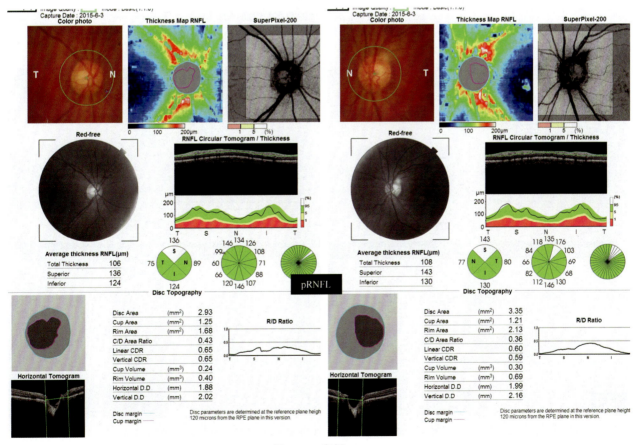

图 4-40 病例 42-7

2015-8-26：双眼 pRNFL：均是正常高限范围。

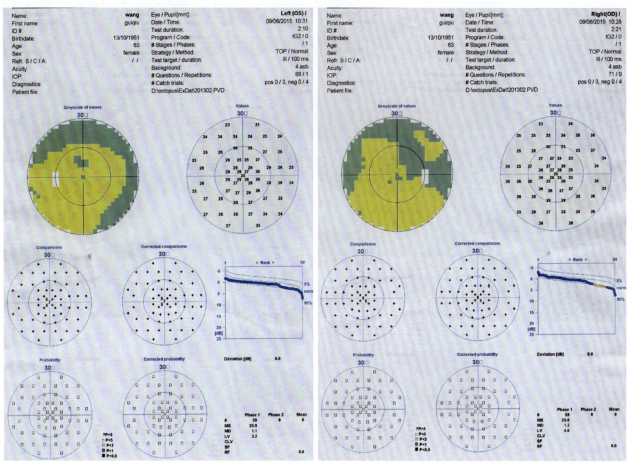

图 4-41 病例 42-8
双眼视野基本正常，双眼黄斑区似有敏感度的下降。

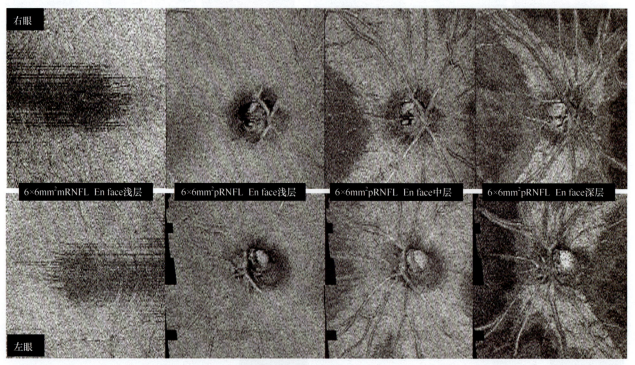

图 4-42 病例 42-9（SS-Angio-OCT）
2015-9-23 双眼窄屏黄斑区及视盘神经纤维层 En face 图形比较：黄斑区浅层 En face：双眼对称，双眼黄斑中心低信号区稍扩大。盘周神经纤维层 En face：浅 - 中 - 深层图形基本正常。

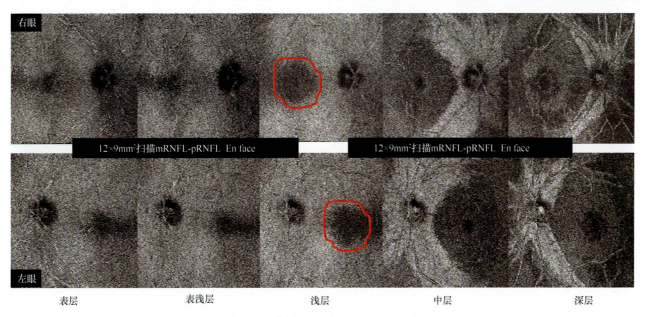

图 4-43 病例 42-10（SS-Angio-OCT）

2015-9-23：双眼宽屏扫描神经纤维层表-表浅-浅-中-深层 En face 图像比较：各层次 En face 图像基本正常图形，似乎浅层显示黄斑中心区低信号区稍扩大（红色圈区）。总之，轻度的 mGCC 损伤，En face 图像改变很难鉴别，必须 mGCC 损伤到一定程度，En face 图像才能明确出现肯定病理意义的图像。轻度的 mGCC 损伤，主要依靠神经纤维层厚度地形图及 GCL+ 厚度地形图来鉴别。

病例 42 的临床特点

本病例是卵巢癌手术后化疗的病例，患者于化疗后感到似乎有些视力的下降，可能是体质下降的结果，也可能是化学药物作用的结果。虽然视力检查没有明显视力下降，但多次 mGCC 检查却查出相同的 mGCC 的损伤，说明 mGCC 损伤是确实存在。可能与化疗药物、恶性肿瘤及其他不明原因有关。轻度的 mGCC 损伤不影响视力和视野，患者不会感到不好，这类病例临床较多见。

本病例是因左眼 PCV 来就诊，经过 3 次 lucentis 治疗，病情稳定。

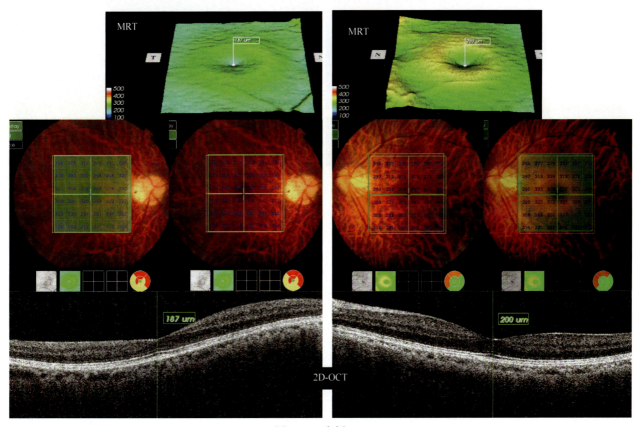

图 4-44 病例 43-1

2015-5-12：黄某，男性，52 岁。右眼渐进性视力下降，无光感 1 年。视力：右眼无光感；左眼 1.2。右眼视盘似乎色泽浅淡些。MRT：右眼黄斑环形基本消失；左眼环形黄红色、完整环形。2D-OCT：右眼黄斑区视网膜神经节细胞层萎缩、极薄；左眼正常神经节细胞层。

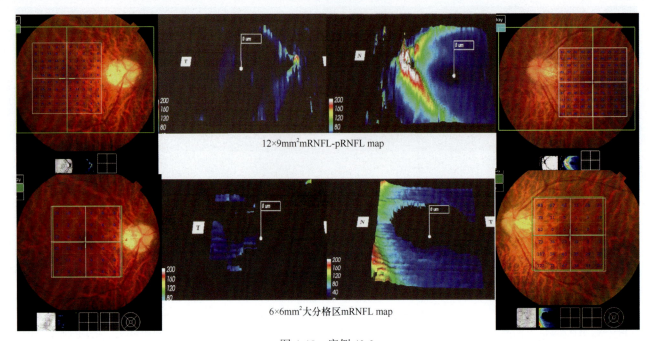

图 4-45 病例 43-2

2015-5-12：右眼无光感眼：mRNFL-pRNFL 基本全萎缩。左眼正常眼：分格区大小不同、mRNFL 数值上有些差异，图形形态基本一致。

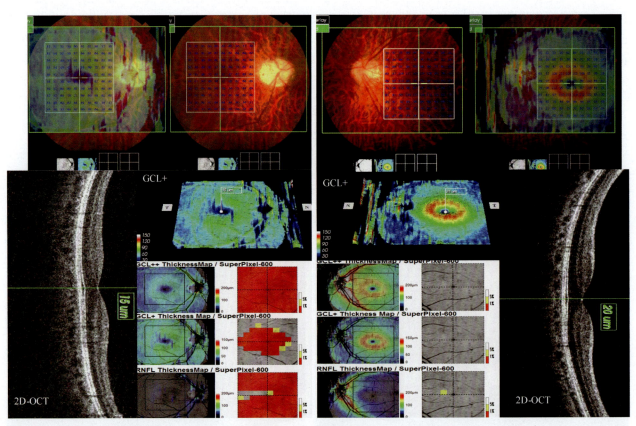

图 4-46 病例 43-3

2015-5-12：mGCC：右眼视盘色泽浅淡，右眼 GCL+ 环行消失；左眼肿胀（属亚正常眼）。病损概率图：右眼 RNFL、GCL+、GCL++ 严重萎缩；左眼正常无损伤。2D-OCT：右眼黄斑区视网膜神经节细胞层萎缩、极薄；左眼正常神经节细胞层厚度。

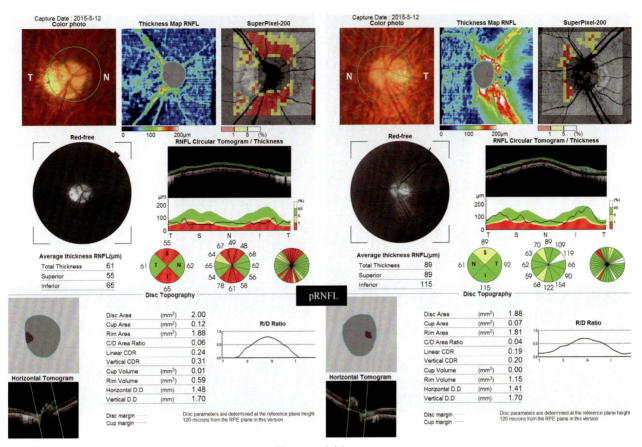

图 4-47　病例 43-4

2015-5-12：pRNFL：右眼盘周纤维几乎全部萎缩；左眼基本正常。

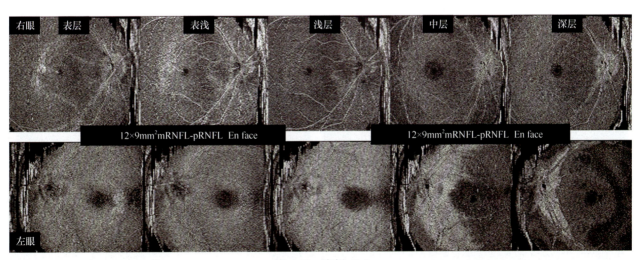

图 4-48　病例 43-5

2015-5-12：双眼宽屏不同层次神经纤维层 En face 图像比较：左眼 En face：各层 En face 图像均正常。请注意左眼浅层黄斑中心区大小，其明显小于病例 42（图 4-43）。右眼 En face：是无光感眼，其所有图像均无神经纤维层 En face 信号（神经纤维层已消失）。

病例 43 的临床特点

1. 病程 5 年，右渐进性视力下降，近 1 年无光感。漫长病程才确诊，与肿物部位、大小及检查技术有关。

2. 确诊（2014-12）：CT、MRI 明确视神经骨管内下方光滑肿物，怀疑血管瘤或脑膜瘤，因肿物还是较小，决定观察。

3. 本病例还是应密切随诊：除了继续观察 CT、MRI 外，应注意左眼视野（目前正常）和左眼 mGCC 的变化。

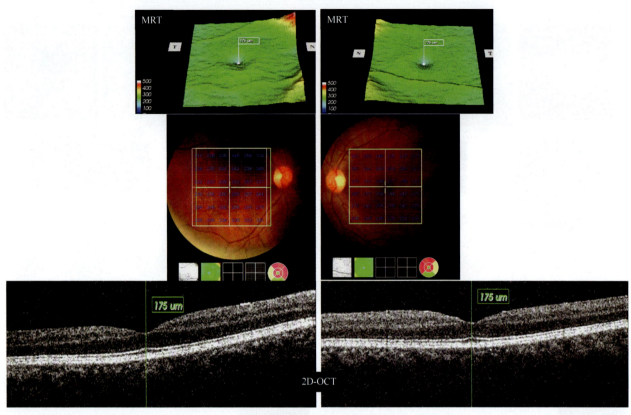

图 4-49 病例 44-1

2016-7-1：刘某，男性，38 岁。视力下降 8 个月。视力：右眼 0.25；左眼 0.5。吸毒 4 年（已戒 2 个月）。周围神经炎 3 个月。诊断：毒品相关的视神经病变或不明原因 mGCC 损伤性视神经病变。MRT：双眼黄斑环形消失，双眼上下血管弓间黄斑区暗淡，视网膜变薄。2D-OCT：双眼黄斑区网膜神经纤维层萎缩变薄，余视网膜层次正常。

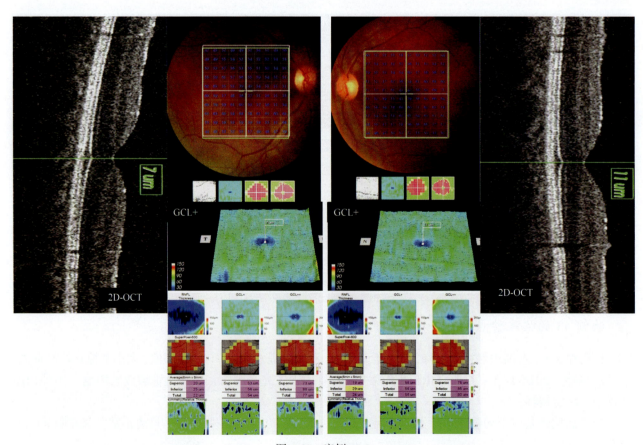

图 4-50 病例 44-2

2016-7-1：GCL+：双眼对称、环形消失，病损概率图显示 mRNFL、GCL+、GCL++ 对称萎缩变薄。2D-OCT：双眼黄斑区网膜神经节细胞层萎缩变薄，余网膜结构层次正常。

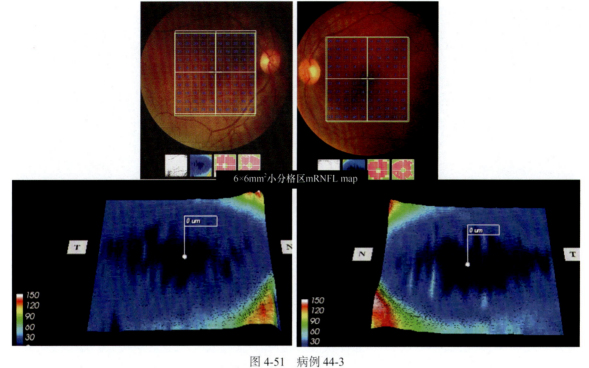

图 4-51　病例 44-3

2016-7-1：双眼窄屏黄斑区神经纤维层厚度地形图比较：双眼黄斑区大范围神经纤维层萎缩。

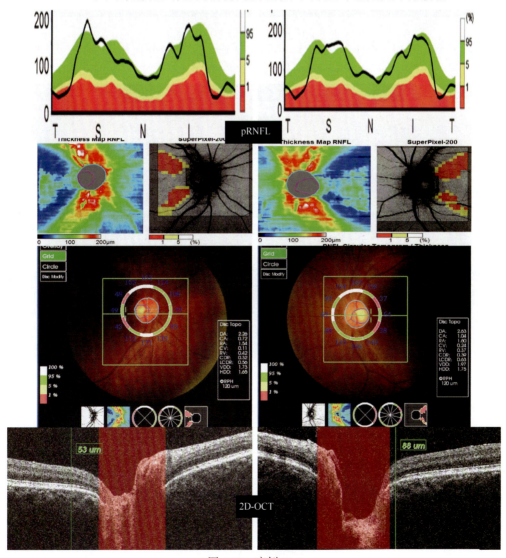

图 4-52　病例 44-4

2016-7-1：pRNFL：视盘陷凹扩大，且较深。双眼视盘颞侧缘上下黄斑束纤维萎缩严重（形成"八"字形），与视盘周围肿胀纤维状态呈鲜明对比。说明本病例病损主要是黄斑束上下纤维，黄斑束部分鼻侧纤维目前保存较完整，视力可以保留一部分。

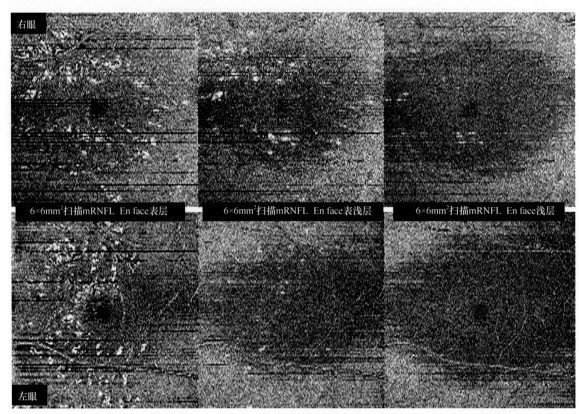

图 4-53　病例 44-5

2016-7-1：双眼窄屏黄斑区神经纤维层不同层次 En face 图像比较：双眼对称性黄斑区大范围弥散性 En face 信号低下，表明整个黄斑区神经纤维丢失严重，似乎表层纤维有较多残留。

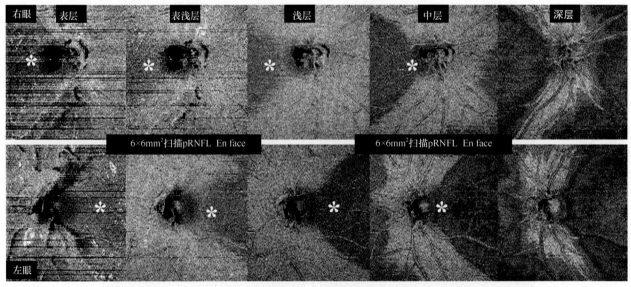

图 4-54　病例 44-6

2016-7-1：双眼窄屏视盘周围神经纤维层不同层次 En face 图像比较：双眼对称性由表层到深层显示黄斑区大范围 En face 信号丢失（*号处），注意低信号区浅层就与视盘颞侧缘相连接，说明黄斑束纤维萎缩严重。中层也可见到黄斑束纤维与视盘相连接的萎缩暗区（正常人黄斑纤维不会与视盘边缘相接，*号处）。中、深层视盘颞上下神经束形态正常，表明中周部视网膜神经纤维层正常。说明本病例神经纤维层损伤局限在黄斑部，视网膜中、周边部神经纤维层正常。

病例 44 的临床特点

1. 患者吸毒品 4 年，视力下降病程 8 个月，说明患者视力下降可能与毒品有关。而且说明毒品对神经节细胞的毒性作用可能有一个蓄积过程。值得临床观察和积累。

2. 双眼病变对称性、双侧同时发生，同样说明与周身某一个因素有关。

3. En face 图像说明本病例主要损伤黄斑区神经节细胞复合体。本病例没有检查视野，未得到长期随诊是个遗憾。

第 5 章 En face-OCT、Angio-OCT 和 mGCC 检测与 Leber 遗传性视神经病变（LHON）及疑似或不明原因 mGCC 受累的视神经病变

本章有 9 例病例

1. 确诊 LHON 的病例：4 例男性、mtDNA 阳性（病例 45～48）。

2. 疑似或不明原因 mGCC 受损的视神经病变：5 例（病例 49～53，其中 3 例 mtDNA 检查阴性，2 例没有检查。男性 2 例；女性 3 例）。这些病例临床表现、OCT 检查有很多类似之处。特别是 3 例中年女性 mGCC 损伤严重，mtDNA 阴性，病情进展极慢。实际就是不明原因的 mGCC 损伤，只损伤黄斑束，而且中心视野也没有明确暗点或损伤较轻，周边视野正常。

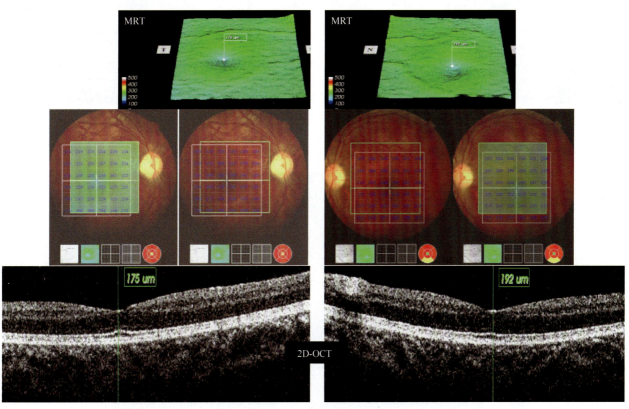

图 5-1　病例 45-1

2015-1-16：胡某，男孩，17 岁。LHON。视力：右眼 0.03；左眼 0.05。不同医院 2 次检查均是 mtDNA 突变位点 3460 阳性。双眼视盘萎缩色泽淡。视野：外院检查双侧盲点 - 中心大暗点。本患者母亲 OCT 属亚正常眼（mGCC 正常），患者舅舅是视神经萎缩。患者 2014 年 6 月右眼发病：右眼 0.03；左眼 1.2。2014 年 10 月左眼发病：右眼 0.05；左眼 0.03。经过激素治疗无效。MRT：双侧黄斑环形消失，视网膜变薄。2D-OCT：双侧黄斑区对称神经节细胞层萎缩变薄，视细胞层正常。

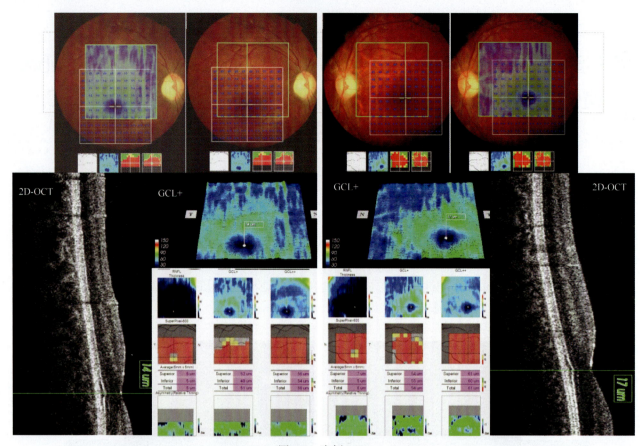

图 5-2 病例 45-2

2015-1-16：mGCC：双眼黄斑 GCL+ 环形消失，双眼 GCL+、mRNFL、GCL++ 均萎缩，中心区萎缩严重，双眼基本对称。2D-OCT：双眼黄斑区视网膜神经节细胞层萎缩变薄，余视网膜解剖层次正常。

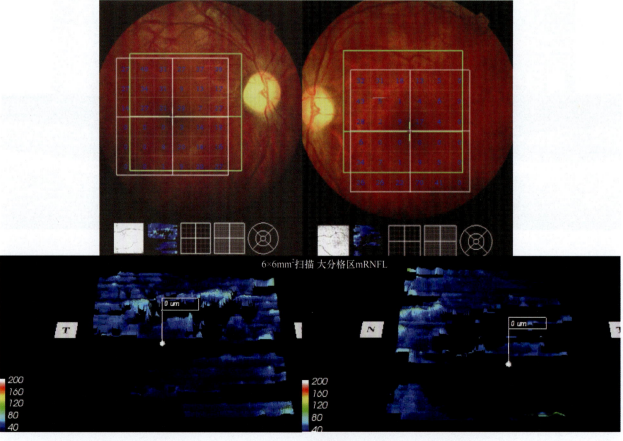

图 5-3 病例 45-3

双眼 mRNFL：大分格区扫描，双眼基本对称，双眼 mRNFL 大范围萎缩。

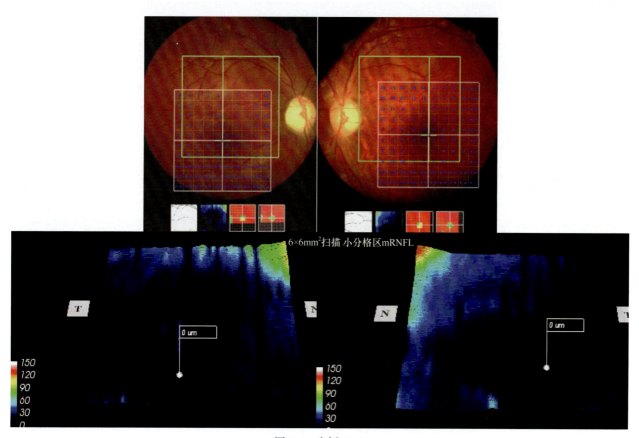

图 5-4 病例 45-4

双眼 mRNFL：小分格区扫描，双眼基本对称，双眼 mRNFL 大范围萎缩。

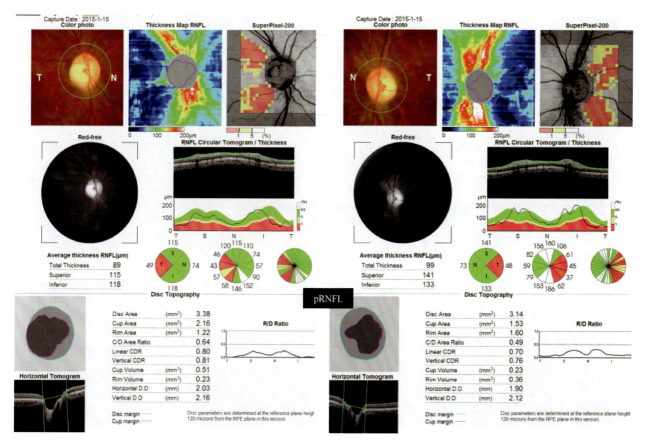

图 5-5 病例 45-5

2015-1-16：双眼 pRNFL 均显示大范围的黄斑束神经纤维萎缩，其余视盘周围神经纤维肿胀。双侧陷凹中心向颞侧缘扩大。

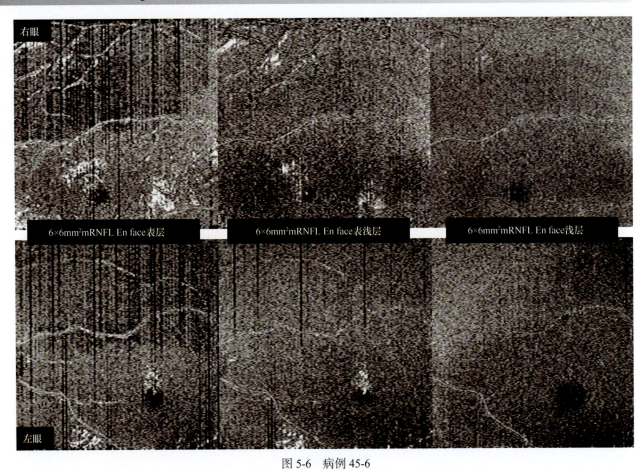

图 5-6　病例 45-6

2015-1-16：双眼窄屏黄斑区、不同层次神经纤维层 En face 图形比较：双眼黄斑区各层次 En face 神经纤维丢失严重，均显低信号。双眼视力差注视困难，图像不满意。

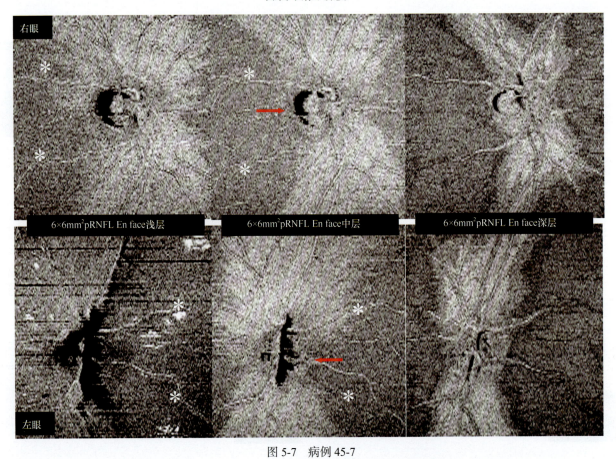

图 5-7　病例 45-7

2015-1-16：双眼窄屏视盘周围不同层次神经纤维层 En face 图形比较：双眼视盘周围神经纤维层浅层和中层 En face 神经纤维丢失较重，黄斑区广泛低信号（*号处）暗区；红色箭头指神经纤维萎缩与视盘边缘连接（正常人不连接）、深层视盘颞上下神经束形态正常。

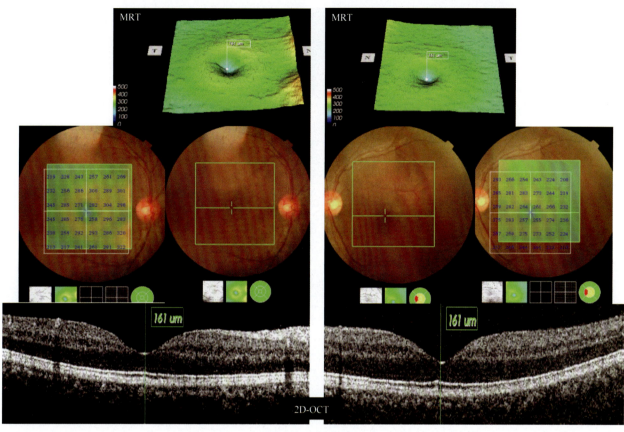

图 5-8　病例 46-1

2014-3-13：马某，男，24 岁。LHON，mtDNA 突变位点 11778 阳性。左眼病程半年余，右眼 1 个月余。双眼视力 0.1。MRT：右眼黄斑环形基本正常，左眼隐约有环形，色泽浅淡些。2D-OCT：似乎左眼节细胞层较右眼节细胞层薄些。

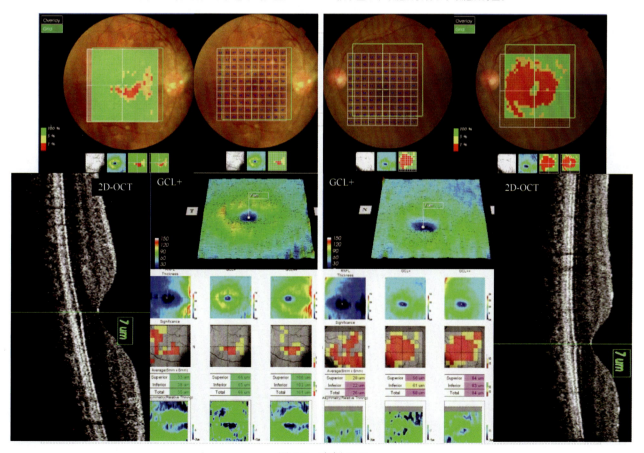

图 5-9　病例 46-2

2014-3-13：mGCC：右眼 GCL+ 主要鼻下象限环形萎缩，右眼病情尚在进展中。左眼 GCL+ 中心大范围的类圆形萎缩，中心萎缩更重些。病损概率图显示：mRNFL 萎缩双侧不对称，左眼更重些。左眼 GCL+、GCL++ 损伤较右眼重，水平线划界。2D-OCT：右眼黄斑区神经节细胞层大致正常，左眼较右眼变薄。

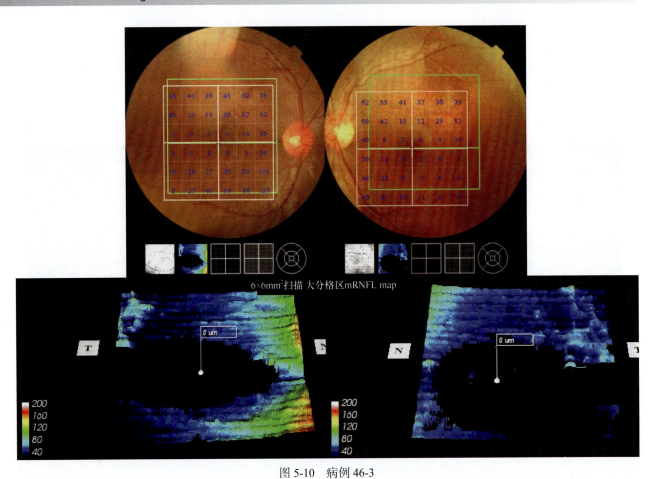

图 5-10 病例 46-3

2014-3-13：双眼 mRNFL：大分格区扫描，双眼不对称，双眼均有 mRNFL 萎缩，左眼严重些，右眼似夹杂有少部分肿胀。

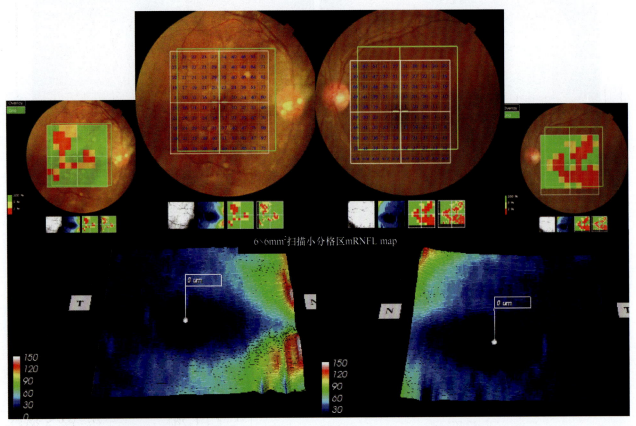

图 5-11 病例 46-4

2014-3-13：双眼 mRNFL：小分格区扫描，双眼不对称，双眼均有 mRNFL 萎缩（彩色病损概率图显示），左眼严重些，右眼似夹杂有少部分肿胀。

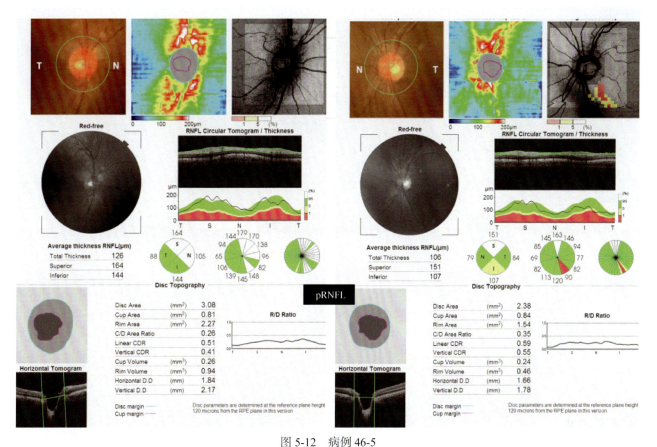

图 5-12 病例 46-5

2014-3-13：pRNFL：双眼基本是肿胀期，仅左眼颞下刚出现缺损。

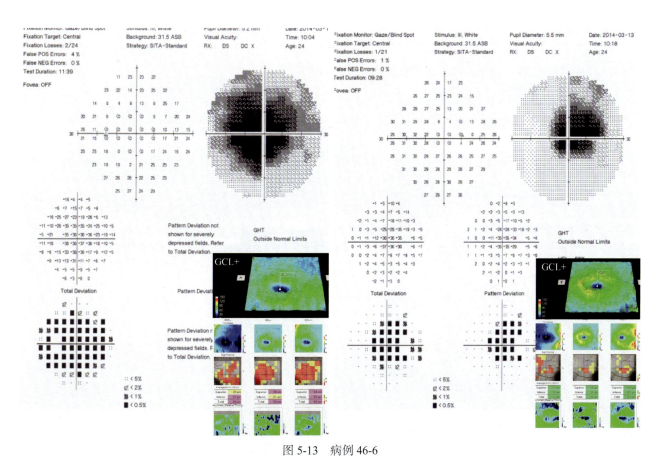

图 5-13 病例 46-6

2014-3-13：视野显示双侧大的中心暗点，右眼病变尚未稳定。

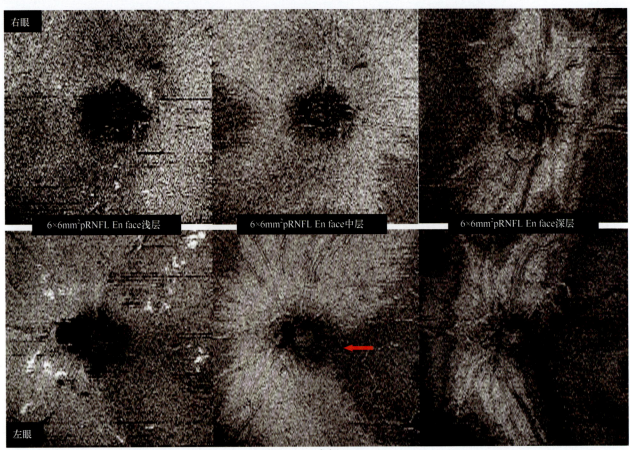

图 5-14　病例 46-7

2014-3-13：双眼 pRNFL En face 浅、中、深层比较：双眼视盘颞侧浅层神经纤维 En face 信号减弱，表明黄斑束神经纤维有丢失；中层和深层视盘颞上下神经纤维层厚度形态正常，左眼中层黄斑纤维萎缩已与视盘边缘连接（箭头处），说明黄斑束有萎缩。

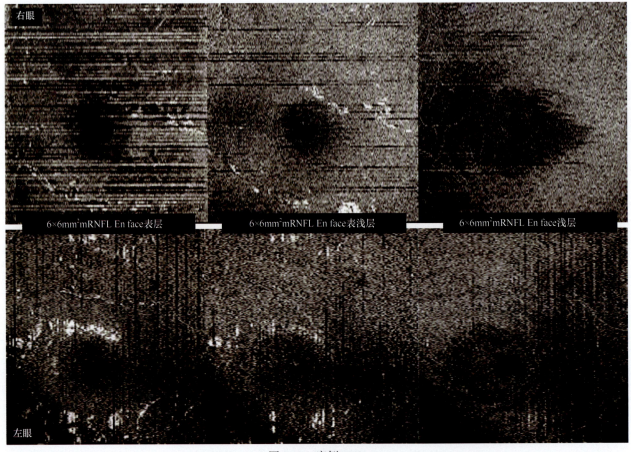

图 5-15　病例 46-8

2014-3-13：双眼窄屏黄斑区神经纤维层 En face 图形比较：表层、表浅层和浅层均表现神经纤维层信号较弥散减弱，尤其是黄斑区颞侧更明显些，浅层明显，中心暗区扩大。

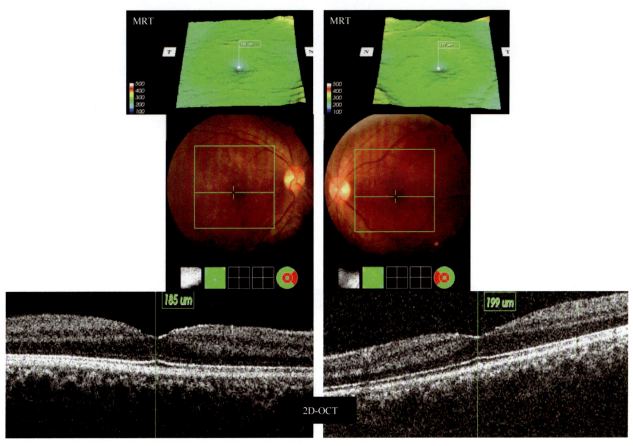

图 5-16　病例 47-1

2014-8-11：张某，男性，26 岁。LHON。视力：右眼 0.25；左眼 0.15。mtDNA 突变位点 11778 阳性。双眼病程 5 年多，发病初期经过激素充分治疗无效。双眼 MRT：黄斑环形基本消失。双眼 2D-OCT：黄斑区网膜神经节细胞层萎缩变薄。

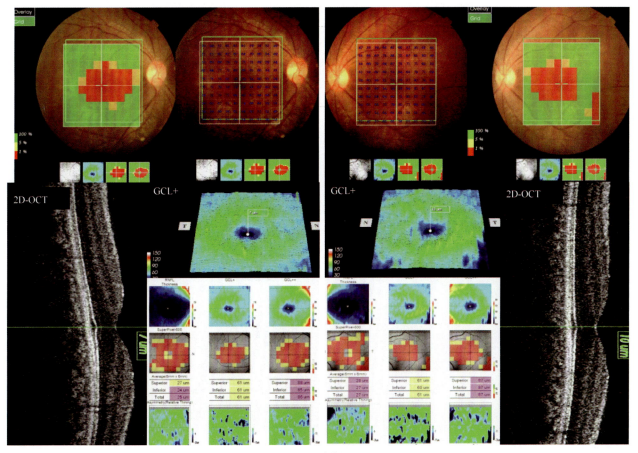

图 5-17　病例 47-2

2014-8-11：mGCC：双眼黄斑 GCL+ 环形消失，双眼 GCL+、mRNFL、GCL++ 对称萎缩变薄，双眼病损概率图显示几乎对称类圆形损伤。

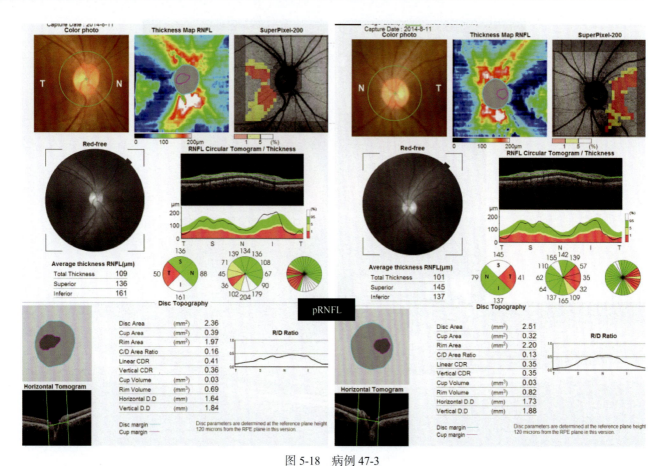

图 5-18 病例 47-3

2014-8-11：双眼 pRNFL：对称性乳斑束萎缩，黄斑纤维萎缩已与视盘颞侧边缘相连接，余盘周神经纤维肿胀。

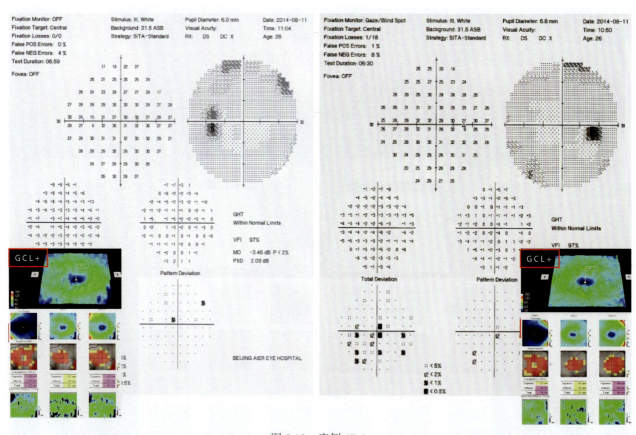

图 5-19 病例 47-4

2014-8-11：视野双侧中心相对暗点。双侧 mGCC 改变与视野改变相符但不成比例，说明标准视野计检查不敏感。

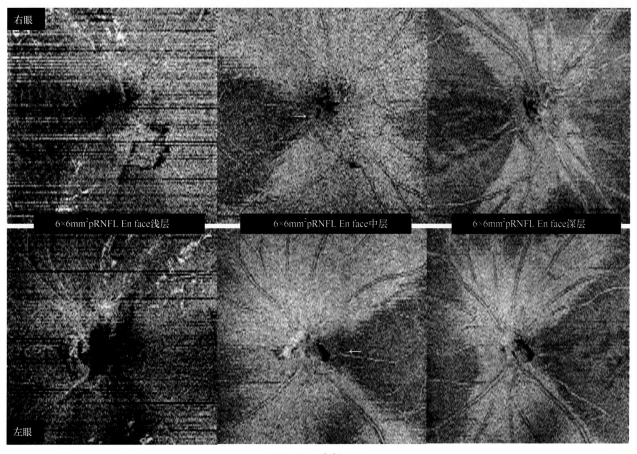

图 5-20 病例 47-5

2014-8-11：双眼 pRNFL En face 浅、中、深层图像比较：双眼视盘颞侧浅层神经纤维 En face 信号弥散大范围减弱，右眼更严重，表明黄斑束神经纤维有丢失；中层黄斑纤维萎缩已与视盘颞侧边缘相连接（箭头）。中层和深层视盘颞上下神经纤维层厚度形态正常。

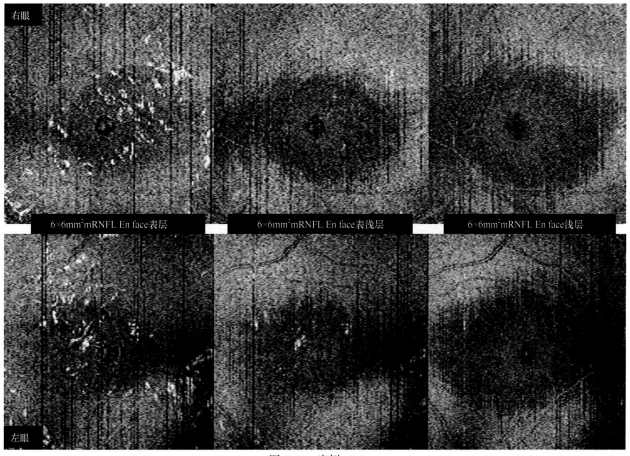

图 5-21 病例 47-6

2014-8-11：双眼窄屏黄斑区神经纤维层 En face 图形比较：双眼表层、表浅层和浅层均表现黄斑区中心神经纤维 En face 信号减弱，中心暗区扩大。

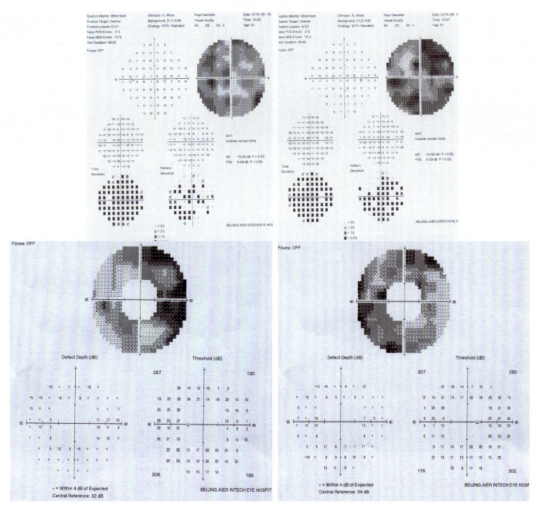

图 5-22　病例 48-1

2016-5-16：宋某，男性，31 岁。LHON，双眼视力 0.1。10 年前突然双眼先后于 1 个月内视力下降，经过激素治疗无效。当时检查 mtDNA 阳性，就诊目的是询问目前有无特效治疗。双眼视野 30 度和 60 度严重不规则缺损，而且中周部视野也有损伤。

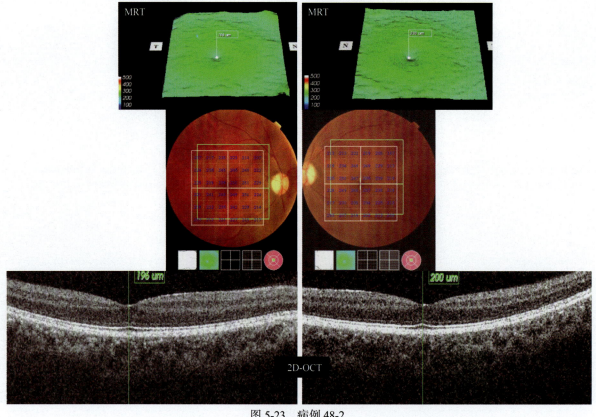

图 5-23　病例 48-2

2016-5-16：MRT：双眼对称黄斑环形消失，中心区网膜变薄。双眼视盘色泽淡。2D-OCT：双眼黄斑区视网膜神经纤维层萎缩变薄，余视网膜结构层次正常。

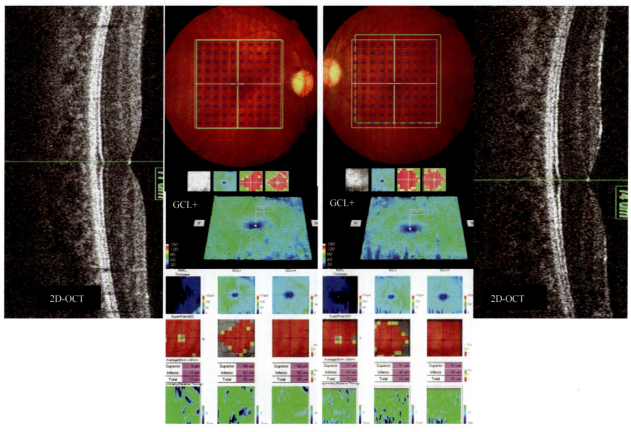

图 5-24 病例 48-3

2016-5-16：GCL+：双眼黄斑环形消失，神经节细胞萎缩变薄；病损概率图显示 mRNFL、GCL+、GCL++ 均对称性严重萎缩变薄。2D-OCT：双眼黄斑区视网膜神经节细胞层萎缩变薄，余网膜层次正常。

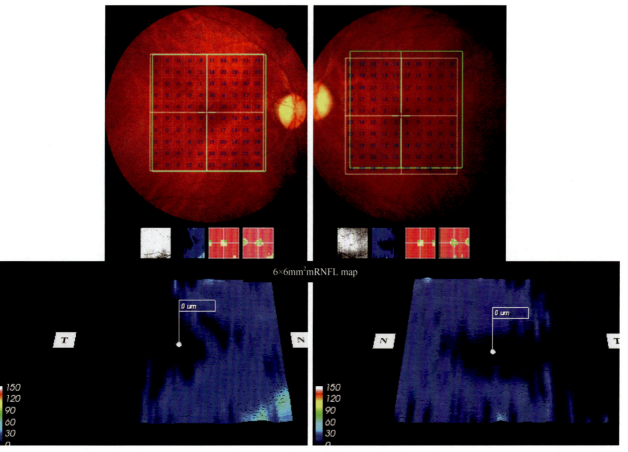

图 5-25 病例 48-4

2016-5-16：双眼黄斑区神经纤维层厚度地形图均严重萎缩变薄。

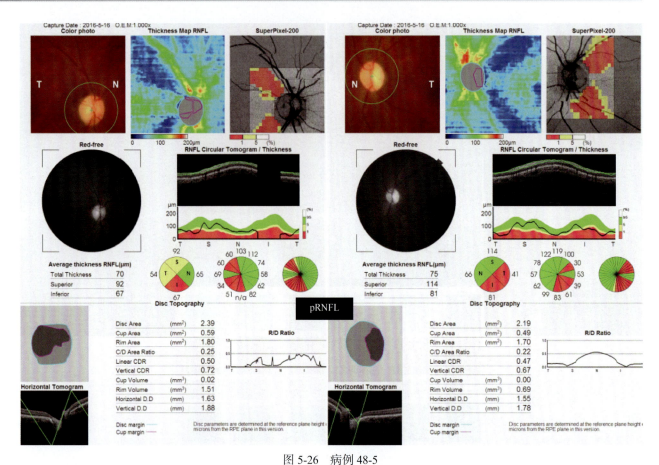

图 5-26 病例 48-5

2016-5-16：pRNFL：视盘颞侧对称性"八"字形神经纤维萎缩。双眼视盘陷凹扩大，色泽淡。

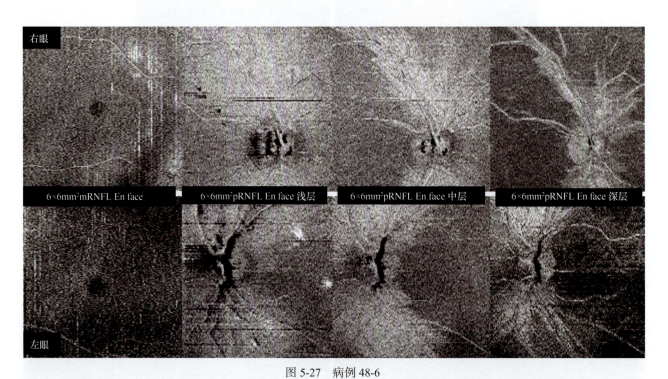

图 5-27 病例 48-6

2016-5-16：双眼窄屏黄斑、视盘神经纤维层 En face 图像比较：双眼 mRNFL En face：双眼对称性黄斑区神经纤维严重丧失，几乎没有 En face 信号存在。双眼 pRNFL En face：双眼浅、中、深层视盘颞上下均有神经纤维层丢失、缺损，符合视野改变。

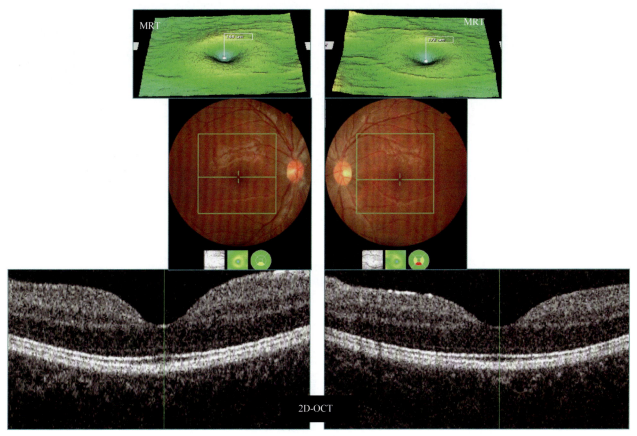

图 5-28　病例 49-1

2013-5-27：马某，男性，21 岁。LHON？不明原因视神经病变。右眼发病 2 周，左眼 3 周。视力：右眼 0.6；左眼 0.02（mtDNA 未查）。MRT：右眼环形肿胀色泽较深；左眼环形基本正常。2D-OCT：左眼黄斑区网膜节细胞层较右眼稍薄些。

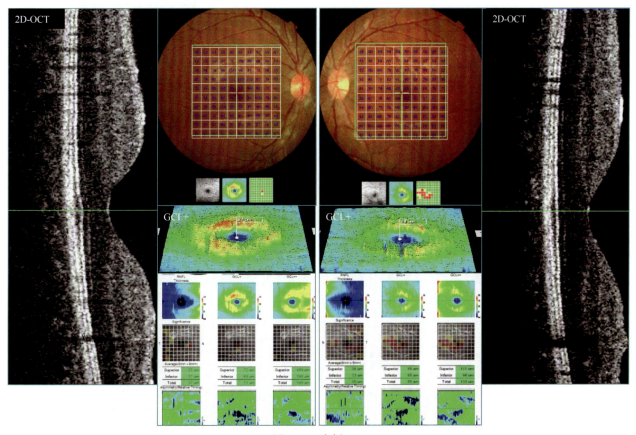

图 5-29　病例 49-2

2013-5-27：mGCC：GCL+ 右眼环形稍肿胀，不均匀，病损概率图中心偏下可疑损伤；左眼 GCL+ 环形极不规则，水平下方色泽变淡，病损概率图显示下方损伤。水平线划界。双眼 mRNFL 对称基本正常。2D-OCT：双眼黄斑区网膜神经节细胞层基本对称、正常厚度。

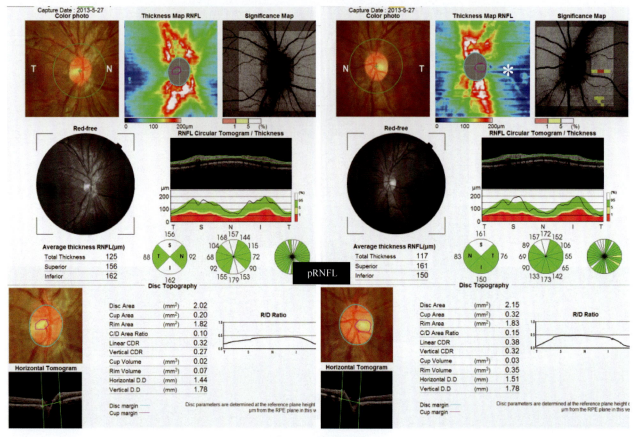

图 5-30 病例 49-3

013-5-27：双眼 pRNFL：双眼均是肿胀，正常高限范围。但左眼视盘颞侧缘的鼻侧 mRNFL 有萎缩变薄（*号处）；右眼视盘颞侧缘的鼻侧 mRNFL 正常厚度（双眼明显不对称）。

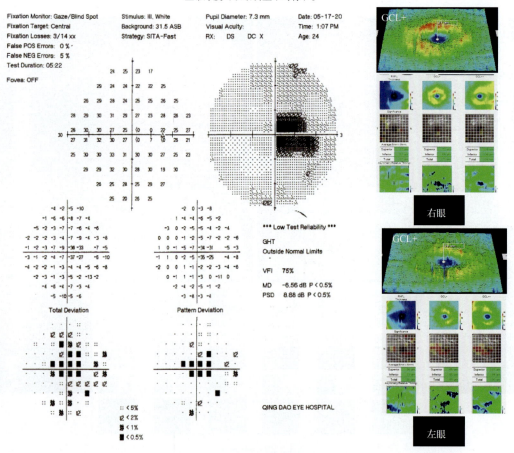

图 5-31 病例 49-4

右眼视野：不同日期检查 2 次，视野改变如图所示。左眼因视力低下，未查出视野结果。对照本病例 mGCC 改变较轻，而视野改变较严重，两者不成比例。但 mGCC 病变部位与视野缺损部位基本一致。此期视野与 mGCC 改变不一致，是与病程十分早期有关，这可能与急性 AION 表现一致。严重的功能障碍发生在病程早期。

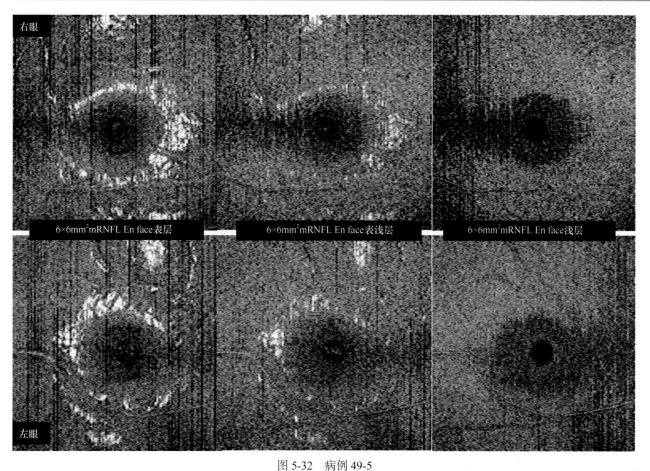

图 5-32 病例 49-5

2013-5-27：双眼窄屏不同层次黄斑区神经纤维层 En face 比较：双眼属正常形态改变（病程早期有关）。似乎浅层中心暗区稍扩大。

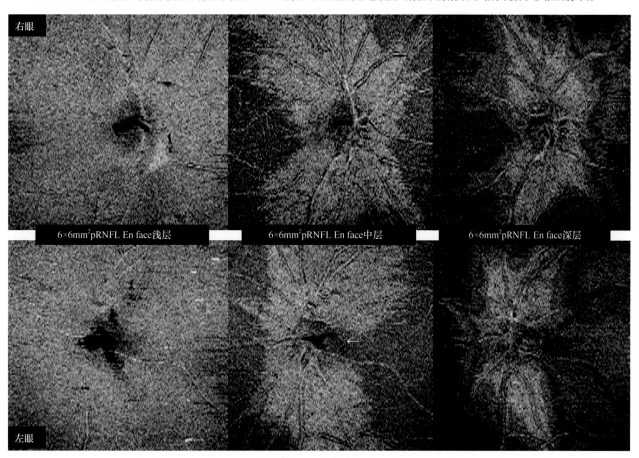

图 5-33 病例 49-6

2013-5-27：双眼窄屏不同层次视盘周围神经纤维层 En face 比较：右眼属正常形态改变（病程早期有关），左眼视盘颞侧的鼻侧黄斑纤维与视盘缘相连接（箭头处）。

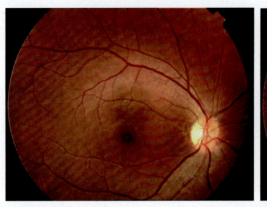
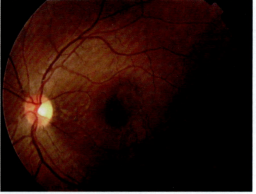

图 5-34　病例 50-1

2012-6-19：陈某，女，31 岁。LHON？视力：右眼 0.3；左眼 0.5。主诉：自 1997 年以来视力缓慢进行性下降，曾有怀疑心因性视力障碍。头颅 MRI 正常（先后检查 2 次）。mtDNA 阴性。本病例随诊 4 年多，病情未见明显发展。注意：双眼彩色眼底相黄斑区发暗，双眼视盘颞侧色淡，中央发白。

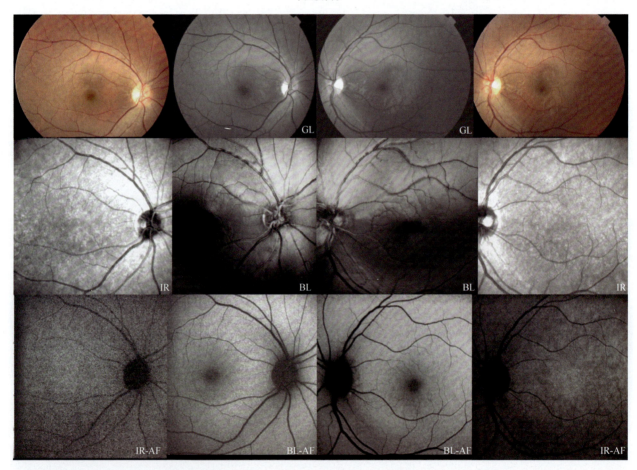

图 5-35　病例 50-2

2012-6-19：双眼单色光相和自发荧光相：只有 GL 相与彩色相一致，黄斑区发暗，余未见异常。

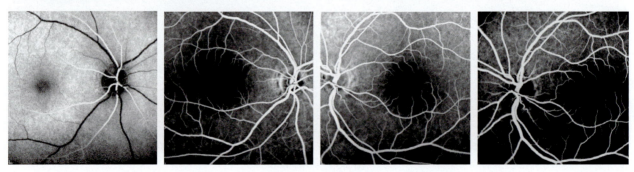

图 5-36　病例 50-3

2012-6-19：双眼 FFA 未见异常。

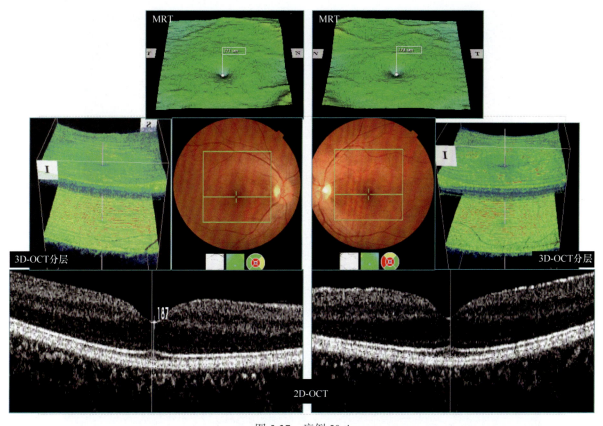

图 5-37　病例 50-4

2012-6-19：MRT：双眼黄斑区环形消失。2D-OCT：双眼黄斑区视网膜神经节细胞层萎缩变薄，视细胞层正常。

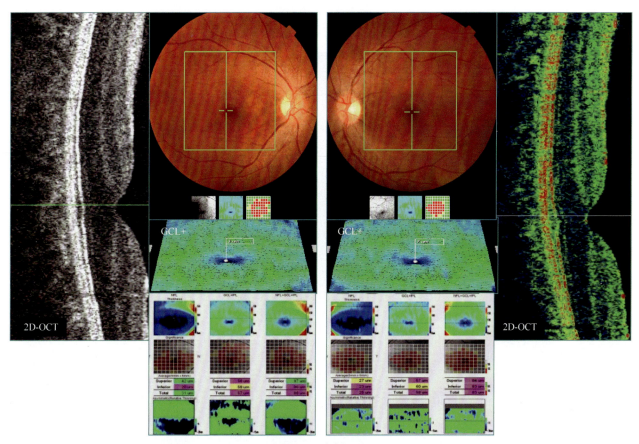

图 5-38　病例 50-5

2012-6-19：mGCC：GCL+ 双眼对称环行萎缩消失，病损概率图显示弥散性中心类环形损伤，mRNFL、GCL+、GCL++ 对称性改变。2D-OCT：双眼黄斑区视网膜神经节细胞层萎缩变薄。

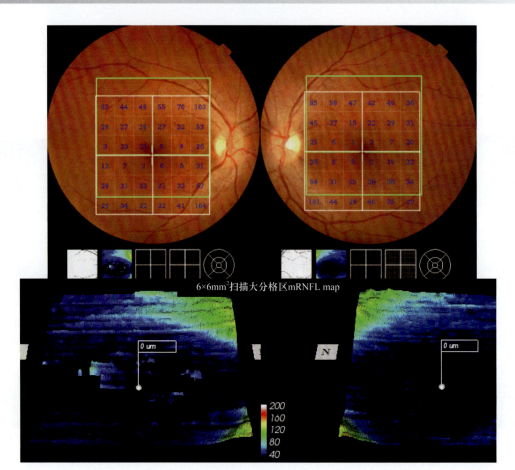

图 5-39 病例 50-6

mRNFL map：双眼大分格区扫描，双眼对称性 mRNFL 中心区环形萎缩。

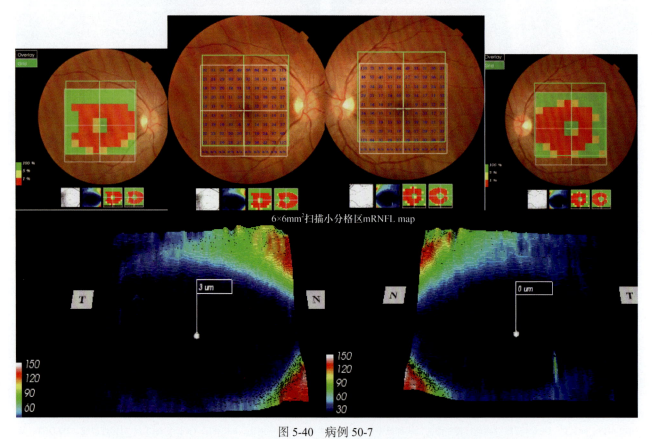

图 5-40 病例 50-7

mRNFL map：双眼小分格区扫描，双眼对称性 mRNFL 中心区环形萎缩，彩色病损概率图显示更清楚。

第5章 En face-OCT、Angio-OCT 和 mGCC 检测与 Leber 遗传性视神经病变（LHON）及疑似或不明原因 mGCC 受累的视神经病变

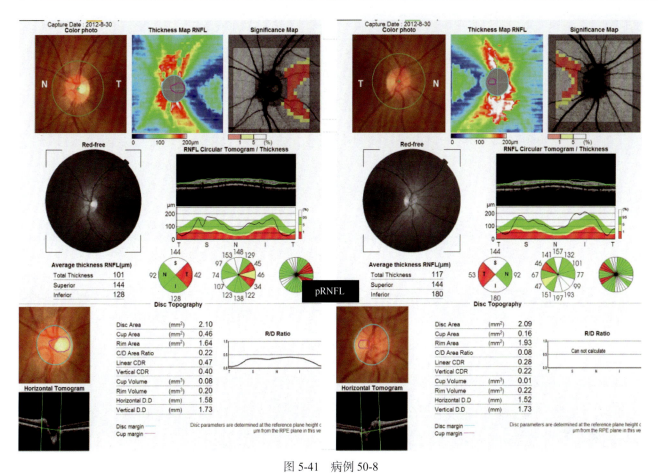

图 5-41 病例 50-8

2012-6-19：pRNFL：双眼对称性乳斑束萎缩（"八"字形）变薄（萎缩纤维已与视盘颞侧边缘连接），余盘周纤维肿胀增厚。

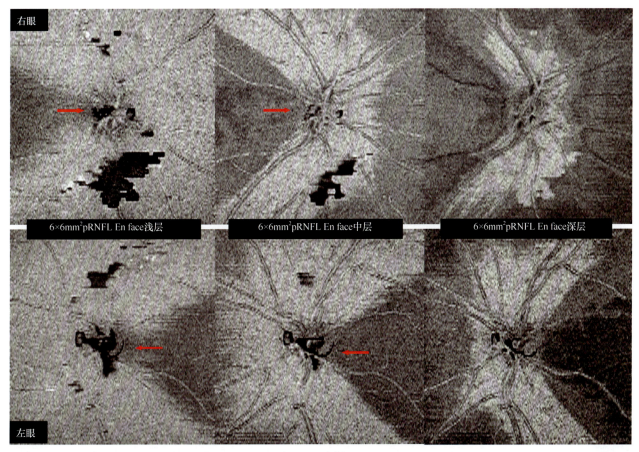

图 5-42 病例 50-9

2012-6-25：双眼窄屏视盘周围神经纤维层、不同解剖层次 En face 图像比较：双眼均显示浅层-中层黄斑中心神经纤维丢失，En face 信号对称性减弱，箭头指示处萎缩纤维已与视盘颞侧缘连接；双眼中、深层视盘颞上下神经束形态正常。

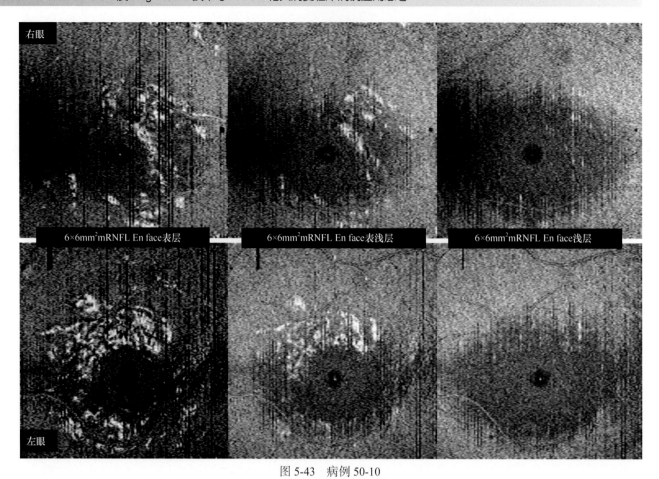

图 5-43 病例 50-10

2012-6-25：双眼窄屏黄斑区神经纤维层、不同解剖层次 En face 比较：双眼均显示浅、中、深层黄斑中心区神经纤维丢失，En face 信号减弱，双眼对称性黄斑中央暗区扩大。

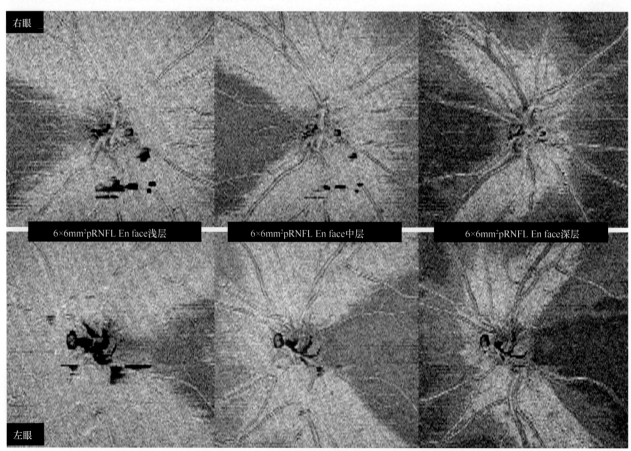

图 5-44 病例 50-11

2014-8-29：与图 5-42（2012-6-25）比较基本没有任何进展。

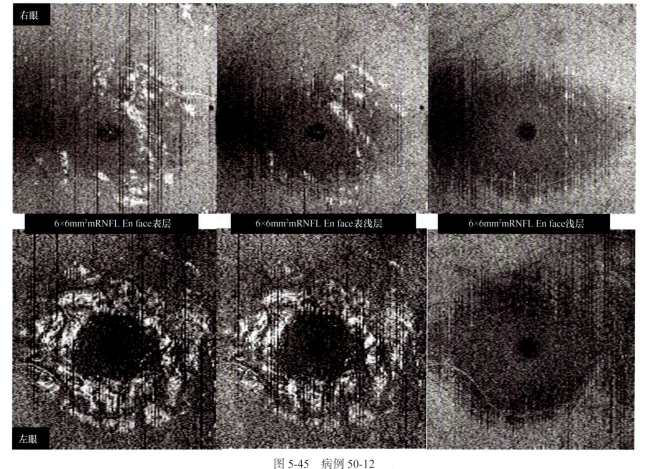

图 5-45 病例 50-12

2014-8-29：与图 5-43（2012-6-25）比较，基本没有明显改变，似乎低信号区稍变大些。

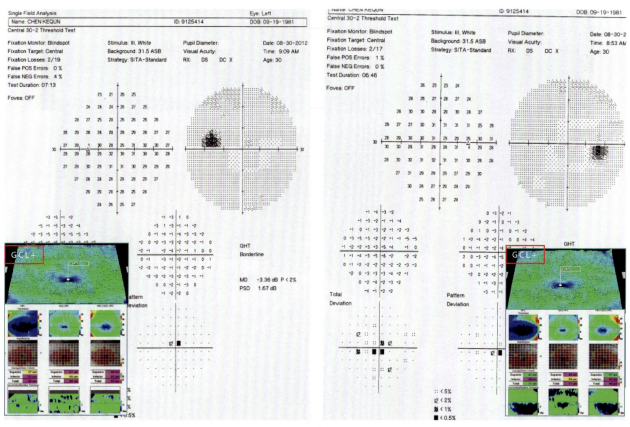

图 5-46 病例 50-13

2012-8-30：双眼视野有中心相对暗点，与 mGCC 改变一致，但是严重程度两者不成比例。也同样说明标准视野计检查的不敏感性。

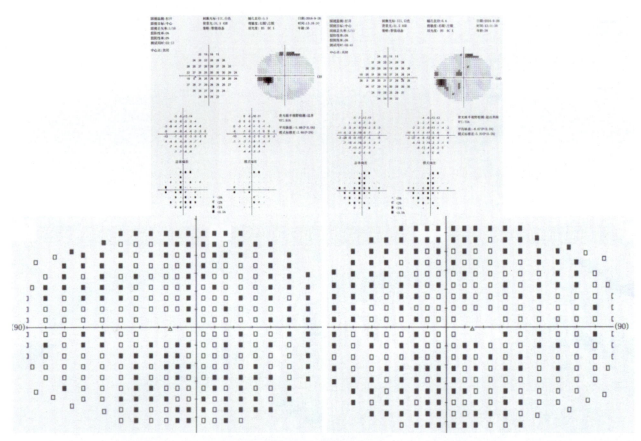

图 5-47 病例 50-14

2016-9-28：与 2012-8-30 比较，中心视野基本相似，中心相对暗点，右眼更明显些。视力：右眼 0.15；左眼 0.2。较 2012-8-30（视力：右眼 0.3；左眼 0.5）下降了。周边视野双眼基本正常。

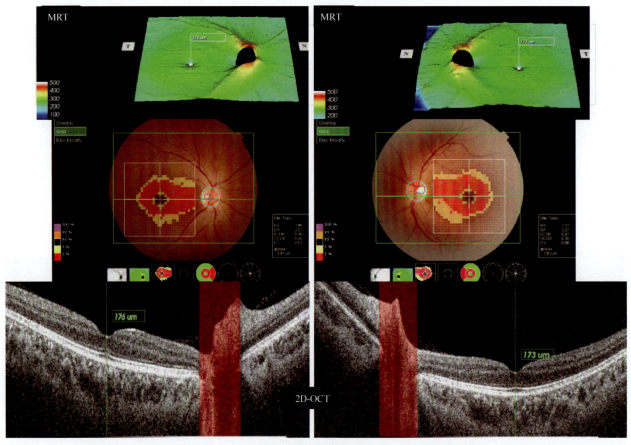

图 5-48 病例 50-15

2016-9-26：4 年后随诊 OCT 所见。视力：右眼 0.15；左眼 0.2。MRT：双眼黄斑区环形消失，彩色病损概率图：双眼黄斑区视网膜对称性变薄。2D-OCT：双眼黄斑区视网膜神经纤维层变薄，余网膜层次正常。

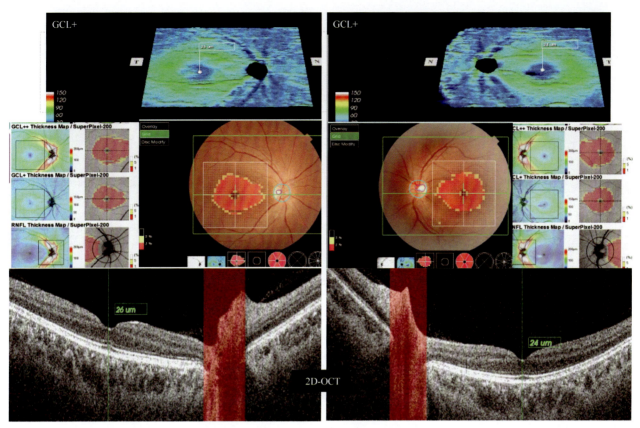

图 5-49　病例 50-16

2016-9-26：GCL+：双眼黄斑环形消失，黄斑中心区 GCL+ 明显萎缩变薄且扩大范围，主要是黄斑束损伤，病损概率图显示十分对称。2D-OCT：双眼黄斑区神经纤维层萎缩变薄，余视网膜层次正常。

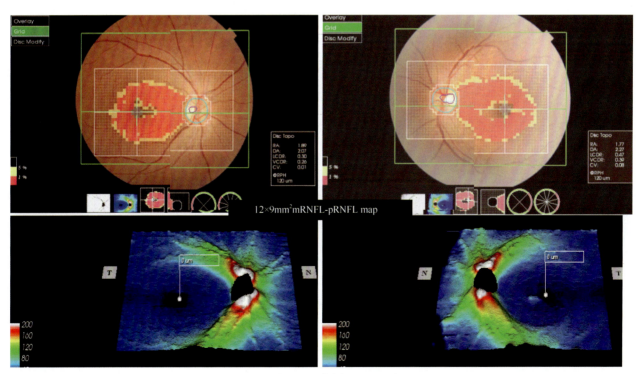

图 5-50　病例 50-17

2016-9-26：双眼宽屏网膜神经纤维层厚度地形图（下图）及其彩色组合病损概率图（上图）图像比较：双眼 pRNFL：图像形态基本一致对称，而且视盘颞上下神经束带是处在较肿胀的阶段，但双乳斑束已明确萎缩变薄，且与视盘缘相连接。双眼黄斑区神经纤维层萎缩性损伤十分对称，病损局限在黄斑区，彩色病损概率图显示双眼黄斑中心极小范围残留部分纤维层基本正常。

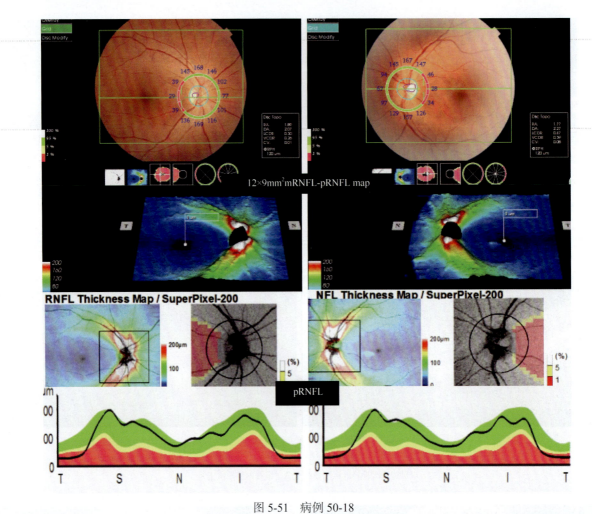

图 5-51 病例 50-18

2016-9-26：pRNFL：双眼除黄斑束萎缩外，余盘周神经纤维层均是肿胀，在正常高限范围。

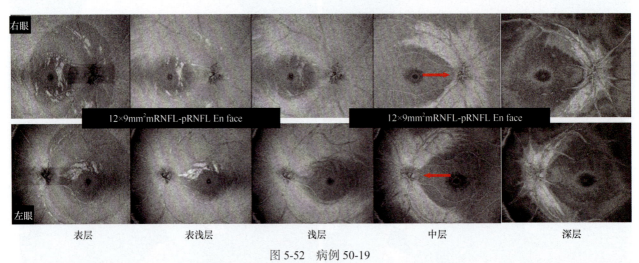

图 5-52 病例 50-19

2016-9-26：双眼宽屏扫描视网膜神经纤维层不同层次 En face 图像比较：双眼由表层 - 浅表层 - 浅层均显示黄斑区中心部暗区范围扩大，En face 信号低下。双眼中层显示萎缩的黄斑束已与视盘颞侧边缘连接（箭头）。中层和深层视盘颞上下神经纤维束正常图像形态。说明本病例主要是黄斑部神经纤维层损伤的病变，对中、周边部视网膜神经纤维层没有损伤，视野检查也正常。

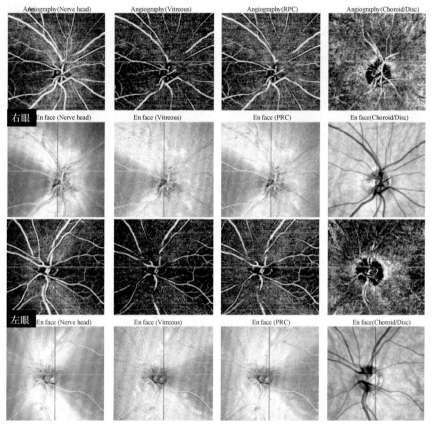

图 5-53　病例 50-20

2016-9-26：双眼视盘 Angio/En face 图像比较：双眼对称视盘颞侧边缘微血管网减少，相应部位 En face 信号减少，此处是鼻侧黄斑区，正是神经纤维层萎缩变薄区。由 vitreous-RPC-Nerve head 三个层次比较，深层 Nerve head 血管网减少较浅表层更明显些，En face 信号减少也多些。余盘周 Angio/En face 图像正常。

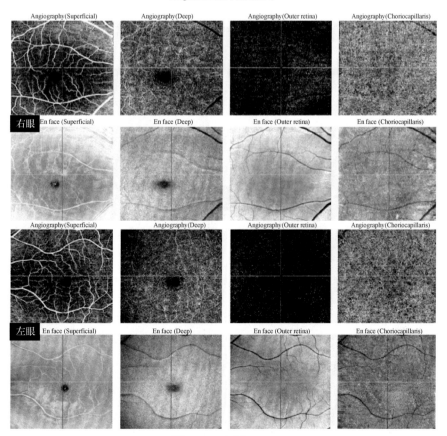

图 5-54　病例 50-21

2016-9-26：双眼黄斑 Angio/En face 图像比较：双眼黄斑区均显示大范围的椭圆形区域内微血管网减少，相应区 En face 信号减少，呈现对称性改变，说明整个黄斑区神经纤维层萎缩变薄，继而导致微血管网减少。

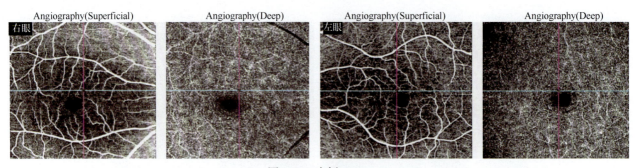

图 5-55 病例 50-22

2016-9-26：双眼黄斑区浅层和深层 Angio 图像比较：主要表现浅层微血管网减少，深层似乎不十分明显。

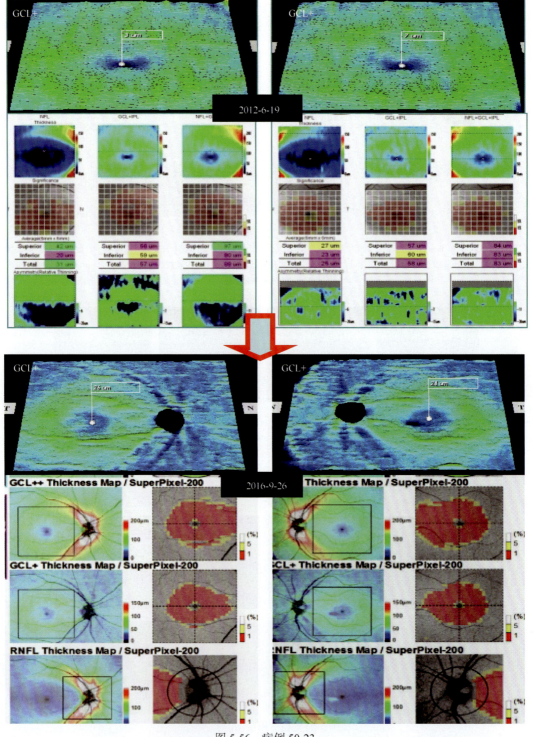

图 5-56 病例 50-23

自 2012-6-19 到 2016-9-26，4 年内黄斑区 GCL+ 厚度地形图变薄，正中心范围较 2012 年稍扩大些。说明病变进展很慢。

图 5-57 病例 51-1

2015-12-16：赵某，女性，49 岁。双眼渐进性视力下降 8 年多，双眼视盘中心色淡，黄斑区发暗，mtDNA 阴性。视力：右眼 0.15；左眼 0.2。患者原是乒乓球运动员，视力很好。患者父亲是双眼视神经萎缩。MRT：双眼黄斑环形消失，正中心视网膜没有明显变薄。2D-OCT：双眼黄斑区视网膜神经节细胞层萎缩变薄，余网膜层次正常。

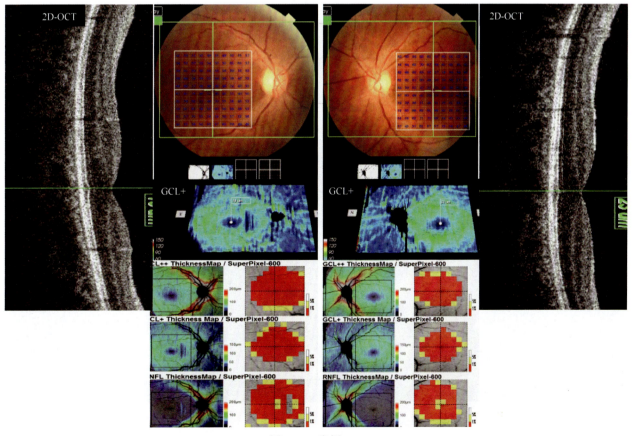

图 5-58 病例 51-2

2015-12-16：mGCC：双眼 GCL+ 环形消失；病损概率图显示双眼 GCL+、mRNFL、GCL++ 几乎对称性萎缩性损伤。2D-OCT：双眼对称黄斑区网膜神经节细胞层萎缩变薄。

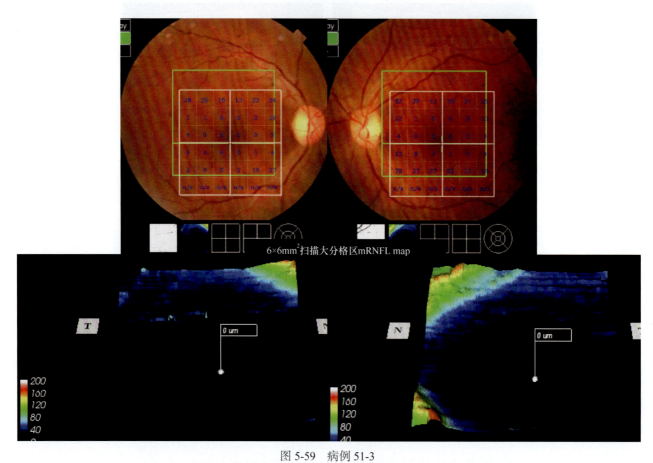

图 5-59　病例 51-3

2015-12-16：mRNFL：双眼对称性改变，mRNFL 萎缩范围较正常人明显扩大，萎缩严重。

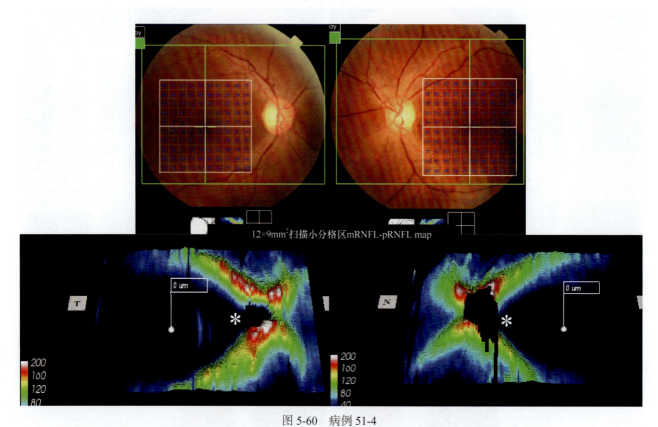

图 5-60　病例 51-4

2015-12-16: mRNFL-pRNFL：双眼对称性改变，mRNFL 萎缩范围较正常人变大，注意双眼黄斑 mRNFL 萎缩扩展，已与视盘颞侧缘相连接（＊号处），说明乳斑束严重损伤。视盘颞上下神经束图像形态正常且肿胀。

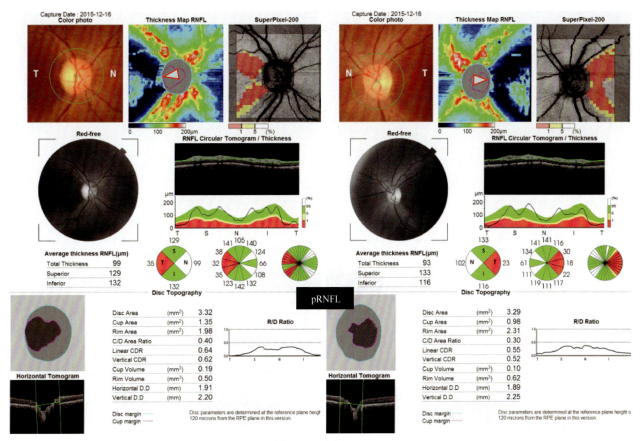

图 5-61 病例 51-5

2015-12-16：pRNFL：双眼乳斑束严重萎缩呈"人"字形，相应区陷凹扩大（箭头处）。乳斑束以外的神经纤维肿胀。

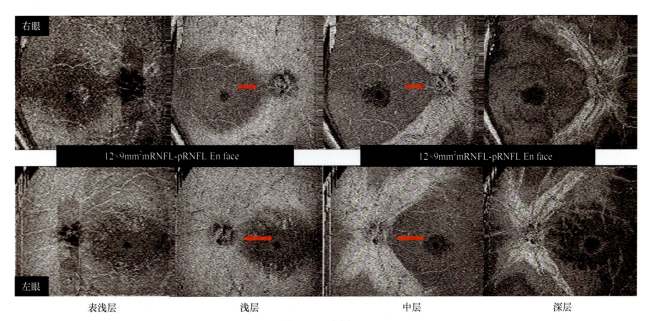

图 5-62 病例 51-6

2015-12-16：双眼宽屏扫描、不同层次神经纤维层 En face 图形比较：双眼对称性表浅层、浅层及中层黄斑中心区神经纤维丢失，En face 信号减弱，暗区范围扩大。双眼浅、中层：黄斑萎缩纤维已与视盘颞侧缘连接（箭头处），双眼视盘颞上下神经束较正常人变窄些。双眼深层视盘颞上下神经纤维束 En face 图像形态基本正常。

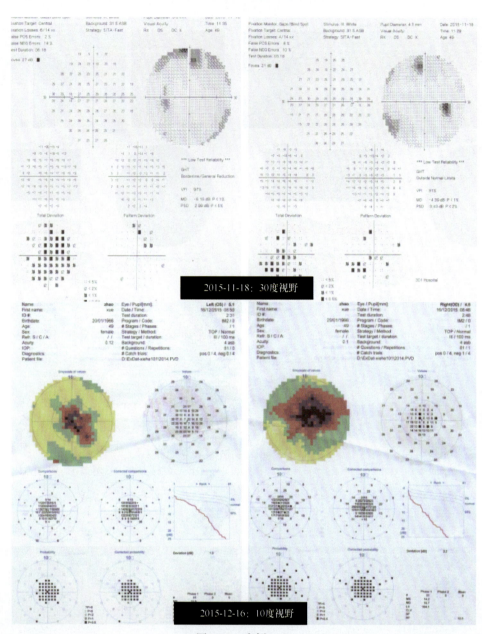

图 5-63 病例 51-7

视野检查：患者分别在两个医院检查 30 度和 10 度中心视野，似乎 10 度视野检查的敏感性可能高些，或者可能是视野计不同造成。

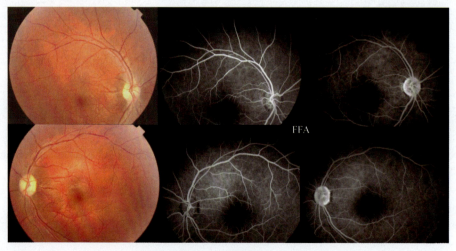

图 5-64 病例 52-1

2013-3-18：任某，男性，21 岁。LHON？不明原因视神经病变。mtDNA 未查。无意发现左眼视力不好 3 周，右眼视力不好 2 周多。经过足量激素治疗无效。原来双眼视力 1.0。目前视力：右眼 0.12；左眼 0.1。视野检查十分不满意。双眼视盘色泽淡，双眼黄斑区发暗。FFA：晚期双眼视盘染色。

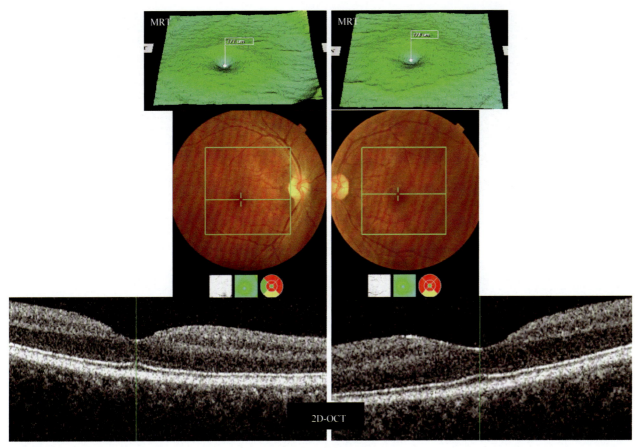

图 5-65　病例 52-2

2013-3-18：MRT：双眼黄斑环形基本消失；双眼视盘色淡，双眼上下血管弓区，有神经束缺损暗带。2D-OCT：双眼黄斑区网膜神经节细胞层萎缩变薄，余网膜结构层次正常。

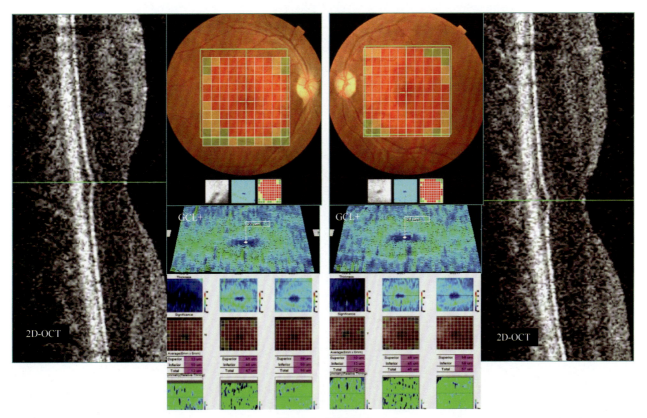

图 5-66　病例 52-3

2013-3-18：mGCC：双眼 GCL+ 环形消失，黄斑区大范围萎缩变薄，病损概率图显示大面积萎缩性损伤，mRNFL、GCL+、GCL++ 双眼对称性萎缩。2D-OCT：双眼黄斑区对称性神经节细胞层萎缩变薄，余视网膜结构正常。

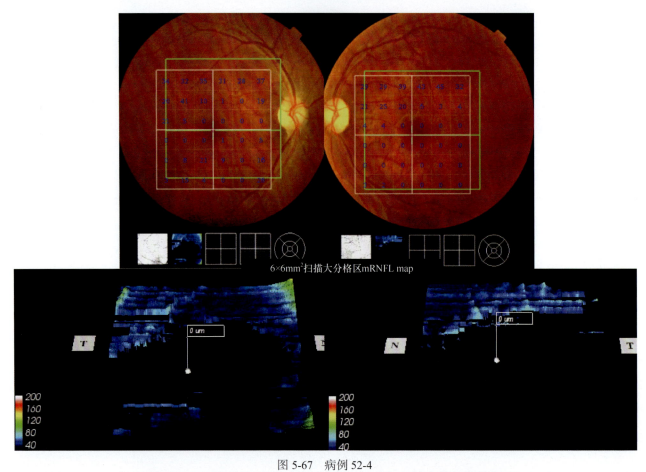

图 5-67　病例 52-4

2013-3-18：双眼 mRNFL：双眼大分格区扫描，双眼对称，mRNFL 均有萎缩。

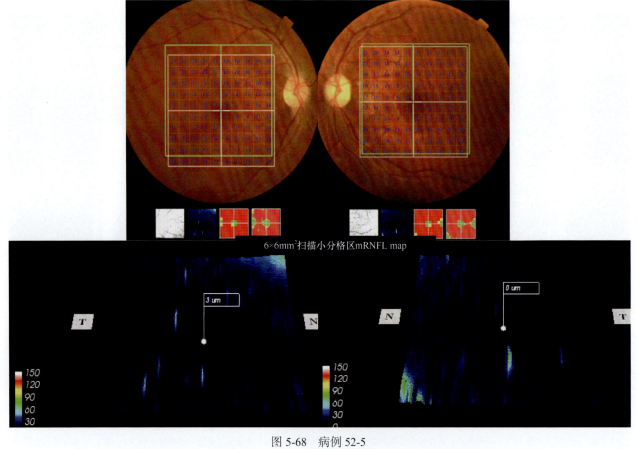

图 5-68　病例 52-5

2013-3-18：双眼 mRNFL：双眼小分格区扫描，双眼对称，mRNFL 均有萎缩。

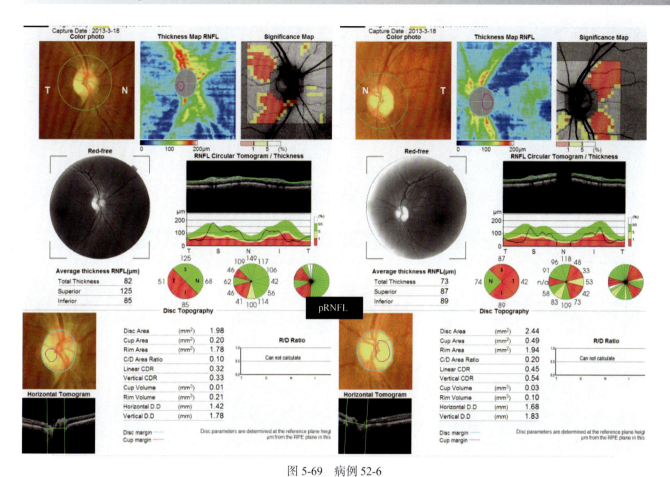

图 5-69　病例 52-6

2013-3-18：双眼 pRNFL：对称性乳斑束"八"字形萎缩变薄，余盘周纤维稍肿胀增厚。

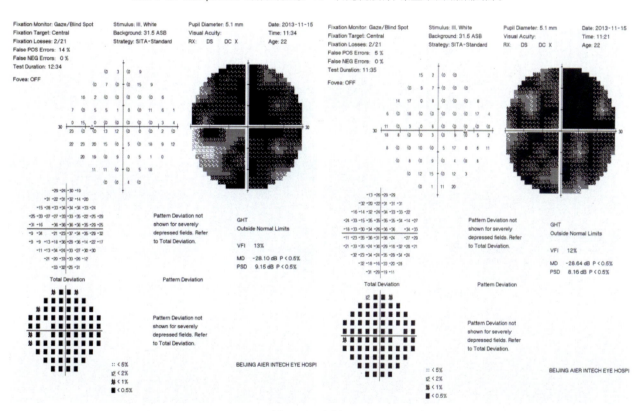

图 5-70　病例 52-7

2013-11-15：双眼视力 0.1，30 度视野严重缺损，符合 mGCC 严重萎缩。

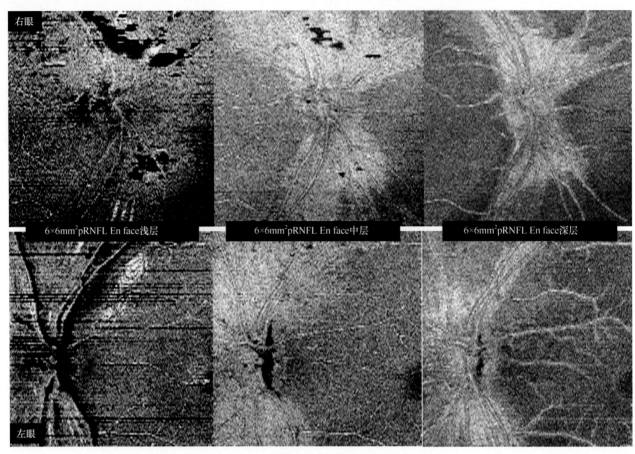

图 5-71 病例 52-8

2013-3-18：双眼窄屏视盘周围神经纤维层不同层次 En face 图像比较：浅层：双眼视盘颞侧黄斑区鼻侧 En face 信号减弱。中层：双眼黄斑区弱信号范围扩大更明显，且暗区已与视盘颞侧边缘连接。深层：双眼视盘颞上下神经束图像形态基本正常。

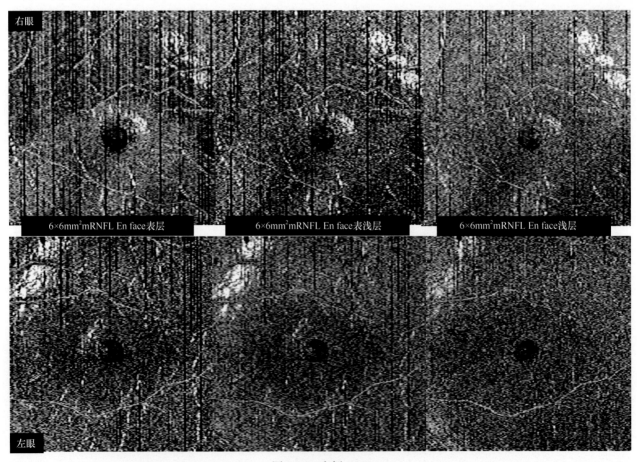

图 5-72 病例 52-9

2013-3-18：双眼窄屏黄斑区由表层到浅层神经纤维层 En face 信号均极度低下，尤其右眼几乎不存在神经纤维。

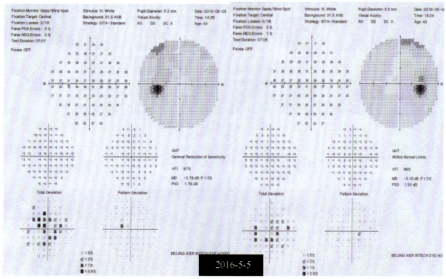

图 5-73 病例 53-1

张某，女性，43 岁。自觉 1 年来视力下降明显。2016-5-5：初诊视力（矫正）：右眼 0.3～0.4；左眼 0.2～0.3。20 年前双眼近视 RK 手术，术后双眼视力（矫正）0.8。2015-9-16 外院查双眼激光视力 0.8。双眼视野敏感度偏低，没有明确中心暗点。

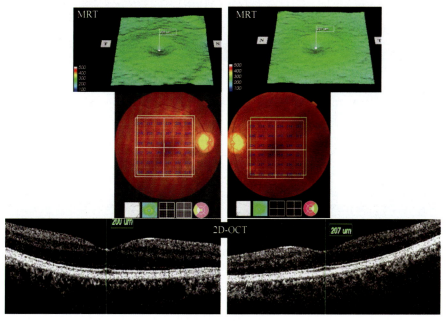

图 5-74 病例 53-2

2016-5-5：MRT：双眼对称黄斑环形基本消失，十分平坦。双眼视盘色泽淡。2D-OCT：双眼黄斑区网膜神经纤维层厚度萎缩变薄。

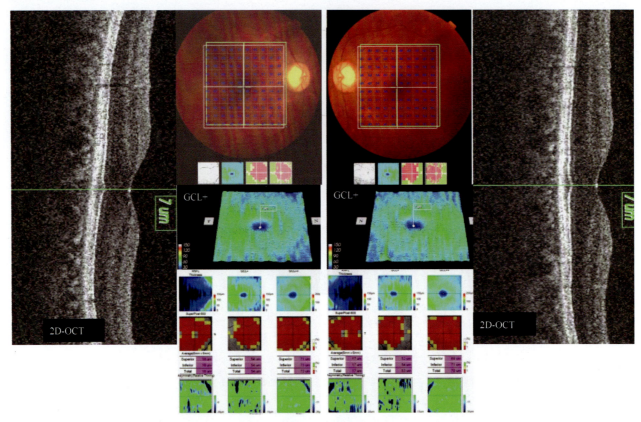

图 5-75　病例 53-3

2016-5-5：GCL+：双眼黄斑区环形消失，GCL+ 明显变薄。双眼病损概率图显示 mRNFL、GCL+、GCL++ 均对称萎缩性损伤。2D-OCT：双眼黄斑区网膜神经纤维层萎缩变薄，余网膜结构层次正常。

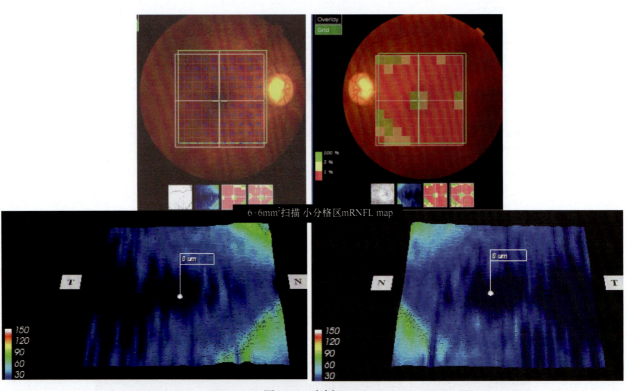

图 5-76　病例 53-4

2016-5-5：双眼黄斑区窄屏小分格区神经纤维层厚度地形图对称弥散性萎缩变薄。

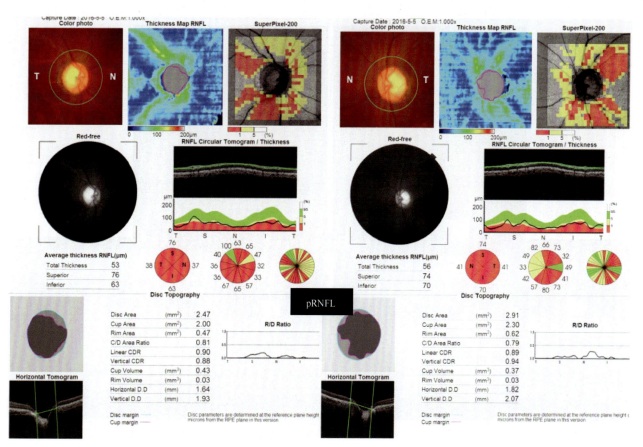

图 5-77 病例 53-5

2016-5-5：双眼视盘色泽淡，陷凹明显扩大。pRNFL：双侧均匀一致盘周神经纤维萎缩变薄，乳斑束更严重。

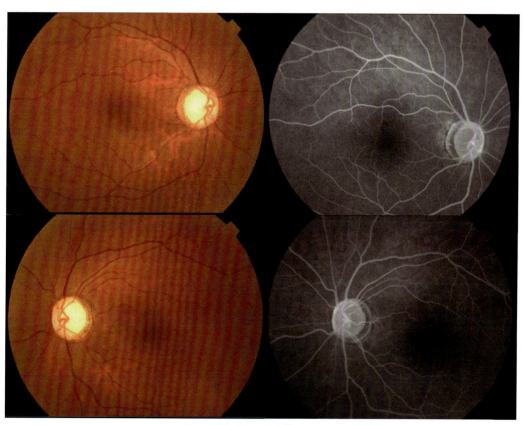

图 5-78 病例 53-6

2016-5-10：双眼视盘色泽淡，陷凹扩大。造影晚期双眼视盘染色。

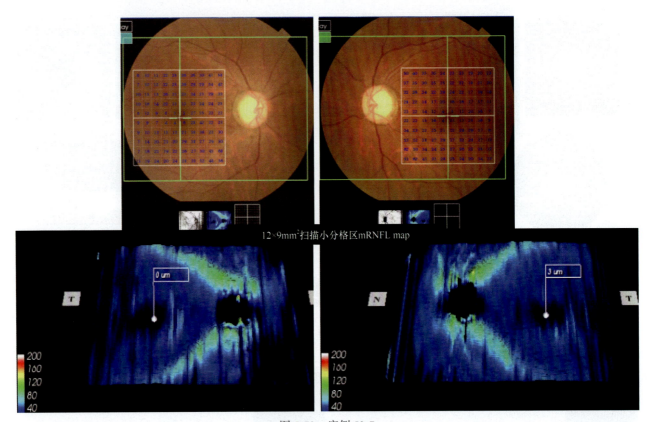

图 5-79 病例 53-7

2016-5-10：双眼黄斑区宽屏神经纤维层厚度地形图对称弥散性萎缩变薄。与图 5-76（2016-5-5）比较一致。

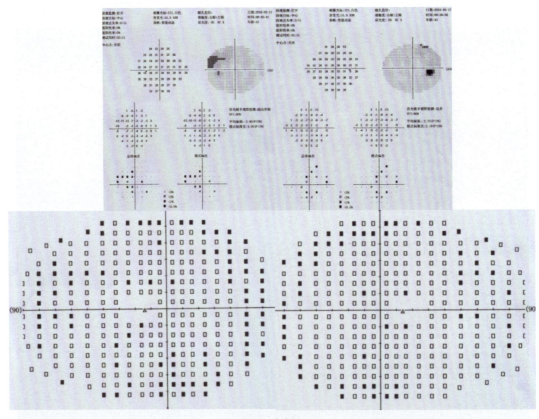

图 5-80 病例 53-8

2016-6-17：双眼中心视野敏感度下降，周边视野基本正常。

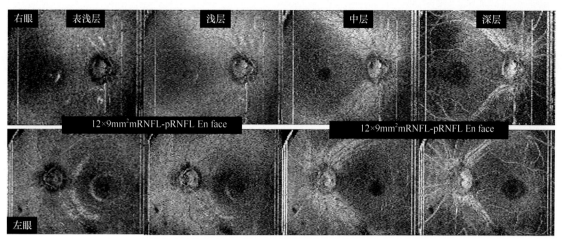

图 5-81　病例 53-9

2016-5-10：双眼宽屏扫描不同层次神经纤维层 En face 图像比较：表浅层 - 浅层 - 中层均显示黄斑区大范围的神经纤维 En face 信号低下；中、深层视盘颞上下神经束均有些变窄但图像形态基本正常。

LHON 或疑似（或不明原因）病例的临床特点

1. 临床病例中，疑似 LHON 病例或不明原因视神经病变病例较多。类似的病例，mtDNA 未查出阳性，是否就一定不是 LHON？这也是很难定论。

2. mGCC 萎缩变薄：双侧对称性改变。

萎缩范围：局限在整个黄斑区，中心损伤更重。似乎黄斑区损伤范围越大，视力预后越差。

pRNFL 地形图：视盘颞侧的黄斑鼻侧 mRNFL 萎缩带形态：视盘颞侧上下血管弓下缘呈"八"字形或"人"字形萎缩带，晚期整个黄斑区呈椭圆形萎缩。但是视盘颞上下神经束形态正常或基本正常。萎缩程度：与视野是否出现中心暗点或出现中心暗点的程度，与保留的视力程度、神经节细胞类型的关系？很难找到相互关系。萎缩程度的判断较萎缩范围的判断难得多，故很难估计视野或视力的预后表现。

第 6 章 En face-OCT、Angio-OCT 和 mGCC 检测与视交叉部病变

导致视交叉部病变的病因很多，炎症、肿瘤、外伤、变性、先天发育异常等，因基于视交叉部解剖生理学的特点，视交叉部病变有很多共同的临床表现：

1. 视交叉部位于头颅的中线，中线结构毗邻脑组织的病变均有可能导致交叉部神经纤维病变。
2. 鼻侧视网膜和黄斑鼻侧视网膜的神经纤维均在视交叉部发生交叉，故有特征性的视野双颞侧偏盲改变，以及与之相对应的特征性的中垂线划界的黄斑区双鼻侧 mGCC 萎缩。

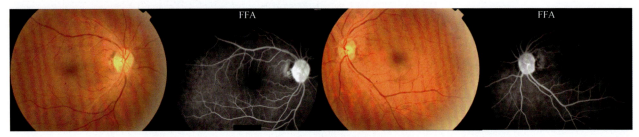

图 6-1　病例 54-1

2014-7-10：李某，女性，58 岁。垂体瘤，左眼急性视力下降 1 周就诊。视力：右眼 1.0；左眼 0.08。FFA：晚期视盘染色。

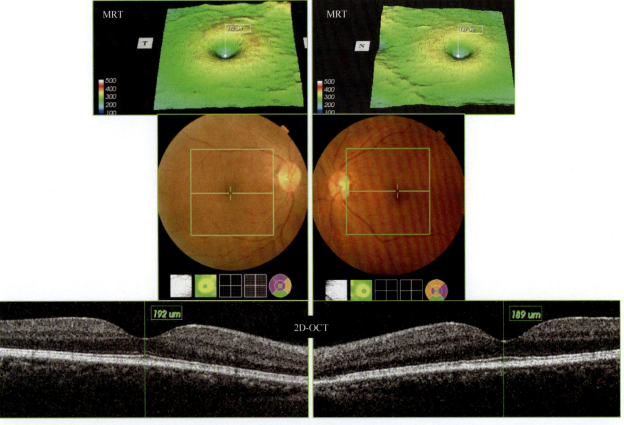

图 6-2　病例 54-2

2014-7-10：MRT：双眼对称黄斑完整环形、深红色，属亚正常眼。2D-OCT：双眼黄斑区网膜对称正常视网膜结构（网膜神经纤维层厚度正常）。

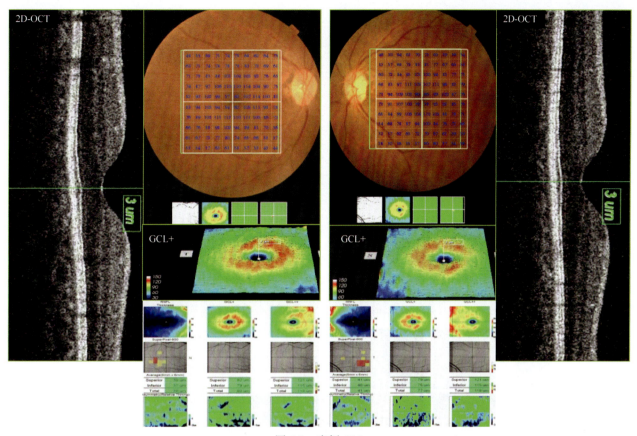

图 6-3 病例 54-3

2014-7-10：mGCC：双眼 GCL+ 环形基本完整、深红色较一般人色泽深（亚正常眼）。双眼病损概率图：mRNFL、GCL+、GCL++ 未显示病变。
2D-OCT：双眼黄斑区视网膜结构正常。

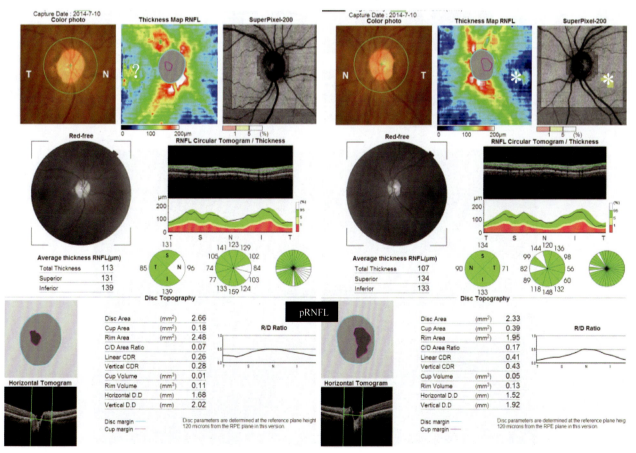

图 6-4 病例 54-4

2014-7-10：pRNFL：双眼盘周神经纤维肿胀，但是左眼黄斑鼻半 mRNFL 有轻度损伤（*号的尖端向视盘接近），病损概率图显示左眼极轻微损伤。其实本病例右眼黄斑鼻侧半 mRNFL 也是比较可疑损伤（?号处）。

图 6-5 病例 54-5

2014-7-14：根据视野双颞侧偏盲追问病史：2012 年 9 月当地医院确诊垂体瘤，因没有症状，肿瘤小，患者儿子决定观察，也未告诉患者本人。

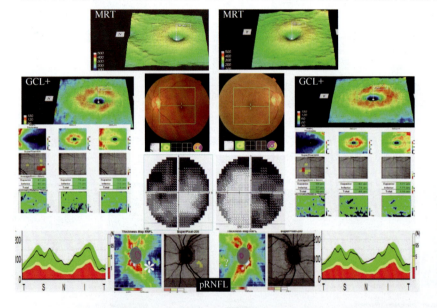

图 6-6 病例 54-6

2012 年 9 月当地医院确诊垂体瘤，没有视力下降症状——潜伏期亚正常眼。2014-7-10 急诊主诉左视力下降 1 周，潜伏期亚正常眼长达近 2 年，目前是发病初期亚正常眼表现。视力下降、视野异常，但 mGCC 和盘周神经纤维肿胀。本病例特点是慢性疾病的基础上，有急性发作。尽管病程处在发病早期亚正常眼，但 pRNFL 图片中可见左眼黄斑鼻侧 mRNFL 已存在萎缩（*号处），概率图也显示疑似损伤，右眼黄斑鼻侧半 mRNFL 也是存在疑似损伤（?号处）。

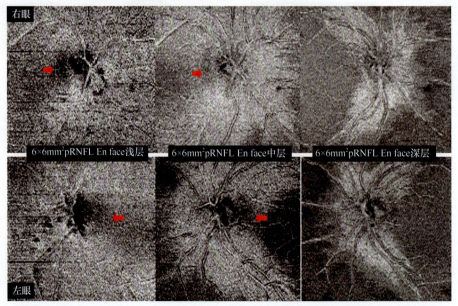

图 6-7 病例 54-7

双眼窄屏盘周神经纤维不同层次 En face 图像比较：浅、中层：双眼视盘颞侧的黄斑鼻侧纤维层信号均有减低（箭头处），而且 En face 信号减低区几乎与视盘颞侧边缘相连接。深层：视盘上下神经束图像形态正常。

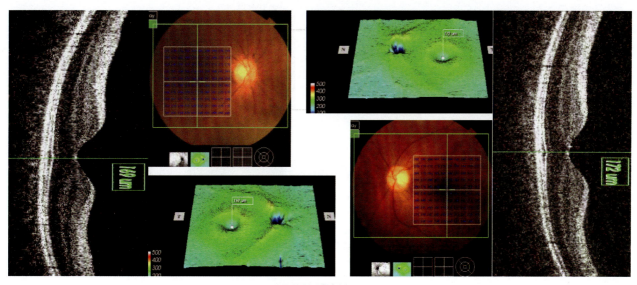

图 6-8　病例 55-1

2015-6-18：郭某，女性，61 岁，视力：右眼 0.6；左眼 0.8。主诉于 10 年前在北京某医院急诊垂体瘤摘除手术（当时突然双眼近乎失明），术后放射治疗一疗程，目前病情稳定，这次来复查眼底和视野。双眼视盘颞侧色泽偏淡。MRT：双眼黄斑区环形存在，色泽淡黄色，但色泽和完整性有些不规则。2D-OCT：双黄斑区视网膜神经节细胞层厚度对称，基本正常。

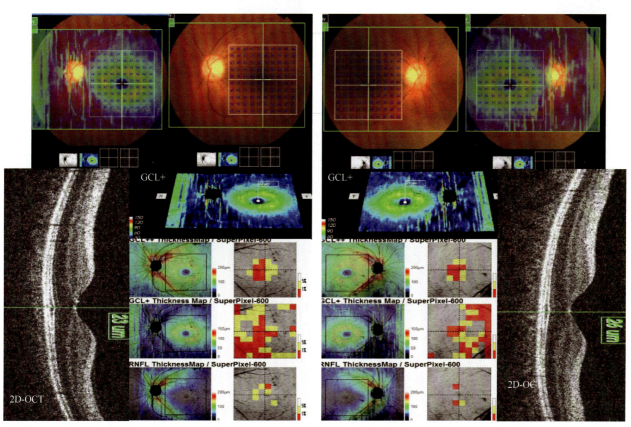

图 6-9　病例 55-2

2015-6-18：mGCC：双眼 GCL+ 环形存在，但不完整，色泽不匀，以基本正常为主。病损概率图显示：双眼 mRNFL 基本正常，GCL+ 和 GCL++ 以鼻侧 mGCC 损伤为主，颞侧 mGCC 稍有损伤。2D-OCT：双眼黄斑区神经节细胞层对称，似乎变薄些。

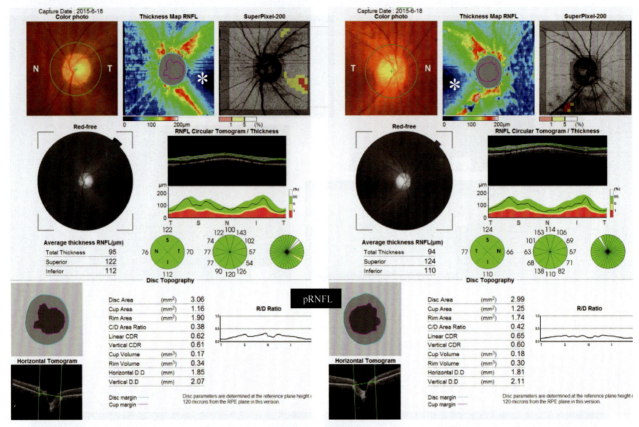

图 6-10　病例 55-3

2015-6-18：pRNFL：双眼视盘颞侧的黄斑区鼻侧半纤维萎缩（＊号处），下方为主，尖端已接近视盘缘，余双眼 pRNFL 在正常范围。

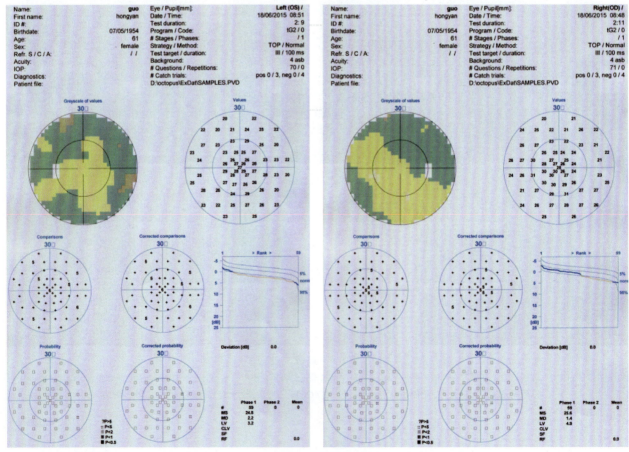

图 6-11　病例 55-4

2015-6-18：视野：双眼敏感度下降，具有双眼颞侧偏盲的基础，左眼鼻侧也有影响。

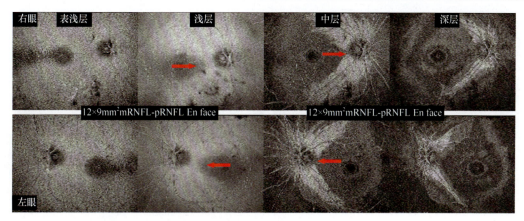

图 6-12 病例 55-5

双眼宽屏扫描视网膜神经纤维层不同层次 En face 图像比较：表浅层：没有显示明显改变，中心暗区呈圆形，没有扩大属正常形态。浅层：黄斑暗区横向向视盘颞侧边缘接近（箭头处），但没有与视盘边缘连接，这种现象同样表明黄斑鼻侧纤维的丢失。中层：箭头指示处 En face 低信号带已与视盘边缘连接（这是正常人不该出现的现象），说明鼻侧黄斑纤维有萎缩。视盘颞侧上下神经束带变窄，同样说明是黄斑区神经纤维有萎缩。深层：视盘颞侧上下神经束带图像形态正常。

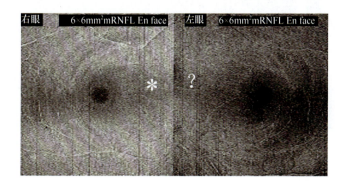

图 6-13 病例 55-6

窄屏扫描黄斑区神经纤维层 En face 图像比较：双眼黄斑区鼻侧有些信号低下（*号处和？号处）。右眼符合本病例图 6-9、图 6-10 所见，左眼黄斑鼻侧低信号区似见非见（？号处），可能与纤维损伤轻度，En face 信号不如纤维厚度地形图敏感有关。

病例 54、55 的临床特点

1. 这两例均是垂体瘤，均有慢性发病的病程（可能病程并不长，而且在病程的偏早期），又有急性发作、急剧视力下降的病史。

2. mGCC 检查：病例 54 属发病初期亚正常眼期——mGCC 和 pRNFL 肿胀期，只有这一期神经纤维没有萎缩的肿胀阶段，属功能性改变，尚未发生器质性改变，这一阶段及时解除病因，视力预后较好。

3. 病例 54 得到了手术前 mGCC 和 pRNFL 肿胀性改变的检查结果，没有得到手术后有好的视力恢复的结果。

病例 55 得到了手术后 10 年的 mGCC 和 pRNFL 检查结果及较好的视力恢复的结果，但是没有发病早期的检查结果，只有患者诉说病史及治疗过程。

似乎这两例一前一后的结果组成了一个完整的病例，得出了一个结论：病程较短的垂体瘤，具有急性发作病史的病例，能及时早期发现和治疗，视力预后较好，因为神经节细胞没有进入明显的萎缩阶段，而是在肿胀的功能障碍阶段。

4. 早期病例，尽管盘周神经纤维层厚度地形图可显示视盘颞侧的鼻侧黄斑纤维极早期改变，但是神经纤维层 En face 扫描常不能明显显示出来，这与病变轻或 En face 的敏感程度较低有关。

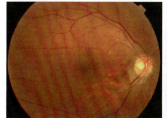 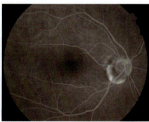 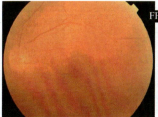 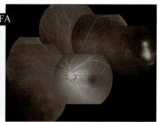

图 6-14 病例 56-1

2013-1-9：王某，女性，63 岁。左眼视物不清，外院诊断玻璃体浑浊 5 个月就诊。检查后确诊：左眼颞侧远周视网膜孔，继发玻璃体出血、轻度玻璃体混浊。FFA：左眼颞侧周边部视网膜破口处玻璃体视网膜有牵引，荧光素渗漏。晚期视盘染色。

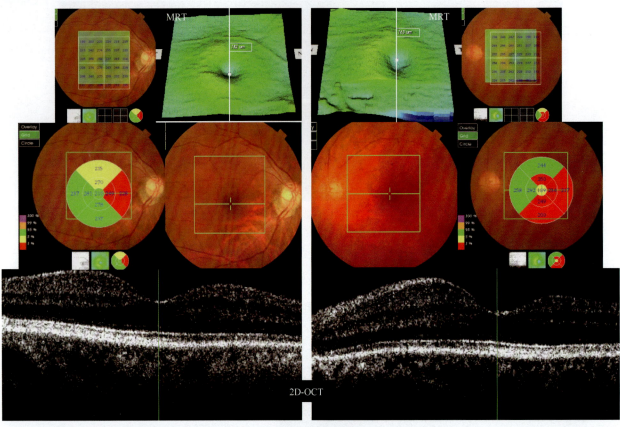

图 6-15 病例 56-2

2013-1-9：双眼存在中垂线划界的同侧性 mGCC 萎缩的改变，追问病史：5 年前（2007 年）作脑膜瘤手术。MRT：双眼黄斑环形左侧半存在（正常完整色泽），右侧半消失，中垂线划界，病损概率图数值显示右侧半网膜萎缩变薄。注意 ETDRS Grid 图表由于缺少中垂线和水平线，图像显示严重失真。2D-OCT：双眼黄斑中心区网膜显示左眼神经节细胞层正常厚度，右眼神经节细胞层萎缩变薄，余视网膜结构正常。

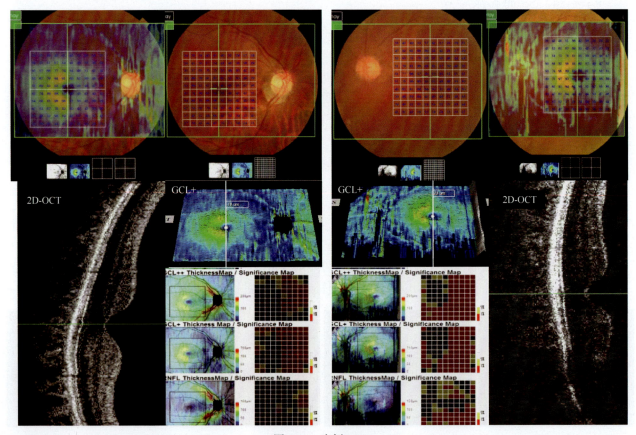

图 6-16 病例 56-3

2013-1-9：mGCC：双眼 GCL+（右鼻侧、左颞侧）同侧性萎缩，中垂线划界，其余 GCL+ 环形正常；病损概率图显示：右眼鼻侧、左眼颞侧萎缩损伤；但左鼻下象限也受损萎缩（左眼越中线）。右眼 mRNFL 受损较左眼轻得多。2D-OCT：双眼对称，因为在中垂线上故视网膜神经节细胞层是否改变不易分辨。

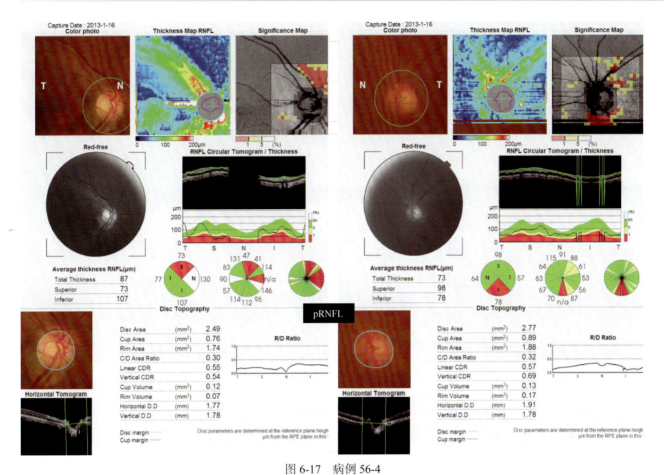

图 6-17 病例 56-4

2013-1-9：pRNFL：右眼鼻侧纤维受损，含黄斑鼻侧 mGCC；左眼鼻侧、颞侧均有损伤。（双眼摄片不够理想）

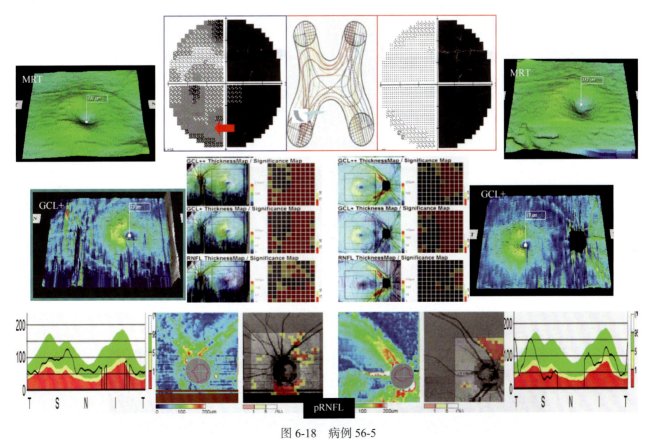

图 6-18 病例 56-5

2013-1-9：晚期萎缩稳定期。左眼视交叉部后交界处脑膜瘤（手术后 5 年），左眼已跨越了中垂线。

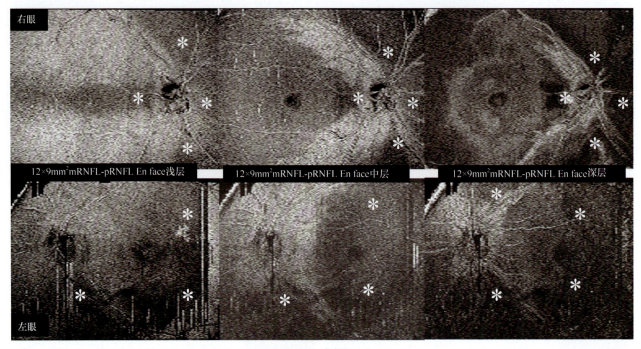

图 6-19 病例 56-6

双眼宽屏网膜神经纤维层不同层次 En face 图像比较：右眼：由浅层-深层均显示视网膜鼻侧神经纤维层 En face 信号减低（*号处）。注意浅层和中层黄斑鼻侧纤维层已丢失，且与视盘颞侧缘相连接（*号处）。中、深层视盘颞侧上下神经纤维束图像形态正常。左眼：由浅层-深层均显示颞侧纤维丢失，En face 信号丢失（*号处），下方较上方纤维丢失更严重。深层视盘颞上神经束变窄，颞下神经束已消失，表明网膜上、下方远周边部神经纤维已损伤萎缩，下方重于上方。双眼神经纤维层 En face 图像改变符合视野改变。

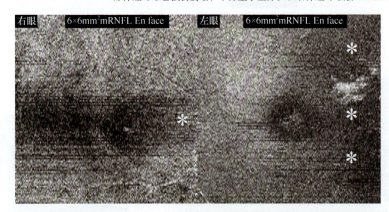

图 6-20 病例 56-7

双眼窄屏黄斑区神经纤维层 En face 图形比较：右眼鼻侧黄斑纤维丢失，En face 低信号（仅限水平缝上下小范围，*号）；左眼是黄斑中心区颞侧大范围 En face 低信号区（*号处）。符合视野改变。

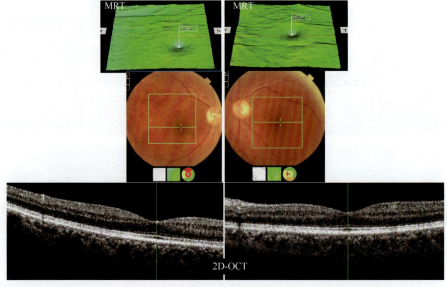

图 6-21 病例 57-1

2013-1-29：杨某，男性，56 岁。颅咽管瘤术后 1 个月。MRT：右眼黄斑环形近乎消失，左眼颞侧尚有少许残存。双眼视盘颞侧色泽浅淡。
2D-OCT：双眼黄斑区视网膜神经节细胞层变薄，余视网膜结构层次正常。

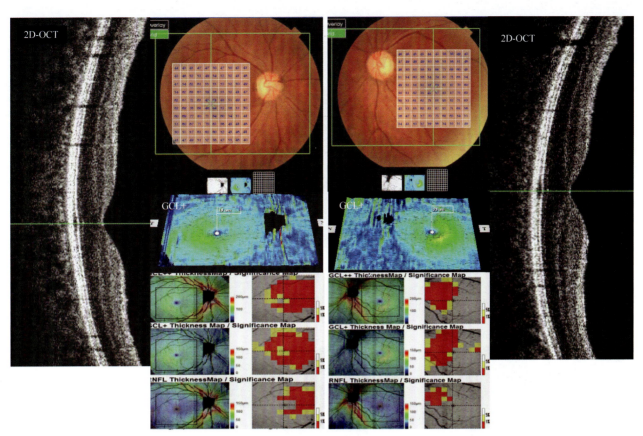

图 6-22　病例 57-2

2013-1-29：mGCC：双眼 GCL+ 环形消失，鼻侧半萎缩重，颞侧受损主要在右眼。病损概率图显示：右眼重（mRNFL、GCL+、GCL++），右眼明显超越中垂线。左眼 mRNFL 损伤较右眼轻些。2D-OCT：双眼黄斑区视网膜神经节细胞层萎缩变薄，左眼黄斑中心下方神经节细胞层厚度基本正常。

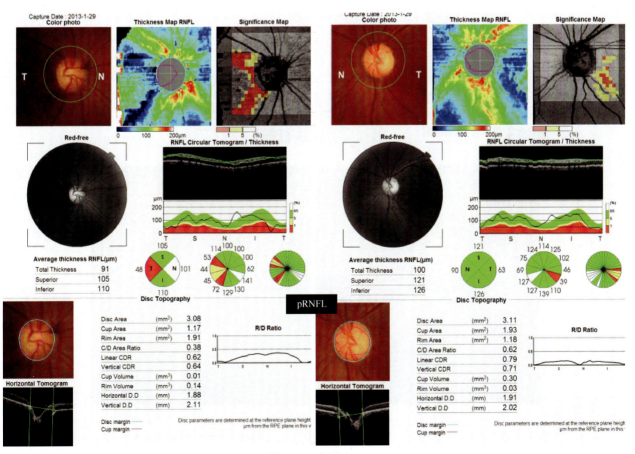

图 6-23　病例 57-3

2013-1-29：pRNFL：盘周神经纤维损伤以双眼黄斑鼻侧半 mRNFL 为主，右眼重，但陷凹扩大左眼更明显些。

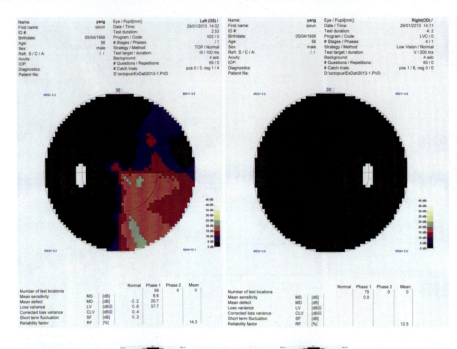

图 6-24 病例 57-4

2013-1-29：视野：右眼近乎盲，左眼颞侧盲重。

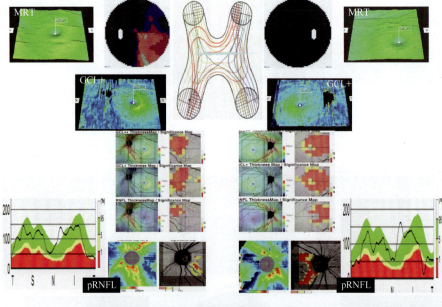

图 6-25 病例 57-5

本病例是典型的双眼颞侧偏盲，已开始跨越中线向两侧发展，右眼损伤重于左眼。视野显示右眼近乎盲，左眼也是晚期表现。双眼视野表现（重）与 mGCC 损伤表现（较轻），两者不一致。似乎本病例存在较重的手术创伤，视野已存在严重损伤，但因仅术后 1 个月，神经纤维的损伤还没有发展导致 mGCC 更严重的损伤。

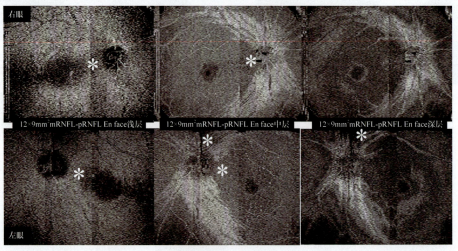

图 6-26 病例 57-6

2013-1-29：双眼宽屏神经纤维层浅、中、深层 En face 图像比较：双眼浅层：视盘颞侧缘的鼻侧黄斑纤维有纤维丢失，En face 信号稍低下（*号处）区呈现向视盘缘发展的横椭圆形。双眼中层：鼻侧黄斑区纤维丢失已经与视盘颞侧边缘连接（*号处）。左眼中、深层视盘颞上神经纤维束（*号处）丢失，颞下束正常；右眼视盘颞上下神经束基本正常。双眼宽屏视网膜神经纤维层 En face 图像表现是符合 mGCC 检查所见。这种 En face 图像改变不应有严重的视野改变，可能目前的视野改变与手术后创伤有关，只是由于术后时间较短，尚未发生神经节细胞胞体和神经纤维层萎缩。

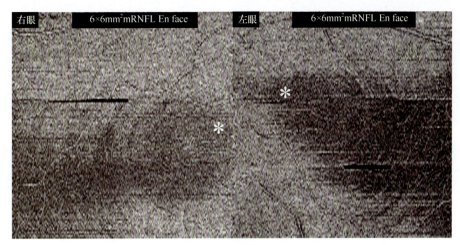

图 6-27　病例 57-7

2013-1-29：双眼窄屏黄斑区神经纤维层浅层 En face 图像比较：双眼鼻侧黄斑神经纤维层有纤维丢失，En face 信号减弱（＊号处）。

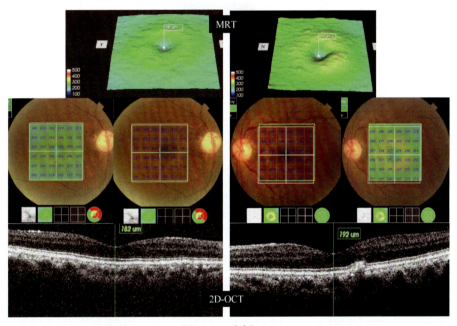

图 6-28　病例 58-1

2015-1-23：李某，男性，66 岁。右眼渐渐视力不好 3～4 年，近 2 年加重就诊。视力：右眼 0.01；左眼 0.3。双眼视神经萎缩。MRT：右眼黄斑环形近乎消失，左眼黄斑鼻侧半环形隐约、颞侧半正常，中垂线划界。2D-OCT：双眼黄斑区网膜神经纤维层变薄，左眼一个 Drusen，余网膜结构正常。

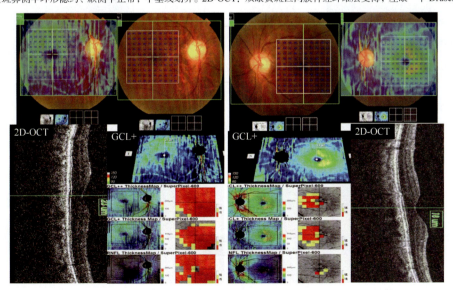

图 6-29　病例 58-2

2015-1-23：mGCC 改变符合视交叉部病变特征。mGCC：右眼黄斑 GCL+ 环形消失，左眼鼻侧半环形消失，颞侧半正常环形形态，中垂线划界。病损概率图显示双眼病损不对称，右眼整个黄斑区 mRNFL、GCL+、GCL++ 均萎缩变薄（越中垂线），左眼仅黄斑鼻侧半 GCL+、GCL++ 萎缩变薄，mRNFL 正常（中垂线划界）。2D-OCT：双眼黄斑区网膜神经节细胞层萎缩，右重左轻。

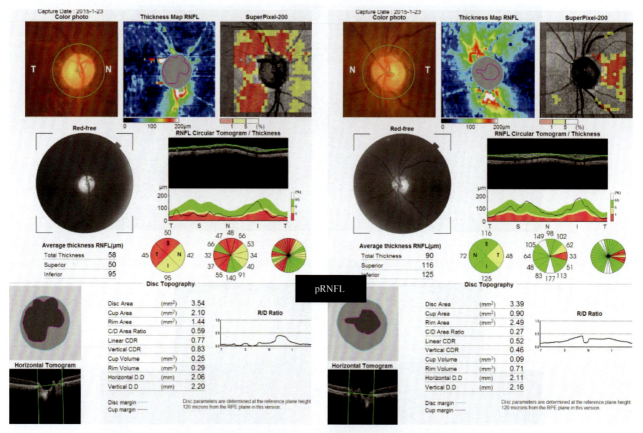

图 6-30 病例 58-3

2015-1-23：pRNFL：盘周神经纤维改变符合交叉部病变的改变。

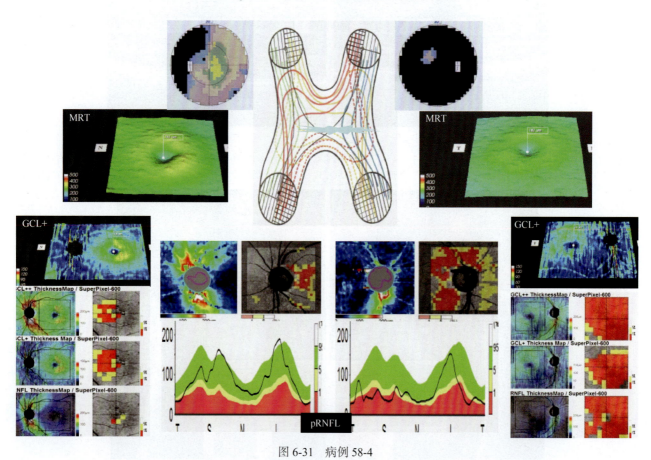

图 6-31 病例 58-4

2015-1-23：视野、mGCC 和头颅 MRI 确诊垂体瘤。肿物位于视交叉体部偏右侧，右眼近乎盲，GCL+、GCL++ 和 mRNFL 均严重损伤；左眼仅限黄斑交叉纤维区 GCL+、GCL++ 损伤，几乎未越中线，mRNFL 损伤不明显。

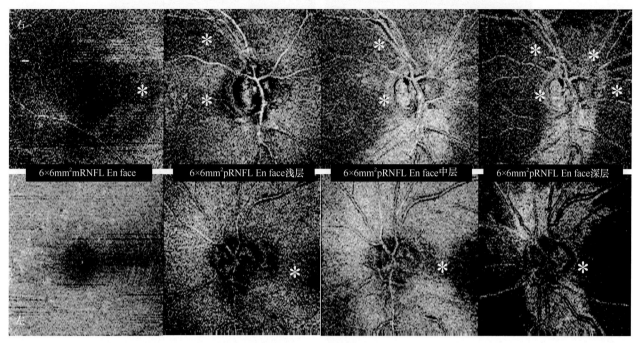

图 6-32　病例 58-5

双眼窄屏黄斑和视盘周围神经纤维层 En face 图像比较：双眼 mRNFL En face：右眼整个黄斑区普遍信号低下，没有神经纤维走形结构，鼻侧尤重（＊号处）；左眼神经纤维走形、结构完全正常。

双眼 pRNFL En face 图像：浅层：右眼整个视盘周围弥散信号低下，视盘颞上和颞侧（＊号处）尤其明显。左眼基本正常，但视盘颞侧缘（＊号处）信号较低，说明左眼鼻侧 mRNFL 有丢失。中层：右眼视盘颞侧和颞上弥散信号低下（＊号处），颞上尤甚（颞上纤维几乎完全丢失，所剩极少）。左眼视盘颞侧缘的鼻侧 mRNFL 进一步丢失，并与视盘缘相接（＊号处）。深层：右眼除视盘下方神经纤维束形态正常外，颞上纤维束已丢失。左眼主要是黄斑区纤维丢失（＊号处），范围扩大，左眼视盘颞上下神经纤维束图像形态正常。

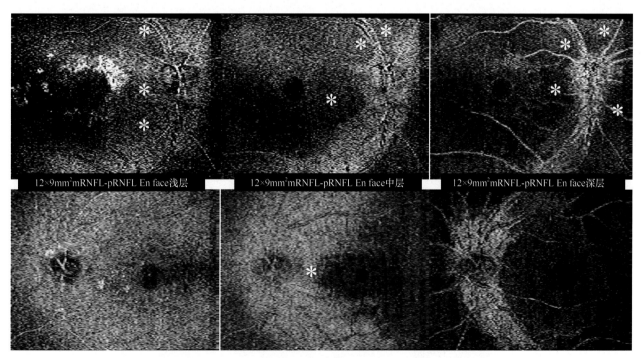

图 6-33　病例 58-6

双眼宽屏视网膜神经纤维层浅、中、深层 En face 图像比较：与图 6-32 表现一致，本病例神经纤维层 En face 图像改变与视野所见一致。

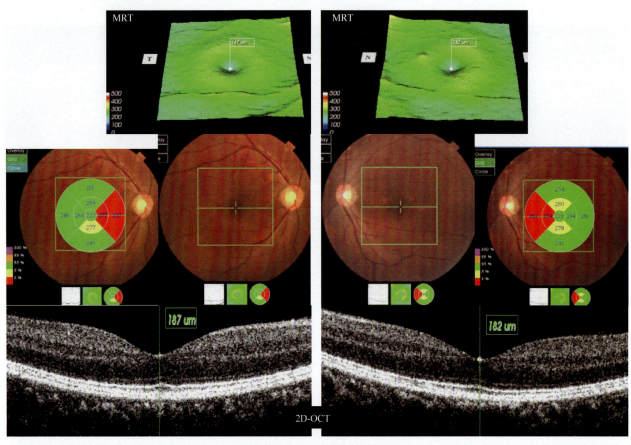

图 6-34 病例 59-1

2014-1-29：王某，男性，29 岁。根据 OCT 眼科初诊即明确诊断视交叉部病变，MRI 确诊垂体瘤。MRT：双眼鼻侧黄斑环形变浅淡，轮廓隐约，双颞侧环形正常完整，中垂线划界。2D-OCT：双眼黄斑区鼻侧网膜神经节细胞层变薄，颞侧正常厚度。

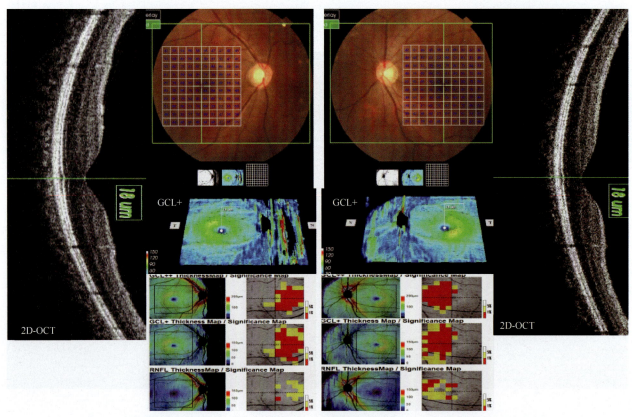

图 6-35 病例 59-2

2014-1-29：mGCC：双眼黄斑鼻侧 GCL+ 环形萎缩消失，颞侧环形正常，中线划界。说明病变一定在视交叉部体部中线，这是较早期病变，因未越中线。病损概率图显示：主要是 GCL+ 和 GCL++ 的鼻侧半萎缩损伤，鼻侧半 mRNFL 损伤较轻，尤其右眼。2D-OCT：双眼黄斑区视网膜神经节细胞层变薄，余视网膜结构正常。

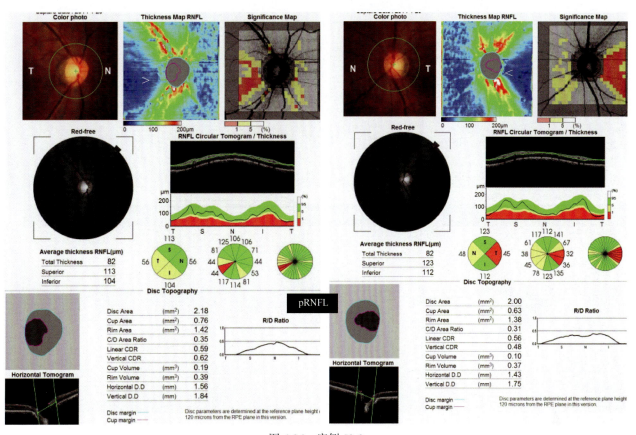

图 6-36　病例 59-3

2014-1-29：pRNFL：双眼除双视盘颞侧缘的鼻侧半 mRNFL 及视盘鼻侧轻度萎缩外（注意双黄斑鼻侧 mRNFL 萎缩尖端接近颞侧视盘缘，箭头示），余双视盘周围神经纤维层正常。双侧陷凹中央扩大。

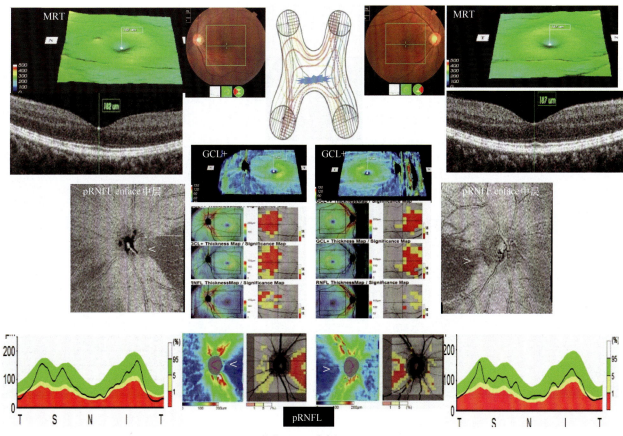

图 6-37　病例 59-4

不查视野可以定位视交叉部病变，双黄斑鼻侧半 mRNFL 萎缩，mRNFL 损伤极轻，损伤几乎未跨越中垂线。但必须做 MRI，才能明确病变性质。患者在外院作视野和 MRI 并手术，术后病理诊断垂体瘤。注意黄斑鼻侧 mGCC 损伤与视盘中层神经纤维 En face 图像完全吻合。

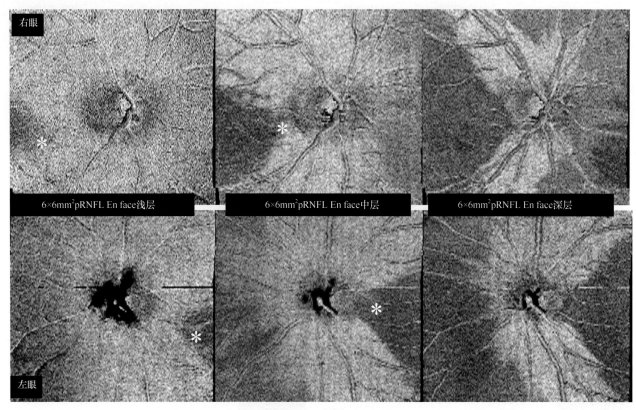

图 6-38 病例 59-5

双眼窄屏扫描视盘周围不同层次神经纤维层 En face 图像比较：浅层：视盘颞侧缘的鼻侧偏下 mRNFL 有少量丢失，信号偏低些（*号处），余盘周神经纤维层正常 En face 图像。中层：双眼鼻侧黄斑纤维丢失多，信号低下，上下范围扩大，以黄斑下方纤维损失为主，且与视盘缘连接（*号处），余盘周纤维正常。深层：双眼视盘颞上下神经纤维束图像形态正常。本病例属早期垂体瘤病例，神经纤维 En face 图像完全符合 mGCC 检查所见。

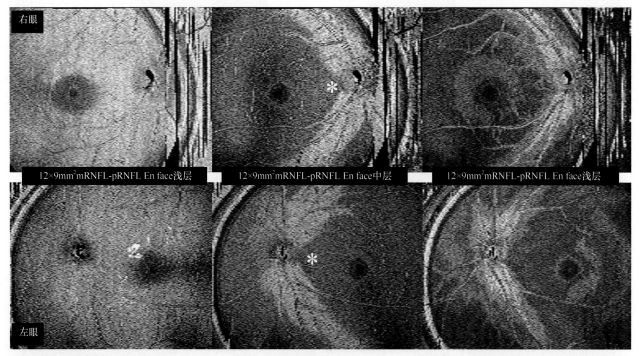

图 6-39 病例 59-6

双眼宽屏扫描网膜不同层次神经纤维层 En face 图像比较：浅层：双眼神经纤维层 En face 图像正常（图 6-38 是窄屏扫描，显示了视盘颞侧的鼻侧黄斑神经纤维的丢失，两者不一致，这与扫描范围大小、扫描的解剖层次、与病变的轻重程度等都有关系）。中层：如*号所示双眼鼻侧黄斑纤维丢失，低信号区已与视盘颞侧边缘相接，双眼视盘颞上下神经束变窄些，显得黄斑暗区扩大。这现象说明鼻侧黄斑束神经纤维丧失（此现象正常人不存在）。但是视盘颞上下神经束图像形态正常。深层：双眼视盘颞上下神经束图像形态正常。

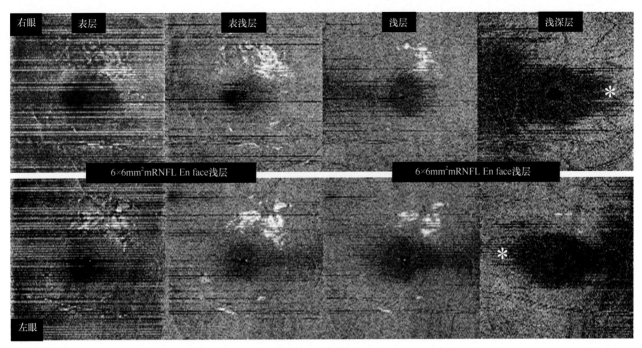

图 6-40　病例 59-7

双眼窄屏扫描黄斑区不同层次神经纤维层 En face 图像比较：极早期垂体瘤患者视力正常，表层、表浅层和浅层黄斑区神经纤维层基本是正常，只有在浅深层（不到中层）才可以见到鼻侧黄斑区神经纤维丢失，En face 信号减少（*号处，黄斑椭圆形低信号暗区横向视盘颞侧边缘扩展），这时犹如图 6-38 的浅层所见的图像。这种现象也反映出盘周神经纤维层厚度地形图的重要性及其较 En face 发现问题更敏感。

病例 56、57、58、59 的临床特点

1. 病例 56 是由于周边部视网膜破孔、玻璃体出血就诊，是 mGCC 检查发现视交叉部病变，追问病史确诊交叉部左后交界处病变，特点是先发生同侧性 mGCC 萎缩（视野呈同侧性偏盲）。病例 57、58、59 是视交叉部体部病变，临床出现中线病变典型的双眼颞侧偏盲（mGCC 呈现双眼鼻侧萎缩），然后向两侧发展，即对 mGCC 的损伤是从双眼鼻侧半 mGCC 萎缩开始，向两侧颞侧不交叉纤维（颞侧 mGCC）发展。

2. 单纯 mGCC 萎缩伴有中垂线划界，只能定位病变位于在视交叉部及其后视路。但当先具有双眼鼻侧半 mGCC 萎缩伴中垂线划界时，病变部位一定在视交叉部的体部。一旦是 mGCC 的同侧性萎缩，即一眼鼻侧，另一眼颞侧，那么病变定位在视交叉部的后交界处或视束及其后视路（视放射、枕叶视皮层），此时一定要根据视野、头颅 MRI 的检查结果，综合分析定位病变部位。病例 56 就是这种情况的临床表现。这种情况一定要配合其他检查（如视野、头颅 MRI 等）才能及时确诊。病例 57～59 这 3 例是典型视交叉部中线病变表现，故一开始即可定位病变部位。

3. 所有中线病变在分析 mGCC 图像时一定要注意 pRNFL 地形图中双眼黄斑鼻侧的 mRNFL 萎缩现象，因为其早期就发生，尤其是亚正常眼病例（病例 54），轻度的早期萎缩被表面看来 GCL+ 是肿胀现象所掩盖，但在 pRNFL 的检查中可以看到视盘颞侧缘的鼻侧 mRNFL 存在萎缩（病例 54 的左眼十分明确，而右眼也是可疑）。

4. 这类病例尽量仔细做好黄斑区神经纤维层的 En face 图像，由表面到较深层，仔细寻找 En face 的改变（病例 59）。常常在黄斑区神经纤维层的较深层发现异常。

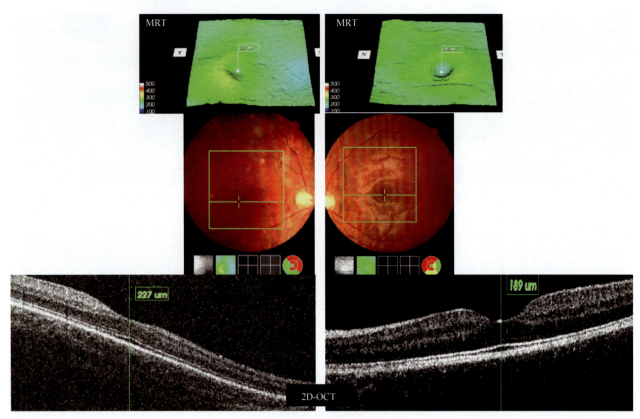

图 6-41 病例 60-1

2014-6-30：孙某，男孩，5岁。3岁发现外斜视。外院诊断：双眼视神经萎缩。视力：右眼 0.12；左眼 0.8。双眼视盘陷凹大、色泽浅淡。正确诊断：视交叉部发育不良导致视神经发育不良：CT 显示垂体小，蒂上脑室扩大，透明隔缺如，胼胝体膝部发育不良。MRT：双眼鼻侧环形消失，颞侧正常，中垂线划界。右眼黄斑鼻侧视网膜明显变薄。2D-OCT：双眼黄斑区网膜鼻侧神经节细胞层萎缩变薄，双眼颞侧厚度基本正常（似乎右眼较左眼更薄些）。由于 OCT 的表现才去检查神经科，头颅影像学检查，明确了诊断。

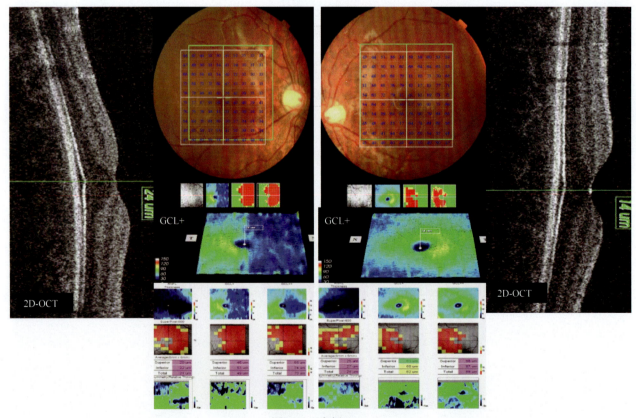

图 6-42 病例 60-2

mGCC：双眼 GCL+ 环形鼻侧萎缩，右眼更严重，中垂线划界又有越中线，双颞侧也受损伤，也是右眼重于左眼。病损概率图显示与 GCL+ 一致改变，而且是 mRNFL、GCL+ 和 GCL++ 均已有损伤，这些损伤均是右眼重于左眼。2D-OCT：双眼黄斑区网膜神经节细胞层萎缩变薄，右眼重于左眼。

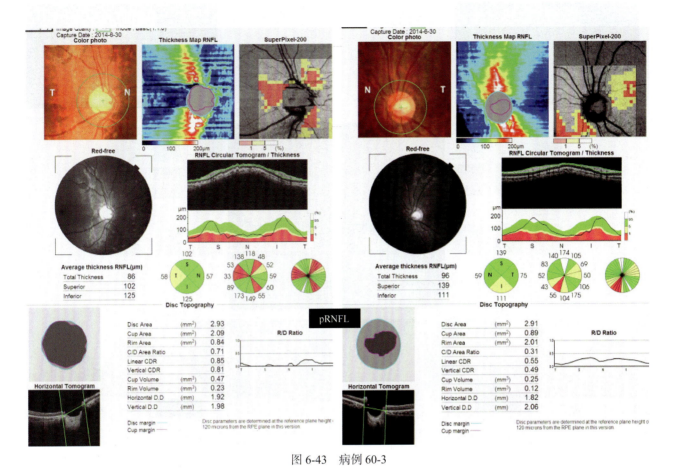

图 6-43 病例 60-3

pRNFL：双侧均是视盘颞侧的黄斑鼻侧 mRNFL 萎缩为主，视盘颞上下神经束较肿胀增厚。右眼视盘陷凹极大，左眼稍大。

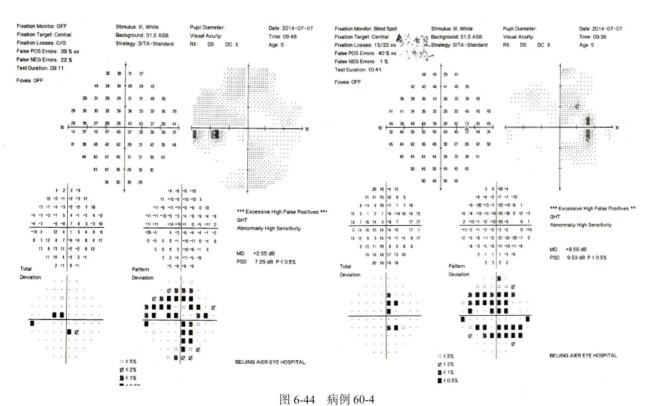

图 6-44 病例 60-4

视野具有双眼颞侧偏盲改变，均有越中垂线（小孩缘故，视野检查不够理想，但基本可说明问题）。

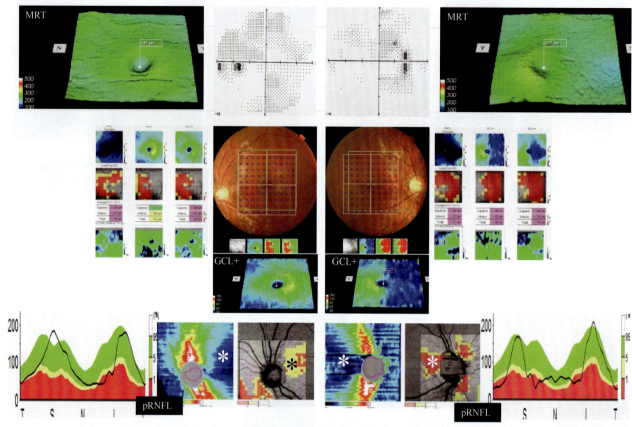

图 6-45 病例 60-5

5 岁小孩视野基本符合双颞侧盲，与下列检查所见符合。MRT：双眼黄斑中心区环形的鼻侧半缺损，有越中垂线，尤其右眼。mGCC：双 GCL+ 鼻侧半环不存在，病损概率图双以鼻侧半损伤为主，右眼更严重，右眼颞侧也受损。双眼视盘中心色淡。pRNFL：注意双眼视盘颞侧的黄斑鼻侧 mRNFL 损伤的三角区（*号处），表明双侧黄斑鼻侧 mRNFL 损伤或纤维缺损（尤其右眼）。视网膜鼻侧纤维也受损。

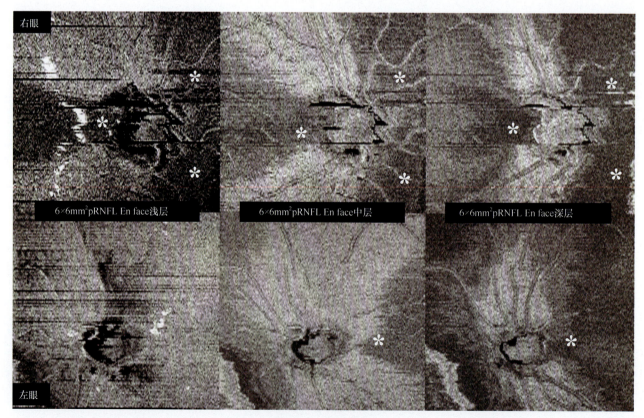

图 6-46 病例 60-6

2014-6-30：双眼窄屏盘周神经纤维层不同层次 En face 图像比较：右眼：由浅-中-深层（*号处）均是视网膜鼻侧神经纤维丢失严重，黄斑区鼻侧 En face 低信号已与视盘边缘连接；视盘颞上下神经纤维束图像形态正常。左眼：摄像不理想但可以看到中深层黄斑区鼻侧神经纤维丢失，En face 低信号已与视盘颞侧边缘相接连（*号处），深层视盘颞上下神经束图像形态基本正常。

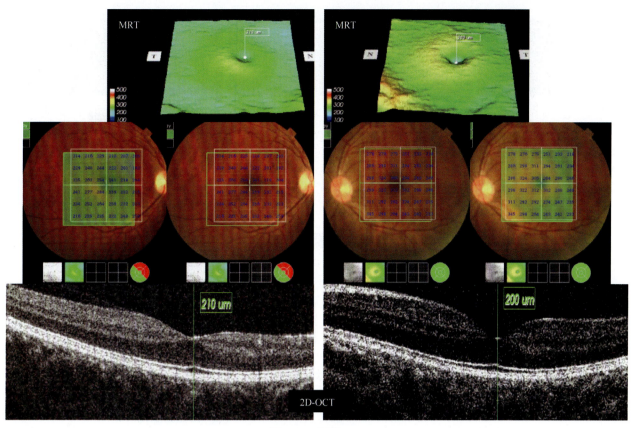

图 6-47 病例 61-1

2015-1-8：梁某，男性，32岁。因右视神经萎缩要求检查治疗，自小右眼视力差些。视力：右眼 0.4；左眼 1.2。右眼视盘色泽淡，尤其是颞侧，陷凹稍扩大。头颅 MRI：透明隔缺如，余未见异常。MRT：右眼仅颞下有黄斑环形，余消失；左眼环形完整，色泽偏红些但颞侧偏浅，双眼似有中垂线划界。右眼鼻侧半网膜偏薄。2D-OCT：右眼网膜鼻侧神经节细胞层几乎消失，颞侧也见薄；左眼神经节细胞层正常。

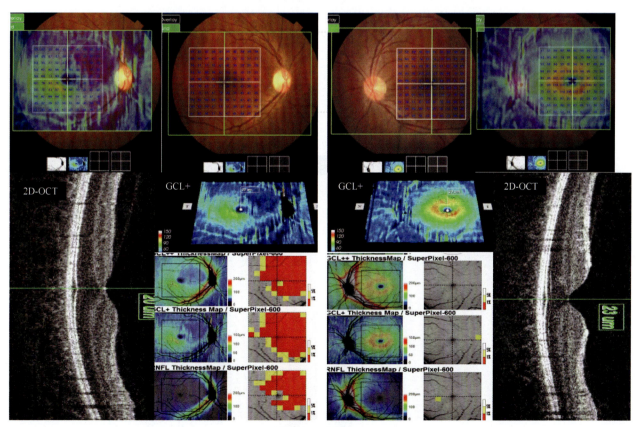

图 6-48 病例 61-2

2015-1-8：mGCC：右眼 GCL+ 仅剩颞下象限有淡淡的环形，余象限均消失，左 GCL+ 环形完整色泽红（亚正常眼期）。病损概率图显示：右眼可见超越中线的类圆形萎缩，左眼为正常眼。2D-OCT：右眼视网膜神经节细胞层萎缩变薄，余结构正常。左眼视网膜解剖层次正常。

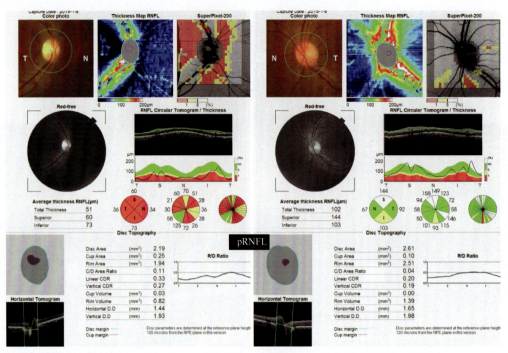

图 6-49 病例 61-3

2015-1-8：pRNFL：右眼视盘周围神经纤维严重受损（鼻侧视网膜纤维和黄斑鼻侧纤维），视盘上下神经束尚有部分残存；左眼盘周纤维肿胀为主，似乎鼻下方纤维有损伤？也可能摄像不理想。

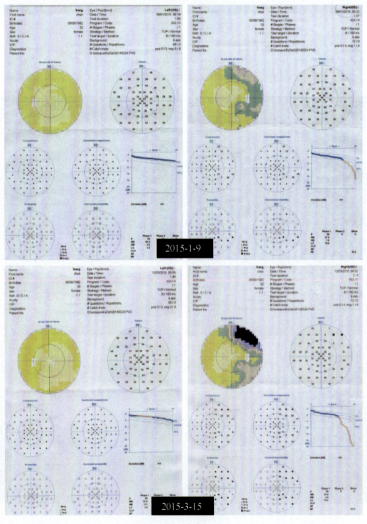

图 6-50 病例 61-4

两次中心视野检查：视力：右眼 0.4；左眼 1.2。右眼视野有颞侧缺损（越中线不明显），左眼正常。双眼视野检查符合 mGCC 改变所见。

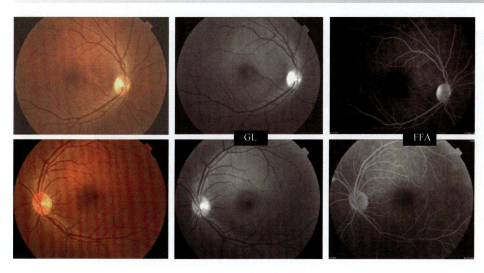

图 6-51　病例 61-5

2015-1-19：FFA：双眼晚期视盘染色，右眼视盘萎缩处染色重。

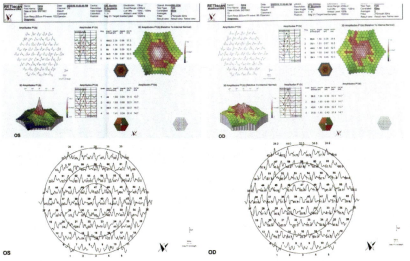

图 6-52　病例 64-6

mfERG：右眼黄斑峰值降低，ERG 波形不正常。

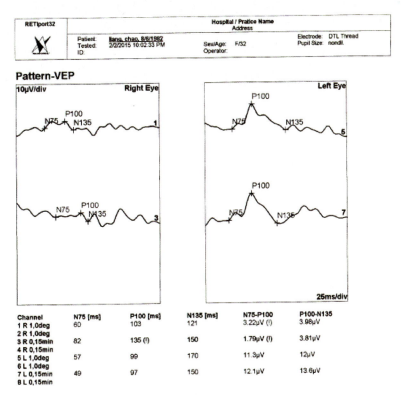

图 6-53　病例 61-7

2015-2-2：Pattern-VEP：右眼无波形；左眼正常。

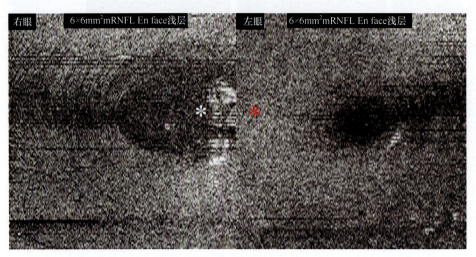

图 6-54　病例 61-8

双眼窄屏黄斑区神经纤维层 En face 图像比较：双眼明显不对称。右眼鼻侧黄斑区神经纤维丢失严重，En face 信号极低（＊号处）。黄斑中心暗区显著扩大；左眼黄斑区鼻侧神经纤维 En face 信号正常（红色＊号处）。

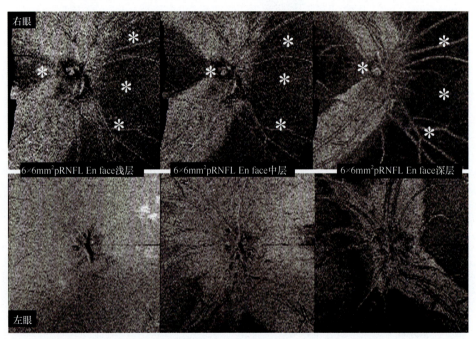

图 6-55　病例 61-9

双眼窄屏视盘周围不同层次神经纤维层 En face 图形比较：左眼：浅、中、深层 En face 图像完全正常形态。右眼：浅、中、深层 En face 图形显示鼻侧（含黄斑区鼻侧）纤维均显示纤维丢失，En face 信号极低（＊号处）。

病例 60、61 的临床特点

1. 这两例共同特点：头颅 MRI 均显示脑室透明隔缺如，这是属先天异常。

2. 临床表现视神经萎缩或缺损（视盘发育不全），差别是单眼或双眼视盘的异常。

3. 病例 60 是一个儿童，诊断视神经萎缩似乎是很自然的事，这种病例误诊率很高，只有在 mGCC 检测的同时，再作头颅 CT 和/或 MRI 才能发现这种头颅视交叉中线部位先天发育不良病例，本病例应确诊视神经发育不良或视盘先天缺损。对于小孩，诊断弱视、视神经萎缩都应慎重。对于各种检查结果都应综合考虑可靠性和正确性。

4. 病例 61 是成人但该眼自幼视力不好，又是单眼，诊断视神经萎缩更常见，但本病例也是存在脑室透明隔缺如。故本病例是否也是视神经发育不良或视盘先天缺损。

5. 透明隔缺如是否与视神经发育不良有关？至于单眼或双眼可能与缺损的严重程度或是否伴发视交叉部附近多种脑组织结构发育异常有关？值得临床观察研究。

第 7 章　En face-OCT、Angio-OCT 和 mGCC 检测与视束、视放射部和枕叶视皮层病变

1. 视束部病变特点：视野呈同侧性偏盲。其实单纯的视束部病变并不是很多，其常常伴发视交叉后交界部或外侧膝状体及视放射起始部毗邻部病变，所以常常伴发一些其他神经系统的症状或体征的存在。

2. 视放射及枕叶视皮层病变：视放射病变也同样具有神经系统表现，而枕叶病变有时可能症状较少，需要有多科室检查才能确诊。视放射-枕叶视皮层疾病导致 mGCC 萎缩和视神经萎缩，是属于下行性跨神经元损伤。这是过去没有注意的临床现象。并且要改变过去旧观念——视皮质病变不发生视神经萎缩的错误概念。通过 mGCC 检查见到的下行性跨神经元损伤病例临床并非少见。缺血、外伤、手术等都可以发生。

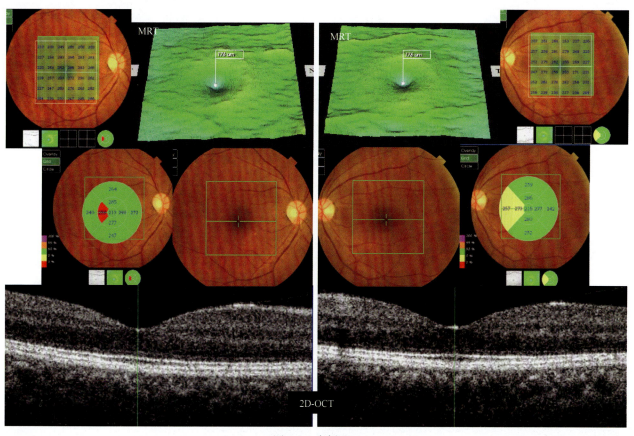

图 7-1　病例 62-1

2013-3-12：李某，术后 7 天（右眼视束部起始部血管瘤）。视力：右眼 0.8；左眼 1.0。MRT：黄斑区环形左侧半变淡，右侧半正常，中垂线划界。2D-OCT：双眼黄斑区左侧视网膜神经节细胞层变薄，右侧正常。彩色眼底图像中 ETDRS Grid 图表显示：具有左侧同侧性病损的改变，但有中垂线左侧上下 45 度的失真（50% 的失真）。

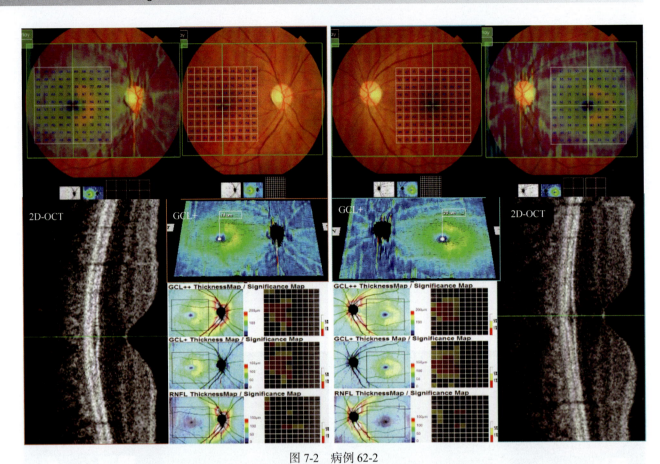

图 7-2 病例 62-2

2013-3-12：mGCC：双眼 GCL+ 环形左眼半消失，右眼半正常，中垂线划界。病损概率图显示：中线划界不跨越中垂线，主要在 GCL+（重些）和 GCL++（轻些）萎缩，mRNFL 损伤极轻微。2D-OCT：双眼黄斑区中垂线视网膜神经节细胞层存在，不易分辨萎缩情况。

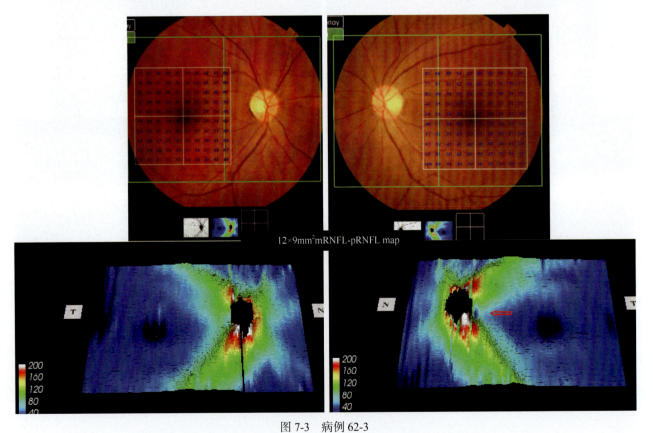

图 7-3 病例 62-3

2013-3-12：双眼 12×9mm² mRNFL-pRNFL 厚度地形图比较：双眼不对称。就是左眼视盘颞侧缘箭头指向，此处神经纤维层厚度减少，已接近视盘边缘，右眼该处的厚度正常。右眼黄斑区颞侧小分格区数值指示较左眼相应区变小，说明颞侧神经纤维层变薄些。双眼 pRNFL：视盘颞上下神经束图像基本对称正常。

第7章 En face-OCT、Angio-OCT 和 mGCC 检测与视束、视放射部和枕叶视皮层病变

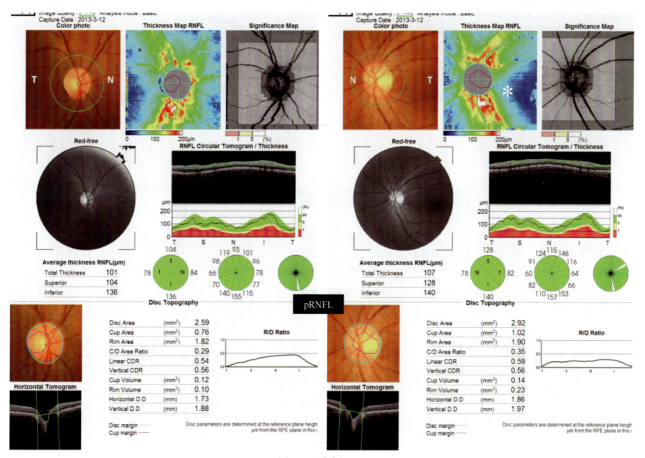

图 7-4 病例 62-4

2013-3-12：双眼 pRNFL 正常高限，但左眼黄斑鼻侧 mRNFL 尖端接近视盘颞侧缘（＊号处），右眼对应部位正常。左眼视盘颞侧色泽较右眼偏淡，陷凹也较右眼稍大。

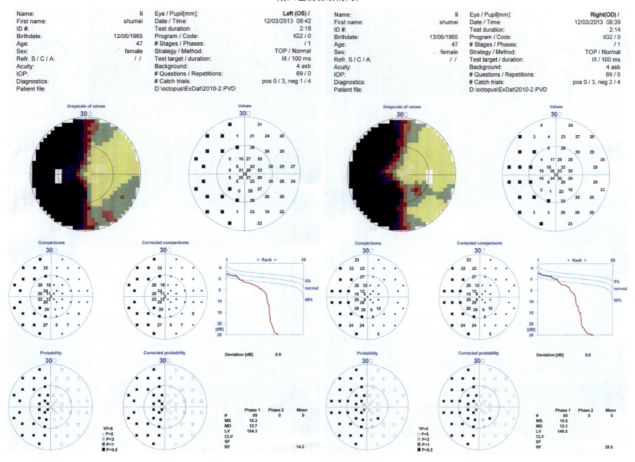

图 7-5 病例 62-5

2013-3-12：视野检查提示左眼同侧性偏盲，黄斑回避。

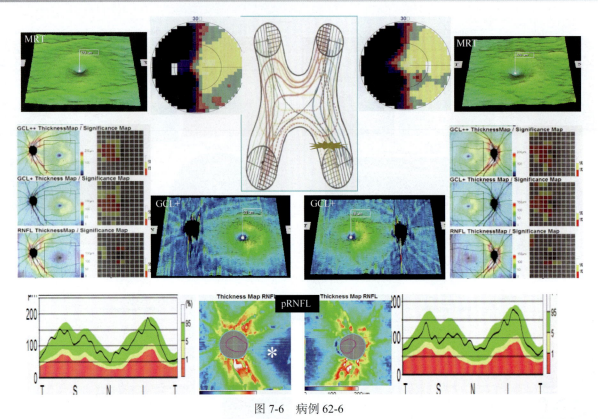

图 7-6　病例 62-6

2013-3-12：右侧视束起始部内侧肿瘤（术后 7 天），病理诊断：血管瘤。视野左侧同侧性偏盲与左侧同侧 mGCC 萎缩一致。中垂线划界，不超越中线，病变定位在右侧视束。双 pRNFL 肿胀，但左眼黄斑鼻侧 mRNFL 萎缩（见 * 号）。本病例手术所见在右视束起始部位。

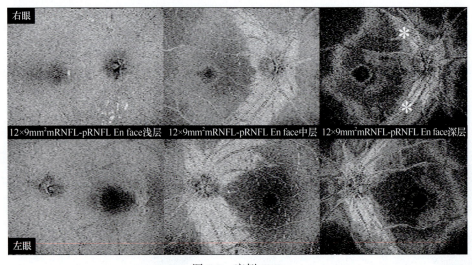

图 7-7　病例 62-7

2013-3-12：双眼宽屏网膜神经纤维层不同层次 En face 图形比较：右眼：浅、中层正常图形，深层显示视盘颞上下神经束变短变少，表明颞侧中、远周边部神经纤维有损伤。左眼：浅层正常图像，中层箭头所示表明黄斑鼻侧神经纤维减少，En face 减低的信号已与视盘颞侧边缘相接。深层视盘颞上下神经束图像形态正常。En face 图像所见与 mGCC 损伤表现一致。因为此病例视盘周围神经纤维层基本是肿胀期（图 7-4），只是右眼视盘颞上神经束较颞下束色泽变淡，符合右眼宽屏深层视盘神经纤维损伤上方较下方稍重些。说明右眼颞侧上下远周部神经纤维层受损，左眼是鼻侧神经纤维受损。

病例 62 的临床特点

1. 本病例 mGCC 同侧性萎缩中垂线划界，不超越中线；pRNFL 肿胀，未发生神经纤维的可见性萎缩。说明这患者不是在疾病的晚期阶段，是在中期疾病进展、分离现象期。因为肿物已摘除，故不会进一步发展，但相应于已经萎缩的神经节细胞胞体的轴突纤维仍然是肿胀未萎缩，故 pRNFL 目前表现仍是肿胀。什么时间发生萎缩？需要多长时间？有待今后临床观察。

2. 视束部病变及视放射部病变的定位不能单靠 mGCC 以中垂线划界的同侧性萎缩的表现，必须结合视野的改变和 MRI 的改变来定位。

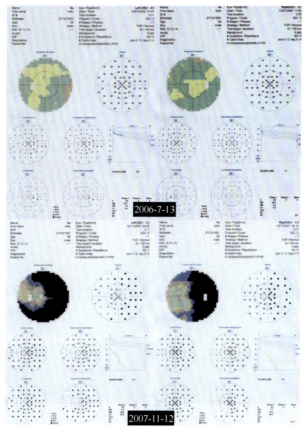

图 7-8　病例 63-1

刘某，男性，55 岁。2006-7-13：30 度视野：右眼呈现普遍敏感度较低，左眼鼻下象限可能缺损。患者当时主要是头痛，神经科检查：多次头颅 MRI 显示鞍上、左后方与视束、视交叉和垂体密切相关的类圆形占位性病变。2007-10-31：施行开颅手术：术中发现是动脉瘤，难以摘除，行动脉瘤夹闭术。2007-11-12：开颅手术后 12 天：患者已感到右侧半侧看不见（术前患者没有这种感觉），但视力没有下降。显然视野的改变是与手术创伤有关。

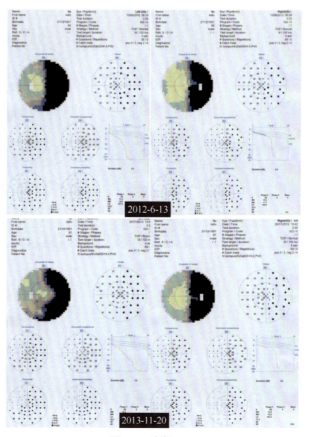

图 7-9　病例 63-2

2 次视野检查间隔时间 1.5 年，病情没有加重。

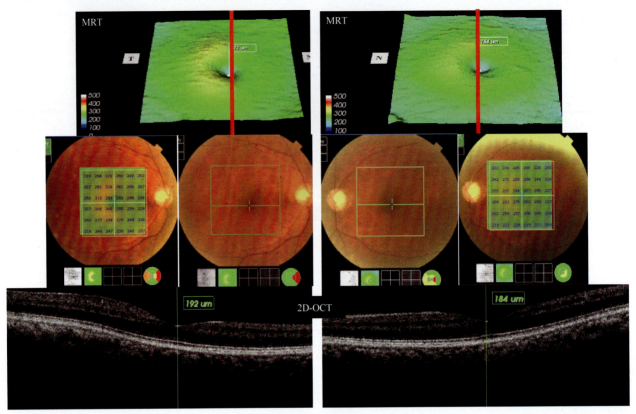

图 7-10 病例 63-3

2014-11-16：视力：右眼 1.0；左眼 0.8。因垂体功能低下、乏力、嗜睡，就诊内分泌科，调整激素用量 [2007-10-31 施行开颅手术：视交叉上方左后交界处动脉瘤夹闭术（手术后 7 年）]，来眼科会诊。MRT：右眼黄斑区环形中垂线划界，鼻侧半环形消失，颞侧半环形色泽较黄；左眼黄斑区环形只有鼻上方存在，色泽偏淡。颞侧和鼻下方环形消失，中垂线划界。2D-OCT：黄斑区视网膜神经纤维层右鼻侧、左鼻侧、颞侧变薄。双眼视盘陷凹扩大加深，色泽变淡。

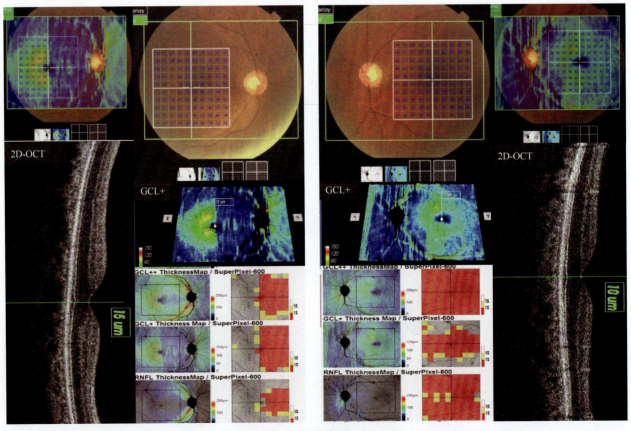

图 7-11 病例 63-4

2014-11-16：GCL+：双眼中垂线划界，右眼颞侧 GCL+ 环形正常厚度，鼻侧消失；左眼 GCL+ 环形几乎消失，只有鼻上极少残存。病损概率图显示：右眼鼻侧半损伤，不越中垂线；左眼鼻侧、颞侧均损伤。2D-OCT：双眼黄斑区视网膜神经纤维层萎缩变薄。

第7章 En face-OCT、Angio-OCT 和 mGCC 检测与视束、视放射部和枕叶视皮层病变 ·317·

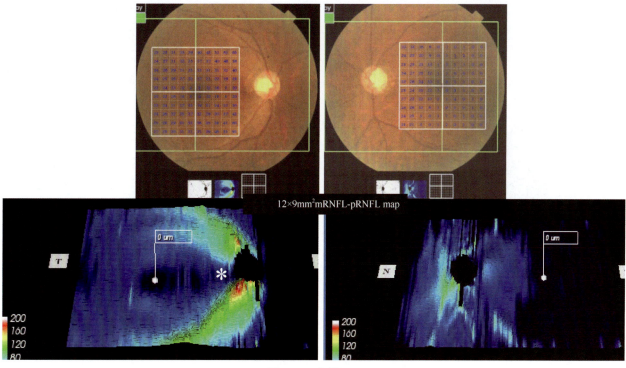

图 7-12 病例 63-5

2014-11-16：双眼宽屏网膜神经纤维层厚度地形图比较：双眼极不对称。pRNFL：右视盘颞上下神经束图像基本正常，左眼视盘颞上下神经束图像消失。右眼：黄斑鼻侧纤维层与视盘颞侧边缘连接（*号处），表明黄斑鼻侧纤维萎缩变薄，视盘鼻侧纤维层萎缩变薄。左眼：与右眼*号相应处的黄斑鼻侧纤维层尚存在（但色泽似偏淡）。黄斑中心颞侧的视网膜神经纤维层厚度明显较右眼薄得多，此外左眼视盘周围神经纤维层几乎大部分消失，与右眼不对称。

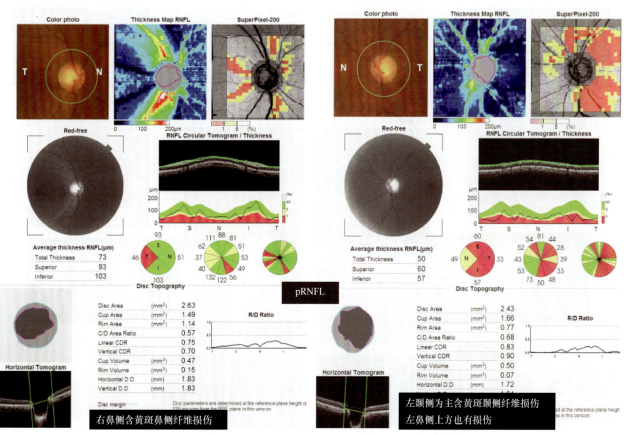

图 7-13 病例 63-6

2014-11-16：双眼视盘陷凹扩大稍变深，左眼重。pRNFL 损伤：右眼只是鼻侧纤维损伤；左眼颞侧及鼻上纤维均损伤，符合视野改变。

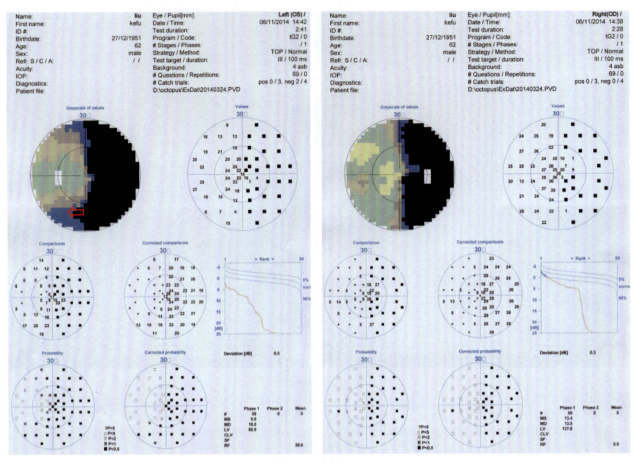

图 7-14 病例 63-7

2014-11-6: 右侧同侧性偏盲,左眼下象限向左侧侵犯(箭头处)。视野检查所见符合mGCC损伤改变。(2007-10-31 开颅手术 - 视交叉上方左后交界处动脉瘤夹闭术)

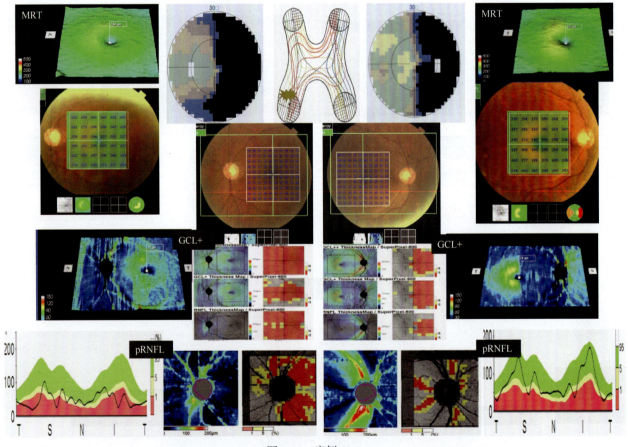

图 7-15 病例 63-8

2014-11-16: 视野改变与MRT、mGCC、pRNFL所见一致。右眼损伤明显较左眼轻。符合肿物部位位于视交叉左上后交界处,主要损伤左眼视束(左眼不交叉纤维,右眼交叉纤维),部分损伤视交叉体部上方左眼的交叉纤维(左眼下方颞侧视野损伤)。

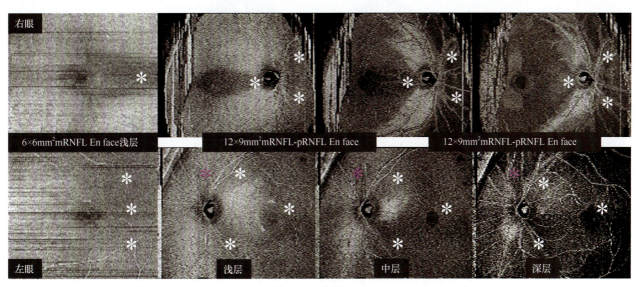

图 7-16 病例 63-9

2014-11-16：双眼窄屏黄斑区和宽屏视网膜神经纤维层不同层次 En face 图像比较：右眼：各层次鼻侧（含黄斑鼻侧）神经纤维丢失，En face 低信号区（*号处）呈横椭圆形。中、深层视盘颞上下神经束图像形态正常。左眼：视网膜各层次颞侧神经纤维丢失（*号处）为主，视盘鼻上侧纤维（红*号处）丢失，En face 信号低下。左眼黄斑纤维可能也部分受损（左眼鼻侧半 GCL+ 明显萎缩变薄），中层鼻侧黄斑束 En face 信号较弱些。中、深层视盘颞上下神经束几乎消失（*号处）。双眼神经纤维层 En face 表现符合视野改变所见。

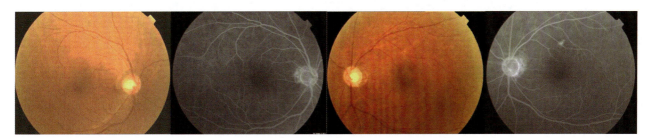

图 7-17 病例 63-10

2014-12-5：双眼视盘色泽淡，陷凹稍扩大。FFA：造影晚期双眼视盘染色。

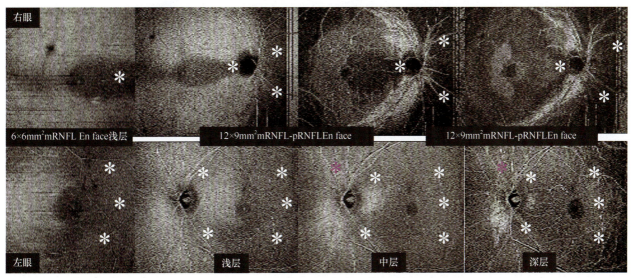

图 7-18 病例 63-11

2015-7-8：双眼窄屏黄斑区、宽屏网膜神经纤维层不同层次 En face 图像比较：双眼窄屏黄斑区扫描，浅层 En face：右眼黄斑鼻侧纤维，左眼黄斑区颞侧纤维丢失，En face 低信号（*号处）。双眼宽屏网膜扫描，浅-中-深层 En face：右眼鼻侧纤维丢失、左眼颞侧纤维丢失为主，En face 低信号（*号处）。注意左眼是颞侧纤维损伤为主，但鼻侧纤维层也轻度受损：黄斑鼻侧纤维大部分保留。视盘鼻上方的鼻侧纤维的丢失（红*号处）较重，这是符合左眼视野改变的表现。

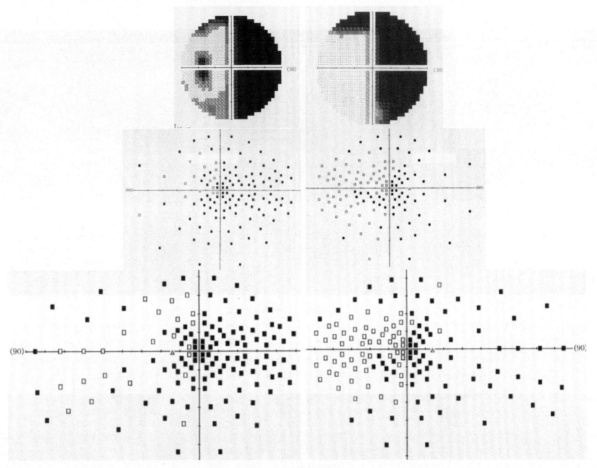

图 7-19　病例 63-12

2015-9-22：双眼 30、60、90 度视野显示：病损主要是右侧偏盲，病变在视交叉部左侧后交界处上方，大部分是左侧视束纤维、部分视交叉体部左眼的交叉纤维受损。

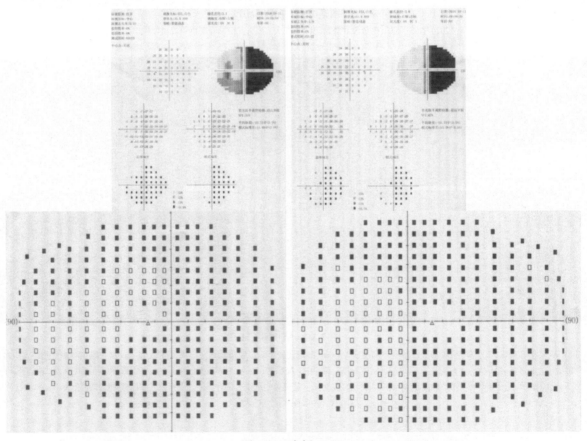

图 7-20　病例 63-13

2016-10-11：与图 7-19（2015-9-22）比较视野缺损情况基本相同。

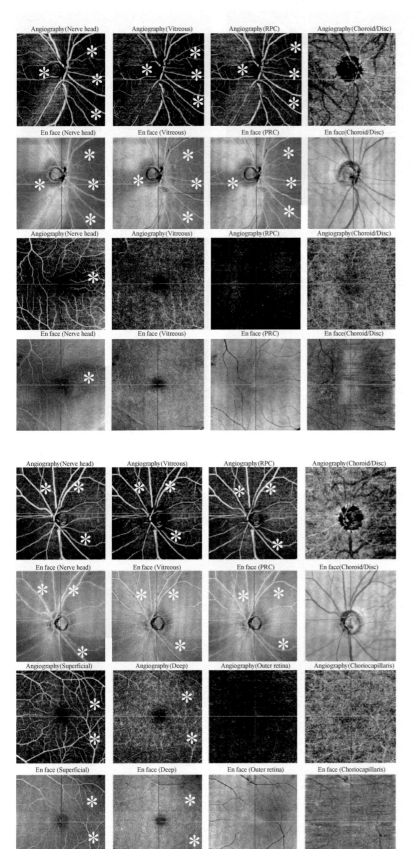

图 7-21 病例 63-14

2016-12-13：右眼视盘、黄斑 Angio/En face 图像显示：右眼视盘周围微血管网（*号处）相应象限均减少，即相当于神经纤维层减少的象限（即鼻侧视网膜及黄斑鼻侧）微血管网减少，相应区 En face 信号也减低（*号处）。右眼黄斑区只是鼻侧黄斑区微血管网减少，余象限正常血管网；相应微血管网减少区 En face 信号也低下（*号处）。

图 7-22 病例 63-15

2016-10-12：左眼视盘、黄斑 Angio/En face 图像显示：左眼整个视盘周围微血管网全部偏少些，而且（*号处）相应象限减少更明显些，即相当于神经纤维层减少的象限（即颞侧视网膜及视盘鼻上方）微血管网减少更明显些，相应区 En face 信号也减低（*号处）。左眼视盘颞侧 En face 信号保留尚可。左眼黄斑区只是颞侧黄斑区微血管网减少，余象限基本正常血管网；相应微血管网减少区 En face 信号也低下（*号处）。

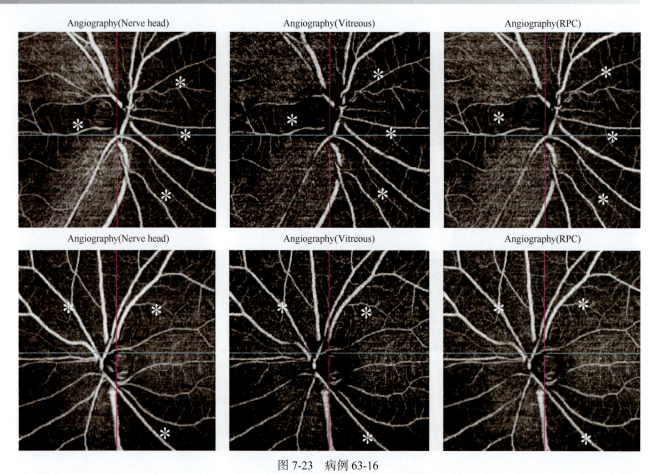

图 7-23 病例 63-16

2016-12-13：双眼 SS-视盘 Angio-OCT 图像比较：*号显示处微血管网明显减少，相应此处即是神经纤维层损伤减少的象限。SS-视盘 Angio-OCT 可以看到盘周微血管网减少与神经纤维层缺损的密切关系。

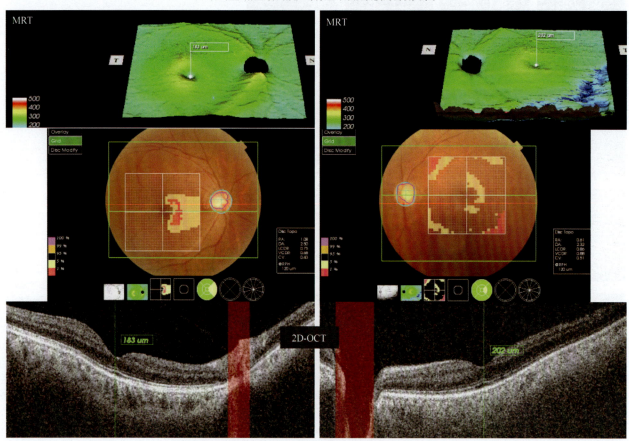

图 7-27 病例 63-17

2016-10-12：MRT：黄斑环形中垂线划界，右侧半环形消失，左侧半环形正常；与彩色病损概率图显示黄斑右侧半网膜变薄一致改变。2D-OCT：黄斑中心右侧半（右眼鼻侧、左眼颞侧）视网膜神经纤维层萎缩变薄，左侧半视网膜神经纤维层正常厚度。

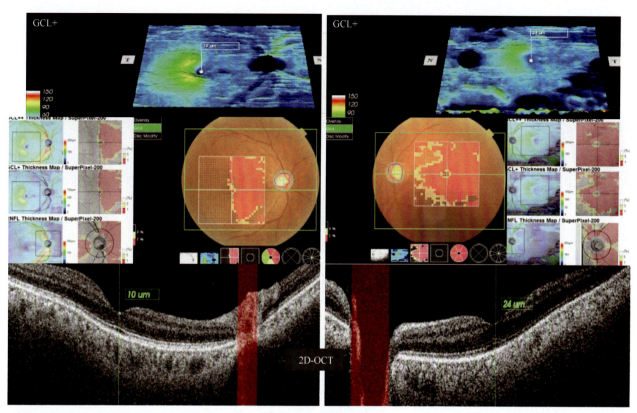

图 7-25 病例 63-18

2016-10-12：GCL+：黄斑环形右侧半消失，但右眼左侧半正常环形，左眼左侧（黄斑鼻侧半）半环形也是萎缩变薄。左眼整个黄斑区环形萎缩，右侧半已消失，左侧半明显萎缩平坦。双眼病损概率图显示：右眼视网膜及黄斑区鼻侧神经纤维萎缩变薄；左眼是颞侧纤维萎缩为主，鼻上方和黄斑区部分纤维也受损。2D-OCT：右眼鼻侧、左眼颞侧神经纤维层萎缩变薄；右眼颞侧神经纤维层正常，左眼鼻侧神经纤维层基本正常。

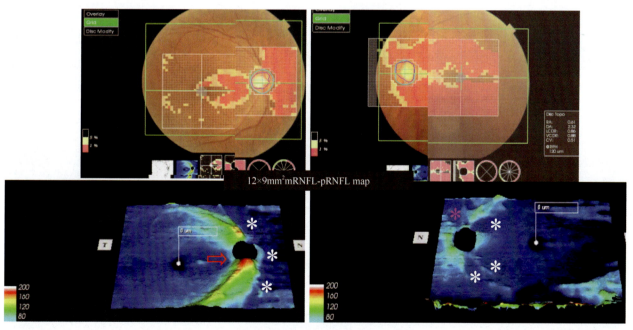

图 7-26 病例 63-19

2016-10-12：双眼宽屏神经纤维层厚度地形图像（下图）及其彩色组合病损概率图（上图）图像比较：双侧图像极不对称，pRNFL：右视盘颞上下神经束似乎上支较弱，下支正常，左眼视盘颞上下神经束消失。右眼：鼻侧视网膜及黄斑侧网膜神经纤维层萎缩变薄（*号和箭头处），注意箭头指向此处神经纤维萎缩已与视盘边缘相连接，右眼视盘颞上下神经束基本正常。左眼：整个网膜神经纤维层均变薄，但以颞侧神经纤维层损伤最重（*号处），鼻侧纤维也部分受损（粉红色*号处），黄斑鼻侧纤维层也部分受损（左眼与右眼箭头号对应处神经纤维层明显不对称）。双眼黄斑和视盘彩色病损概率图（上图）更明显显示右眼主要是鼻侧神经纤维损伤；左眼鼻侧和颞侧均受损伤，但是颞侧损伤重于鼻侧。双眼视盘陷凹扩大色泽淡。本病例右侧同侧性偏盲，根据 mGCC 分析，定位病变位于视交叉部左后交界处，与手术定位一致。左眼视盘上方纤维的损伤是与肿物损伤相关。

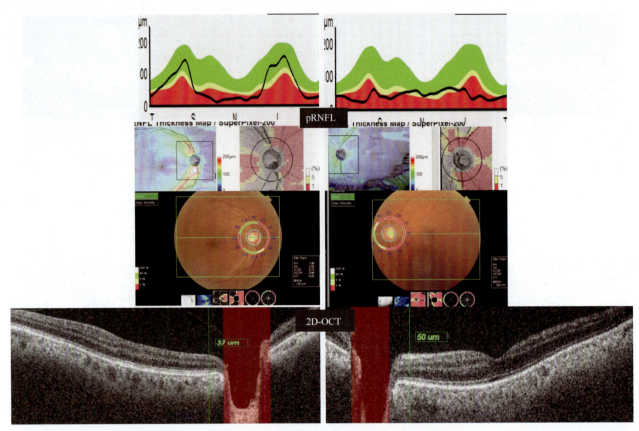

图 7-27　病例 63-20

2016-10-12：双眼 pRNFL 图像比较：明显不对称。2D-OCT：双眼视盘陷凹扩大且深。右眼黄斑区鼻侧神经纤维层变薄，颞侧正常。左眼黄斑区鼻侧基本正常，颞侧变薄。pRNFL：右眼鼻侧视网膜神经纤维层萎缩变薄，颞侧纤维层正常。左眼颞侧纤维层严重萎缩，视盘鼻上方也明显受损，黄斑鼻侧纤维部分受损。双眼盘周纤维损伤曲线、概率图显示一致。

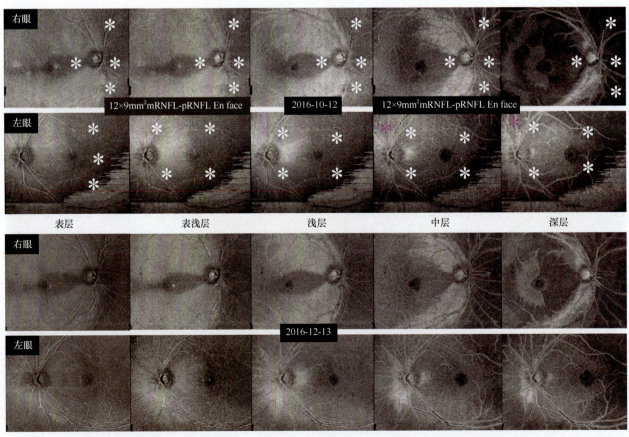

图 7-28　病例 63-21

2016-10-12 和 2016-12-13　双眼宽屏神经纤维层不同深度 En face 图像比较：双侧明显不对称。但是两次图像相应眼别图像完全一致。与图 7-16（2014-11-16）、图 7-18（2015-7-8）比较，四个时间段，相隔近 2 年，图形改变一致，说明病情基本稳定。四个时间段 En face 改变也符合视野改变。

病例 63 的临床特点

1. 本病例是视交叉左侧后交界处上方部位动脉血管瘤，由于术前没有明确诊断，术中采用动脉瘤夹闭术，术后出现视野改变（术前视野基本正常），数年后又出现垂体功能低下，目前是应用激素补充调理的情况下，病情稳定。

2. 目前本病例由于是动脉瘤夹闭术，头颅不能用 MRI 检查，只能应用 CT 进行较为粗略检查定位。应用 OCT 技术作 mGCC 检查，配合 En face-OCT 及 Angio-OCT 技术联合分析，可以观察病情的改变，同样可作基本的定位分析。

3. 视交叉部视神经病变可以导致视神经萎缩，且使视盘陷凹扩大变深。

4. 本病例定期随诊视野（中心和周边视野）、OCT 检查（mGCC、En face 及 Angio-OCT）有助于了解病情的稳定性。

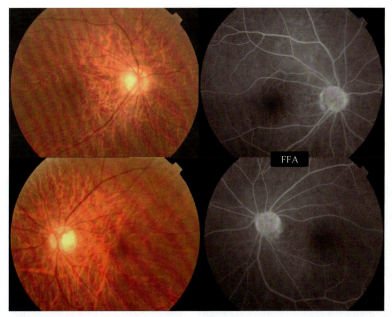

图 7-29　病例 64-1

2014-9-26：双颞侧视盘中央苍白些，FFA 晚期视盘染色。董某，女性，65 岁。反复口腔溃疡 40 余年，没有皮肤针眼反应。经常头痛头晕，一过性脑缺血发作，1 分钟左右意识不清。东北插队时有手指关节痛，未查出风湿。周身健康，没有高血压和糖尿病，40 岁结婚未生育。2000 年因常头疼头晕，MRI 显示左枕叶脑软化。2002 年视野右侧同名偏盲。2010 和 2014 年 MRI 同前改变，视野同前。

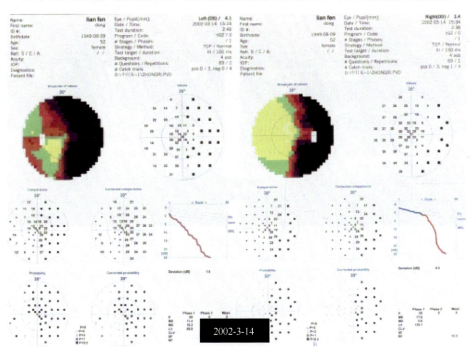

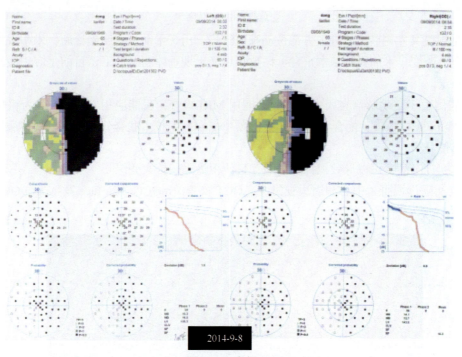

图 7-30 病例 64-2

视野：右侧同侧性偏盲，黄斑回避。

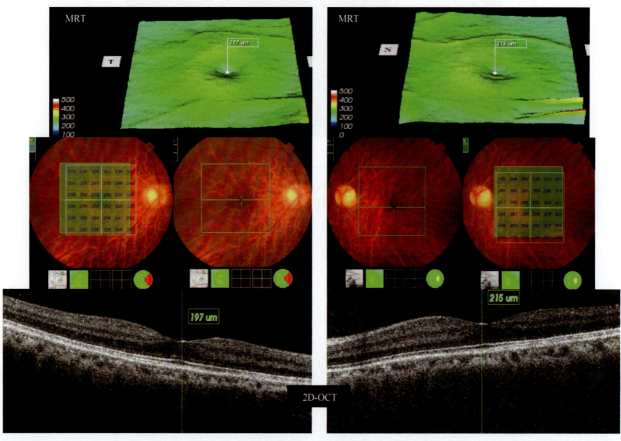

图 7-31 病例 64-3

2014-9-5：MRT：黄斑右侧半环形消失，左侧半环形正常，中垂线划界。双眼视盘颞侧中央色泽浅淡。2D-OCT：黄斑中心右侧半网膜神经节细胞层萎缩变薄，左侧半网膜正常厚度。

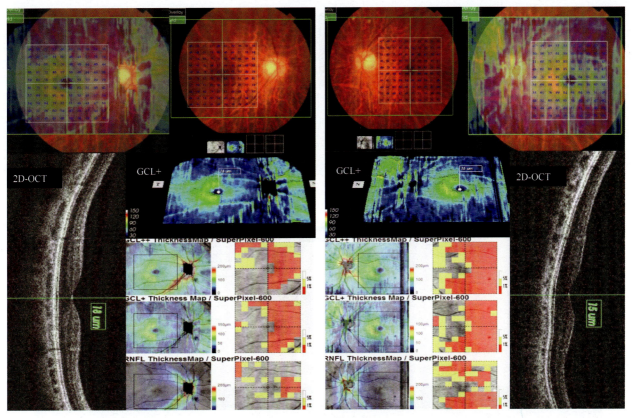

图 7-32 病例 64-4

2014-9-5：mGCC：双眼 GCL+ 环形右侧半萎缩（右鼻侧、左颞侧），左侧半 GCL+ 环形厚度色泽正常，但色泽不匀。病损概率图显示：右侧半 mRNFL、GCL+、GCL++ 均受损，但 mRNFL 右眼损伤轻些。本病例似有超越中线的趋向，应密切随诊。2D-OCT：黄斑区视网膜神经节细胞层难以判断是否萎缩变薄（正好在中线位），左眼神经节细胞层似较右眼薄些。

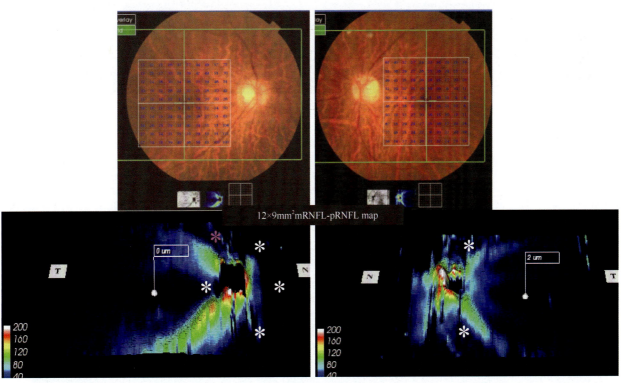

图 7-33 病例 64-5

2014-9-5：双眼宽屏视网膜神经纤维层厚度地形图比较：双眼不对称，右眼是鼻侧（含黄斑鼻侧），左眼是颞侧神经纤维层萎缩变薄（*号处），但是右眼视盘颞上红*号是属于颞侧神经束。

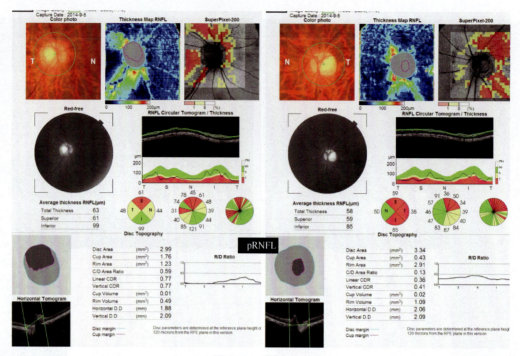

图 7-34　病例 64-6

2014-9-5：pRNFL：右眼鼻侧纤维萎缩（含黄斑鼻侧纤维），左眼颞侧纤维萎缩，与 mGCC 萎缩改变一致。

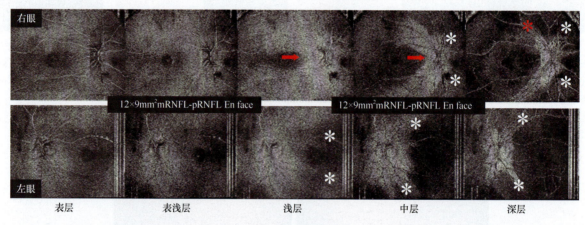

图 7-35　病例 64-7

2014-9-5：双眼宽屏视网膜神经纤维层不同层次 En face 图像比较：双眼表层 - 表浅层神经纤维层 En face 图形：正常。浅层：右眼鼻侧黄斑束稍有减少，黄斑中心暗区横向向视盘颞侧边缘扩展（箭头显示）；左眼黄斑区颞侧视网膜中纬部神经纤维层损伤，En face 信号低下（*号处）。中层：右眼鼻侧黄斑束进一步向视盘缘扩展（箭头处），但尚未与视盘颞侧边缘相连接；网膜鼻侧纤维层减少（*号处）。左眼视盘颞上、下神经束变短变细，这是中远周边部神经纤维明确减少（*号处）。深层：右眼鼻侧神经纤维层损伤（白色*号处），而且视盘颞上神经束也受损（红色*号处）但视盘颞下神经束正常。左眼视盘颞上、下神经束严重损伤（*号处），左眼视盘鼻侧神经束正常。小结：视野右侧偏盲型缺损，黄斑回避。神经纤维层 En face 图像特点：右眼鼻侧黄斑神经纤维层有轻度损伤，右眼黄斑区外视网膜鼻侧神经纤维层明确受损。左眼是颞侧视网膜神经纤维层受损。En face 图像改变符合视野改变。注意右眼视盘颞上束神经纤维受损（深层红色*号处），待临床随诊观察。

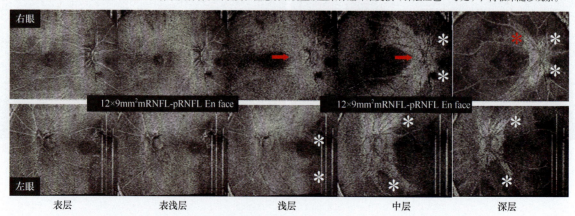

图 7-36　病例 64-8

2015-9-1：双眼宽屏视网膜神经纤维层不同层次 En face 图像比较：与 1 年前图 7-35（2014-9-5）比较，En face 图像几乎完全一致。

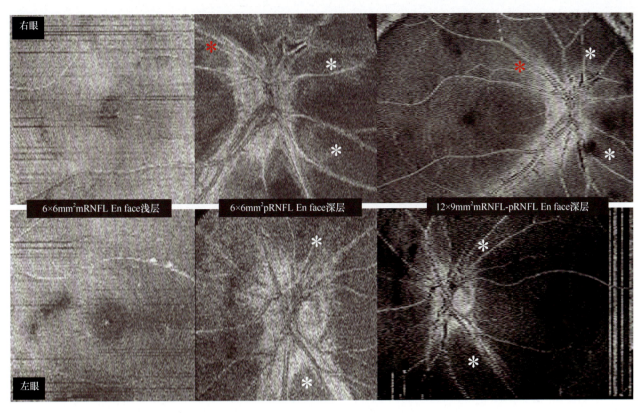

图 7-37 病例 64-9

双眼窄屏黄斑区和双眼窄、宽屏视盘周神经纤维层 En face 图像比较：双眼 mRNFL En face 浅层：双眼黄斑区神经纤维 En face 未见明显异常。双眼 pRNFL En face 深层和 mRNFL-pRNFL En face 深层：右眼鼻侧、左眼颞侧纤维丢失，信号低下（*号处）。右眼和左眼的窄屏和宽屏图形对称一致。注意：右眼视盘深层颞上神经束损伤应观察（红色*号处）。En face 图像所见与 mGCC 和视野检查所见符合。

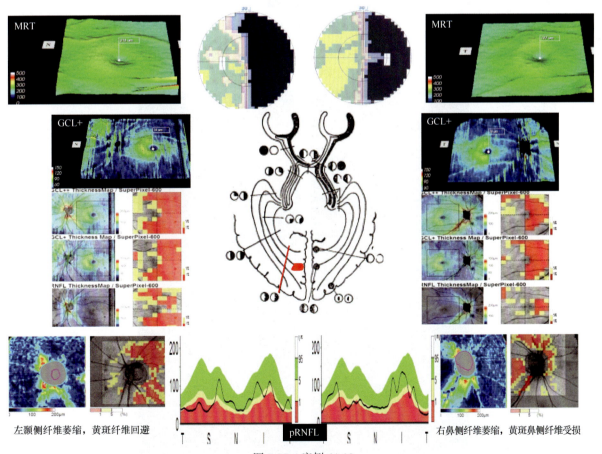

图 7-38 病例 64-10

左侧视放射后部或距状裂中部缺血梗死、萎缩——右侧同侧性偏盲，黄斑回避，双眼视力 1.0。因为没有检查 90 度周边视野，故病变定位在左视放射后段或距状裂中部。

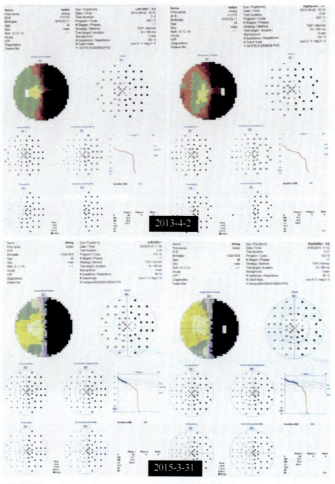

图 7-39　病例 65-1

钟某，男性，34 岁。2013-3-10：骑摩托车跌倒，右侧前额部着地，皮肤不破、左手臂骨折，钢板固定（不能作 MRI 检查），伤后右侧看不见。2015-4-2：双眼矫正视力 1.0。2013-4-2：外伤后 3 周后的视野，右侧同名偏盲，黄斑回避，双眼视力 1.0。2015-3-31：外伤后 2 年，视野同上改变，双眼视力 1.0。

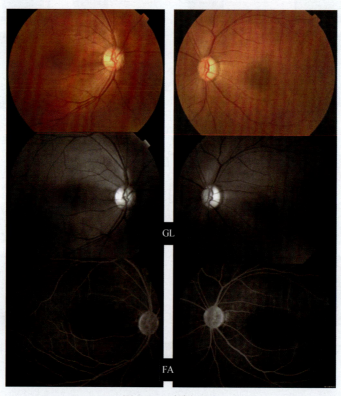

图 7-40　病例 65-2

2015-4-8：外伤后 2 年，双眼视盘颞侧色淡。FFA：双眼视盘染色。

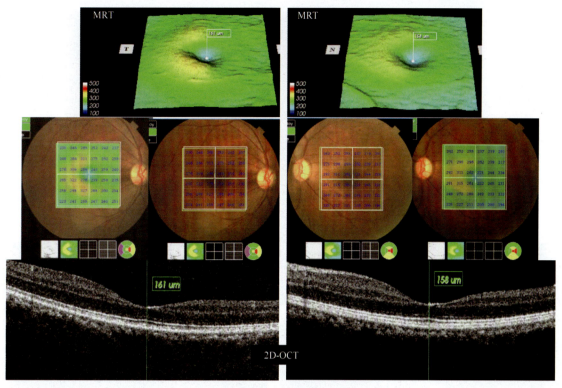

图 7-41 案例 65-3

2015-3-31 MRT：中垂线划界，双眼黄斑环形右侧半消失，左侧半环形肿胀，尤其右眼明显色泽红（肿胀）。双眼视盘颞侧色淡。2D-OCT：双黄斑中心区网膜神经节细胞层右侧萎缩变薄，左侧正常。

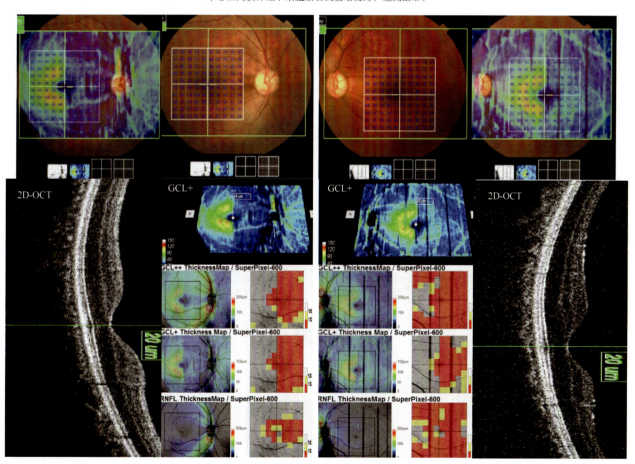

图 7-42 案例 65-4

2015-3-31：mGCC：双眼 GCL+ 右侧半环形消失，左侧半环形正常，色泽较红，中垂线划界。病损概率图显示与 GCL+ 相似改变：右侧半节细胞萎缩，黄斑中心处超出中线，可能与本病例黄斑中心原始较薄有关。2D-OCT：双眼黄斑区网膜节细胞层较薄，余视网膜结构正常。

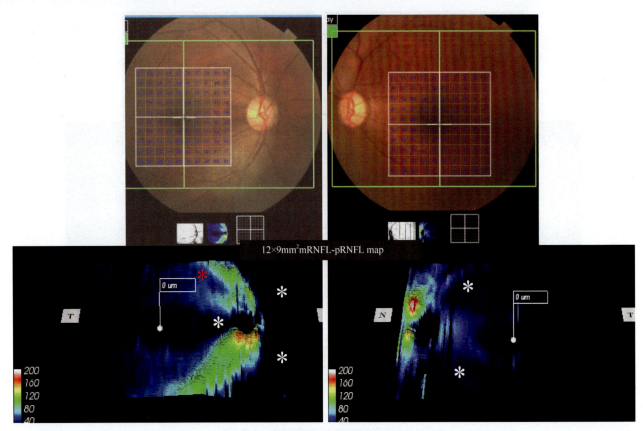

图 7-43 案例 65-5

2015-3-31：双眼宽屏神经纤维层厚度地形图比较：双眼不对称：右眼是鼻侧纤维（含黄斑鼻侧＊号处），左眼是颞侧纤维受损（＊号处）。注意红色＊号是属于视盘颞上神经纤维缺损，应观察是否与眼底改变或视神经病变有关。

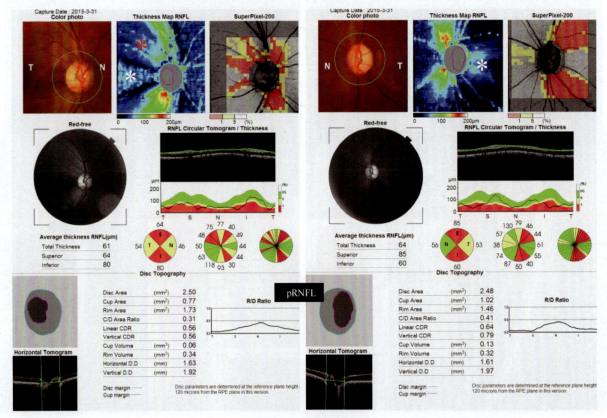

图 7-44 案例 65-6

2015-3-31：pRNFL：右视网膜鼻侧纤维萎缩（含黄斑鼻侧 mRNFL），左颞侧纤维萎缩。注意双侧＊号处不对称，右眼鼻侧 mRNFL 有损伤，左眼基本正常。外伤史 2 年，说明逆行神经节细胞轴突萎缩在 2 年内即可发生。右眼红色＊号处是视盘颞上神经束缺损，可能与眼底或视神经病损有关，应观察。

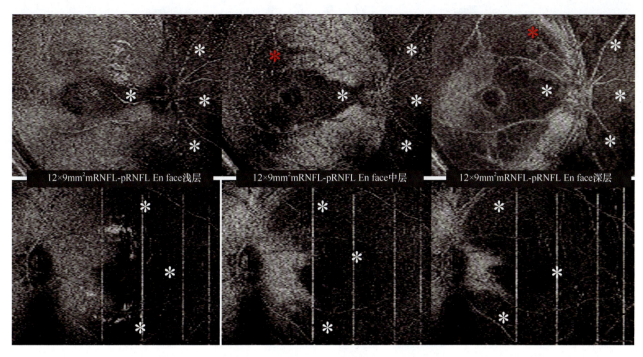

图 7-45　病例 65-7

2015-3-31：双眼宽屏网膜神经纤维层不同层次 En face 图像比较：双眼神经纤维层由浅层 - 中层 - 深层 En face：右眼鼻侧（含黄斑鼻侧）纤维受损，左眼是颞侧纤维受损（＊号处），相应区＊号神经纤维缺损区 En face 信号低下。右眼中层视盘颞上小裂隙神经束缺损、深层视盘颞上神经束有些变窄（红色＊号处）可能与眼底或视神经病损有关。

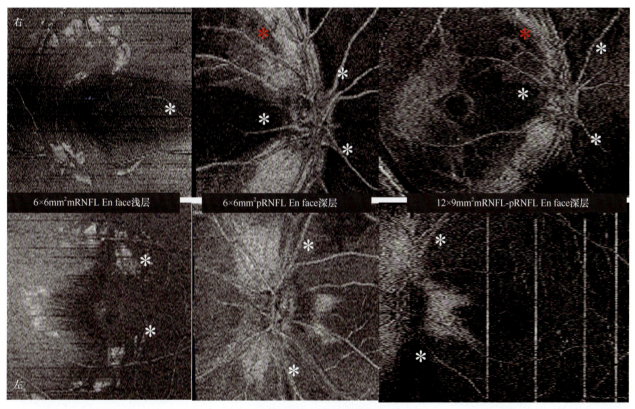

图 7-46　病例 65-8

双眼窄屏黄斑区和窄屏、宽屏视盘周围神经纤维层 En face 图像比较：窄屏双眼 mRNFL En face：右眼鼻侧黄斑纤维、左眼黄斑区颞侧纤维丢失，En face 信号低下（＊号处）。窄屏双眼 pRNFL En face 深层：右眼鼻侧纤维、左眼视盘颞上下神经纤维丢失，En face 信号低下（＊号处）。宽屏 mRNFL-pRNFL En face 深层：右眼是鼻侧（含黄斑鼻侧）纤维丢失，左眼是视盘颞上下神经纤维丢失，En face 信号极低下（＊号处）。右视盘颞下纤维和左视盘鼻侧（含黄斑鼻侧）纤维信号正常。En face 图像所见完全与 mGCC、视野检查吻合。右眼视盘颞上神经束有损伤（红色＊号处）可能与眼底或视神经病变有关。

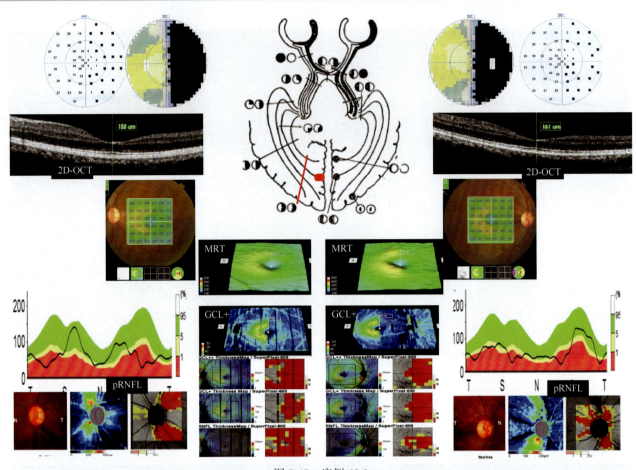

图 7-47 病例 65-9

视野右侧同侧性偏盲，黄斑回避，视力 1.0。定位病变：左视放射后段或距状裂中部缺血性病变（外伤后大脑后动脉阻塞导致）。

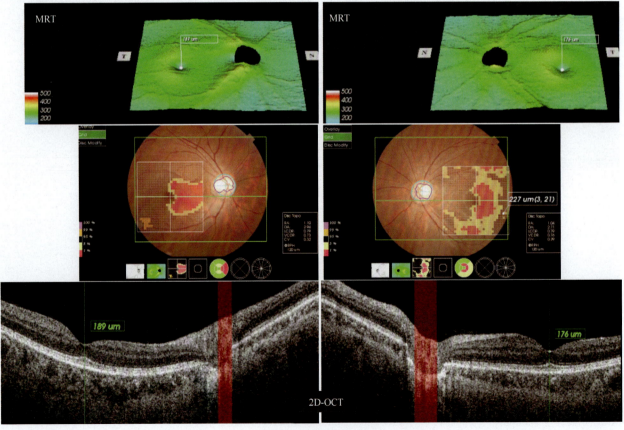

图 7-48 病例 66-1

顾某，女性，30 岁。2016-7-20 主诉：2 次发作癫痫（2015 年 10 月和 2016 年 3 月），近来感到左眼视力稍下降。视力：右眼 1.0；左眼 0.8。要求检查眼底和视野。神经科头颅 MRI 检查发现左侧弥散颅脑血管畸形（含枕叶）。目前服用抗癫痫药物。外院查 30 度视野：右侧同名偏盲。MRT：双眼黄斑环形右侧半消失，左侧半色泽、形态正常，中垂线划界。彩色病损概率图显示黄斑区右侧半视网膜变薄，右眼局限在黄斑鼻侧，左眼局限在黄斑区颞侧。双视盘陷凹扩大，色泽浅淡。2D-OCT：双眼视网膜神经纤维层厚度：黄斑中心右侧萎缩、左侧正常。

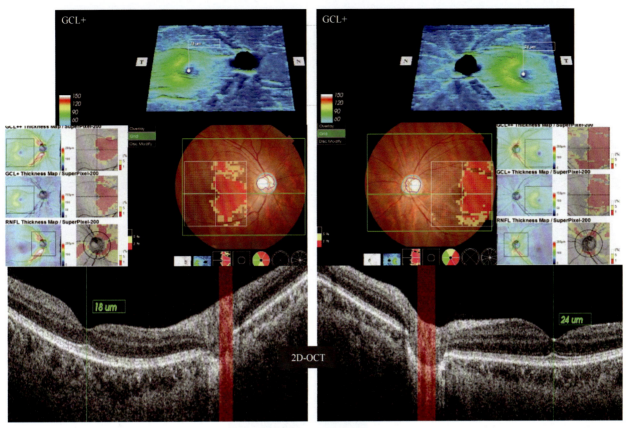

图 7-49 病例 66-2

2016-7-20：GCL+：双眼黄斑环形右侧半消失，左侧半色泽、形态正常，中垂线划界。病损概率图显示 mRNFL、GCL+、GCL++ 右侧半萎缩变薄，左侧半正常，不越中垂线。2D-OCT：双眼黄斑中心右鼻侧、左颞侧网膜神经纤维萎缩变薄。

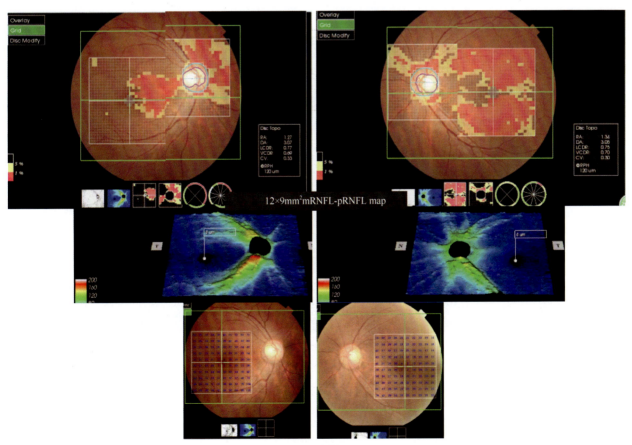

图 7-50 病例 66-3

2016-7-20：双眼宽屏视网膜神经纤维层厚度地形图（中间）及其彩色组合病损概率图（上图）比较：双眼明显不对称：右眼鼻侧纤维（含黄斑区颞侧纤维）萎缩，视盘颞侧上下神经束形态正常；左眼上下网膜颞侧纤维萎缩（黄斑纤维尤其是鼻侧黄斑纤维保留），左视盘颞侧上下神经束大部分消失，尤其上束重。彩色组合病损概率图明显较神经纤维层厚度数值图（下图）一目了然。完全符合右侧同名偏盲视野改变。

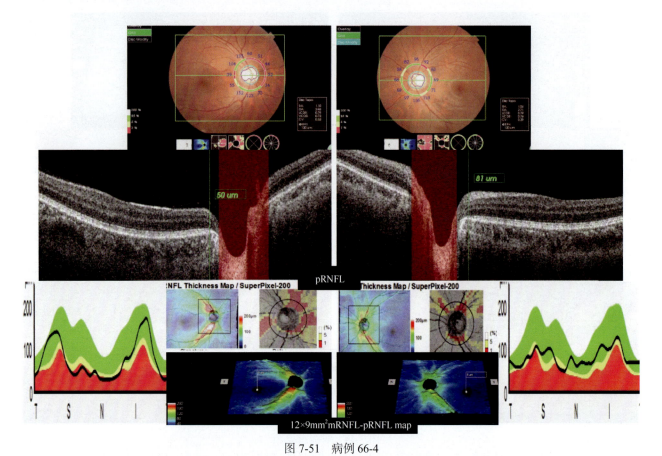

图 7-51 病例 66-4

2016-7-20：pRNFL：双眼视盘陷凹扩大变深，视盘色泽浅淡。右眼鼻侧纤维萎缩为主，左眼颞侧纤维萎缩为主。

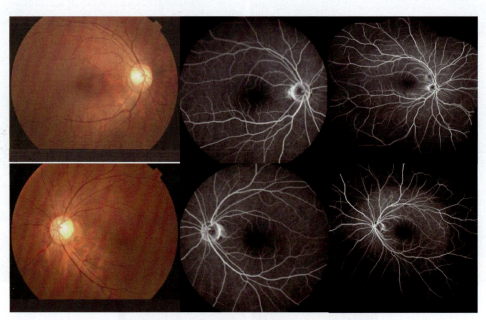

图 7-52 病例 66-5

2016-7-25：FFA：视网膜血管正常，晚期双视盘染色。

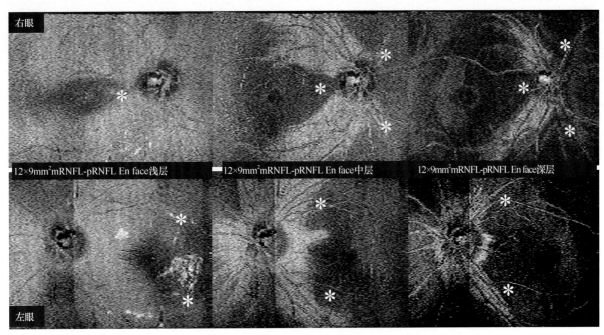

图 7-53 病例 66-6

2016-6-17：双眼宽屏视网膜神经纤维层不同层次 En face 图像比较：右眼由浅 - 中 - 深层：均显示鼻侧纤维损伤丢失，En face 信号低下（*号处）。视盘颞上下神经束图像形态正常。左眼由浅 - 中 - 深层：均显示颞侧纤维损伤丢失，视盘颞上纤维损伤重于颞下纤维，En face 信号低下（*号处）。黄斑束纤维层正常。En face 改变与视野右侧同侧偏盲改变符合。

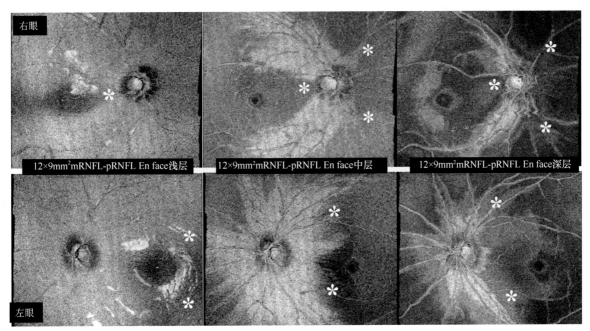

图 7-54 病例 66-7

2016-7-20 与 2016-6-17 图 7-53 的 En face 图像改变一致。

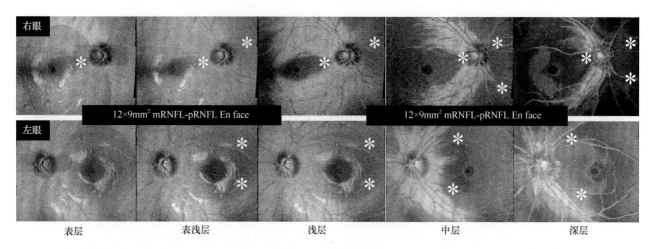

图 7-55 病例 66-8

2016-10-9：双眼宽屏视网膜神经纤维层不同层次 En face 图像比较：双眼不对称。与 2016-6-17 和 2016-7-20 比较，三个时间段改变是一致的，至少可以说明这 4 个月内病情稳定。

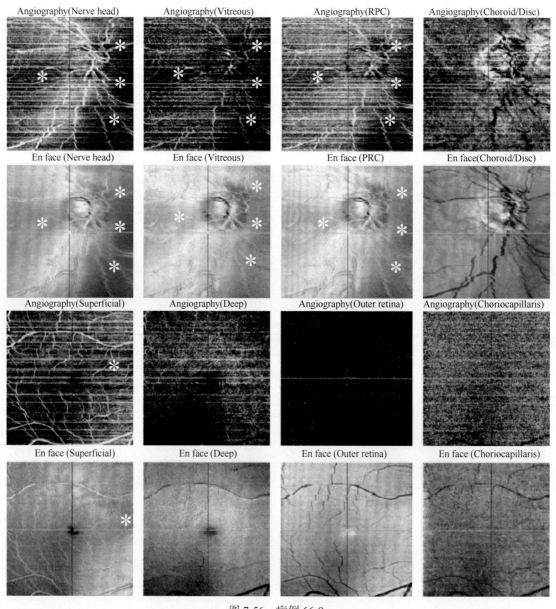

图 7-56 病例 66-9

2016-7-20：右眼视盘、黄斑 Angio/En face 图像比较：右眼视盘周围微血管网：视盘鼻侧及乳斑束区（黄斑鼻侧纤维区）血管网减少（*号处），相应区 En face 信号低下（*号处），说明神经纤维丢失区微血管网减少、En face 信号低下。右眼黄斑区只是鼻侧乳斑束微血管网减少（*号处），相应 En face 信号低下，余黄斑区正常微血管网及正常 En face 图像。

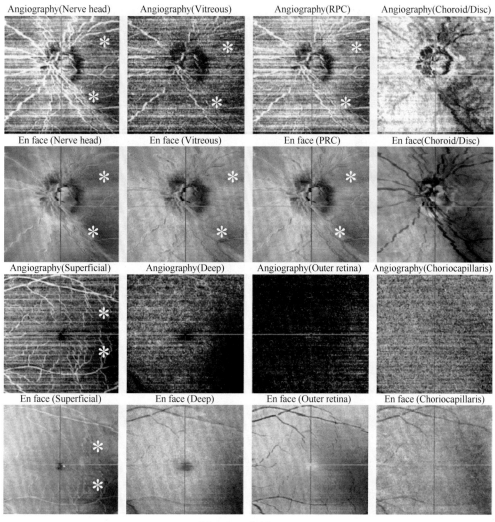

图 7-57 病例 66-10

2016-7-20：左眼视盘、黄斑 Angio/En face 图像比较：左眼视盘周围微血管网：视盘鼻侧及乳斑束区（黄斑鼻侧纤维区）血管网正常形态，相应区 En face 信号正常，但是视盘-黄斑区上下神经束缺损区微血管网减少（*号处）相应部位 En face 信号也减少（*号处）。说明左眼视盘颞上下神经纤维束丢失区微血管网减少、En face 信号低下。左眼黄斑区颞侧半微血管网减少伴随 En face 信号低下（*号处），余黄斑区微血管网和 En face 信号正常。

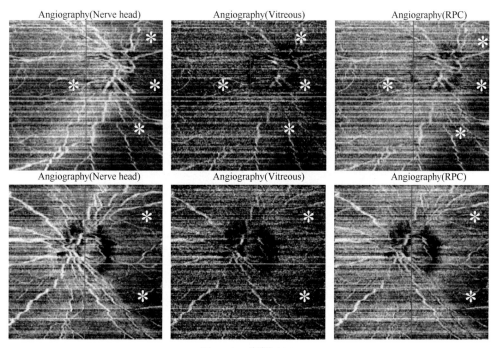

图 7-58 病例 66-11

2016-7-20：双眼 SS-视盘 Angio-OCT 图像比较：右眼鼻侧纤维损伤；左眼颞侧纤维损伤，双眼似乎表浅层面（vitreous）损伤轻些（*号处）。

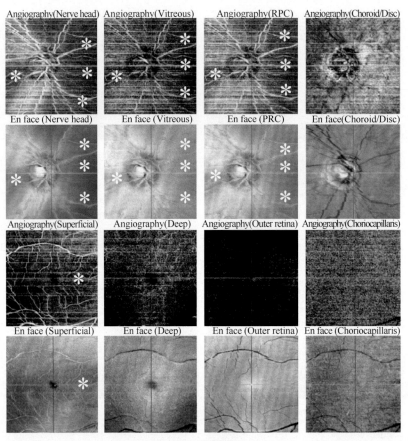

图 7-59 病例 66-12

2016-10-9：右眼视盘、黄斑 Angio/En face 图像比较：与图 7-56（2016-7-20）比较，图形改变完全一致，至少说明这 4 个月内病情稳定。

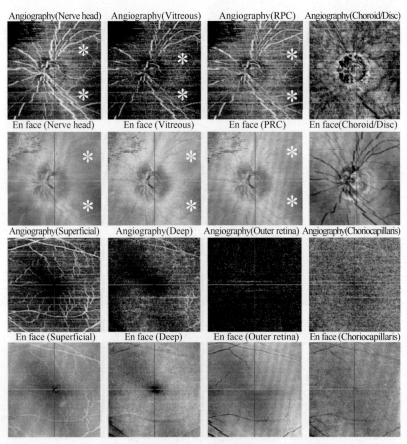

图 7-60 病例 66-13

2016-10-9：左眼视盘、黄斑 Angio/En face 图像比较：与图 7-57（2016-7-20）比较，图形改变完全一致，至少说明这 4 个月内病情稳定。左眼黄斑区 Angio/En face 图像基本正常。

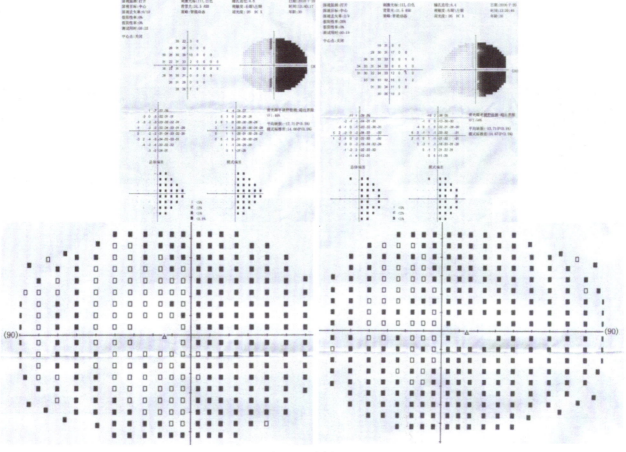

图 7-61 病例 66-14

2016-7-20：30 度和 90 度视野：右侧同名偏盲，右眼颞侧 60～90 度的 30 度月牙视野已消失。病变定位：左视放射后段病变。

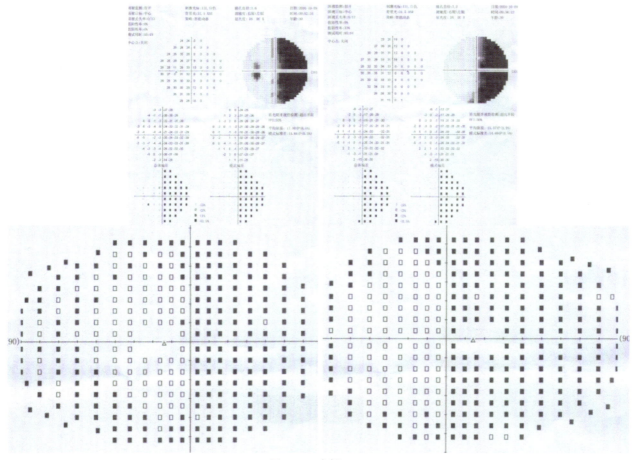

图 7-62 病例 66-15

2016-10-9：与图 7-61（2016-7-20）视野比较一致。

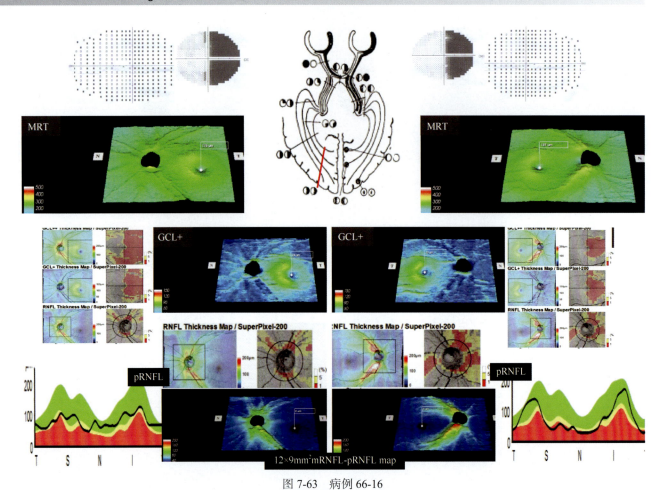

图 7-63 病例 66-16

2016-7-20：MRT、mGCC、pRNFL 改变与视野改变对比，定位颅内病变部位——左视放射后段损伤。

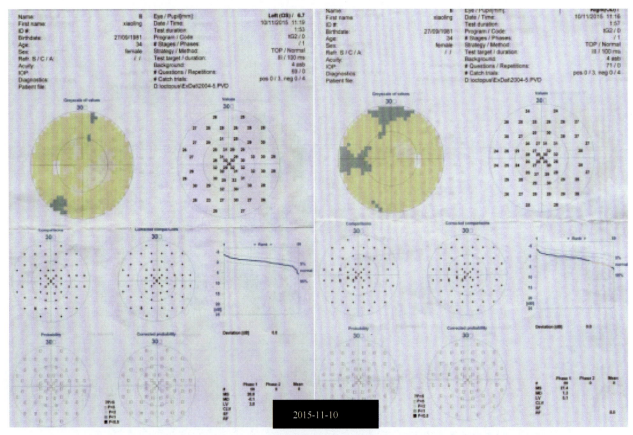

图 7-64 病例 67-1

李某，女性，34 岁。脑血管造影：右侧脑膜中动脉供血区颅内畸形血管团、右侧颅内大脑后动脉供血区有畸形血管团。出院诊断：右枕脑动静脉畸形（病理诊断）。治疗经过：2015-10-16：血管团块介入栓塞术，术后（2015-11-10）视野正常。2016-2-26：开颅术前，视野正常。2016-2-29：开颅血管瘤摘除术，术后左侧同侧性偏盲。

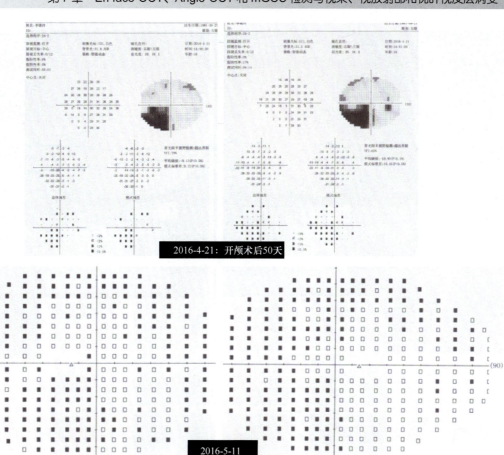

图 7-65　病例 67-2

视野左侧同名偏盲，保留左眼颞侧远周边 30 度月牙视野。视野表现符合右侧距状裂中部病损。实际视野发生改变的病程只有 2.5 个月。

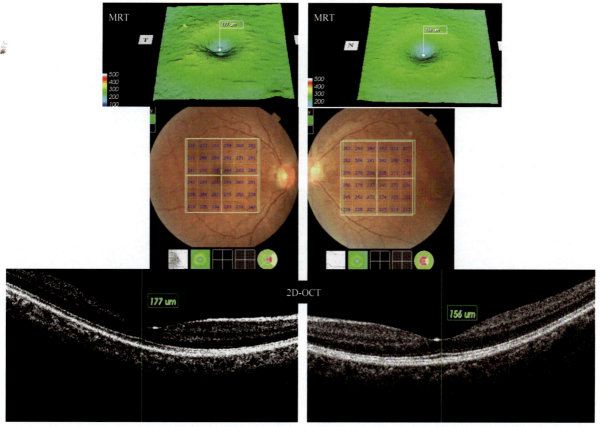

图 7-66　病例 67-3

2016-4-21：视力：右眼 1.2；左眼 1.0。MRT：双眼黄斑环形基本完整、色泽正常。2D-OCT：双眼视网膜神经纤维层厚度正常。

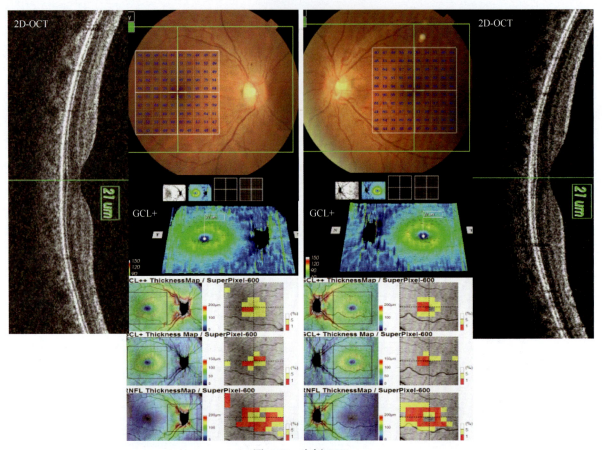

图 7-67　病例 67-4

2016-4-21：GCL+：双眼黄斑环形存在，但不完整，色泽正常。病损概率图显示 mRNFL、GCL+、GCL++ 均有轻度损伤，但不存在划界线。2D-OCT：双眼黄斑区网膜神经纤维层正常。

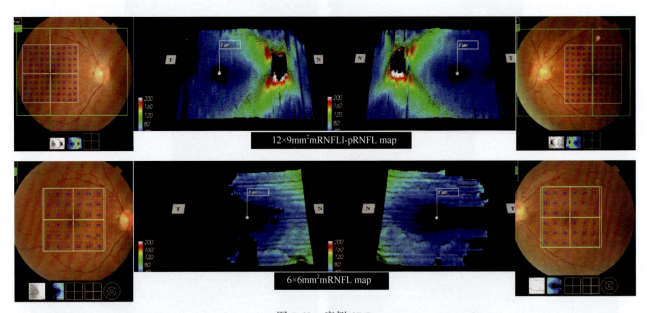

图 7-68　病例 67-5

2016-4-21：双眼网膜神经纤维层厚度地形图（宽屏或窄屏）基本对称、正常。

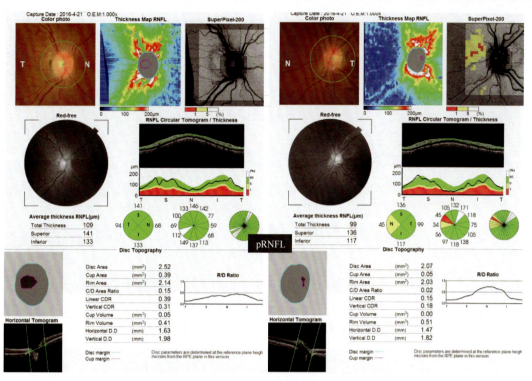

图 7-69　病例 67-6

2016-4-21：pRNFL：双眼属肿胀表现，左眼视盘鼻侧改变难以说明问题，可能摄像不理想有关。

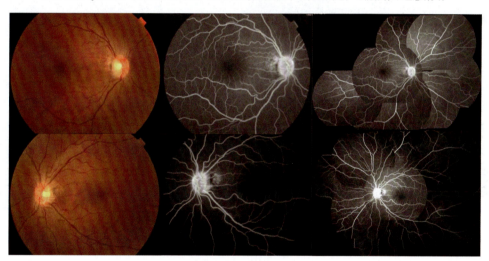

图 7-70　病例 67-7

2016-5-9：FFA：双眼视网膜动脉先天迂曲，不渗漏。晚期视盘染色严重。

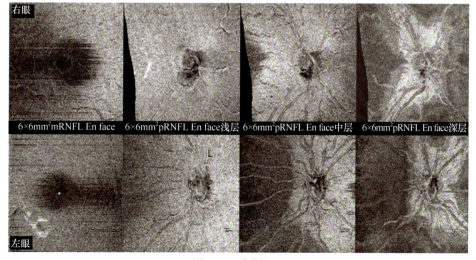

图 7-71　病例 67-8

2016-4-21：双眼窄屏黄斑、视盘周神经纤维层不同层次 En face 图形正常。

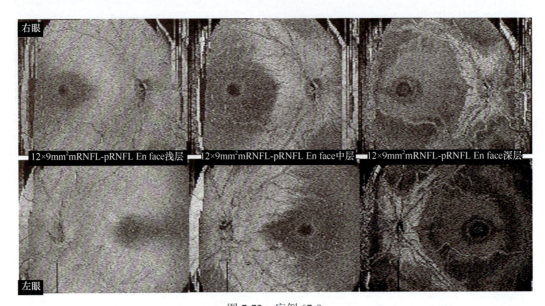

图 7-72　病例 67-9

2016-4-21：双眼宽屏视网膜神经纤维层不同层次 En face 图形正常。

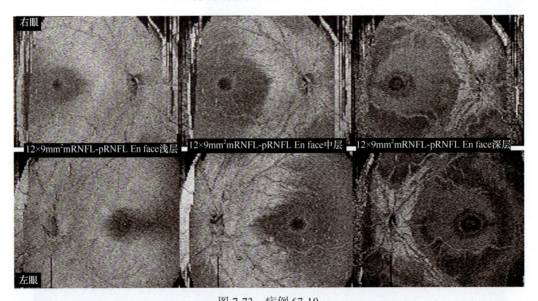

图 7-73　病例 67-10

2016-5-9：双眼宽屏视网膜神经纤维层不同层次 En face 图形正常。

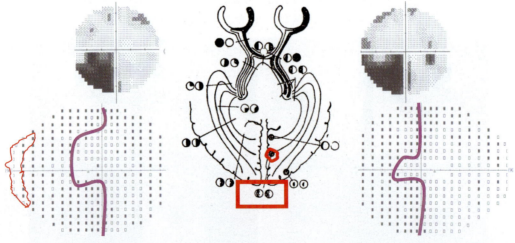

图 7-74　病例 67-11

视野左同侧同名性偏盲，左眼颞侧远周 30 度月牙视野保留。定位病损部位：视野所见符合右侧枕叶巨状裂中部皮层损伤。

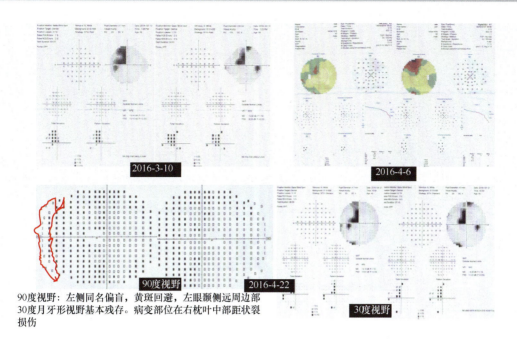

90度视野：左侧同名偏盲，黄斑回避，左眼颞侧远周边部30度月牙形视野基本残存。病变部位在右枕叶中部距状裂损伤

图7-75 案例68-1

薛某，男性，40岁。主诉：自己感到眼前有遮挡（左侧半）2个月，有高血压但不经常高，未正规用药。血清同型半胱氨酸45μmol/L（较正常高3倍多）。双眼矫正视力1.0。头颅MRI：右侧枕叶缺血梗死。短期内不同时间段视野观察。

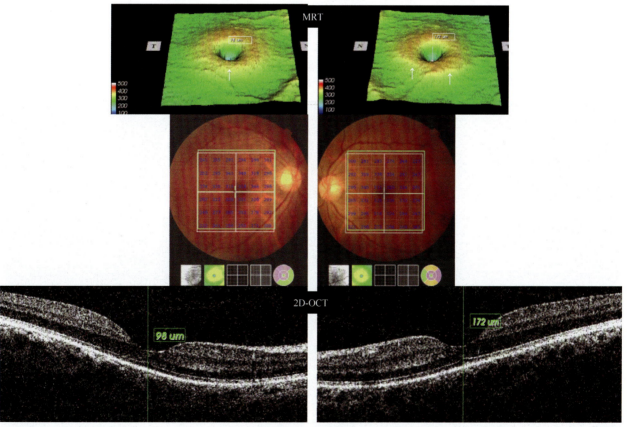

图7-76 病例68-2

2016-4-22：MRT：双眼环形肿胀色泽红，完整但下缘均有锐边缘（箭头处），说明黄斑区外下方有早期神经纤维层损伤。2D-OCT：双眼视网膜解剖结构层次正常。

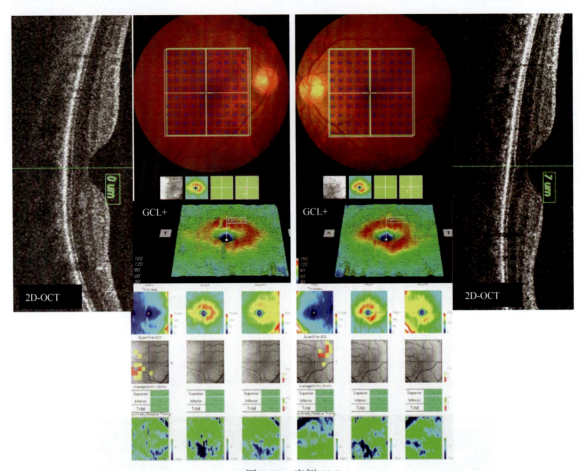

图 7-77　病例 68-3

2016-4-22：GCL+：双眼环形肿胀，完整但左下环形同侧性下缘有缺损和锐边。双眼病损概率图正常。2D-OCT：双眼视网膜层次正常。

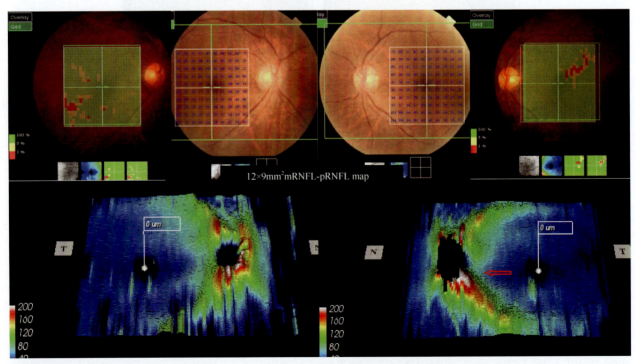

图 7-78　病例 68-4

2016-4-22：双眼宽屏神经纤维厚度图像基本对称，未见明显异常，左眼箭头处稍稍变薄些，双眼彩色病损概率图存在神经纤维层零星轻度改变，但不能说明问题。

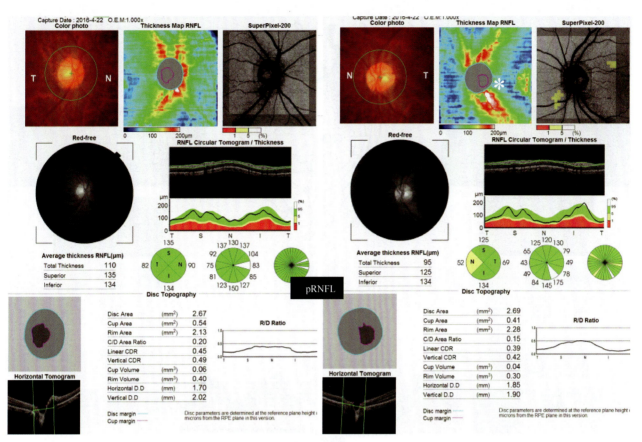

图 7-79 病例 68-5

2016-4-22：pRNFL：双肿胀，但双鼻侧 mRNFL 不对称，左眼已有萎缩（*号处，尖端快要接近视盘颞侧缘）。pRNFL 图像视盘颞侧缘是鼻侧黄斑纤维，属交叉纤维，此处的纤维厚度地形图最敏感，较 En face 图像更敏感。

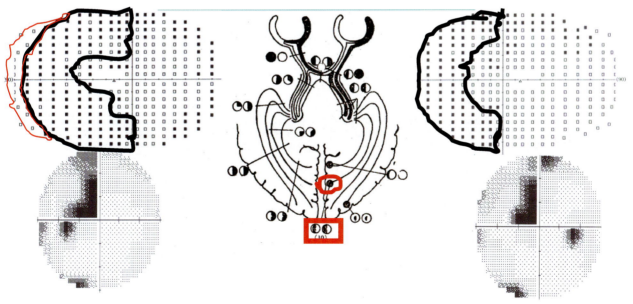

图 7-80 病例 68-6

2016-4-22：本病例是高血压伴有血清同型半胱氨酸血症（45μmol/L，较正常人高3倍多），头颅 MRI 显示右枕叶梗死。目前视力矫正双眼 1.0，发病已有 2 个月。患者双眼 mGCC 属亚正常，故眼部 mGCC 检查基本均在正常阶段。双眼黄斑 mGCC 环形下缘有锐边缘，pRNFL 左眼视盘鼻侧 mRNFL 轻度萎缩变薄，就说明存在早期神经纤维萎缩的表现。只是病程尚短，下行性跨神经元萎缩应在较长时间（可能不会超过2年）。目前诊断：根据视野和头颅 MRI 定位右枕叶距状裂中部缺血梗死（左眼 90 度视野颞侧周边 30 度月牙区保留）。

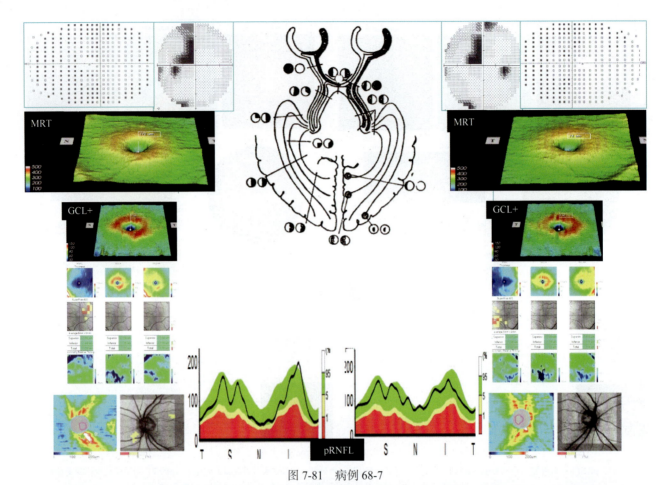

图 7-81 病例 68-7

本病例诊断：右枕叶距状裂中部损伤。主要根据视野和头颅 MRI 定位。眼部目前是亚正常眼，大量的异常所见应在今后 1 年多的随诊中观察。

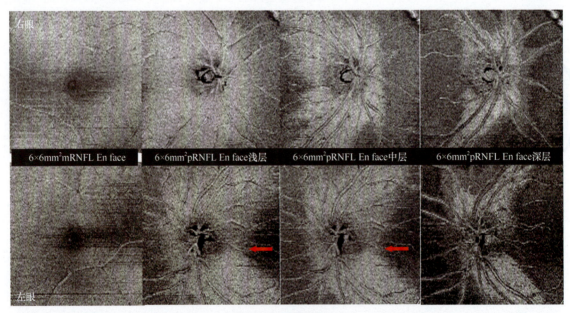

图 7-82 病例 68-8

2016-4-22：双眼 6×6mm² 扫描 mRNFL En face 图像相似，未见明显异常。双眼 6×6mm² 扫描 pRNFL En face 不同层次图像未见明显异常。注意左眼箭头处可能是纤维丢失。

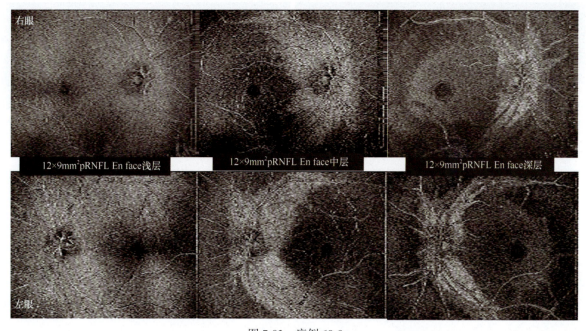

图 7-83 病例 68-9

2016-4-22：12×9mm² 扫描 不同解剖层次 mRNFL-pRNFL En face 图像未见明显异常。

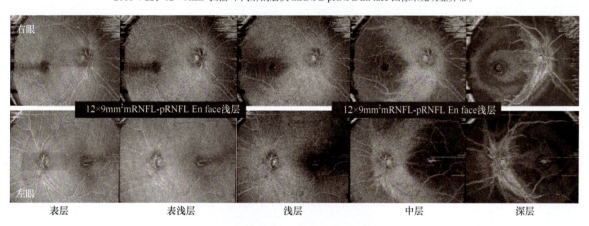

图 7-84 病例 68-10

2016-12-20：双眼宽屏网膜神经纤维层不同层次 En face 图像比较：从表层到深层未见明显异常，与图 7-83、图 7-82 所见一致。

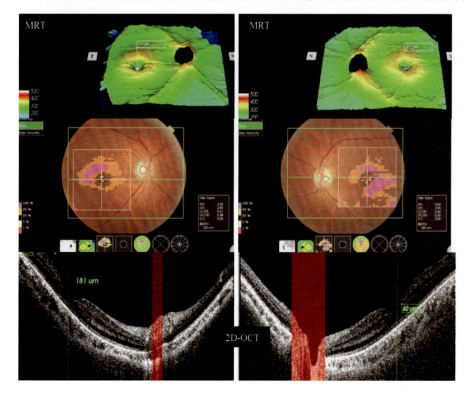

图 7-85 病例 68-11

2016-12-20: MRT：双眼黄斑环形黄红色，色泽深（肿胀期）。双环形左下方边缘缺损带锐边缘，与图 7-76（2016-4-22）改变一致。彩色病损概率图显示黄斑环形处网膜增厚。2D-OCT：双眼黄斑区视网膜层次结构正常。

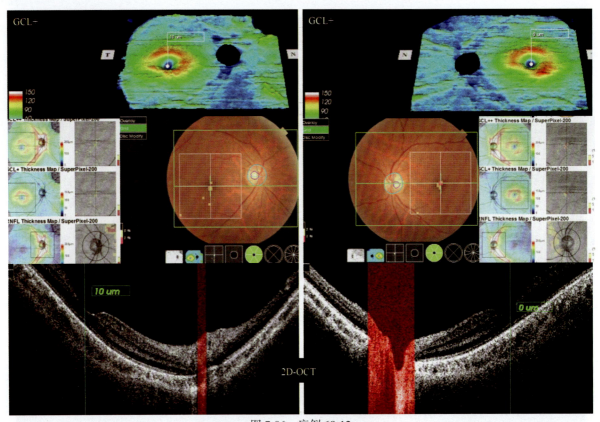

图 7-86　病例 68-12

2016-12-20：GCL+：与图 7-77（2016-4-22）改变完全一致。

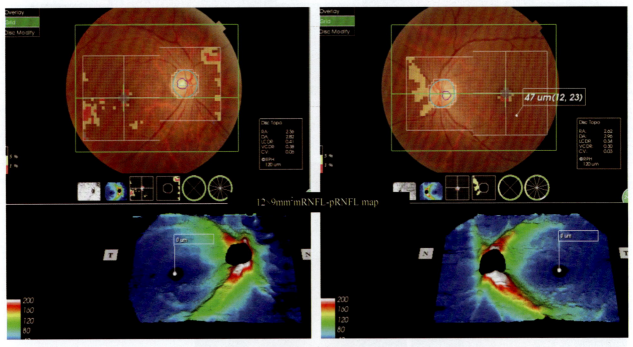

图 7-87　病例 68-13

2016-12-20：双眼宽屏网膜神经纤维层厚度地形图（下图）及其彩色组合病损概率图（上图）图像比较：目前双眼 pRNFL 视盘颞上下神经束图像形态正常，双眼视网膜神经纤维层厚度基本正常（上图彩色组合病损概率图神经纤维层的轻微零星改变不能说明问题）。

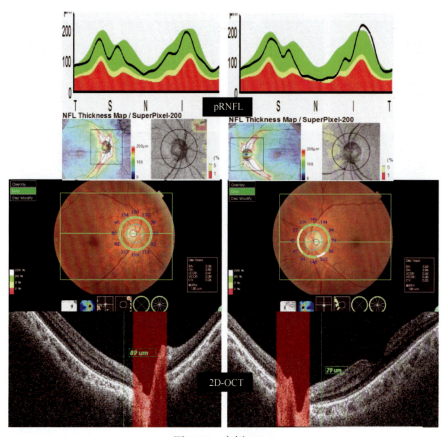

图 7-88 病例 68-14

2016-12-20：双眼 pRNFL 图像正常。

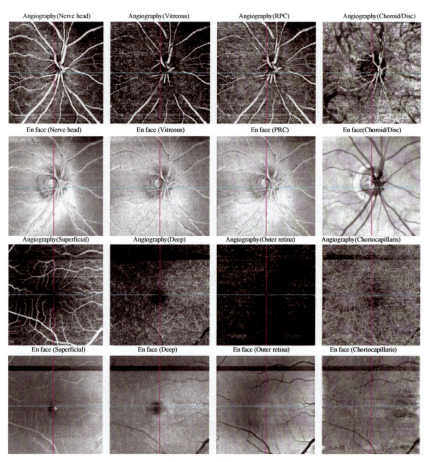

图 7-89 病例 68-15

2016-12-20：右眼视盘、黄斑 Angio/En face 图像比较：图像形态正常。

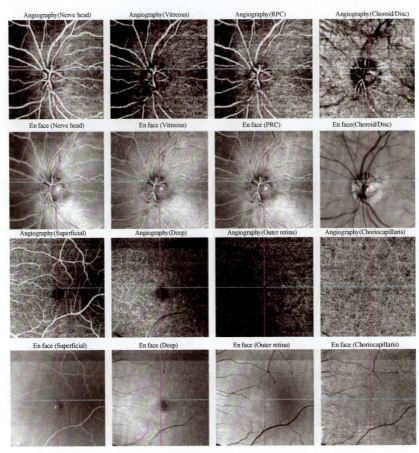

图 7-90 病例 68-16

2016-12-20：左眼视盘、黄斑 Angio/En face 图像比较：图像形态正常。

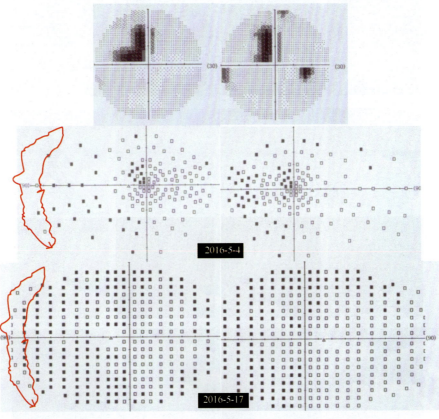

图 7-91 病例 68-17

90 度视野显示左眼颞侧周边 30 度月牙视野存在，可以定位病损部位在右枕叶距状裂中部。

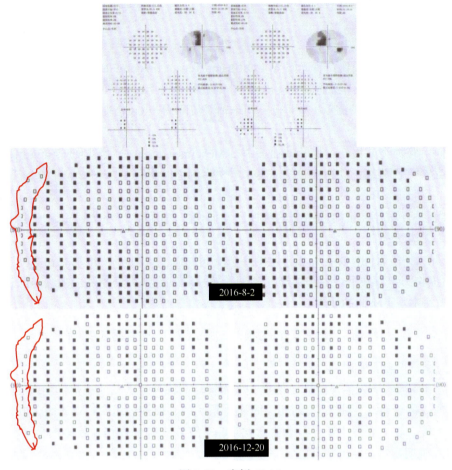

图 7-92　病例 68-18

2016-8-2 和 2016-12-20 视野改变与 2016-5-17 图 7-91 一致。

病例 67、68 的临床特点

1. 这两例临床视野改变均是同侧性偏盲，但临床 mGCC 检查：mGCC 正常（病例 67）或肿胀期（病例 68），表明没有发生 mGCC 的萎缩，因为病程均较段短，病例 67 是 2.5 个月、病例 68 是 10 个月）。

2. 这两例病例目前在观察中，按病例 65 的规律，下行跨神经元萎缩应在 2 年内发生。

视交叉后视路病变中视野检查的重要性

1. 中垂线划界的 mGCC 萎缩，原则上病变一定在视交叉部及其后视路。

2. 双鼻侧 mGCC 萎缩、中垂线划界，病变一定在视交叉部位。双颞侧偏盲的视野改变是进一步证实病变部位的可靠性和真实性。

3. 同侧性 mGCC 萎缩，中垂线划界，其中有一眼跨越中垂线向对侧 mGCC 发展、病变在视交叉后交界处。同侧性 mGCC 萎缩、中垂线划界，不跨越中垂线。只能说明病变在视束或视放射 - 枕叶视皮层部位，不能具体确定病变部位。具体定位部位必须做视野检查，而且一定要做周边 90 度视野检查，甚至要做头颅 MRI，才能最后确定病变部位。

4. 周边视野检查的重要性：因为距状裂前、中、后部位有特有的视野改变，所以在 MRI 显示枕叶缺血萎缩的情况下，只有周边 90 度视野才能区分定位部位。病例 64、65 只能定位视放射后段或距状裂中部，就是因为没有周边 90 度视野检查，缺少病变对侧眼保留月牙形视野的证据。因视放射后段病变与距状裂中部病变中心视野检查是一致改变（同侧性偏盲、黄斑回避），不能区分。

5. 黄斑回避机制：目前不清楚，有多种说法。可能是由于视放射 - 枕叶视皮层支配黄斑区皮质部位受双重血液供应：大脑后动脉距状裂支和大脑中动脉的深视支，一般情况下枕叶皮层缺血萎缩多半是由于大脑后动脉阻塞缺血，但黄斑中心区皮层仍受到大脑中动脉深视支的供血。

6. 病程的重要性：后视路病变自发病开始视野即有改变，但 mGCC 改变必须经过一定的时间后才能发生（病例67、68）。故这类病例的早期视野与mGCC改变不一致，需要定期随诊观察。

跨神经元损伤

1. 正向（顺向）跨神经元损伤：青光眼等（Diffusion Tensor Imaging DTI 扩散张量影像检查）。

青光眼：视盘陷凹的扩大是节细胞轴突（axons）和星形细胞（astrocytes）萎缩的结果。

青光眼：眼内压和视神经内压压力差平衡失调→轴浆流障碍→GCC变性萎缩→DTI检查观察到外侧膝状体萎缩→视皮质萎缩变稀松。

2. 反向（逆向）跨神经元损伤：枕叶缺血萎缩、Alzheimer disease、脑外伤（brain trauma）等。视皮质缺血萎缩→mGCC变性萎缩：动物实验已证实。本文病例也说明存在。

3. 思路扩展

（1）视路疾病是否均存在正向或逆向的跨神经元损伤？病例65自外伤到mGCC萎缩，属逆向跨神经元萎缩，发生在2年以内。

（2）跨神经元损伤是否同样存在亚正常眼的3个演变过程（病例65、68均存在GCC肿胀）？

（3）视皮质损伤一定存在下行性跨神经元萎缩，故一定发生视神经萎缩、视盘陷凹扩大而且变深，这是要改变过去教科书观点不同的地方。

视交叉-视束-视放射病变神经节细胞损伤过程OCT观察的不同阶段

1. 临床前期或潜伏期亚正常眼期

亚正常眼概念和实质：曾发病（临床已治愈）或未发病的视神经病变或视神经受损的临床已治愈的眼底病的潜伏期表现，称与GCC肿胀、萎缩相关眼病（眼底病、视神经病变、青光眼）的潜伏期（绝大多数）或发病早期（极少数）表现。亚正常眼概念就意味着存在视神经损伤，就必然会导致mGCC肿胀和pRNFL肿胀。FFA晚期视盘一定出现染色。

临床前期或潜伏期亚正常眼：是指此时期没有临床症状，视力视野正常或稳定，只有mGCC和pRNFL肿胀及FFA晚期视盘染色，亚正常眼可能终身存在或在某个条件触发下发病。

2. 临床发病期

（1）早期：发病初期亚正常眼期：发病早期患者有视力下降、视野异常，mGCC和pRNFL是肿胀。这一期发展较慢，可维持较长，与原发病变部位有关。

（2）中期：疾病进展期、分离现象期：中垂线划界的mGCC出现萎缩（不可逆现象）。pRNFL仍然肿胀：与mGCC萎缩相应的神经纤维部分一定会出现萎缩，但出现萎缩时间的长短有差别（与原发病变部位有关）。

（3）后期：盘周神经纤维萎缩期：mGCC萎缩，pRNFL萎缩，伴随治疗视力、视野都有改变，较初发期有好转，但不会恢复原有正常水平。

第8章 En face-OCT、Angio-OCT 和 mGCC 检测与视网膜脉络膜病变

1. 视网膜内层疾病：视网膜内层缺血性病变——RAO、RVO、PDR、血管炎……神经节细胞变性疾病。
2. 视网膜外层疾病：原发性视细胞变性病、色素上皮变性病、卵黄样变性、Stargardt 病。
3. 视网膜色素上皮 - 脉络膜毛细血管复合体疾病：CSC、CNV、PCV、葡萄膜炎、激光治疗瘢痕。
4. 脉络膜缺血性疾病：脉络膜血管阻塞、急进型高血压病。

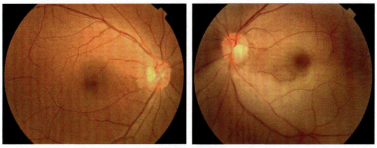

图 8-1　病例 69-1

2011-12-28：宋某，男性，47 岁。左眼 CRAO（视盘颞下主干分支阻塞更重）。

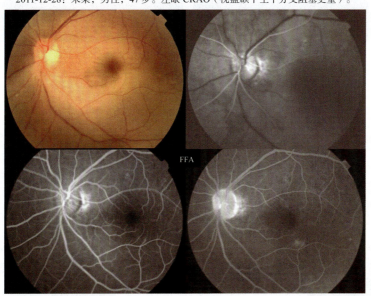

图 8-2　病例 69-2

2011-12-28：左眼 CRAO，主干下支动脉为主，可见视盘表面下主干支动脉起始部位有栓子。FFA：动脉充盈迟缓，晚期视盘染色。

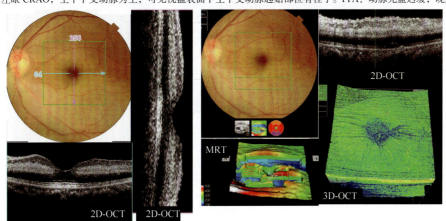

图 8-3　病例 69-3

2011-12-28：主要在视网膜深层阻塞（高反射），黄斑区严重水肿，网膜表面皱褶形成，黄斑中心樱桃红点。

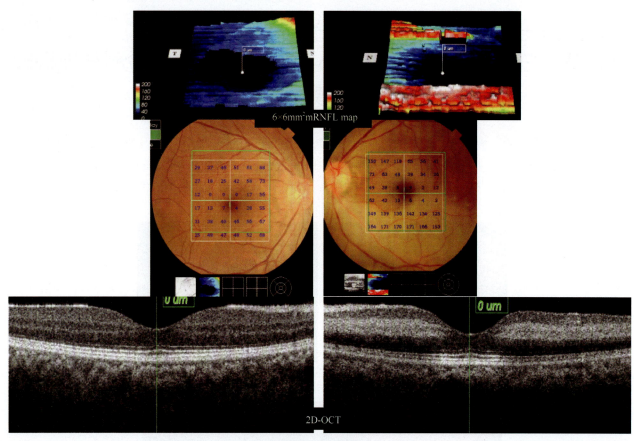

图 8-4　病例 69-4

2011-12-28：左眼 CRAO 急性期，血管阻塞区主要在内丛层、双极细胞层和部分外丛层，呈现高反射带。视网膜神经纤维层明显水肿，尤其是黄斑区下方（网膜神经纤维层厚度地形图显示红色）。

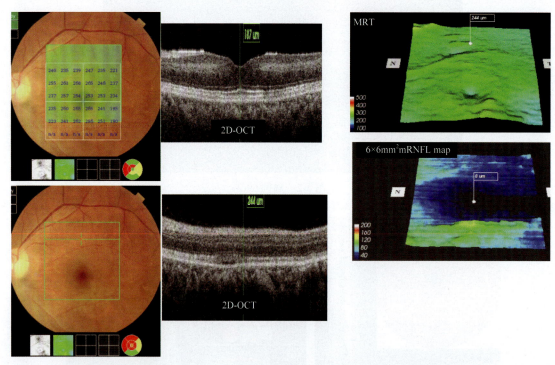

图 8-5　病例 69-5

2012-2-13：2D-OCT：阻塞后 1.5 个月，视网膜水肿仍未完全消退，网膜深层高反射，有十分浅的浆液网膜脱离。左眼视盘颞下象限色泽变淡，表明有视神经萎缩。实际此时的 MRT 和 mRNFL 厚度地形图均显示黄斑区下方仍然较增厚，说明此时期神经纤维层已是萎缩和肿胀同时存在。

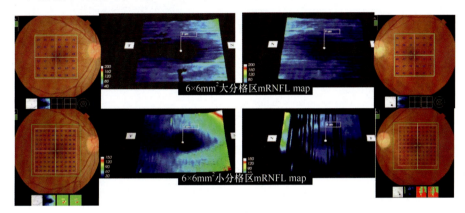

图 8-6 病例 69-6

2012-2-13：发病后 1.5 个月，左眼窄屏黄斑区神经纤维层不同层次 En face 图像比较：表层和表浅层：En face 图像正常。浅层：黄斑区下方 En face 图像显示黄斑中心暗区稍扩大，外围有些零星不均匀（*号处）低信号区，但大部分是高信号（与神经纤维存在肿胀有关）。中层：黄斑区下方 En face 图像高信号（范围广）、低信号（范围小，*号处）混杂。高信号者仍是该区神经纤维肿胀的关系。

图 8-7 病例 69-7

2012-8-29：发病后 8 个月，双眼窄屏神经纤维层厚度地形图图像比较：双眼不对称。右眼：正常眼，扫描范围大小一致，但分格区大小不同，神经纤维层厚度地形图色泽有差异。左眼：发病眼，显示相应扫描的神经纤维层厚度地形图与右眼明显不同，左眼神经纤维层萎缩变薄了，尤其是黄斑区下方明显萎缩变薄了。

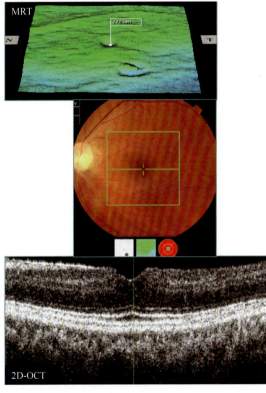

图 8-8 病例 69-8

2012-8-29：发病后 8 个月余，视力 0.6。MRT：黄斑区环形消失，中心区网膜仍较厚，黄斑区下方外围网膜极度薄。2D-OCT：神经节细胞层变薄，黄斑颞侧变薄更重。

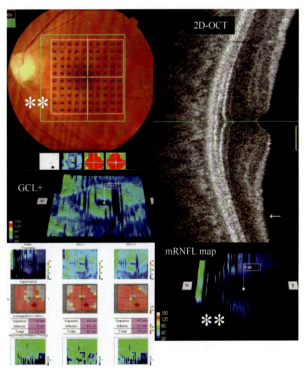

图 8-9 病例 69-9

2012-8-29：左眼 GCL+：环形消失。病损概率图显示：mRNFL、GCL+、GCL++ 三者均明显萎缩，中心损伤轻些，下方更重。**号处神经束萎缩带因扫描范围小，看不到与视盘的相连关系。2D-OCT：节细胞层和双极细胞层均变薄，下方远端（黄斑区下方外围内层网膜）近乎消失（箭头处）。

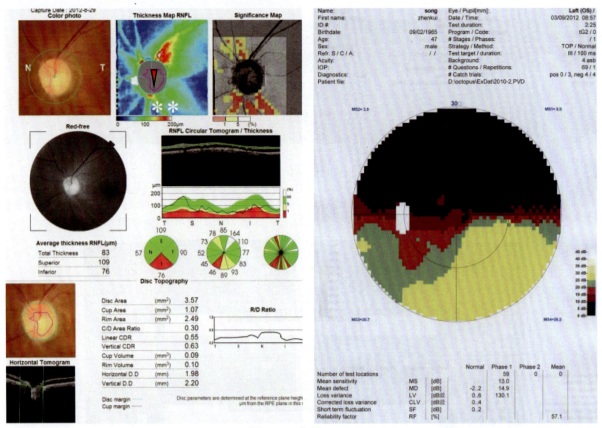

图 8-10 病例 69-10

2012-8-29：左眼 pRNFL：仅视盘颞上纤维肿胀，余均萎缩，视盘下方神经束萎缩带（** 号处）对应的视盘陷凹扩大（箭头处）。左眼 30 度视野上方水平缺损，与 mGCC 改变符合。本病例发病后 8 个月 pRNFL 已可见神经束萎缩带，发病后 1.5 个月已是 mRNFL 肿胀和萎缩混杂存在。

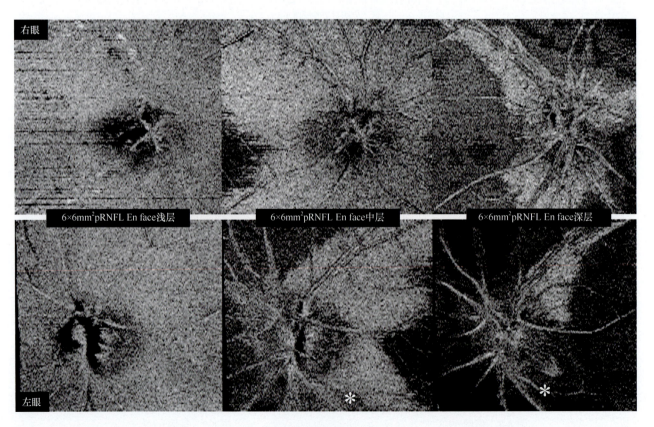

图 8-11 病例 69-11

2012-8-29：双眼窄屏视盘周围神经纤维层不同层次 En face 图像比较：浅层：双眼图像对称正常；中层：右眼正常图像，左眼视盘颞下方 * 号处出现低信号及颞下神经束带稍变窄些。深层：左眼视盘颞下神经束缺损（* 号处），上方神经束稍变窄些。右眼视盘颞上下神经束正常。符合视野改变。

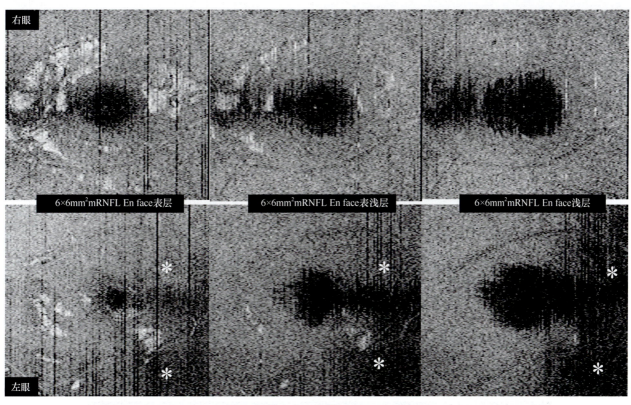

图 8-12 病例 69-12

2012-8-29：双眼窄屏黄斑区神经纤维层不同层次 En face 图像比较：右眼各层次正常 En face 信号图像。左眼表层到浅层黄斑区颞侧，以颞下方为主神经纤维丢失，En face 信号低下，颞上方较轻（*号处）。符合 mGCC 检查所见。

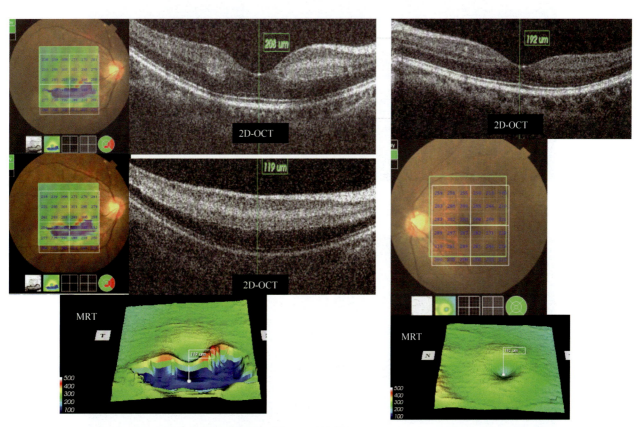

图 8-13 病例 70-1

2015-4-22：牛某，女性，27岁。右眼 BRAO（次分支动脉阻塞 - 右颞下主干支的第一分支）2 天，主要在视网膜深层阻塞，高反射带（此病例发病后一个月在外院治疗）

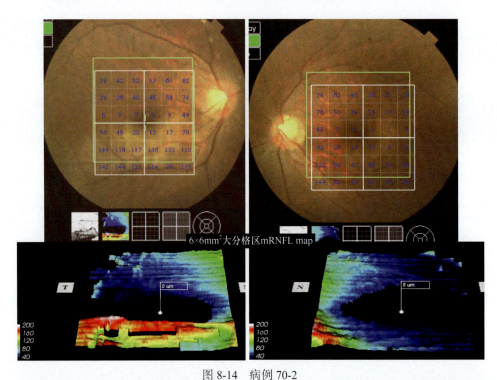

图 8-14 病例 70-2

2015-4-22：双眼黄斑区神经纤维层厚度地形图像比较：双眼不对称，右眼黄斑区下方 mRNFL 水肿增厚。

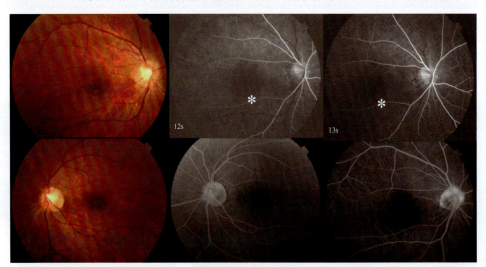

图 8-15 病例 70-3

2015-5-27：FFA：这是发病后 1 个月的造影图像，* 号标记处是阻塞的次分支动脉。双眼造影晚期视盘染色。

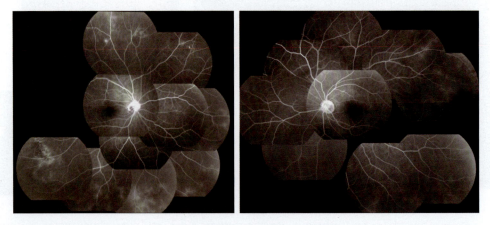

图 8-16 病例 70-4

2015-5-27：这是图 8-15 同 1 天的造影组合相，显示双眼周边部视网膜毛细血管渗漏，双视盘染色。本病例双眼视网膜血管炎（免疫科疑诊患者周身 Behcet's 病）。

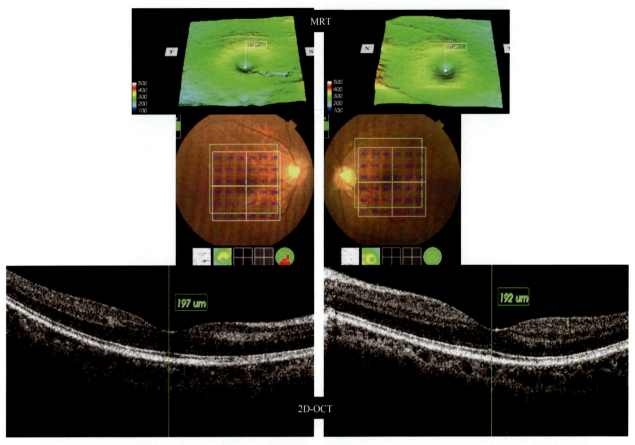

图 8-17　病例 70-5

2015-5-27：发病后 37 天，MRT：右眼黄斑环形下方萎缩变薄，上方环形正常；左眼黄斑环形正常。2D-OCT：右眼黄斑阻塞区双极细胞核层还有部分高反射带，神经节细胞层变薄。

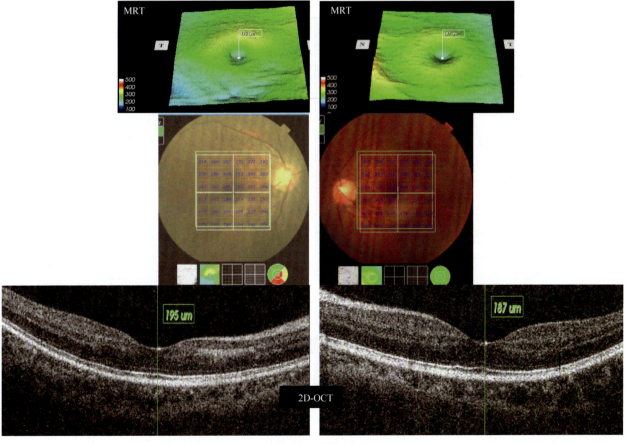

图 8-18　病例 70-6

2015-7-1：发病后 72 天 MRT：右眼黄斑下方环形消失，视网膜更薄了，尤其在黄斑区颞下方远侧更薄。2D-OCT：右眼阻塞区网膜层间的高反射带尚未消失。

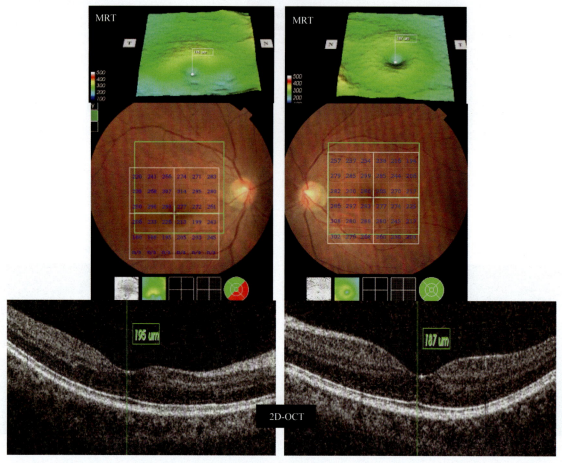

图 8-19　病例 70-7

2016-1-27：发病后 9 个月余 MRT：右眼黄斑下方环形消失，视网膜更薄了。2D-OCT：右眼黄斑阻塞区双极细胞核层高反射带基本消失，还残留极薄的双极细胞核层，神经节细胞层明显较左眼薄得多。

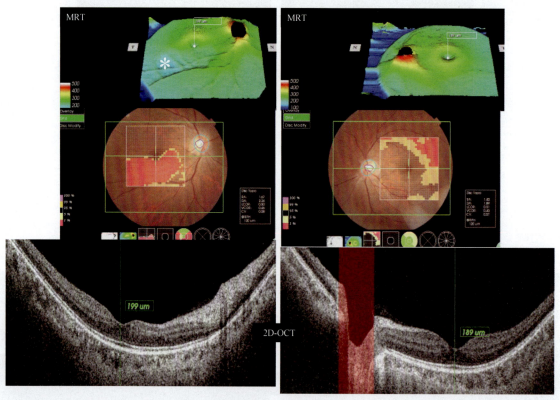

图 8-20　病例 70-8

2016-6-21：发病后 14 个月。MRT：右眼黄斑环形下方消失，上方正常，彩色病损概率图显示黄斑下方网膜大片区域不均匀变薄，*号处变蓝色最薄，中心正下方区相对萎缩轻些。左眼黄斑环形正常，彩色病损概率图显示左眼黄斑区外围颞上方大范围网膜变薄，说明左颞上远周部网膜有损伤（是否与左网膜血管炎有关？）。双眼盘周网膜厚度不对称，右眼基本正常，左眼视盘颞上方视网膜变薄。2D-OCT：右眼黄斑区鼻侧视网膜神经纤维层变薄，左眼正常。

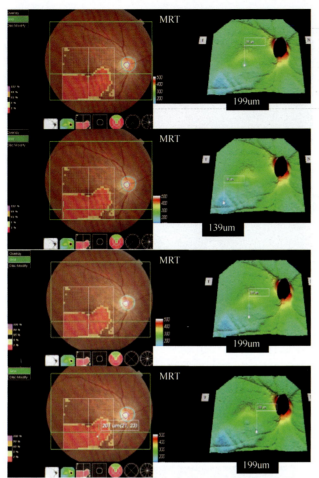
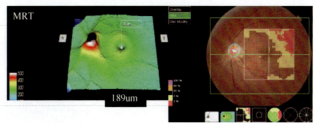

图 8-21 病例 70-9

2016-12-29：发病后 20 个月。右眼小动脉阻塞区域内不同部位阻塞严重程度的差异，导致视网膜萎缩的程度的不同：彩色病损概率图像显示：右眼颞下 - 黄斑下网膜萎缩变薄，符合小动脉阻塞区，此区内网膜厚薄程度不同，说明阻塞区缺血程度有差异，故不同部位网膜萎缩程度有差异。左眼黄斑颞上象限网膜变薄区（图 8-20 一致），与 En face 图像视盘颞上神经束缺损所见一致，是否与网膜血管炎有关或与其他疾病有关尚待进一步检查。

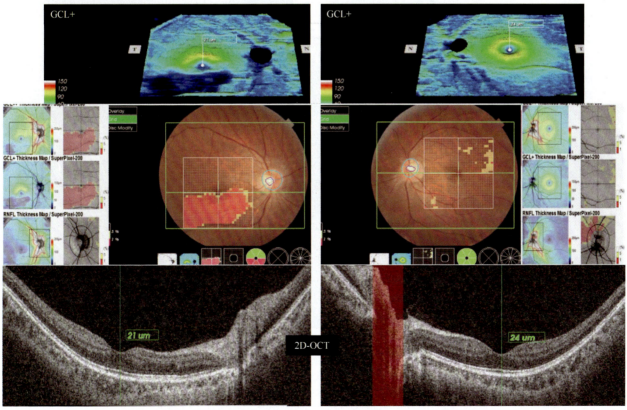

图 8-22 病例 70-10

2016-12-29：GCL+：右眼黄斑下方环形消失，上方环形正常，病损概率图显示黄斑下方大范围 GCL+、GCL++ 萎缩区，但 mRNFL 萎缩主要在黄斑颞下方外围区域；左眼黄斑环形正常，但病损概率图显示黄斑颞上外围区域轻度 GCL+、GCL++ 损伤，视盘鼻上方神经纤维层改变有可能有病理意义或与近视摄像不理想有关，待查。2D-OCT：右眼黄斑区神经节细胞层萎缩变薄，鼻侧重些。左眼正常。

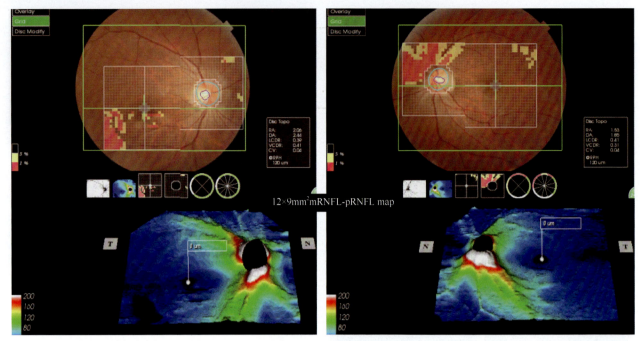

图 8-23　病例 70-11

2016-12-29：双眼宽屏网膜神经纤维层厚度地形图（下图）及其彩色组合病损概率图（上图）图像比较：右眼：神经纤维层损伤主要局限在颞下方黄斑区外围，黄斑区正下方神经纤维散在零星损伤极轻度，右眼视盘周围神经纤维层正常。左眼：神经纤维层损伤主要在颞侧上方远周边部，且部分与视盘相连接。可能与网膜血管炎有关。视盘鼻上方改变，也可能与近视摄像不理想有关。

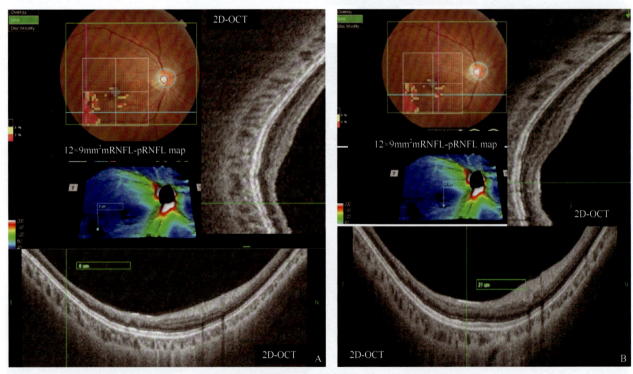

图 8-24　病例 70-12

同一支动脉阻塞区缺血性损伤的不一致性。A. 彩色眼底图像中红色和蓝色线条交叉点：位于神经纤维厚度地形图像左下角处，此处是神经纤维层萎缩最重的局部区域，相应 2D-OCT 图像中可见视网膜内层变薄，没有层次结构，但相应处网膜外层结构完整。B. 彩色眼底图像中红色和蓝色线条交点：位于黄斑中心下方，同样是小动脉阻塞区内，此处神经纤维层萎缩就明显较 A 图轻得多，相应 2D-OCT 图像中仍可见到极窄的双极细胞核层，说明视网膜内层没有完全被破坏，也说明当初动脉阻塞时缺血没有 A 图局部严重。

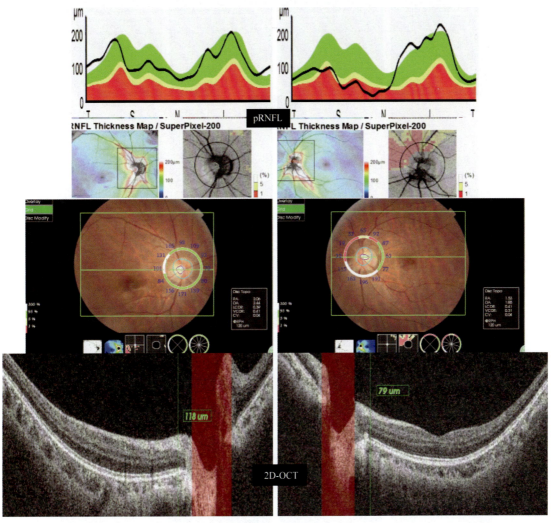

图 8-25 病例 70-13

2016-12-29：pRNFL：右眼盘周神经纤维层厚度地形图图像形态正常。左眼视盘上方神经纤维层缺损有待进一步检查病因。

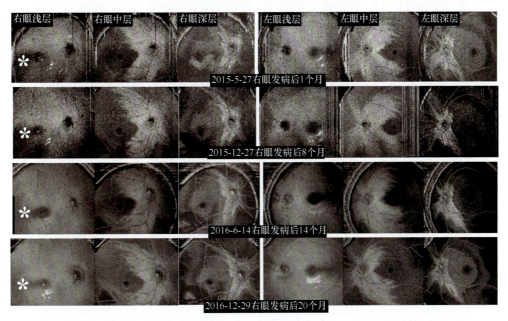

图 8-26 病例 70-14

双眼宽屏神经纤维层不同层次 En face 图像比较：四个时间段（前后间隔 20 个月）相应图像完全一致。右眼：颞下次分支动脉阻塞：四个时间段中，从图像中只有浅层黄斑区颞下方神经纤维丢失低信号（*号处），中、深层纤维束正常。左眼：浅、中层 En face 图像正常，深层视盘颞上支神经束有缺损，符合视野改变。说明左眼颞上方周边部神经节细胞有损伤。

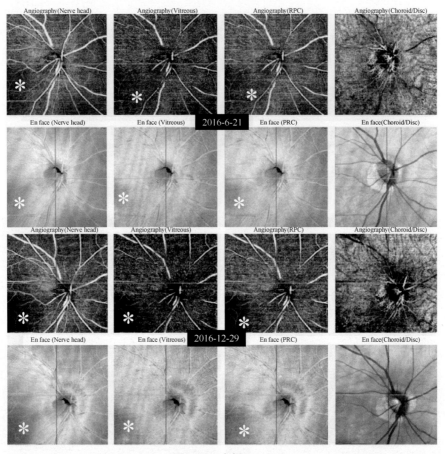

图 8-27 病例 70-15

2016-6-21 和 2016-12-29 右眼视盘 Angio/En face 图像比较：右眼视盘 Angio：微血管网在视盘颞下边缘稍减少（＊号处），但视盘颞下边缘再略靠外即是颞下小分支动脉阻塞区边缘到黄斑区下方均存在微血管网较明显减少。相应区 En face 信号也减低（＊号处）。

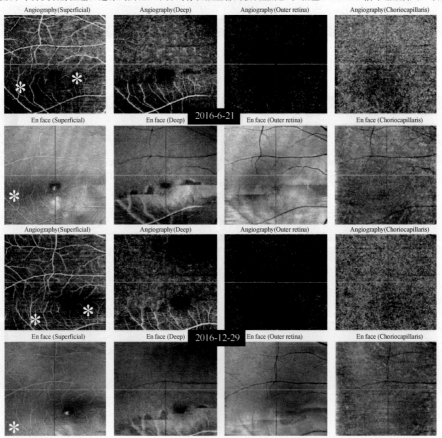

图 8-28 病例 70-16

2016-6-21 和 2016-12-29 右眼黄斑区 Angio/En face 图像比较：右眼黄斑下方小动脉阻塞区 Angio 显示微血管网减少，相应区 En face 图像显示信号有稍低和稍高两部分。

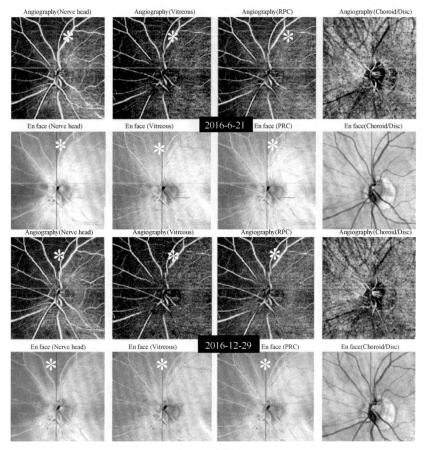

图 8-29 病例 70-17

2016-6-21 和 2016-12-29 左眼视盘 Angio/En face 图像比较：左眼视盘 Angio 微血管网显示视盘颞侧正常，但视盘颞上方*号处缺损，其与视野改变一致。视盘鼻侧显示微血管减少，可能是近视摄像不理想影响。

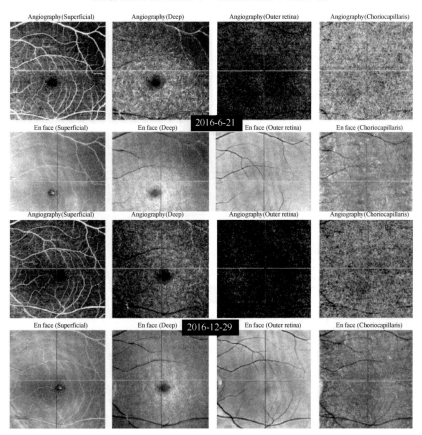

图 8-30 病例 70-18

2016-6-21 和 2016-12-29 左眼黄斑区 Angio/En face 图像比较：两次黄斑区 Angio/En face 图像显示基本正常。

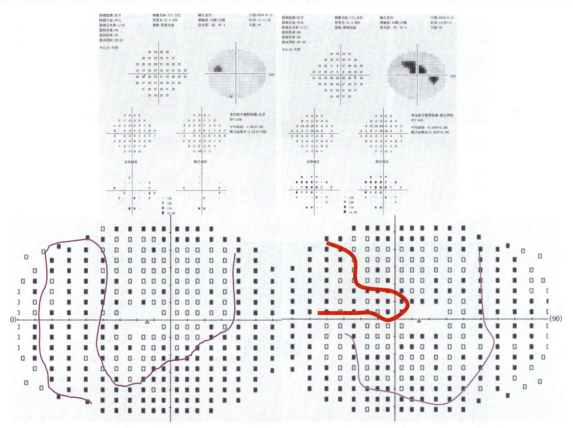

图 8-31 病例 70-19

2016-6-15：屈光：右 -5.00s；左 -7.00s。右眼：红色粗线区视野缺损符合分支动脉阻塞改变。余双眼视野改变（粉红色细线区）有待进一步检查确诊。

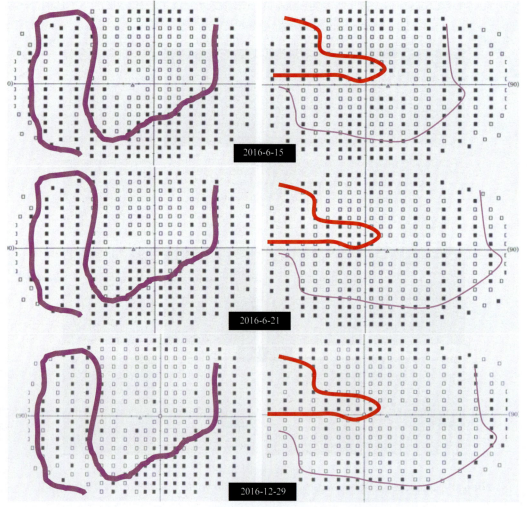

图 8-32 病例 70-20

三次视野改变基本相同。右眼动脉阻塞区视野改变基本稳定不变（红色粗线区），左眼鼻下象限视野缺损，符合 En face 所见，有待进一步检查诊断。

病例 69、70（不同级别动脉的视网膜动脉阻塞）的临床特点

1. 不同级别视网膜动脉阻塞：与是否影响视神经萎缩或视神经萎缩发生的时间长短有关。与视力预后有关。视网膜中央动脉阻塞（CRAO）——动脉主干阻塞或主干阻塞的基础上有上或下某一支更重的阻塞。分支视网膜动脉阻塞（BRAO）——主干分支动脉阻塞或主干分支的小分支动脉（次分支动脉）阻塞。

2. 病例 69 是主干 CRAO，但主干下支阻塞重，上支阻塞轻。这种动脉阻塞影响视盘供血，会导致视神经萎缩。病例 70 是次分支动脉阻塞。这种小动脉阻塞不影响视神经供血，不会发生视神经萎缩。

3. 主干支阻塞，无论中央支主干或分支主干，经过一定的病程后（可能在 1～2 个月后）均会发生视神经萎缩（病例 69），这与发病时损伤视神经缺血程度有关。但是次分支阻塞发生视神经萎缩的概率一般不存在（病例 70 观察 20 个月，未发生视神经萎缩），因为没有损伤视神经供血。

4. 病例 70 的左眼视盘周围神经纤维深层 En face 颞上神经束缺损，与 90 度视野改变相符，是否是视网膜血管炎导致或是其他眼病均应今后临床观察。

5. 单纯视网膜脉络膜疾病致使视网膜神经纤维损伤，神经纤维的上行性萎缩是不会进展，只局限在病变局部。病例 70 表明，只要不发生视神经缺血，视神经萎缩根本就不会发生。

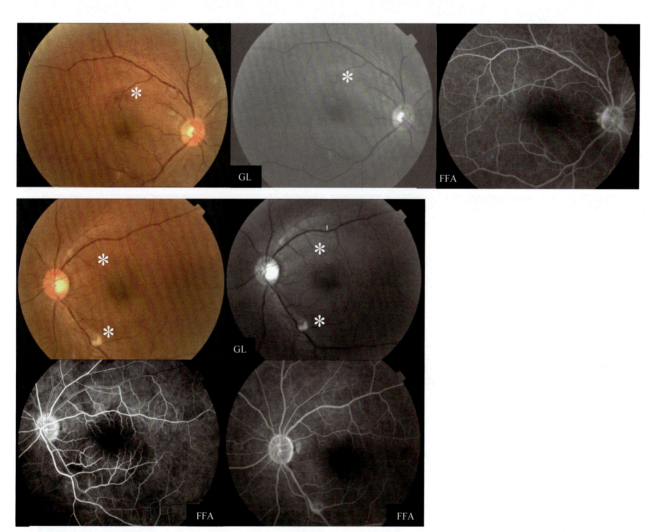

图 8-33　病例 71-1

2015-9-16：董某，男性，51 岁。双眼视力 1.0。查体发现高血压动脉硬化就诊，要求检查眼底：双眼底可见少量棉絮斑，彩色眼底相和绿光（GL）相：隐约可见极窄的神经束缺损带（*号处）。FFA：晚期双视盘染色，左眼早中期背景荧光充盈不均匀，棉絮斑后期染色。

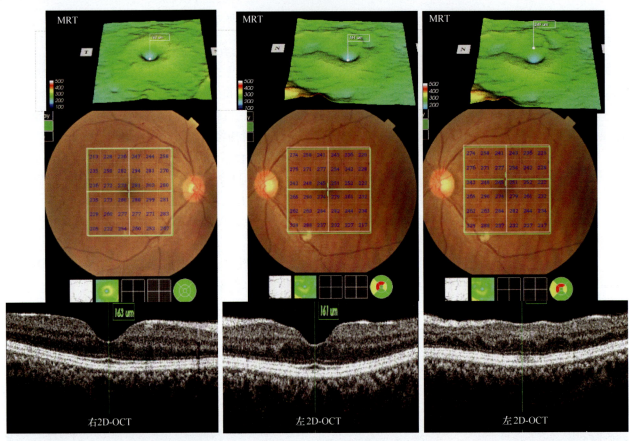

图 8-34 病例 71-2

2015-9-16：2D-OCT：左眼内、外丛层、双极细胞层、视细胞层的波浪改变，反射性稍有高、低不同的改变。右眼基本正常。MRT：右眼黄斑环形基本正常，左上方环形消失；双眼黄斑区视网膜厚度不均匀，犹如波浪样，尤其是左眼上方（网膜表面和外丛层的波浪样）。

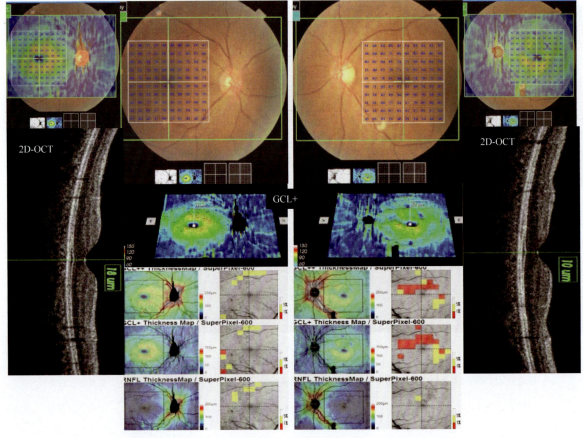

图 8-35 病例 71-3

2015-9-16：mGCC：左眼 GCL+ 上方环形近乎消失，病损概率图显示 GCL+、GCL++ 轻度损伤，mRNFL 没有显示损伤。右眼 GCL+ 颞侧环形有些缺损，环形色泽较深。病损概率图可疑散在损伤。2D-OCT：右眼正常黄斑区视网膜结构层次。左眼视网膜厚度不匀，视网膜内层厚度不匀，视网膜外层结构正常。

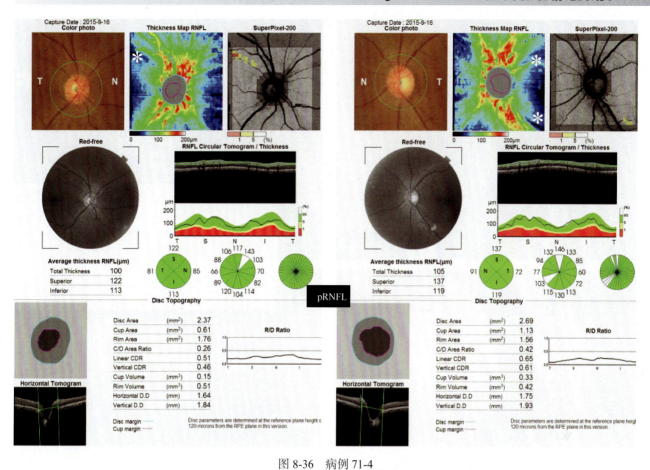

图 8-36 病例 71-4

2015-9-16：pRNFL：双眼盘周纤维层厚度肿胀，注意双眼黄斑区鼻侧神经纤维层的楔形缺损尖端（＊号处）。

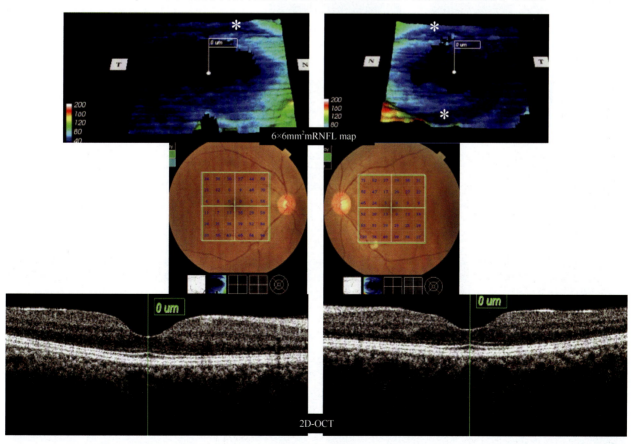

图 8-37 病例 71

2015-9-16：双眼窄屏神经纤维层厚度地形图图像比较：2D-OCT：左眼外丛状层的波浪改变。mRNFL：双眼均有不规则损伤，神经束缺损带（＊号处）。

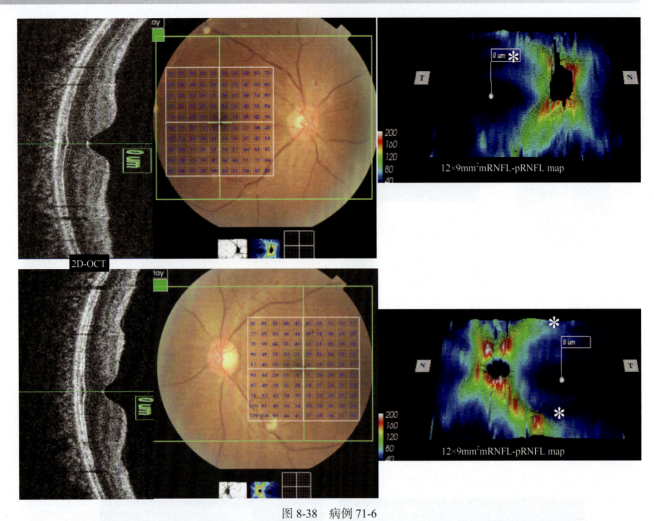

图 8-38　病例 71-6

2015-9-16：双眼宽屏扫描神经纤维层厚度地形图像比较：与图 8-37 改变一致。双眼散在区域网膜内层结构不清楚，左眼表面不匀及视网膜层次的波浪样。

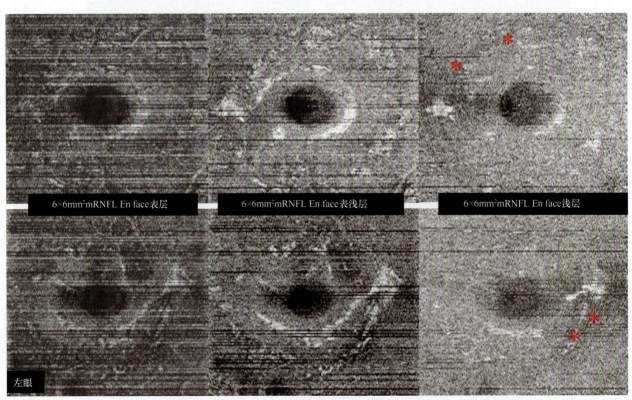

图 8-39　病例 71-7

2015-9-16：双眼窄屏黄斑区神经纤维层 En face 图像比较：表层：双眼 En face 信号不匀，左眼重（斑状低信号区）。表浅层：右眼基本正常，左眼仍然有不均匀的 En face 低信号斑。浅层：双眼 En face 信号基本均匀，但有极浅淡的缺损神经束（红色 * 号处）。

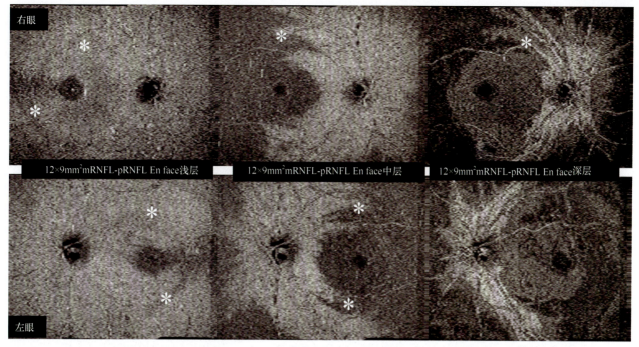

图 8-40　病例 71-8

2015-9-16：双眼宽屏神经纤维层不同层次 En face 图像比较：双眼各层次均可见到较狭窄的局限的楔形神经束样缺损（*号处），未到达视盘边缘。深层：视盘颞上下神经纤维束基本正常，右眼视盘颞上束可能有些缺损（*号处）。这些缺损的神经纤维层萎缩斑块或萎缩带，前者是视网膜微小动脉阻塞导致，后者是视神经供养微小动脉阻塞导致（PION）。

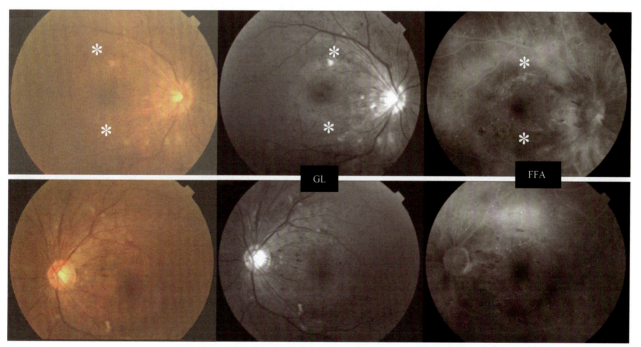

图 8-41　病例 72-1

2014-11-15：蔡某，男性，35岁。PDR 双棉絮斑（细小、较多）。右眼裂隙状神经束缺损（*号处）。FFA：晚期视网膜水肿，轻度渗漏，轻度黄斑水肿，视盘染色。

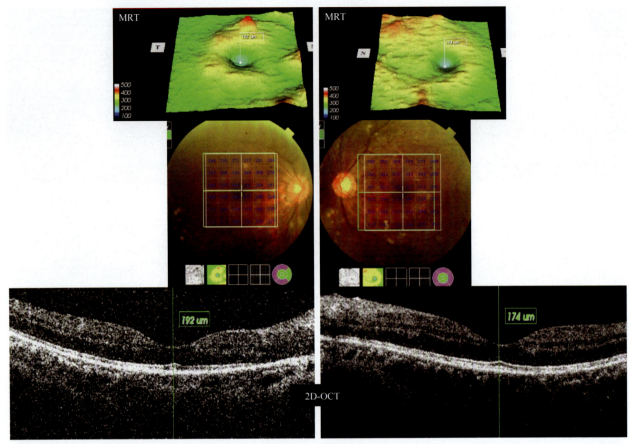

图 8-42　病例 72-2

2014-11-15：MRT：双眼黄斑环形肿胀不规则，色泽红黄，左眼鼻下有萎缩。双眼黄斑区小棉絮斑多，双眼黄斑区网膜水肿、高低不平。2D-OCT：视网膜结构层次均存在，基本正常，但是左眼外丛状层有小的波浪样改变。

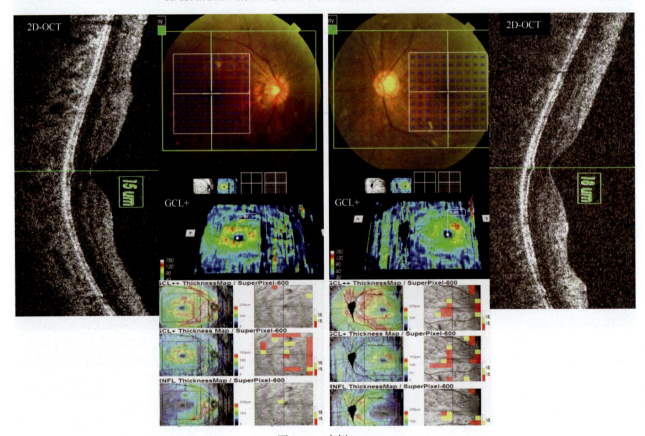

图 8-43　病例 72-3

2014-11-15：GCL+：右眼基本完整，左眼不完整有缺损，肿胀与萎缩混杂，双病损概率图显示双 GCL+、左 GCL++ 局限散在损伤。2D-OCT：双眼视网膜内层有局限散在棉絮斑的高反射斑，尤其左眼下方。

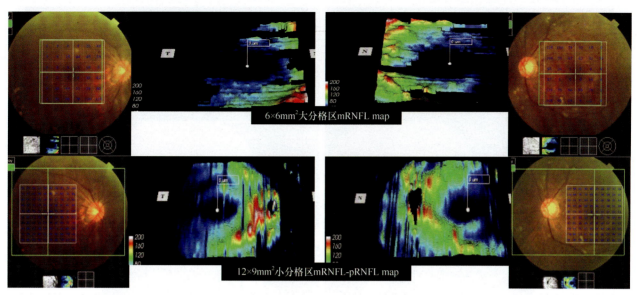

图 8-44　病例 72-4

2014-11-15：双眼窄屏黄斑神经纤维层厚度地形图（上图）显示双眼神经纤维层普遍肿胀，杂有局限萎缩斑或带。双眼宽屏网膜神经纤维层厚度地形图（下图）显示双眼神经纤维层普遍肿胀，杂有局限萎缩斑或带。

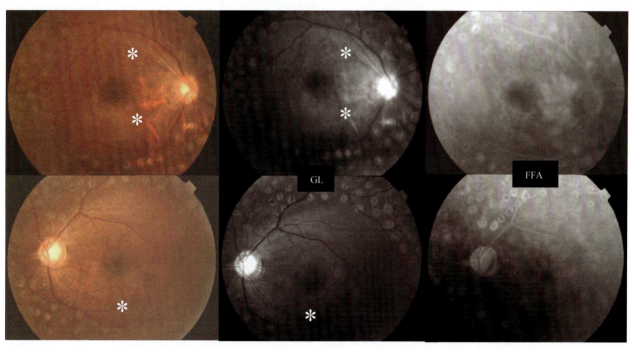

图 8-45　病例 72-5

2016-7-25：双眼 PRP 术后一年半。FFA：黄斑水肿减轻了，裂隙状神经束缺损依旧（＊号处）。

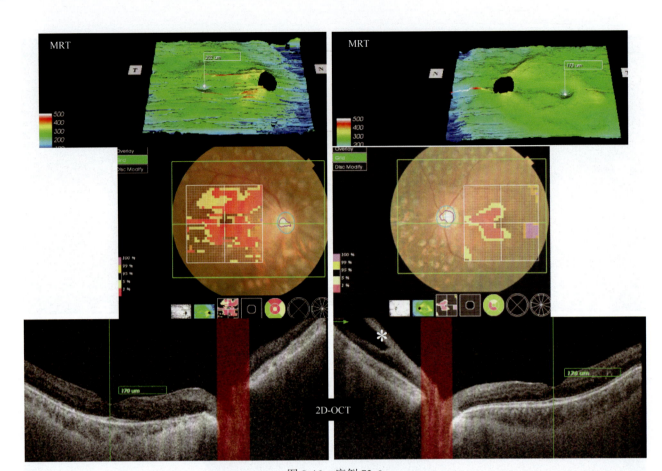

图 8-46 病例 72-6

2016-7-25：MRT：双眼环形不完整，黄斑区视网膜不规则变薄，高低不平坦，右眼重于左眼。2D-OCT：双黄斑区 IS/OS 不连续，右眼重。双神经纤维层有些变薄。左鼻侧视网膜前机化条索（*号处）。

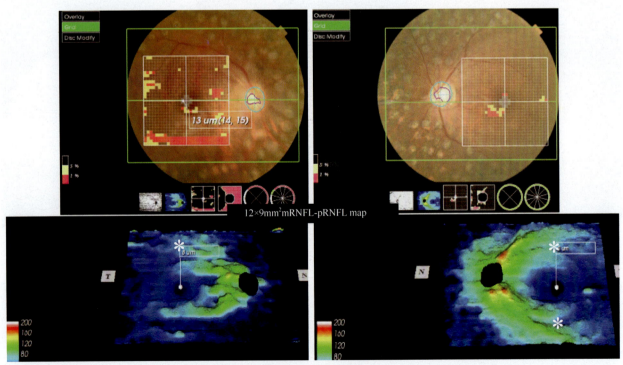

图 8-47 病例 72-7

2016-7-25：双眼宽屏视网膜神经纤维层厚度地形图图像比较：双眼宽屏神经纤维层均呈现不规则局限萎缩斑或短的萎缩带（*号处）和普遍性肿胀。彩色病损概率图像显示双黄斑区零星神经纤维萎缩斑或点状，右眼重些。双视盘颞上下神经纤维束带均有萎缩，右眼重。双眼可见激光斑对视网膜神经纤维层损伤均是局限性萎缩斑状损伤。

图 8-48 病例 72-8

2016-7-25：GCL+：双侧 GCL+ 环形形态、色泽不规则损伤，病损概率图显示 GCL+、GCL++ 不规则损伤（右眼重），mRNFL 双侧均肿胀（右眼鼻侧摄像不佳）。2D-OCT：双侧神经纤维层和视细胞 IS/OS 不等程度损伤（激光导致），右眼重。

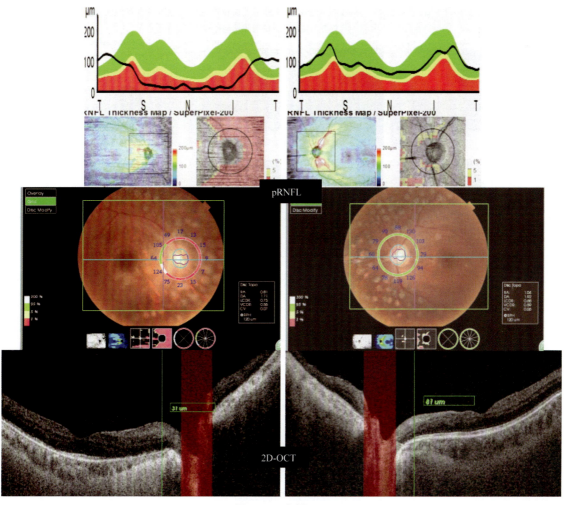

图 8-49 病例 72-9

2016-7-25：pRNFL：双眼盘周神经纤维层在正常低限（右眼鼻侧及下方摄像不理想导致）。

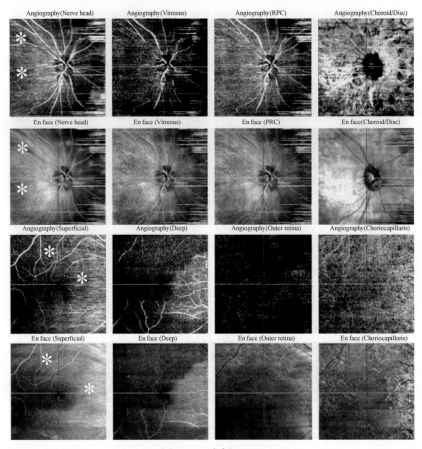

图 8-50　病例 72-10

2016-7-25：右眼视盘、黄斑 Angio-En face 图像比较：右眼视盘 Angio 显示颞侧正常微血管网图像，其间可见裂隙状神经纤维缺损，相应 En face 信号低下（＊号处）。黄斑区也有同样的裂隙状缺损和低信号条带。

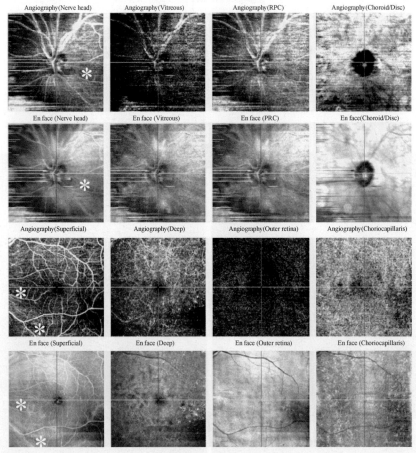

图 8-51　病例 72-11

2016-7-25：左眼视盘、黄斑 Angio/En face 图像比较：左视盘 Angio 显示盘周基本正常微血管网图像，其间可见裂隙状神经纤维缺损，相应 En face 信号低下（＊号处）。黄斑区也有同样的斑隙状缺损和低信号斑。

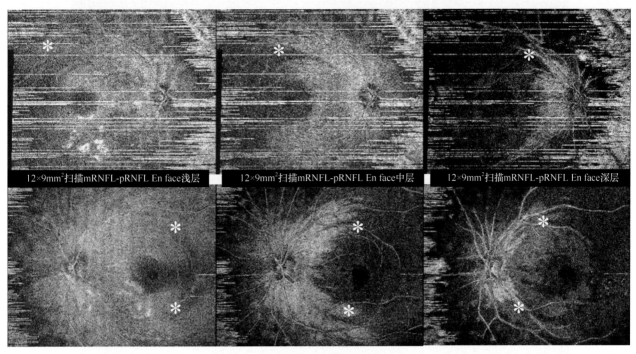

图 8-52 病例 72-12

2016-7-25：双眼宽屏网膜神经纤维层不同层次 En face 图像比较：各层次均有显示局限性 En face 低信号裂隙带（＊号处），右眼整个黄斑区信号偏低些。双眼深层：左视盘颞上下和右视盘颞上神经束有些缺损，未与视盘边缘相连接，主要是网膜中纬部纤维损伤，但实质可能是视神经局限供血障碍导致（PION）。

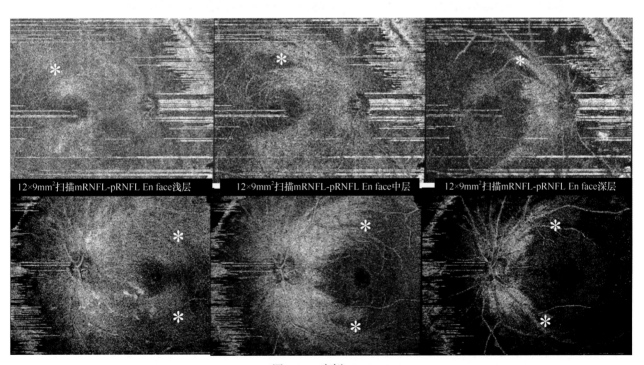

图 8-53 病例 72-13

2016-8-30：双眼宽屏网膜神经纤维层不同层次 En face 图像比较：与图 8-52（2016-7-25）改变一致。

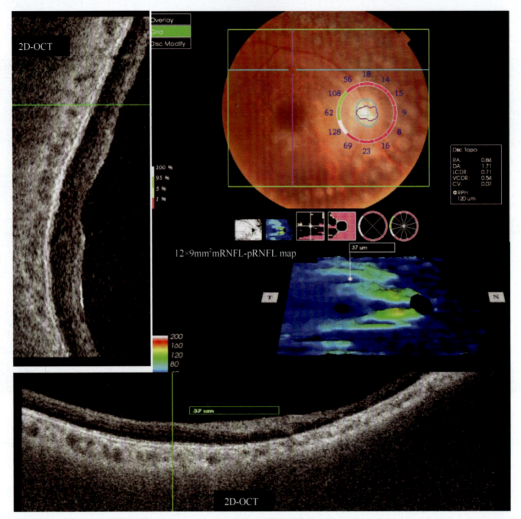

图 8-54 病例 72-14

2016-8-30：右眼视盘颞上神经束缺损带，是 PRP 前即已存在，整个病程的观察中，没有见到发展。彩色眼底相粉红线和蓝线的交汇点正是落在萎缩带中央，相应横向和纵向 2D-OCT 图像可见视网膜深层和外层正常，只是网膜浅层结构变薄，层次不清。这是糖尿病性视神经病变导致的单纯的神经纤维层萎缩带，是供养视神经的微小动脉阻塞导致，影响范围不大（萎缩带较窄），只影响网膜的浅层。

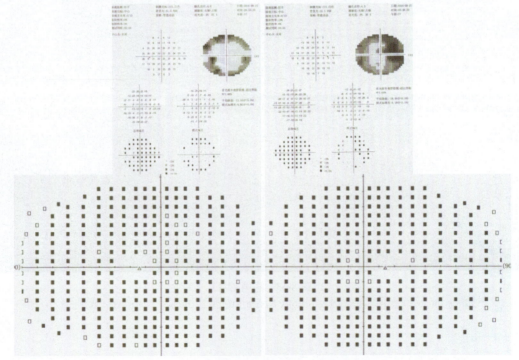

图 8-55 病例 72-15

2016-9-27：双眼中心和周边视野不规则缺损，重度向心缩小，双侧均存在颞侧远周 30 度月牙视野区。双眼视野的改变与激光治疗有关，本病例白内障明显，双眼均施行玻璃体切除、白内障摘除 +IOL 植入，术中行周边部眼内光凝固，激光损伤较多。也存在与糖尿病视神经病变有关，神经纤维层 En face 图像显示深层视盘颞上下神经束变短。

病例71、72的临床特点（讨论视网膜微小血管阻塞、棉絮斑和激光斑对神经纤维层损伤后的表现）

1.病例71主要观察左眼黄斑区棉絮斑的作用：视网膜内层（神经节细胞层和双极细胞层）斑块性萎缩，形成视网膜表面及外丛状层发生波浪样改变。本病例宽屏神经纤维层不同层次En face也有较窄的神经纤维萎缩带。病例72是PDR经过PRP术后；病例72在PRP前即具有较多而较小的棉絮斑和较窄的局限性裂隙样神经束缺损带。同样具有病例71那样的网膜外丛状层波浪样改变。PRP术后又有受到较重的激光治疗影响。

2.微小动脉阻塞和棉絮斑导致的神经纤维缺损的特点：十分狭窄的局限性的裂隙状楔形萎缩斑，楔形尖端不会到达视盘（病例71、72）。激光斑也可导致类似于棉絮斑样的神经束缺损：可能是2～3个激光斑落在同一个神经纤维走形束上导致，这种情况多见于后极部上下血管弓附近的激光斑，单个激光斑一般不会发生这种现象。如果单个激光斑会产生这种作用，那么，视盘鼻侧边缘的激光斑距离视盘极近，就会发生视神经萎缩，事实并没有见到这种现象。

3.无论激光斑、棉絮斑或微小网膜动脉阻塞斑，都只损伤病变局部的神经纤维。不发生上行性神经纤维的萎缩。可以充分说明单纯视网膜的疾病，病例70是次分支动脉阻塞，不影响视盘的供血，观察20个月只是见到阻塞区有神经纤维萎缩，神经纤维不发生上行性萎缩即萎缩区不扩大。病例69、70是主干动脉阻塞，其影响了视盘表面的供血，都发生视神经萎缩。

4.视网膜激光斑（氩激光视网膜全层损伤，黄、绿、红激光视网膜深层-脉络膜层损伤）、棉絮斑或局限微小动脉阻塞（视网膜浅层和深层损伤，网膜外层正常）、视神经供养微小动脉阻塞（仅损伤视网膜浅层：神经节细胞层和神经纤维层）对视网膜解剖层次的损伤不同。

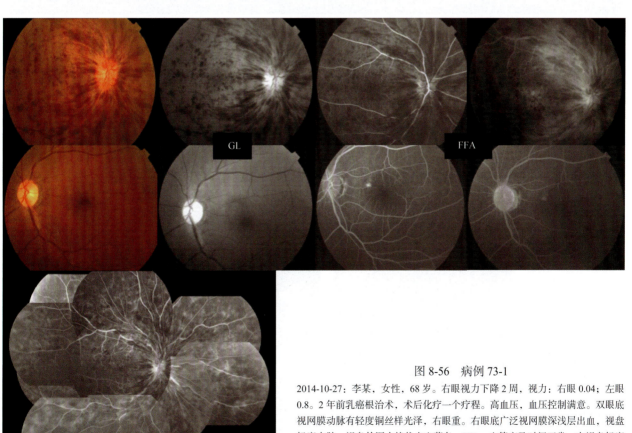

图8-56 病例73-1

2014-10-27：李某，女性，68岁。右眼视力下降2周，视力：右眼0.04；左眼0.8。2年前乳癌根治术，术后化疗一个疗程。高血压，血压控制满意。双眼底视网膜动脉有轻度铜丝样光泽，右眼重。右眼底广泛视网膜深浅层出血，视盘轻度水肿，视盘外围火焰状出血著名。FFA：血管充盈时间正常，右视盘轻度水肿渗漏，视网膜毛细血管轻度渗漏，晚期双视盘染色。初诊诊断右CRVO。

2014-11-20：1st lucentis 0.5mg 右球内注射。

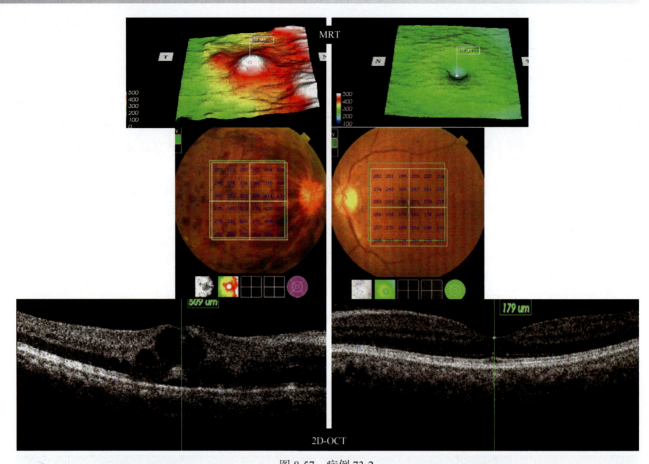

图 8-57 病例 73-2

2014-11-3：MRT：右眼黄斑水肿伴视网膜浆液脱离（2D-OCT），左眼环形存在完整，色泽淡黄。视网膜解剖层次基本正常。

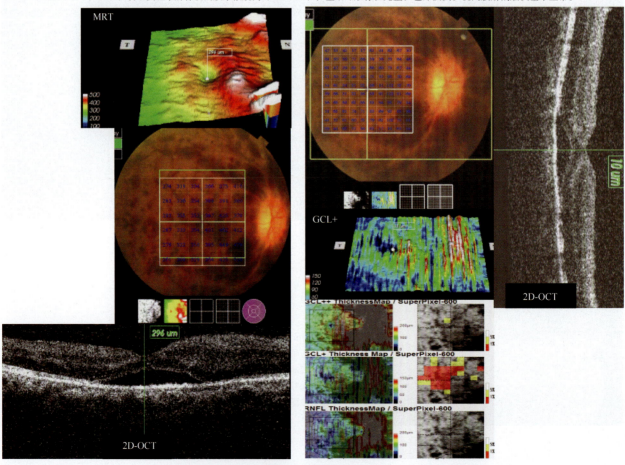

图 8-58 病例 73-3

2014-12-10：MRT：1st lucentis 注药后 20 天，视网膜出血程度减轻些，水肿程度明显减轻，但右眼浆液网脱仍存在。右眼视力 0.08。 mGCC：右 GCL+ 黄斑环形消失，病损概率图显示 GCL+ 出现损伤，但 mRNFL、GCL++ 正常，说明 mRNFL 有较严重的水肿。2D-OCT：似乎神经节细胞层变薄些，反射高些。黄斑浆液性脱离存在。2014-12-16：2nd lucentis 0.5mg 右球内注射。

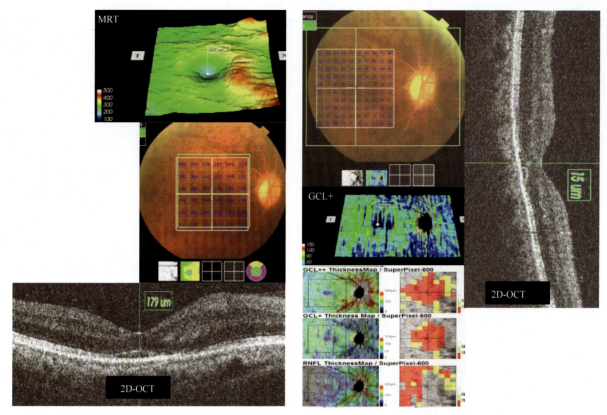

图 8-59　病例 73-4

2015-1-7：MRT：2nd lucentis 注药后 3 周，黄斑环形明显变浅，色泽淡。鼻下方视网膜局限水肿。右眼视力 0.12。 mGCC：黄斑 GCL+ 环形消失，病损概率图显示 mRNFL、GCL+、GCL++ 均有损伤。2D-OCT：黄斑仍有极浅浆液性脱离，神经节细胞层明显萎缩变薄。2015-1-15：3rd lucentis 0.5mg 右球内注射。

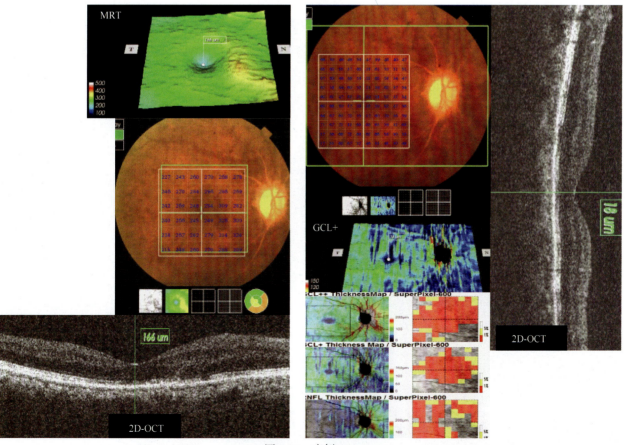

图 8-60　病例 73-5

2015-2-4：MRT：黄斑环形大部分消失，鼻下视网膜仍有些水肿。视盘边界基本清楚，视盘色泽变浅。视网膜仍有深层出血，视网膜血管犹如铜丝样。2D-OCT：神经节细胞层已萎缩变薄，双极细胞层正常存在。黄斑区视细胞局限萎缩，IS/OS 及色素上皮内侧高反射带局限缺损。mGCC：GCL+、mRNFL、GCL++ 均萎缩加重。

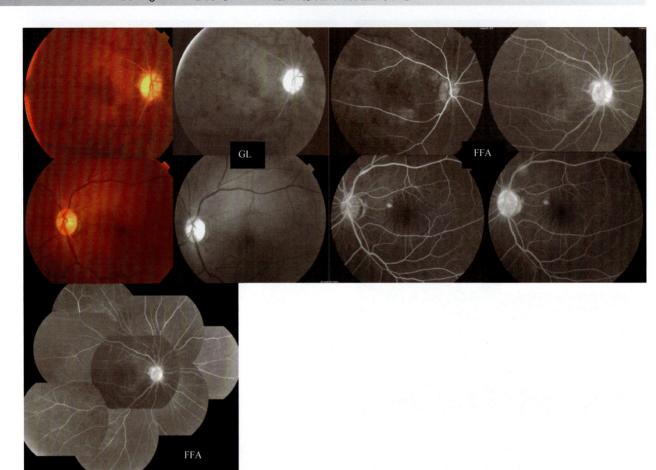

图 8-61 病例 73-6

2015-2-11：视力：右眼 0.12；左眼 0.6。右视盘色泽浅淡，颞侧萎缩明显。双眼 FFA 晚期视盘染色。

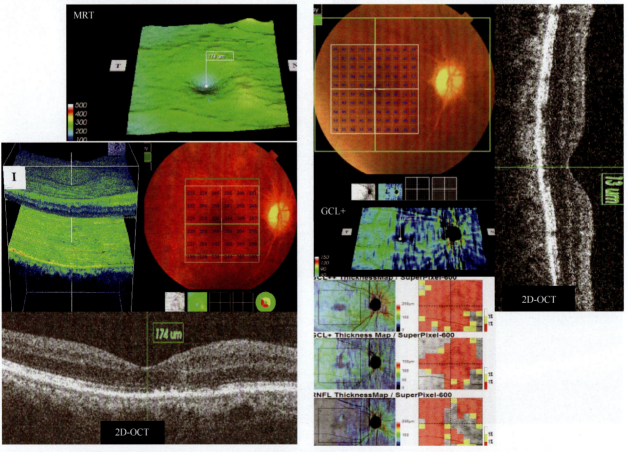

图 8-62 病例 73-7

2015-3-25：MRT：最后一次随诊，黄斑环形仅鼻侧残剩。第 3 次注射 lucentis 后 2 个月余。2D-OCT：神经节细胞层萎缩，双极细胞层正常存在，黄斑区视细胞有轻微损伤。mGCC：GCL+、mRNFL、GCL++ 似乎与 2014-2-4 相似或稍重些，说明病情到此基本稳定。

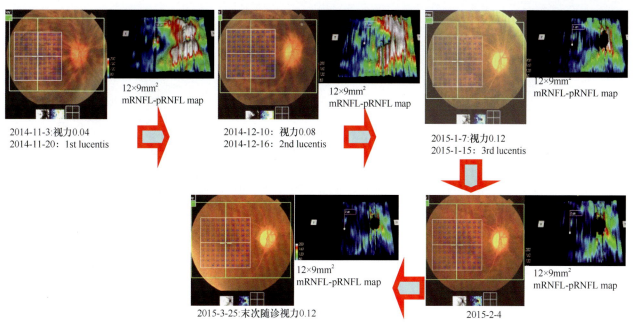

图 8-63　病例 73-8

右眼不同时间段、宽屏网膜神经纤维层厚度地形图图像及眼底出血情况、视盘改变比较。（请注意图形色泽、形态、范围的改变、分格区内数值的改变）。2015-3-25 与 2015-2-4 比较，基本相似，说明病情基本稳定。

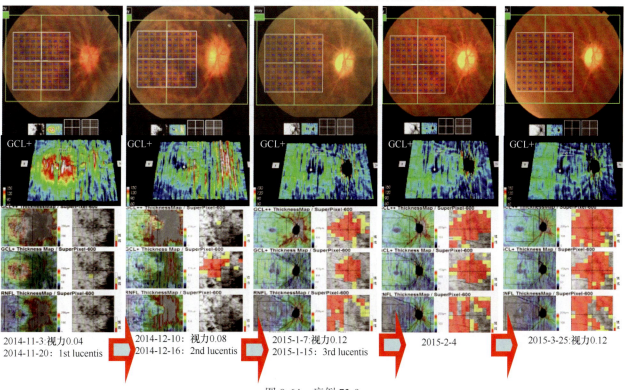

图 8-64　病例 73-9

不同时间段 mGCC 变化比较：视网膜出血吸收情况、视盘形态色泽变化程度和 GCL+、mRNFL、GCL++ 的地形图、病损概率图变化过程。2015-2-4 与 2015-3-25 比较基本相似，病情基本稳定。整个病程 3 个月病情基本稳定。右眼视力 0.12。

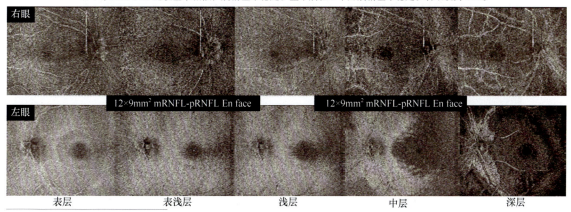

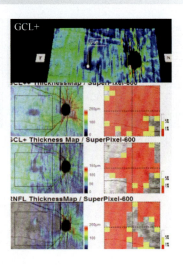

图 8-65　病例 73-10

2015-3-25：右眼视力 0.12。双眼宽屏网膜神经纤维层不同层次 En face 图像比较：双眼明显不对称。左眼：由表层到中层正常 En face 图像，深层视盘颞上神经束有部分缺损（表明上方中纬部神经纤维层损伤），但 mGCC 分析未见异常，还待进一步观察。右眼：各层 En face 显示黄斑区及视盘周围神经纤维层均弥散普遍极低信号，神经纤维层几乎全部近乎萎缩，视盘鼻侧有部分纤维存在。与 mGCC 改变一致吻合。En face 表现说明右眼颞侧网膜神经纤维层由浅层到深层均有广泛范围的损伤。

病例 73 的临床特点

1. 本病例临床眼底表现主要是出血性 CRVO，但实际病情的表现是 AION 或 PION 的病程只损伤神经节细胞层，不影响双极细胞层（表明不存在明显的视网膜动脉缺血）。故正确诊断：AION 或视神经缺血（PION）伴发 CRVO。

2. 3 个月病程：单纯 CRVO，3 个月内出血完全吸收几乎不可能，而 AION 整个病程一般只 3 个月。

3. 本病例是乳癌术后 + 化疗后 2 年，对本病例视神经内的动脉或视神经的供血是否有影响？

4. 本病例双眼有动脉硬化表现，发生视网膜血管病变似较自然的。可能由于视网膜中央动脉的一过性缺血导致 CRVO 和 AION 或 PION。是 CRVO 掩盖了视神经缺血的诊断，也忽略了视野的检查。

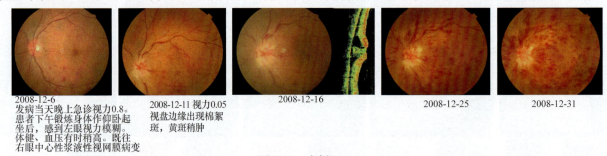

2008-12-6
发病当天晚上急诊视力 0.8。患者下午锻炼身体作仰卧起坐后，感到左眼视力模糊。体健、血压有时稍高。既往右眼中心性浆液性视网膜病变

2008-12-11 视力 0.05
视盘边缘出现棉絮斑，黄斑稍肿

2008-12-16

2008-12-25

2008-12-31

图 8-66　病例 74-1

高某，男性，43 岁。左眼 CRVO，双眼慢性 CSC。发病初期 3 周内病情变化观察：疾病进展较凶猛，病变由网膜深层迅速向网膜浅层发展，视盘边缘棉絮斑样改变表明微血管缺血。

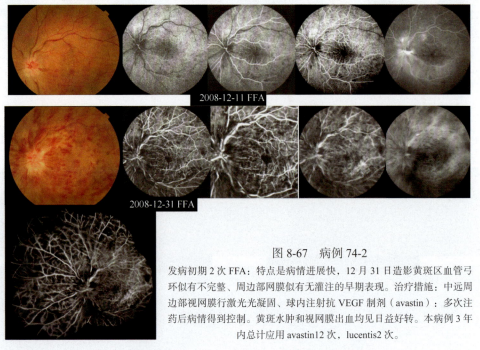

图 8-67　病例 74-2

发病初期 2 次 FFA：特点是病情进展快，12 月 31 日造影黄斑区血管弓环似有不完整、周边部网膜似有无灌注的早期表现。治疗措施：中远周边部视网膜行激光光凝固、球内注射抗 VEGF 制剂（avastin）；多次注药后病情得到控制。黄斑水肿和视网膜出血均见日益好转。本病例 3 年内总计应用 avastin12 次，lucentis2 次。

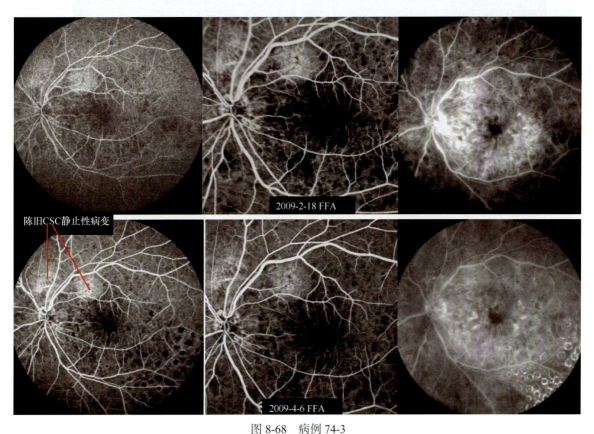

图 8-68 病例 74-3

至此已注射 4 次 avastin，网膜出血明显吸收，黄斑水肿明显减轻。但黄斑水肿反复，球内注药继续。

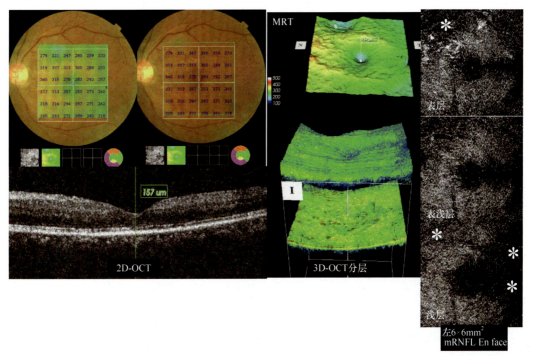

图 8-69 病例 74-4

2009-8-13：至此病情基本暂时稳定，avastin 注药 7 次：视网膜出血完全吸收、黄斑水肿消失，双眼视力 0.4。MRT：左眼黄斑环形基本存在，但不完整，颞侧更平坦些，乳头黄斑间网膜稍有水肿，黄斑上方偏鼻侧 * 号处视网膜萎缩变薄是陈旧 CSC 视细胞消失萎缩处。3D-OCT 分层图像：黄斑区视细胞层分散、局限缺损斑。2D-OCT：黄斑区 is/os 层不连续（与 3D-OCT 分层所见吻合），颞侧视网膜神经节细胞层稍萎缩变薄。mRNFL En face：窄屏黄斑区神经纤维层 En face 图像显示：表层、表浅层和浅层：鼻上 * 号处 En face 信号减低，这是陈旧 CSC 的萎缩处。浅层：黄斑颞侧 * 号处可能是这次 CRVO 导致的神经纤维萎缩处。整体观黄斑区神经纤维层基本完整，没明显受损。

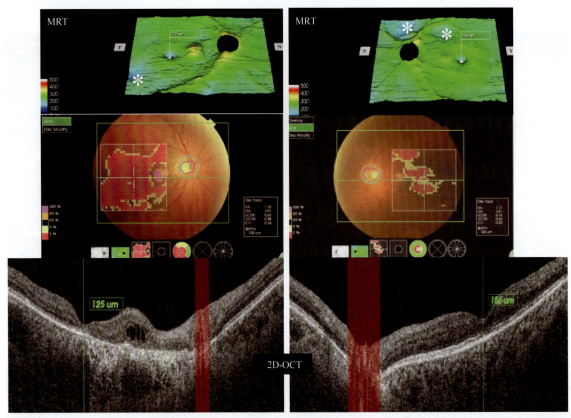

图 8-70　病例 74-5

2016-12-22：患者自 2013 年已停止用药，病情相对较稳定（有时有些反复），视力维持双眼 0.4.MRT：双眼黄斑环形极不完整，大部分基本消失，彩色病损概率图显示：右眼陈旧 CSC，黄斑区几乎全部视网膜萎缩，颞下方有局限视网膜极薄（＊号处），只有乳斑束间有一小局限孤岛因网膜水肿而偏厚些；左眼黄斑中心区不规则散在视网膜变薄。左眼视盘上方 2 处视网膜极薄（＊号处），是陈旧 CSC 导致的萎缩区。2D-OCT：右眼乳斑束见网膜局限水肿，相应区视网膜外层萎缩，脉络膜高反射。中心视网膜有萎缩但还残存少量 IS/OS。左眼视网膜层次基本完整，但 IS/OS 带和 RPE 带不连续，中心凹颞侧视网膜深层似有囊腔裂隙。双眼视网膜神经节细胞层变薄些。

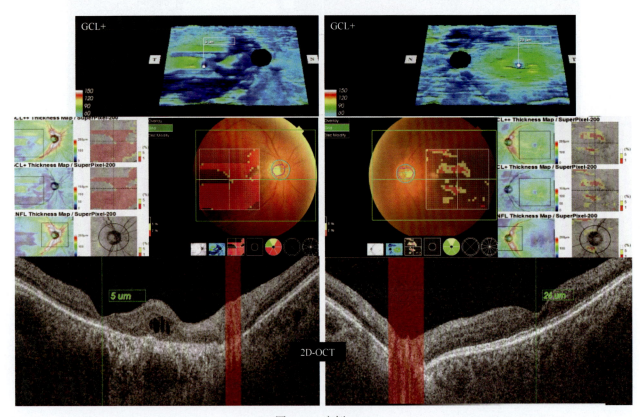

图 8-71　病例 74-6

2016-12-22：GCL+：双眼黄斑环形极不完整，右眼更明显。陈旧 CSC 导致双眼严重萎缩区（右乳斑束间和黄斑下方大范围、左眼视盘上方蓝黑色区域）。彩色病损概率图显示黄斑区 GCL+ 和 GCL++ 不规则损伤，右重于左，左眼 mRNFL 没有明显的损伤。2D-OCT：同图 8-70 所见。

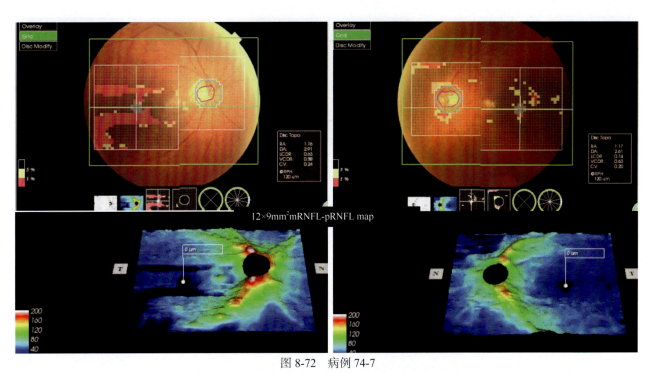

图 8-72　病例 74-7

2016-12-22：双眼宽屏视网膜神经纤维层厚度地形图（下图）及其彩色组合病损概率图图像比较：右眼：黄斑区局限较大范围神经纤维层损伤，与 mGCC 损伤范围一致，视盘周围神经纤维层正常。左眼：黄斑区只有上方散在、零星极小范围的极轻微损伤。视盘周围神经纤维层正常。

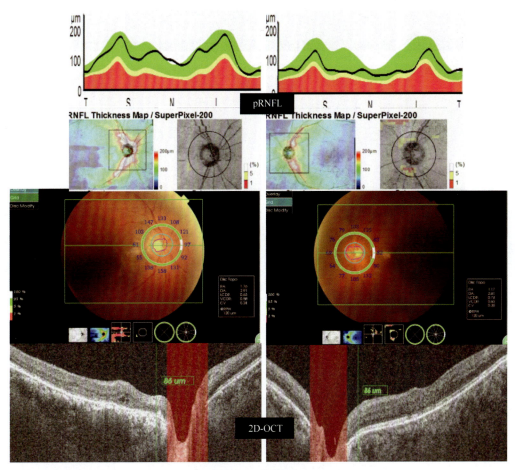

图 8-73　病例 74-8

2016-12-22：双眼视盘周围神经纤维层未见损伤。

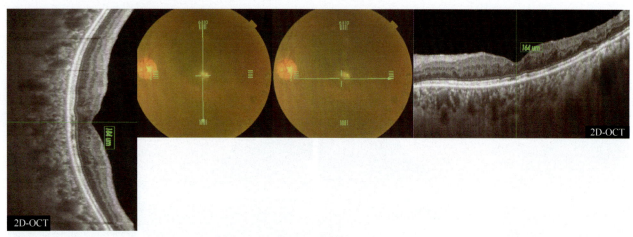

图 8-74 病例 74-9

2016-12-22：左眼黄斑区视网膜 2D-OCT 扫描（纵向和横向）：黄斑区视网膜 IS/OS 带及 RPE 带不连续，但基本大部分完整。外丛层呈现明显的波浪样，说明有局限的视网膜深层微小血管阻塞，缺血导致；双极细胞核层存在但不规则变窄，呈现波浪样；内丛层同样是存在不规则变窄，也呈现波浪样改变，神经节细胞层变窄，其外表层面同样是波浪样。这种现象均说明网膜内层有局限微小血管的阻塞缺血，也就导致黄斑区不规则的神经节细胞和神经纤维层萎缩消失。

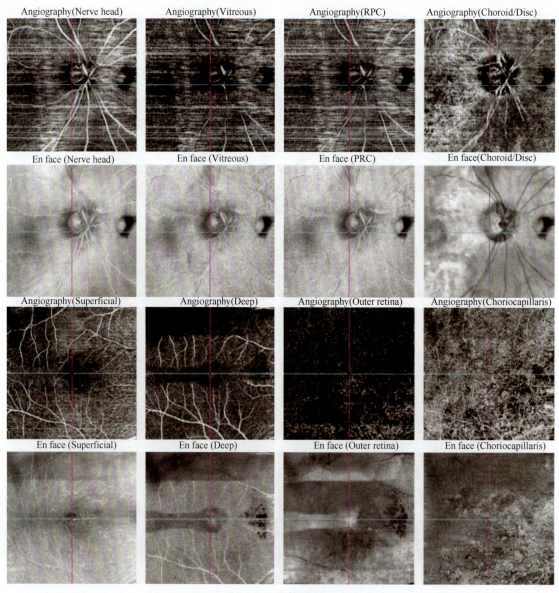

图 8-75 病例 74-10

2016-12-22：右眼视盘、黄斑 Angio/En face 图像比较：右眼视盘 Angio 显示微血管网基本正常，相应 En face 图像正常。右眼黄斑 Angio 图像正常，相应 En face 图像有不规则的低信号，可见局限网膜水肿区。

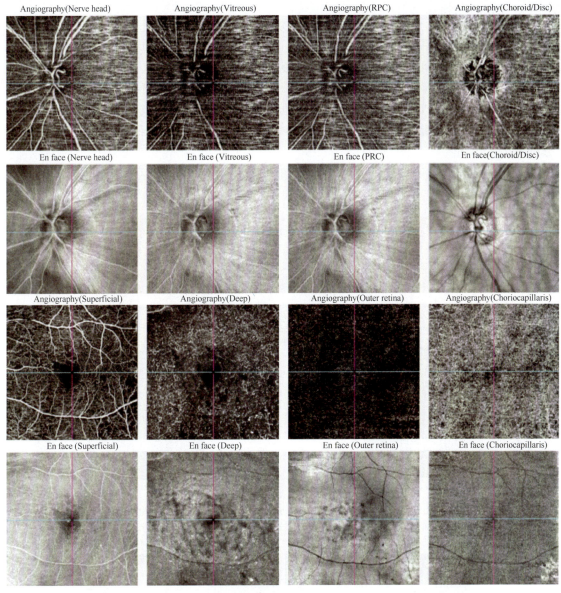

图 8-76 病例 74-11

2016-12-22：左眼视盘、黄斑 Angio/En face 图像比较：左眼视盘 Angio 显示微血管网颞侧基本正常，鼻侧微血管网较少，相应 En face 图像也有一致的信号改变。左眼黄斑区 Angio/En face 图像显示微血管网基本正常，但黄斑中心弓环有些缺损，视网膜层间有小囊腔改变；左黄斑深层 Angio/En face 较多不规则低信号斑与网膜内层局限缺血有关。

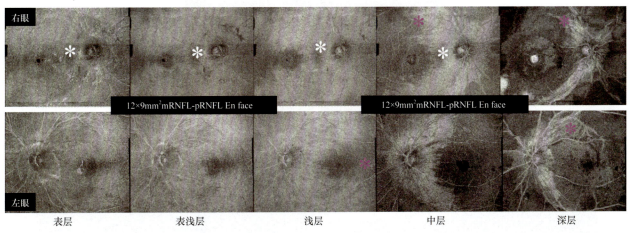

图 8-77 病例 74-12

2016-12-22：双眼宽屏网膜神经纤维层不同层次 En face 图像比较：右眼：表层黄斑区 En face 信号稍低些，由表层到中层 * 号处，是陈旧 CSC 导致的局限网膜水肿区。由中层到深层红色 * 号处 En face 信号减低（视盘颞上神经束变短些），似乎右眼中纬部网膜神经纤维层有损伤。左眼：由表层到浅层 En face 信号基本正常，只是浅层黄斑区颞侧信号稍减弱（这与图 8-69 相似改变），深层：视盘颞上神经束变短些，这是与中、远周部激光有关。左眼发生 CRVO 后黄斑区神经纤维层并没有明显损伤。说明本病例 CRVO 的同时局限性网膜缺血不严重，视力预后也较好。

病例 73、74 的临床特点

1. 这两例均是 CRVO，但病例 73 是表现 CRVO，实际主要是视神经缺血导致视神经萎缩。而病例 74 就是 CRVO 伴发网膜局限小范围的微小动脉阻塞、缺血，视神经供血正常（视盘正常不萎缩）。这两例发病均较急，出血严重，表面现象十分相似，治疗也相仿，但实质预后明显不同。

2. 病例 73、74 诊断、治疗均十分得当、及时，但这两例预后不同，这与视神经是否缺血有关，这种情况在疾病早期是较难以诊断，只能在疾病后期网膜病变相对较稳定的情况下，根据视神经、视网膜神经纤维层分析才能得出结论。

3. 病例 74 是存在双眼陈旧 CSC，而且会不定期地复发，目前右眼黄斑区局限水肿就应治疗。左眼也应定期随诊。

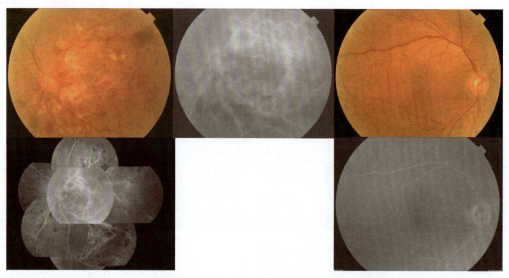

图 8-78　病例 75-1

2016-2-1：于某，男性，76 岁。左眼视力下降数月，自认是白内障来门诊就诊。左眼缺血性 CRVO 伴发大量棉絮斑，严重视网膜缺血水肿，视力：右眼 1.0；左眼 0.03。FFA：左眼视盘色泽红，轻度水肿；视网膜后极部大量棉絮斑，静脉充盈扩张，除鼻上视网膜基本正常外，广泛视网膜缺血、出血，渗漏重，黄斑区和周边网膜存在无灌注区。晚期双视盘渗漏、染色。

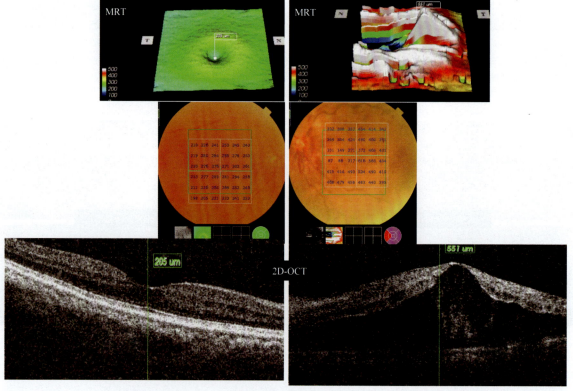

图 8-79　病例 75-2

2016-1-20：MRT：右眼黄斑环形色泽、完整性正常；左眼黄斑严重囊样水肿。2D-OCT：右眼视网膜层次结构正常；左眼重度囊样黄斑水肿。

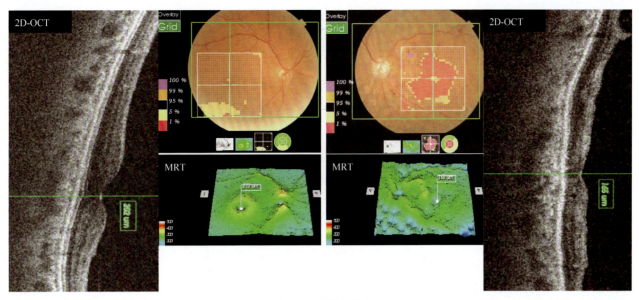

图 8-80　病例 75-3

2016-5-25：患者经过 2 次 lucentis 球内注射治疗后，又经过激光视网膜光凝固治疗后，黄斑水肿显著消退。MRT：右眼正常黄斑环形。左眼黄斑环形消失，左眼彩色病损概率图显示黄斑区网膜萎缩变薄，表面高低不平，形似波浪样。2D-OCT：右眼：正常视网膜结构。左眼：视网膜内层变薄，神经节细胞层和双极细胞层均萎缩变薄，视网膜表面呈低波浪样。视网膜外层 IS/OS 结构不清，外层厚度基本正常但层次结构不清。

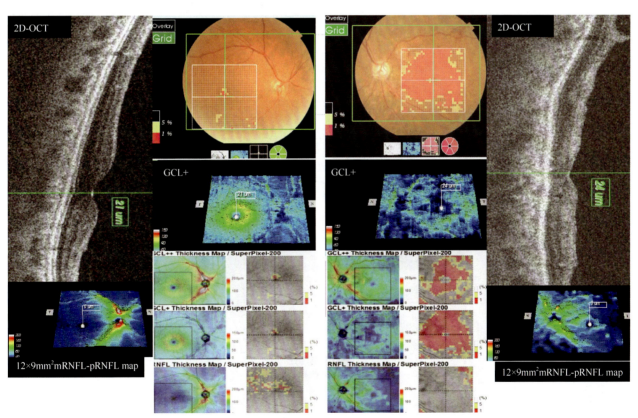

图 8-81　病例 75-4

2016-5-25：GCL+：右眼正常色泽、完整性环形。左眼黄斑环形完全消失，左 GCL+ 厚度变薄且有斑块状重度萎缩斑。病损概率图显示：右眼正常，左眼中心重度 GCL+ 萎缩，mRNFL 水肿增厚，故 GCL++ 损伤较 GCL+ 的损伤轻。2D-OCT：左眼视网膜内层变薄，层次不清且有不规则高反射区（缺血坏死区）。

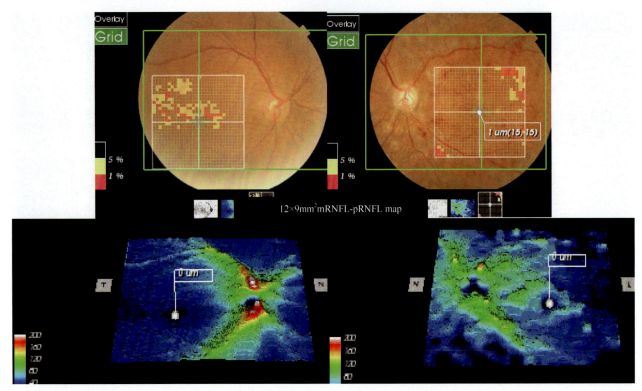

图 8-82　病例 75-5

2016-5-25：双眼宽屏神经纤维层厚度地形图比较：双眼明显不对称，pRNFL：右眼正常，左眼视盘颞上下神经纤维束基本消失。彩色病损概率图：右眼黄斑上方散在零星小范围神经纤维损伤变薄。左眼黄斑区外围小范围尤其颞上外围变薄，后极部更广泛范围是水肿增厚。但左眼视盘颞上下神经纤维层明显不如右眼厚（说明左眼盘周纤维层已经有萎缩损伤）。

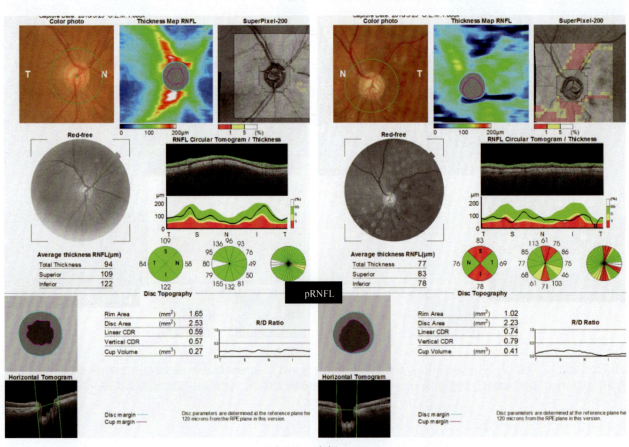

图 8-83　病例 75-6

2016-5-25：pRNFL：右眼正常，左眼视盘颞上下均有损伤。

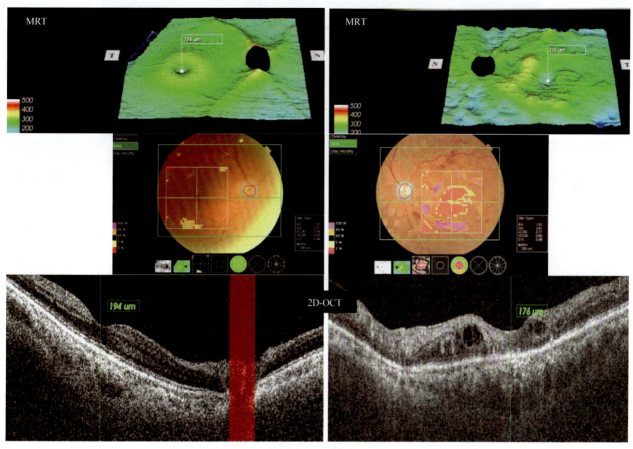

图 8-84　病例 75-7

2016-7-27：左眼激光治疗后 2 个月；左眼黄斑水肿复发。MRT：右眼正常图像。左眼黄斑中心萎缩变薄，中心外围鼻侧及下方水肿增厚，左黄斑区肿胀与斑块萎缩构成波浪样起伏（与图 8-80 比较水肿复发）。2D-OCT：右正常视网膜结构；左眼黄斑区囊样黄斑水肿。

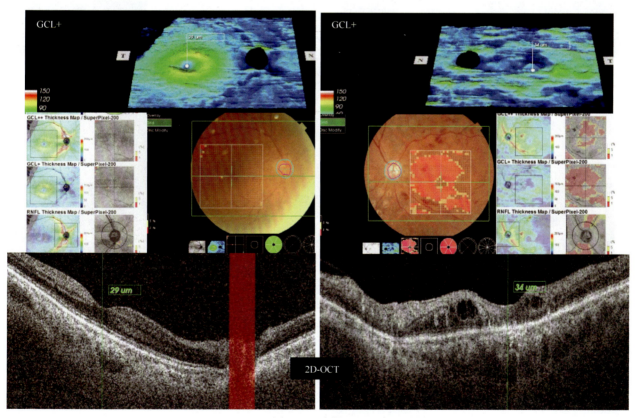

图 8-85　病例 75-8

2016-7-27：GCL+：与图 8-81（2016-5-25）比较，基本相同，只是增加左眼黄斑区视网膜囊样水肿，同时还增加左眼黄斑区视网膜散在出血。

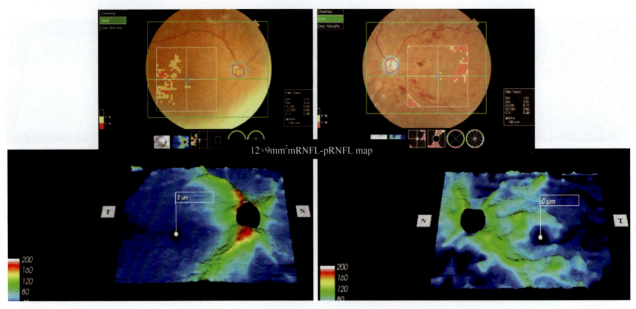

图 8-86 病例 75-9

2016-7-27：与图 8-82（2016-5-25）比较，基本相似，左眼黄斑区神经纤维层仍是水肿，同时增加了出血斑点。

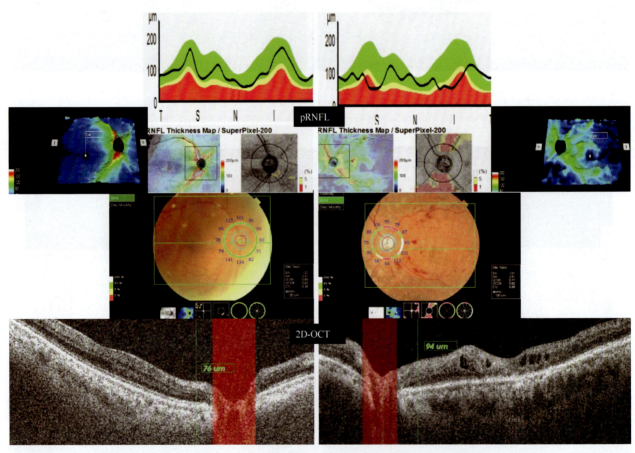

图 8-87 病例 75-10

2016-7-27：与图 8-83（2016-5-25）基本一致。所不同之处是黄斑水肿复发，但盘周纤维基本一样改变。

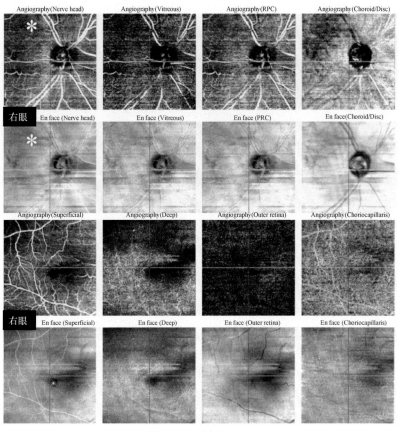

图 8-88 病例 75-11

2016-9-20：右眼视盘、黄斑 Angio/En face 图像比较：右眼是正常眼（摄像不理想）视盘和黄斑 Angio/En face 图像除视盘颞上束 * 号处缺损外，余盘周与图 8-82、图 8-86 改变一致。说明右眼上方中、周边部网膜神经纤维层有损伤，其余基本正常。

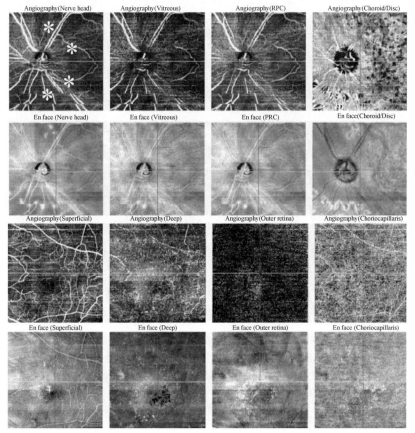

图 8-89 病例 75-12

2016-9-20：左眼视盘、黄斑 Angio/En face 图像比较：左眼除鼻上象限外，整个视盘周围微血管网减少，以颞侧上下神经束区明显减少，相应区 En face 信号明显低下（* 号处）。激光斑 En face 呈现高信号斑点。左眼黄斑区全部存在无灌注区，血管网减少，相应区 En face 图像信号也很低下，也不均匀。黄斑区网膜内存在小腔隙（囊样水肿）。

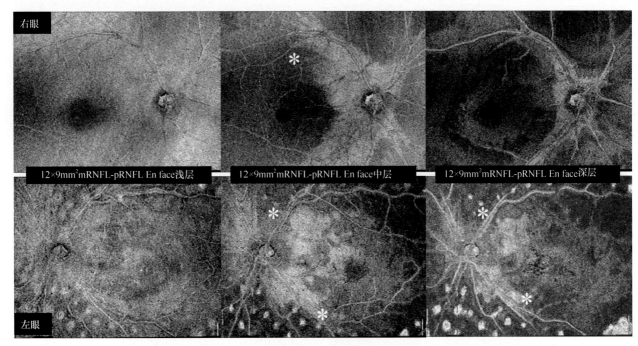

图 8-90　病例 75-13

2016-5-25：双眼宽屏网膜神经纤维层不同层次 En face 图像比较：右眼：正常眼，浅、中、深层 En face 图像基本正常形态，中层：视盘颞上束 * 号处有缺损。左眼：浅、中、深层均不正常，浅层弥散不均匀的信号低下，中层和深层可见视盘颞上、鼻下神经束缺损，颞下也受损伤（* 号），视盘鼻上神经束尚存。激光斑 En face 呈现高信号斑，由浅到深，信号也增强。

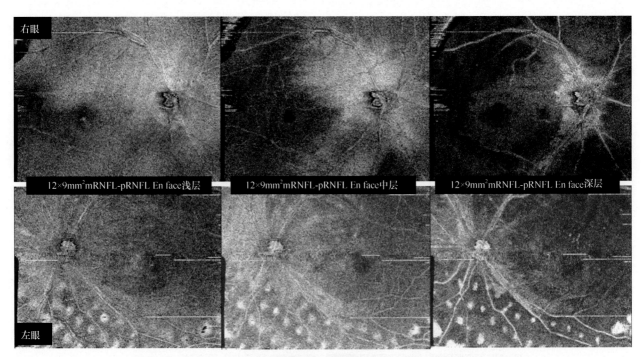

图 8-91　病例 75-14

2016-9-20：双眼宽屏网膜神经纤维层不同层次 En face 图像比较：基本与图 8-90（2016-5-25）改变一致。本病例左眼的神经纤维层不同层次 En face 图像说明：视盘颞上、下和鼻下静脉阻塞的同时伴发相应主干分支动脉的严重缺血，继发视盘缺血，相应区视网膜浅层到深层，由后极部到中、远周边部均受到严重损伤。

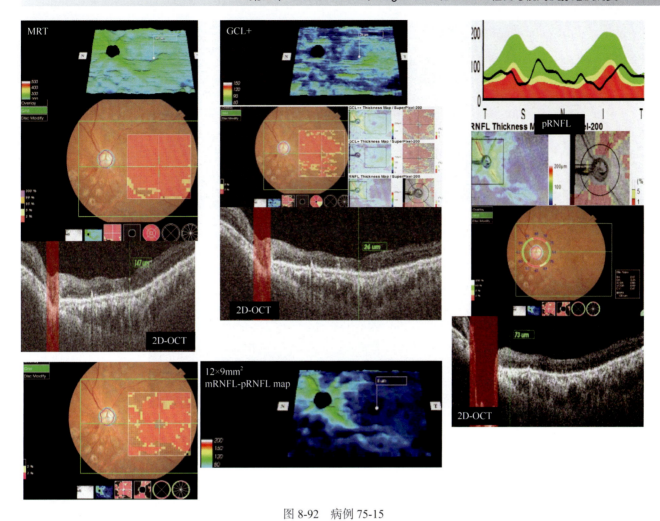

图 8-92　病例 75-15

2016-11-15：左眼黄斑半导体黄激光（577nm）格珊光凝固术后 1 个月随诊，黄斑区视网膜水肿消失（2016-7-20 和 2016-9-20 均存在水肿），但是黄斑区缺血、无灌注没有明显改善（图 8-93）。

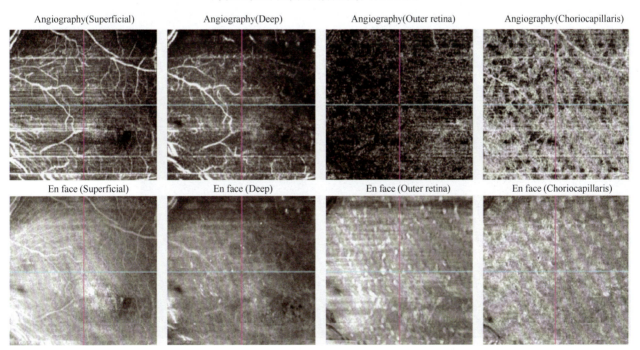

图 8-93　病例 75-16

2016-11-15：左眼黄斑区激光格珊治疗后 1 个月 Angio/En face 图像比较：Angio-OCT：可见黄斑区视网膜浅层和深层仍是缺血、无灌注状态，视网膜外层和脉络膜毛细血管层可以见到格珊激光斑呈现无毛细血管网的黑色斑。En face-OCT：网膜各层（浅表层、深层和外层）及脉络膜毛细血管层信号明显较正常人低。可见到格珊激光斑在视网膜深层和外层呈现 En face 强信号的中黑小亮光点样，深层极少，主要在外层。在脉络膜毛细血管层，中黑小亮点变大些，信号变弱些。本病例残留的问题：黄斑区无血管区的存在，能否保持不发生黄斑水肿？看来这类病例治疗很棘手。

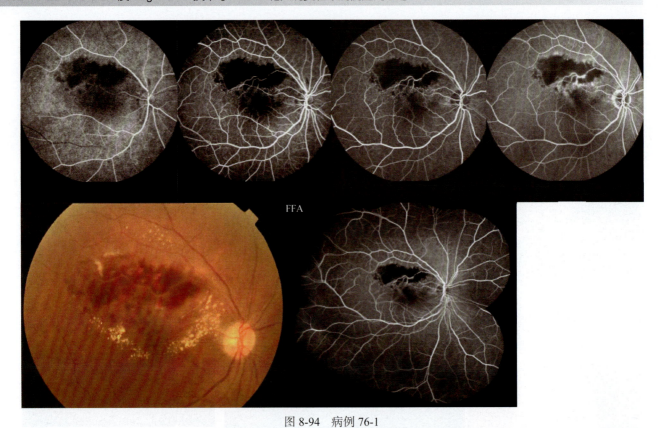

图 8-94 病例 76-1

2016-8-9：孙某，男性，55 岁。右缺血性 mBRVO。FFA：治疗前静脉阻塞区即已存在无灌注区，由于出血十分浓厚，无法激光治疗，患者接受 3 次 lucentis 球内注药治疗。

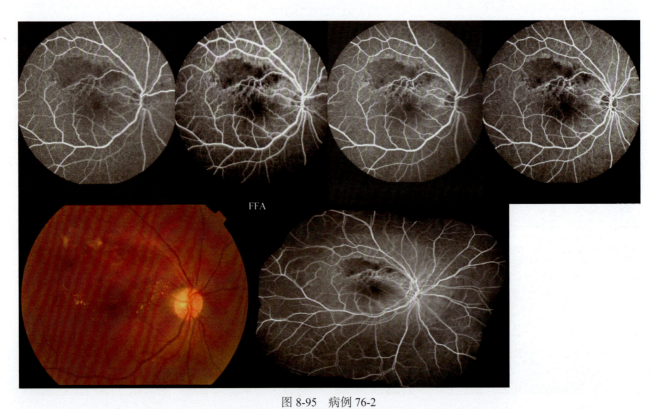

图 8-95 病例 76-2

2016-12-12：FFA：3 次球内 lucentis 治疗后，视网膜出血吸收，原出血区均是无灌注区包括黄斑上方。治疗措施：激光光凝固治疗。

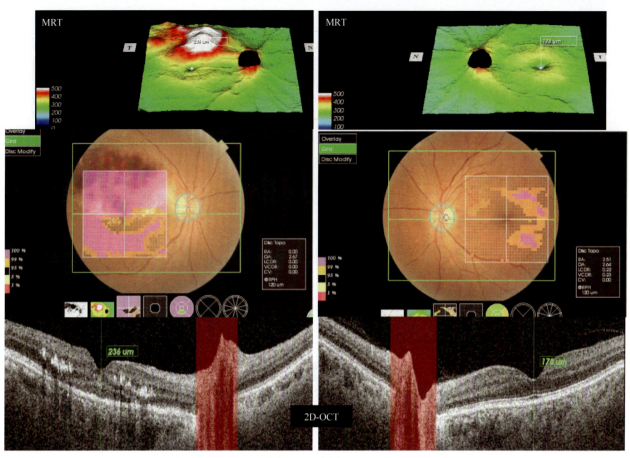

图 8-96 病例 76-3

2016-6-23（治疗前）：MRT：右眼黄斑环形不完整，上方视网膜严重水肿增厚；左眼环形存在，色泽较深，不均匀。彩色病损概率图显示右黄斑区、左眼黄斑区颞侧网膜增厚。2D-OCT：左眼正常视网膜结构层次。右眼视网膜水肿增厚，层间有高反射硬性渗出物，黄斑中心区浅浆液网膜脱离。

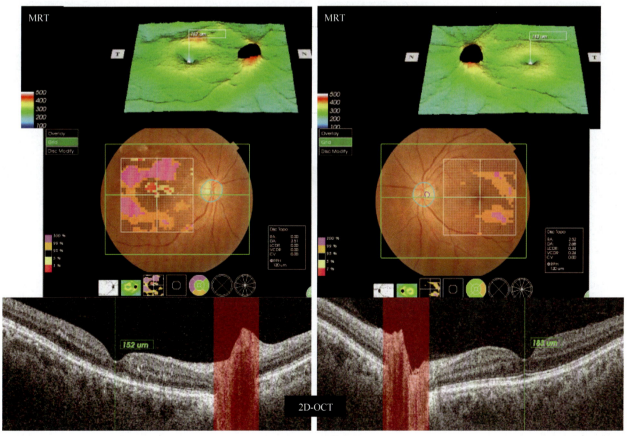

图 8-97 病例 76-4

2016-12-13：治疗后出血基本吸收。MRT：双眼黄斑环形基本对称正常，右眼黄斑上方局限增厚区，双彩色病损概率图显示：右眼黄斑区网膜厚度明显减轻，且出现零星萎缩变薄区，左眼同前图 8-96。2D-OCT：右眼黄斑区网膜结构基本正常，仅是极少硬渗点和 IS/OS 的不连续。

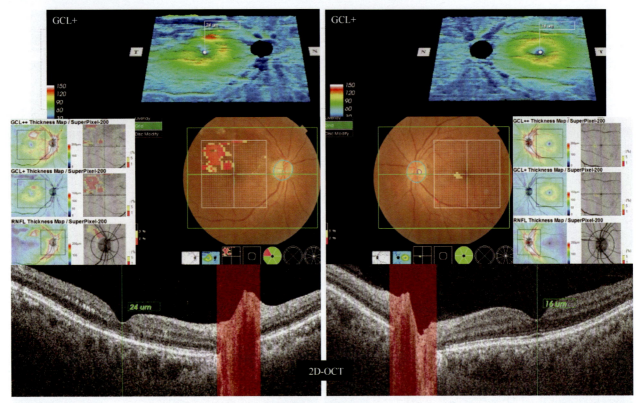

图 8-98 病例 76-5

2016-12-13：GCL+：右眼黄斑环形不连续（肿胀萎缩混杂），左眼环形正常色泽较红（稍肿胀）。病损概率图显示：右眼黄斑颞上象限 GCL+ 损伤，GCL++ 极轻度零星损伤，右眼视盘颞上有神经束缺损带（概率图显示）。左眼 mGCC 未显示明确改变。2D-OCT：同图 8-97。

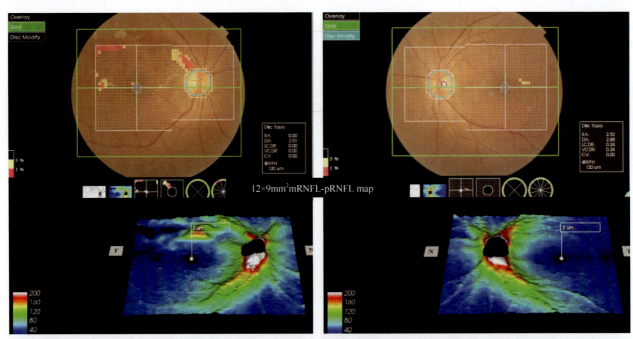

图 8-99 病例 76-6

2016-12-13：双眼宽屏网膜神经纤维层厚度地形图（下图）及其彩色组合病损概率图（上图）图像比较：左眼：正常 pRNFL 图像。右眼：视盘颞上方神经纤维层缺损带与视盘相连接，及黄斑区颞上象限远周少量神经纤维损伤。

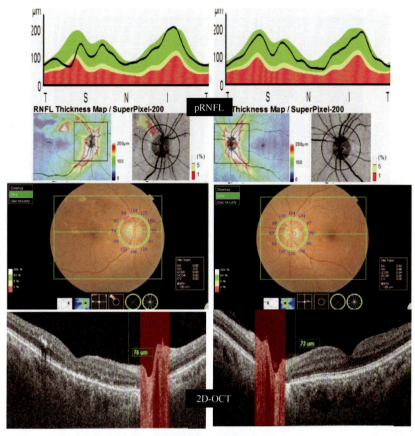

图 8-100 病例 76-7

2016-12-13：除右眼视盘颞上象限的神经纤维层缺损带外，余双眼盘周神经纤维层正常，曲线均在正常高限水平。

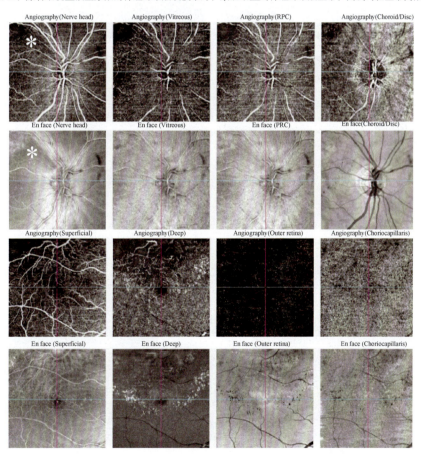

图 8-101 病例 76-8

2016-12-13：右眼视盘、黄斑 Angio/En face 图像比较：右眼视盘颞上方有楔形微血管网减少带，相应 En face 低信号，余盘周微血管网及 En face 信号正常。右眼黄斑区上方无灌注区，微血管网减少，相应区 En face 高低不匀。

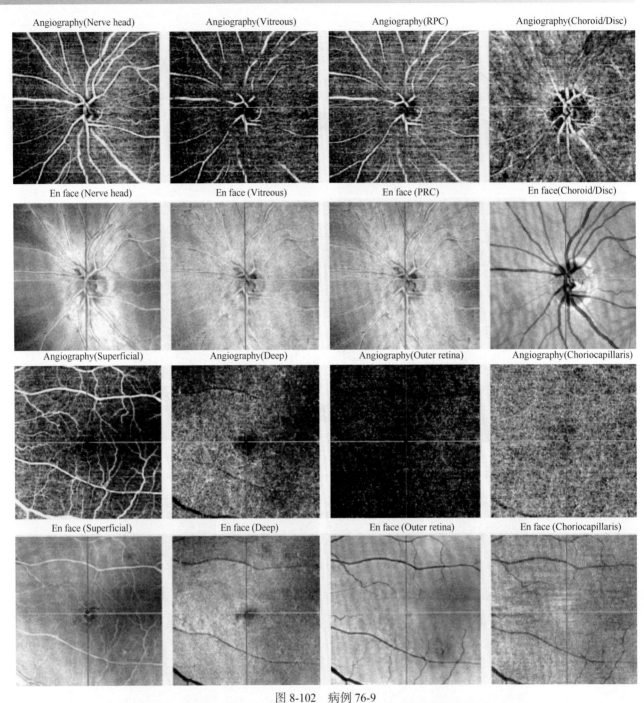

图 8-102 病例 76-9

2016-12-13：左眼视盘、黄斑 Angio/En face 图像比较：左眼视盘、黄斑 Angio/En face 图像正常。

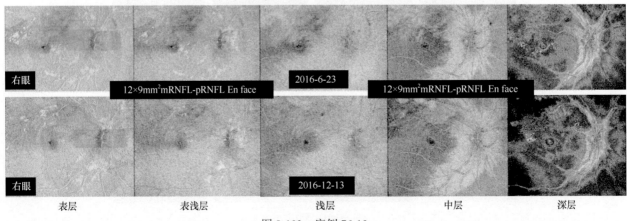

图 8-103 病例 76-10

2016-12-13 右眼两个时间段、宽屏网膜神经纤维层不同层次 En face 图像比较：右眼自表层到深层黄斑上方静脉阻塞区 En face 信号均减低，网膜出血部位信号更低（上图）。下图中视网膜出血已吸收，En face 信号稍稍高些，但仍是低下。自中层开始视盘上方出现神经束缺损，深层缺损更多，但仍然残存视盘颞上靠外的神经纤维层，说明损伤的神经纤维是中纬部的纤维居多，视盘颞下方纤维层正常。

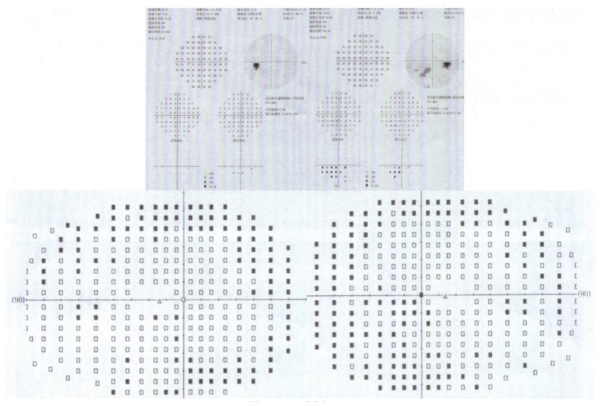

图 8-104　病例 76-11

2016-12-13：右眼视野缺损位于鼻下象限，符合 mGCC 和神经纤维层 En face 改变。

病例 75、76 的临床特点

1. 无论是 CRVO 或 BRVO，即使是小的黄斑支静脉阻塞（病例 76），只要存在网膜缺血同时视神经也存在供血不足，就必然发生网膜神经束缺损带和视神经萎缩。

2. 一旦无灌注区出现在黄斑区，黄斑水肿的治疗较困难。

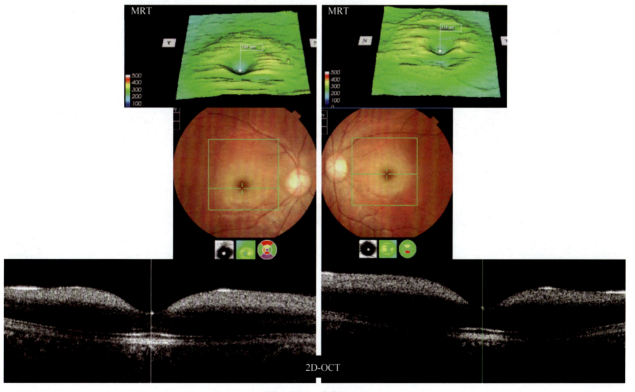

图 8-105　病例 77-1

郑某，女性，30 岁。患者步态不稳、共济失调。诊断：涎酸贮积症Ⅰ型（黏脂贮积症Ⅰ型的变异）；双眼彩色眼底相十分像 CRAO；双眼对称性黄斑区樱桃红点。这病例是周身代谢性疾病，主要是神经节细胞变性。MRT：双眼黄斑区环形隆起色泽、高度、均匀度均不规则。2D-OCT：双眼黄斑区网膜神经节细胞层反射增强，而且有阴影，厚度基本正常。视细胞层正常。

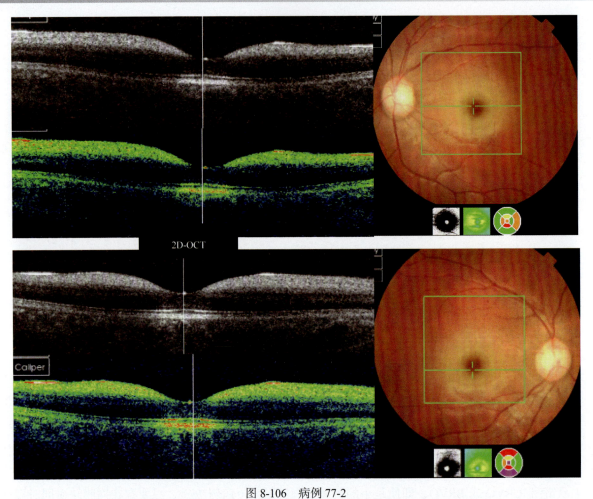

图 8-106　病例 77-2

双眼黄斑樱桃红点样改变：2D-OCT：视网膜内层（神经节细胞层为主）高反射，具有阴影，解剖层次不清楚，视细胞复合体层次正常。

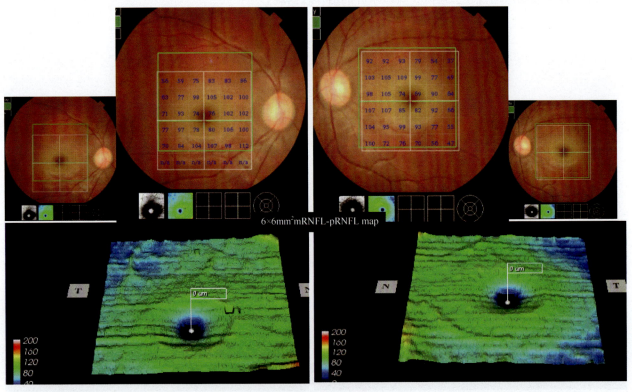

图 8-107　病例 77-3

双眼黄斑区神经纤维层厚度地形图像比较：正常人中心 1 格区神经纤维层厚度不超过 25～30μm，此病例超过 75μm。本病例双眼黄斑区神经纤维层厚度明显增厚，较正常人高出 2 倍以上。

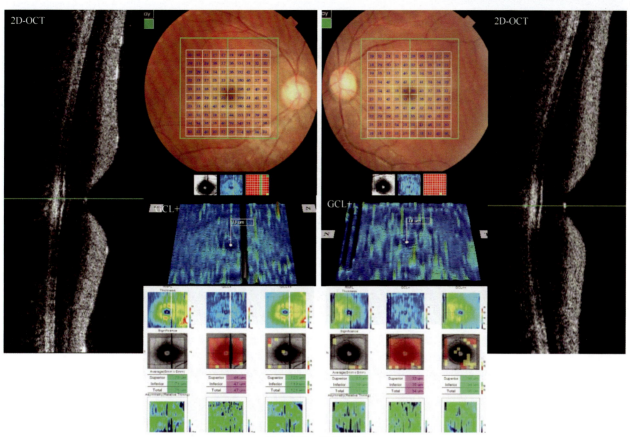

图 8-108 病例 77-4

双眼 mGCC：双侧只有 GCL+ 萎缩变薄，而 mRNFL 显著肿胀增厚、故导致 GCL++ 正常。（GCL+ 加 mRNFL 等于 GCL++）。

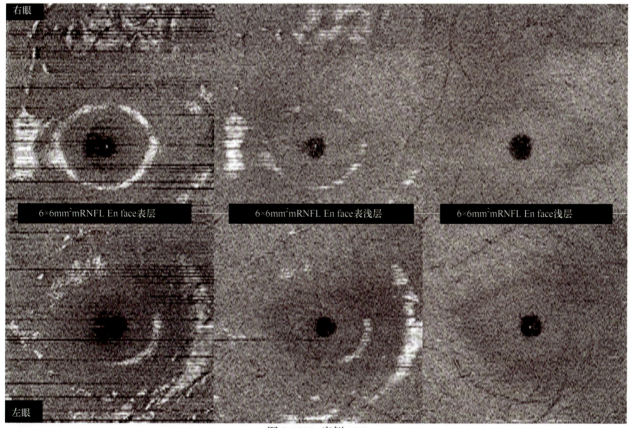

图 8-109 病例 77-5

双眼窄屏黄斑区神经纤维层不同深度 En face 图像比较：三个不同深度的神经纤维层 En face 图像，信号显示基本一致，特点是：神经纤维走形、排列结构看不清，En face 信号较正常人明显增高。本病例诊断讨论：属黏脂贮积症，是一组常染色体隐性遗传的溶酶体贮积症，与黏多糖贮积症有很多相似的临床特征。黏脂贮积症 I 型（ML I 型）：涎酸贮积症，神经氨酸酶缺乏 - 黄斑樱桃红点 - 肌阵挛综合征，是染色体 6p21.3 上编码神经氨酸酶的基因突变，导致溶酶体内糖肽和低聚糖的逐步贮积引起的。ML I 型可以出生即有症状，也可 1 岁以内逐渐出现。全身明显肿胀，五官丑陋、骨骼畸形伴肌阵挛、黄斑樱桃红点等，大部分 1 岁内死亡。另一种少见形式涎酸贮积症 I 型：10～20 岁发病，进展缓慢，肌阵挛、樱桃红点是首发症状，逐渐出现惊厥、共济失调、精神障碍。组织病理特征：黄斑神经节细胞肿大，伴随大量嗜酸性颗粒状胞浆物质和偏心细胞核。本病例（病例 77）应是涎酸贮积症 I 型，是黏脂贮积症 I 型的变异。

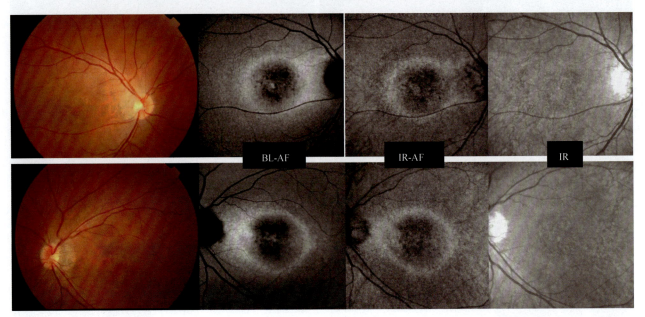

图 8-110　病例 78-1

2016-8-30：郑某，男性，40岁。视锥细胞变性。渐进性视力下降 2～3 年，司机查体发现色盲 6 年，没有家族史。视力：右眼 0.25；左眼 0.15。双眼 BL-AF 和 IR-AF 环形自发荧光增强，IR 摄像可见黄斑区深层脉络膜椭圆形结构紊乱区。

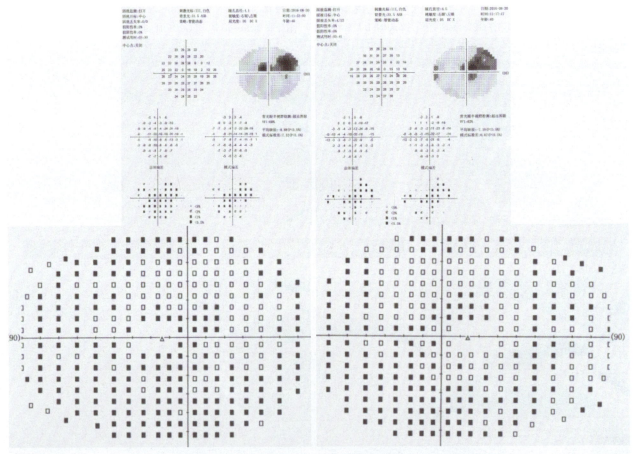

图 8-111　病例 78-2

2016-8-30：双眼不规则中心、周边视野缺损。

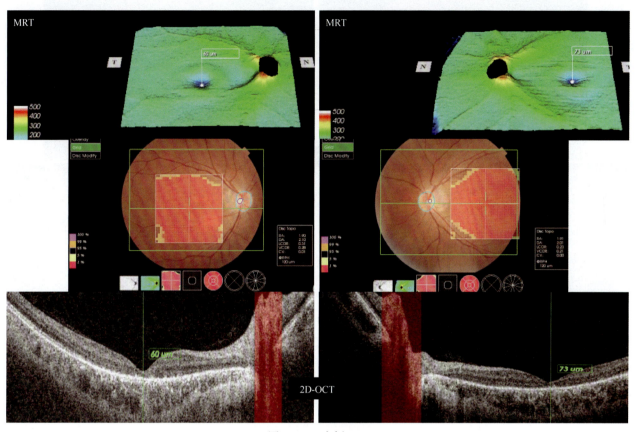

图 8-112 病例 78-3

2016-8-30：MRT：双眼黄斑区视网膜变薄，中心凹处更薄，环形基本消失。双彩色眼底相病损概率图显示整个黄斑区网膜萎缩变薄。2D-OCT：双眼中心凹及整个黄斑区视细胞层消失，双黄斑区网膜神经节细胞层稍变薄。

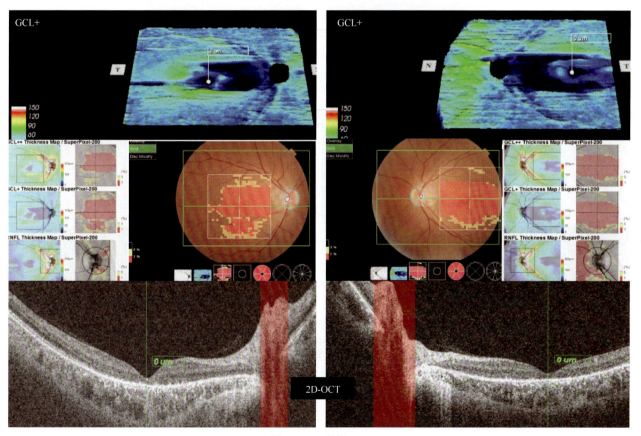

图 8-113 病例 78-4

2016-8-30：GCL+：双眼环形消失，GCL+萎缩变薄，病损概率图显示 GCL+、GCL++ 萎缩变薄，但 mRNFL 萎缩不明显。2D-OCT：黄斑中心区网膜变薄，神经节细胞层稍变薄。

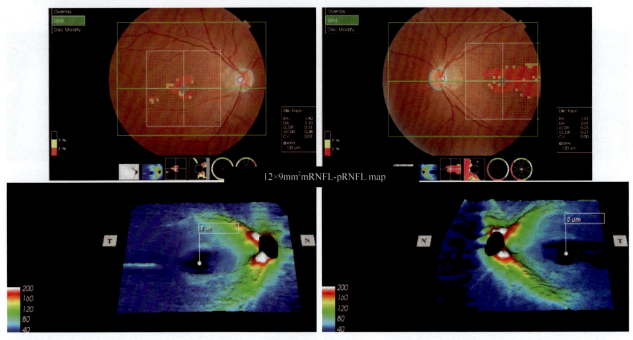

图 8-114 病例 78-5

2016-8-30：双眼宽屏网膜神经纤维层厚度地形图（下图）及其彩色病损概率图（上图）图像比较：双眼 pRNFL 图像对称正常，双后极部网膜神经纤维层厚度地形图基本对称正常，只是黄斑正中心区少量神经纤维层萎缩变薄。

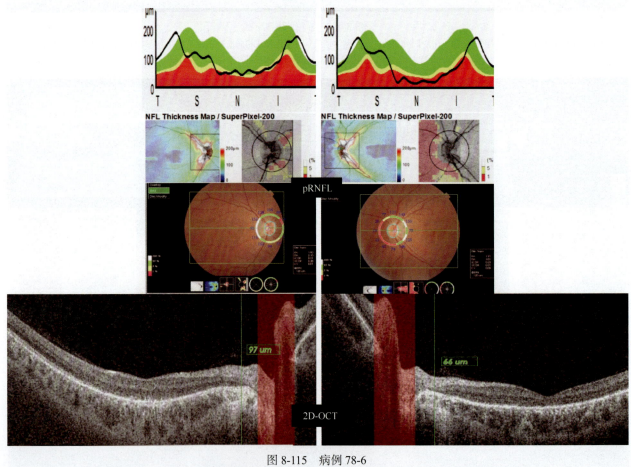

图 8-115 病例 78-6

2016-8-30：pRNFL：双眼视盘周围神经纤维层基本是肿胀期（鼻侧纤维层可能是摄像不理想导致）。

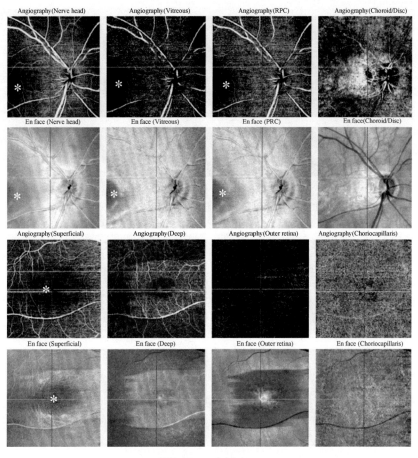

图 8-116　病例 78-7

2016-8-30：右眼视盘、黄斑 Angio/En face 图像比较：右眼视盘周围微血管网显示正常，但中心黄斑区微血管减少。黄斑外围微血管显示正常，中心区微血管减少（＊号处）。黄斑 En face 图像也有相应信号减少。

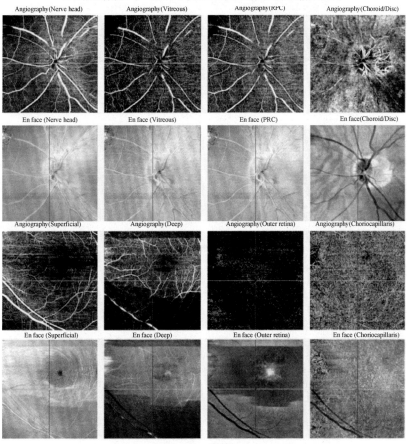

图 8-117　病例 78-8

2016-8-30：左眼视盘、黄斑 Angio/En face 图像比较：与右眼的图 8-116（2016-8-30）比较，基本相同，只是损伤程度较轻。

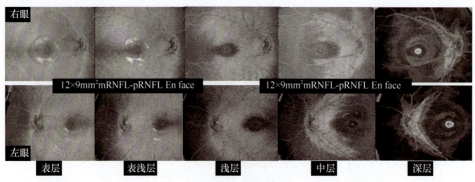

图 8-118　病例 78-9

2016-8-30：双眼后极部网膜宽屏神经纤维层不同层次 En face 图像比较：双眼对称，基本正常。说明单纯黄斑区小范围零星神经纤维萎缩，宽屏扫描 En face 图像不敏感，不如图 8-114 神经纤维层厚度地形图敏感性好。

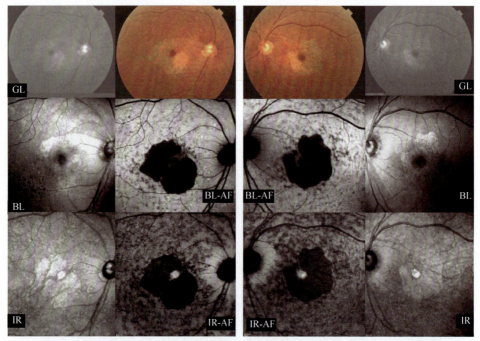

图 8-119　病例 79-1

张某，男性，57 岁。Stargardt- 眼底黄色斑综合征，POAG（抗青光眼手术后）。各单色光相均有异常，萎缩斑外围视网膜 BL-AF 稍增强。

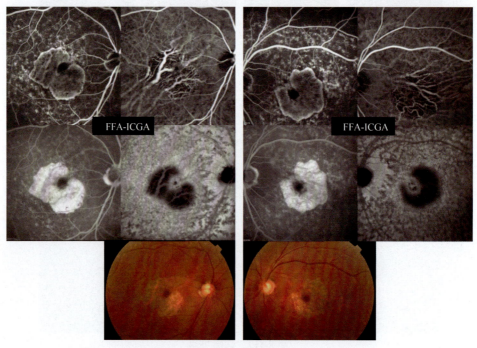

图 8-120　病例 79-2

FFA-ICGA：萎缩斑可见脉络膜较大血管，不渗漏，FFA 早晚期可见视网膜黄色斑点的窗样荧光。

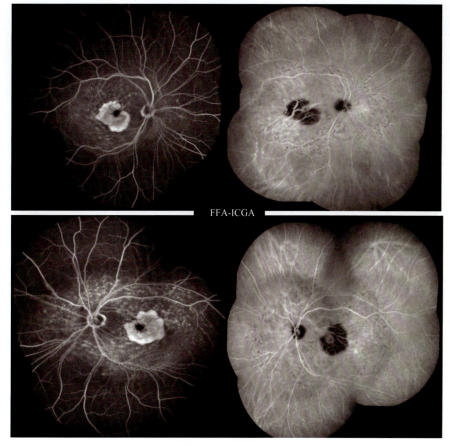

图 8-121 病例 79-3

双眼 FFA 和 ICGA 所见。

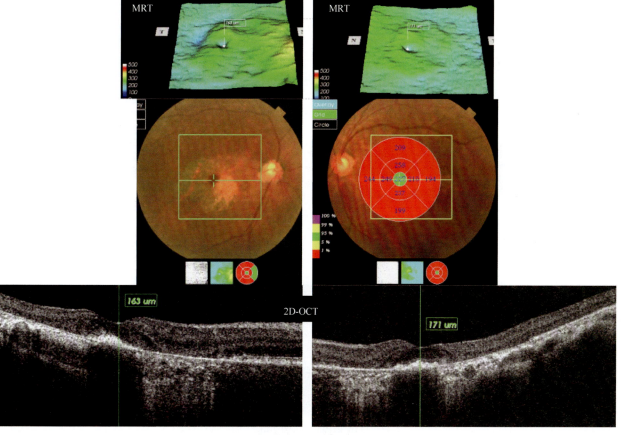

图 8-122 病例 79-4

MRT：黄斑环形消失，视网膜变薄，几乎对称改变，正中心厚度尚可。目前视力：右眼 0.4；左眼 0.5。2D-OCT：视网膜萎缩区脉络膜反射增强，双中心凹下色素上皮层较完整，视网膜厚度正常，保持了部分中心视力。

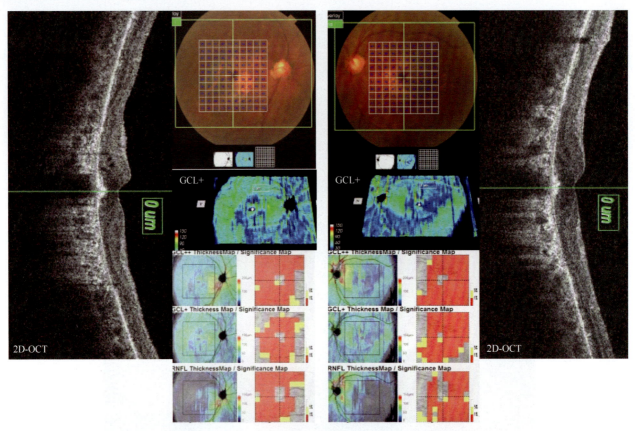

图 8-123 病例 79-5

mGCC：GCL+：双眼环形消失，双眼除中心外视网膜变薄。病损概率图显示：mRNFL、GCL+、GCL++ 均明显萎缩损伤，几乎对称，但中心接近正常。2D-OCT：除中心部接近正常外，视细胞层消失，神经节细胞层变薄。

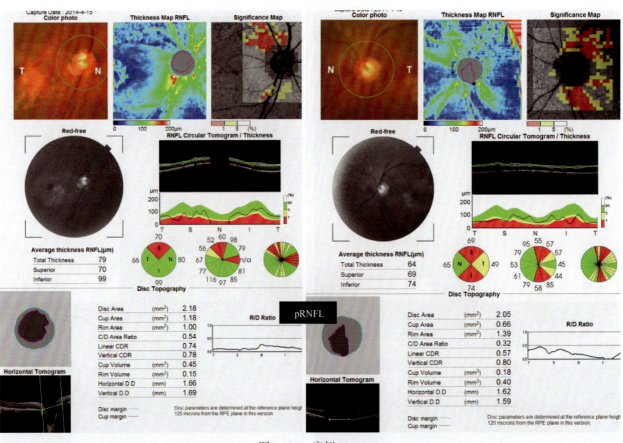

图 8-124 病例 79-6

pRNFL：盘周纤维大部分萎缩。（摄像不理想）

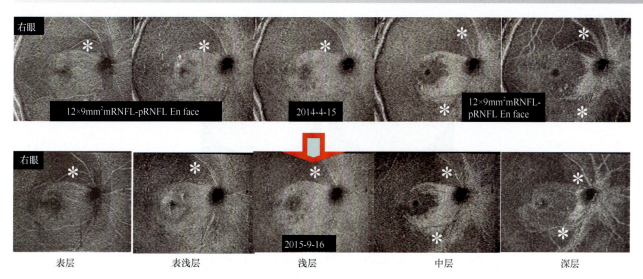

图 8-125 病例 79-7

右眼两个时间段、后极部视网膜宽屏神经纤维层不同层次 En face 图像比较：两个时间段间隔近 1.5 年，En face 图像基本一致对称，只有青光眼的神经束缺损改变（＊号处），黄斑中心区 En face 图像基本正常。患者已行抗青光眼手术，眼压稳定正常。

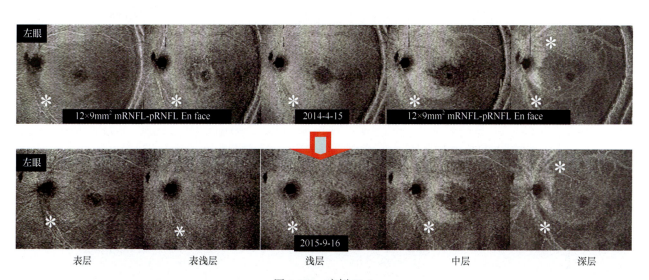

图 8-126 病例 79-8

左眼两个时间段、后极部视网膜宽屏神经纤维层不同层次 En face 图像比较：两个时间段间隔近 1.5 年，En face 图像基本一致对称，只有青光眼的神经束缺损改变（＊号处），黄斑中心区 En face 图像基本正常。患者已行抗青光眼手术，眼压稳定正常。

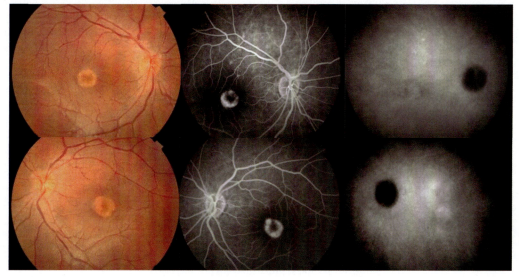

图 8-127 病例 80-1

2009-9-22：王某，女性，22 岁。Bests 卵黄样变性。双眼视力下降 2 年。造影所见（FFA 和 ICGA）：卵黄沉着物处荧光染色。

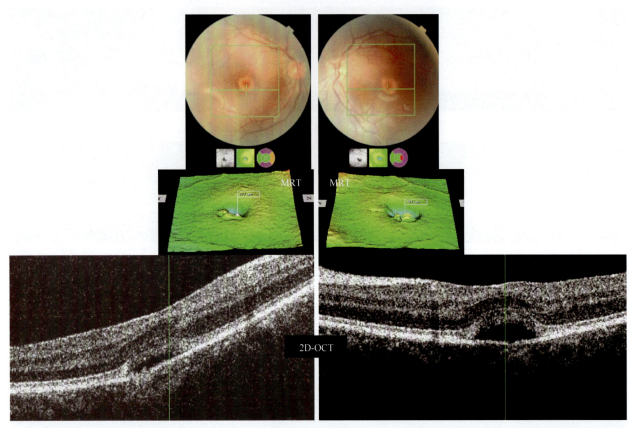

图 8-128　病例 80-2

MRT：双眼黄斑部对称环形完整，色泽淡黄，但黄斑正中心稍隆起，相应处似局限浆液性视网膜脱离，脱离腔隙清亮。2D-OCT：双眼黄斑中心区局限视网膜脱离，色素上皮层有断裂，卵黄积存物仅稍有反射增高。视网膜其他部位解剖层次正常。

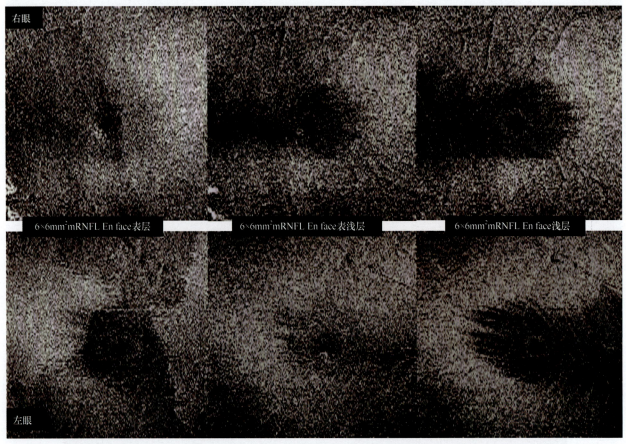

图 8-129　病例 80-3

双眼黄斑区不同层次神经纤维层 En face 图像比较：双侧黄斑区神经纤维层 En face 图像对称、信号增强（主要是鼻侧纤维层）。说明病变进展期视网膜内层神经纤维受到外层病变的影响而肿胀。

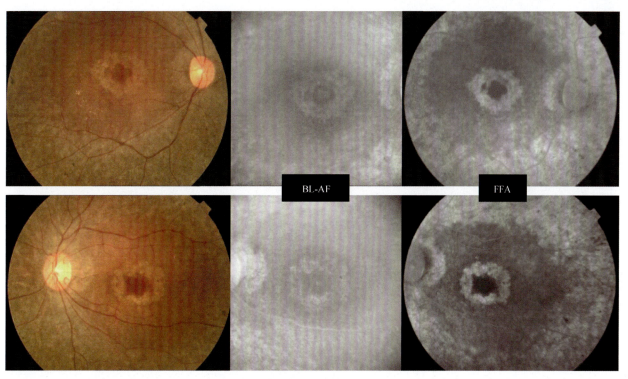

图 8-130　病例 81-1

杨某，女性，53 岁。视力：右眼 0.2；左眼 0.4。原发性视网膜色素变性（视野右中心 5 度，左中心 10 度管视）。BL-AF：蓝光激发的自发荧光相几乎不显示，表明色素上皮几乎消失。FFA：整个视网膜没有荧光素渗漏性活动病变，只有视网膜色素上皮萎缩导致的窗样缺损改变。

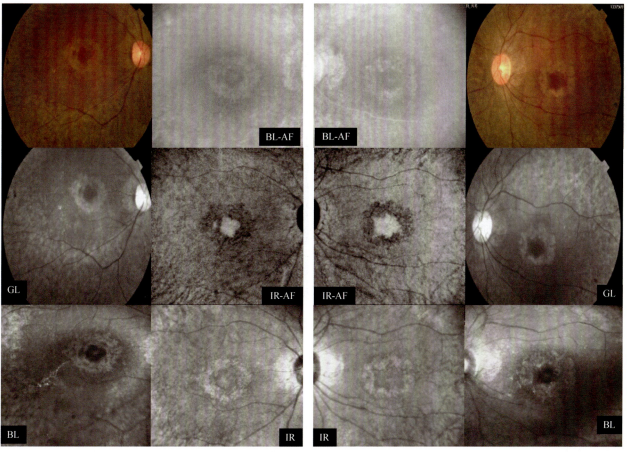

图 8-131　病例 81-2

各单色光相只是萎缩性改变，自发荧光不显示，说明色素上皮层几乎消失。

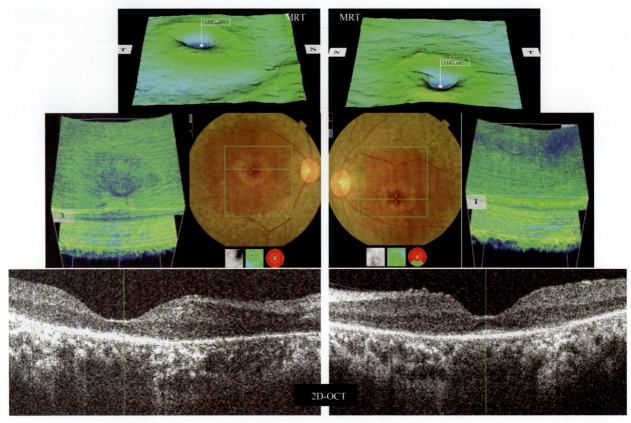

图 8-132 病例 81-3

2012-7-18：MRT：双眼黄斑几乎对称环形基本完整，色泽淡黄，但正中心变薄。环形外围视网膜萎缩。2D-OCT：黄斑表面轻度前膜形成，仅剩正中心可见视细胞层（IS/OS 带及色素上皮层）余色素上皮层变薄。神经节细胞层变薄萎缩，中心外围十分明显。

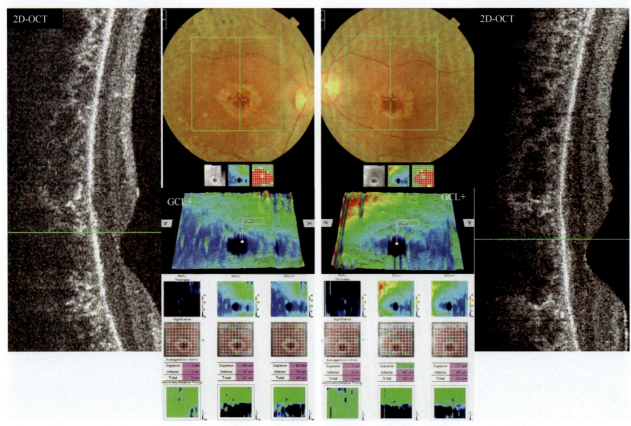

图 8-133 病例 81-4

2012-7-18：mGCC：GCL+：双眼几乎对称 GCL+ 环形消失，中心萎缩区变大。病损概率图显示 mRNFL、GCL+、GCL++ 均严重损伤。2D-OCT：除黄斑区仅剩少量色素上皮层和视细胞层外，大范围的视网膜外层萎缩。神经节细胞层同样只有黄斑区少量残留。

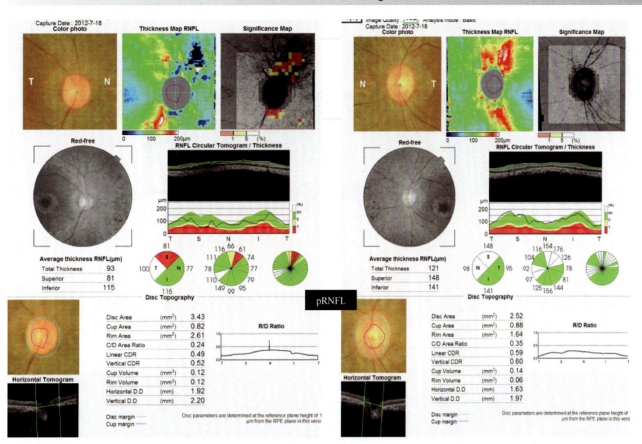

图 8-134　病例 81-5

2012-7-18：pRNFL：右眼视盘鼻上和颞下神经纤维有损伤，左眼盘周纤维肿胀，目前双眼 pRNFL 没有明显萎缩表现。

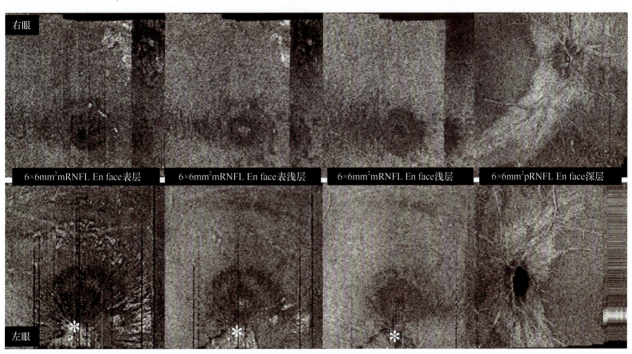

图 8-135　病例 81-6

2012-7-18：双眼窄屏黄斑区和视盘周围神经纤维层不同层次 En face 图像比较：双眼黄斑区表层 - 表浅层 - 浅层：中心区 En face 信号偏低，外围基本正常。左黄斑区前膜形成（*号处）。双眼视盘周围神经纤维层深层 En face 图像正常。

病例 78、79、80、81 的临床特点

1. 这 4 个病例的 4 种疾病均是视网膜外层疾病，目前临床不少见，且是无法治疗的变性病。病例 78（视锥细胞变性）、病例 79（Stargardt- 眼底黄色斑点综合征，伴发原发性开角型青光眼）、病例 80（卵黄样黄斑变性 Best 病）、病例 81（原发性视网膜色素变性 RP）。

2.这些疾病的早期主要病变局限在视网膜外层,只有到了中、晚期,才发生视网膜内层的改变,而且即使是晚期,视网膜内层的改变只局限在病变局部,神经纤维的萎缩不会向视神经进展。至于 RP 病例晚期常伴发视神经萎缩,这可能是 RP 病例晚期并发视神经供血障碍有关。

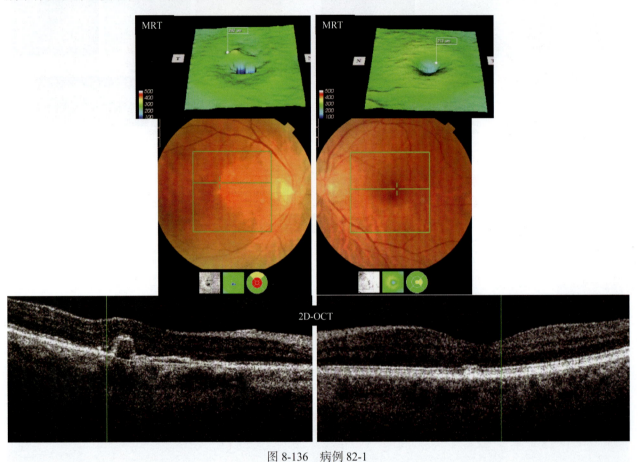

图 8-136　病例 82-1

2011-7-27:徐某,男性,74 岁。息肉样 CNV。MRT:右眼黄斑环形隐约,上方黄斑视网膜增厚;左眼黄斑环形正常。2D-OCT:右眼明显的 PED,左眼黄斑中心色素上皮疣样病变。

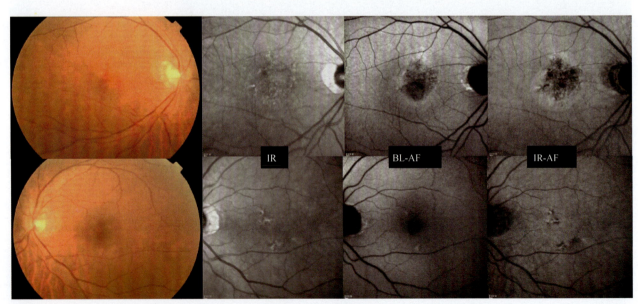

图 8-137　病例 82-2

2011-8-23 各单色光像(PDT 治疗前):IR:双眼黄斑区脉络膜层斑点样色素紊乱,右眼呈现范围与卵圆形病变范围一致。BL-AF:右眼呈现卵圆形病变外围的 AF 稍增强,中央不规则斑状增强;左眼有 2 个斑点样增强。IR-AF:右眼荧光增强区范围稍较 BL-AF 范围大些,左眼 3 小斑块荧光增强,与 IR 像范围一致。

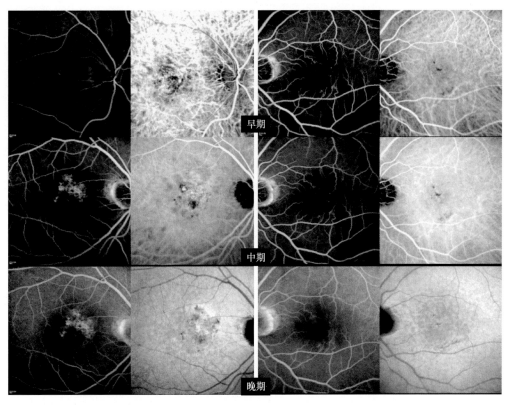

图 8-138 病例 82-3

2011-8-23：FFA+ICGA：右眼早中期黄斑区卵圆形病变处可见 CNV，中期可见一处息肉样病变，晚期有轻度荧光素渗漏。左眼黄斑区 3 处似窗样缺损改变。

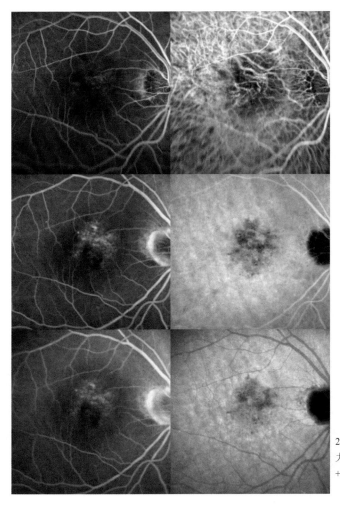

图 8-139 病例 82-4

2011-12-14：1st PDT 后 3 个月余，右眼视力由 0.2 提高至 0.3（2011-11-14 白内障手术+IOL 植入）。似乎病变局部 CNV 仍然存在，原息肉样变处变小了。继续观察。

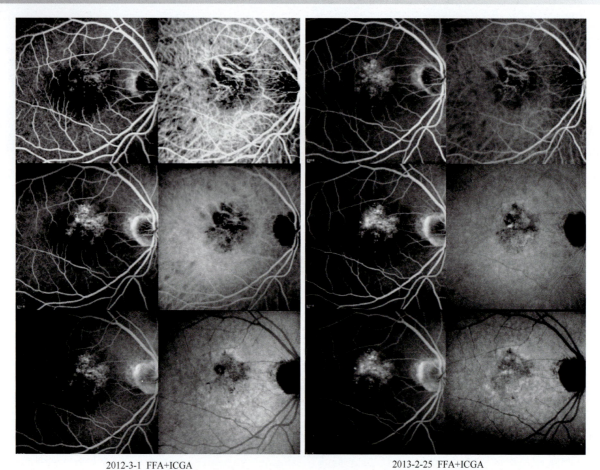

2012-3-1 FFA+ICGA　　　　　　　　　　　　2013-2-25 FFA+ICGA

图 8-140　病例 82-5

2012-3-1：病变处渗漏较重，息肉样 CNV 隐约，病情相对较稳定。2013-2-25：造影情况较 2012-3-1 加重，息肉样 CNV 加重，决定注射 lucentis 治疗。

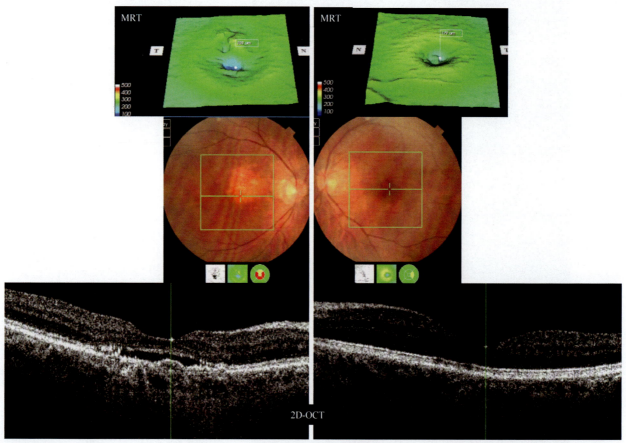

图 8-141　病例 82-6

2013-2-25：MRT：右眼与 2012-3-1 比较，黄斑上方厚度增加了。2D-OCT：右眼黄斑区出现局限性浆液性网膜脱离。此患者 2013 年 2 月和 4 月注射 lucentis 各一次，10 月 PDT 第 2 次治疗。

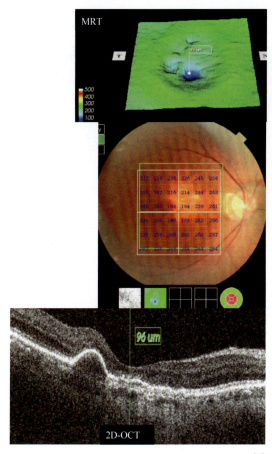
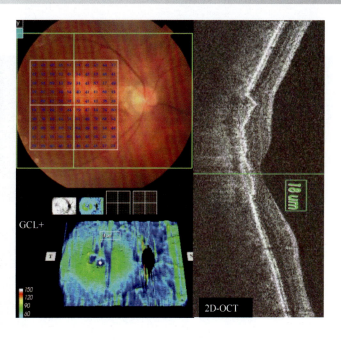

图 8-142　病例 82-7

2014-1-17：MRT：右眼复发，与 2013-2-25 基本相似。PED 较明显。GCL+：环形隐约不完整，局限萎缩。患者在 2014 年 2 月、4 月和 8 月各注射 avastin 一次。右眼视力稳定 0.3。

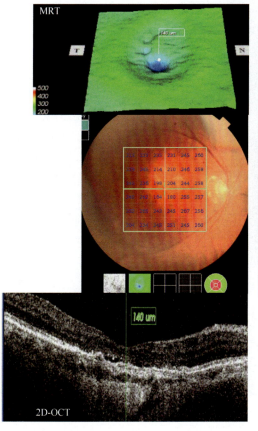
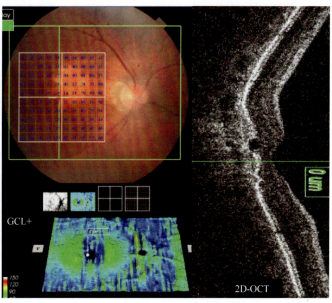

图 8-143　病例 82-8

2014-12-23：MRT：黄斑上方又稍有隆起，2D-OCT：可见浅的网膜脱离。GCL+：黄斑环形似乎稍稍变浅淡些，中心区局限萎缩变大些。患者在 2015 年 1 月和 2 月连续 2 次 avastin 后病情稳定。右眼视力为 0.3。

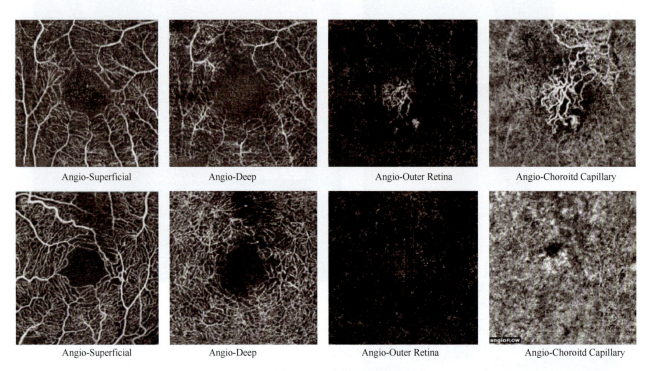

图 8-144　病例 82-9

2015-9-2：SSADA- 黄斑 Angio-OCT：右眼：外层网膜和脉络膜毛细血管层可见 CNV，浅层黄斑弓环正常，深层中心无血管区较左眼稍大些。左眼：正常黄斑区视网膜浅、深层及外层和脉络膜毛细血管层 Angio 图像。此时期内患者病情十分稳定，右眼视力维持 0.3，但是 CNV 仍然存在。

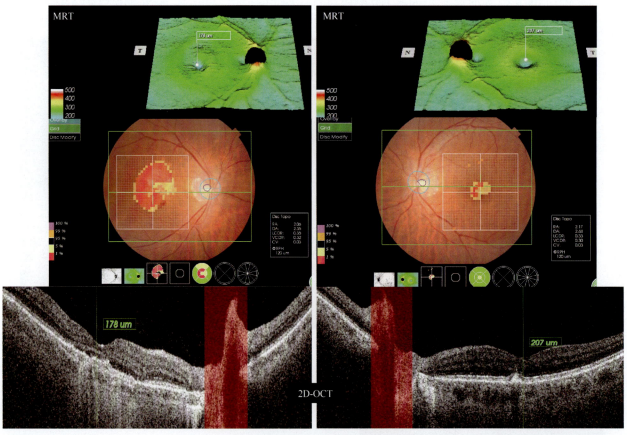

图 8-145　病例 82-10

2016-10-11：视力：右眼 0.25；左眼 0.8。右眼稳定 20 个月后复发。MRT：右眼黄斑环形隐约而不规则，中心凹颞下少量网膜出血；左眼正常环形，彩色病损概率图显示双黄斑中心网膜萎缩变薄，右重些。2D-OCT：右眼黄斑区出现浅的局限浆液性网膜脱离。行第 8 次注药：Avastin。

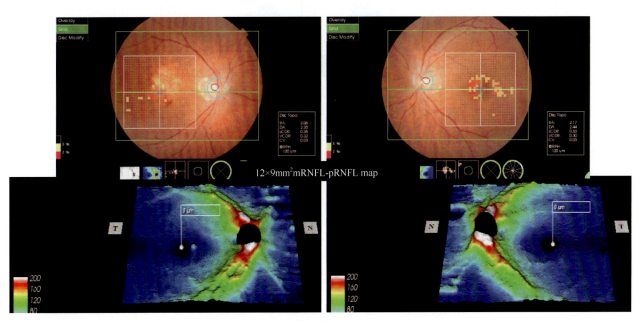

图 8-146 病例 82-11

2016-10-11：双眼宽屏网膜神经纤维层厚度地形图图像（下图）及其彩色病损概率图（上图）比较：pRNFL：双侧视盘颞上下神经束基本对称正常。双眼视网膜神经纤维层厚度基本对称正常图形，彩色病损概率图只局限黄斑中心轻度、零星小范围神经纤维层损伤。

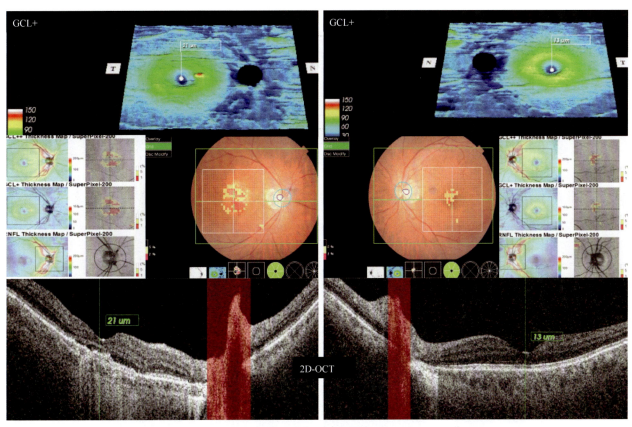

图 8-147 病例 82-12

2016-10-11：GCL+：右眼环形基本消失，病损概率图显示 GCL+、GCL++ 中心区轻度损伤，mRNFL 损伤不明显。左眼环形不完整，色泽尚可，病损概率图显示中心区 GCL+、GCL++ 零星极轻度损伤，mRNFL 正常。2D-OCT：右眼存在黄斑区浅的浆液性网膜脱离。

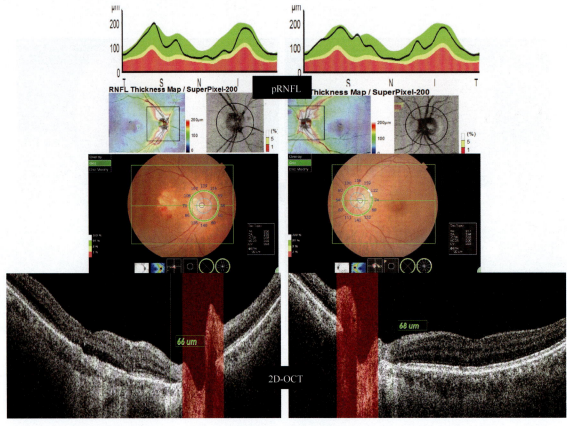

图 8-148 病例 82-13

2016-10-11：pRNFL：双眼均正常。视盘正常陷凹。2D-OCT：右眼黄斑区浆液性视网膜脱离。右眼黄斑中心凹颞下网膜少量出血。

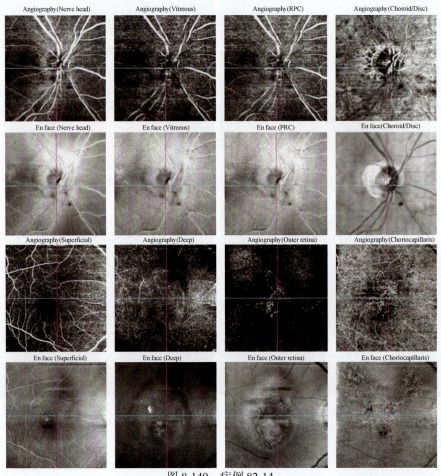

图 8-149 病例 82-14

2016-10-11：6×6mm² 右眼视盘、黄斑 Angio-En face 图像比较：右眼盘周 Angio 微血管网正常，En face 图像正常。右眼黄斑 Angio：浅层微血管网正常，深层有些减少，外层和脉络膜毛细血管层出现 CNV。相应 En face 图像在深层、外层和脉络膜毛细血管层见 CNV 处信号增强。

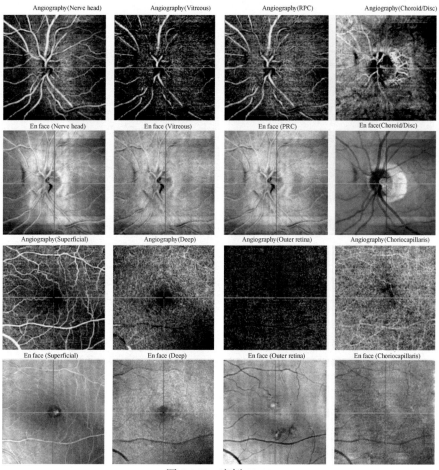

图 8-150　病例 82-15

2016-10-11：6×6mm² 左眼视盘、黄斑 Angio-En face 图像比较：左眼视盘、黄斑区 Angio/En face 图像均正常所见。

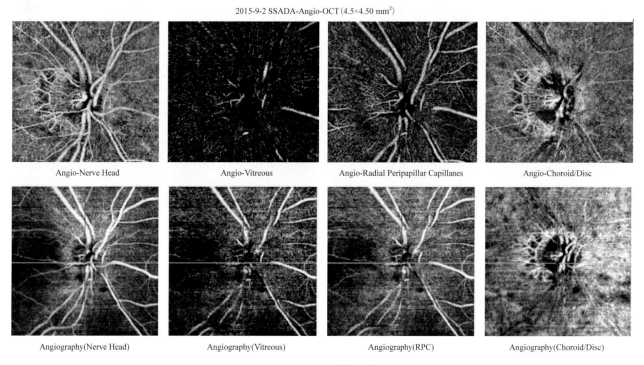

图 8-151　病例 82-16

右眼不同 OCT 机型的视盘 Angio-OCT 图像比较：尽管图像放大倍率不同，其中有一点可比较，视盘周围毛细血管网信息图像两者不同，下图可见盘周存在较多的毛细血管网信息，属正常盘周 Angio 图像形态，这对诊断更有帮助；上图（SSADA-视盘-Angio 图像）不存在盘周微小血管网，无法判断正常与否。

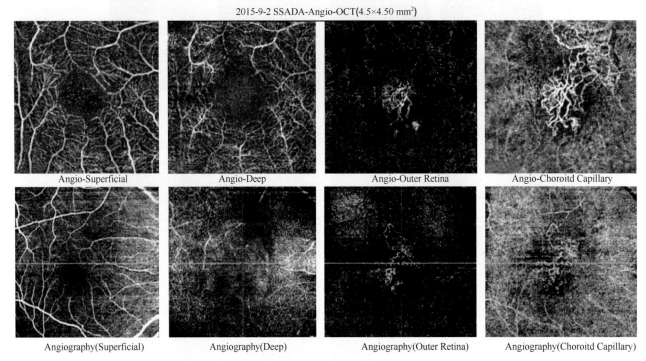

图 8-152　病例 82-17

右眼不同 OCT 机型的黄斑 Angio-OCT 图像比较：尽管放大率不同，清晰度有些差异，但基本改变是一致的。上图是稳定期，下图是稍有活动期，均可见到基本相似的 CNV 存在（位于视网膜外层和脉络膜毛细血管层）。

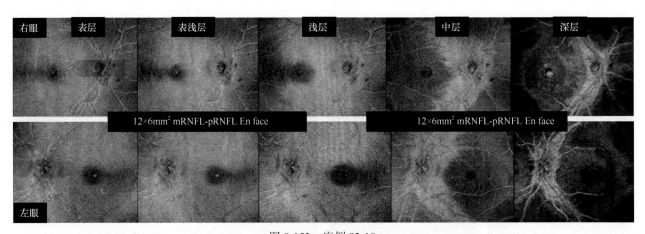

图 8-153　病例 82-18

2016-10-11：双眼宽屏网膜神经纤维层不同层次 En face 图像比较：双眼各层次 En face 图像对称、正常形态。说明双眼仅是极少零星小范围轻度神经纤维层萎缩性损伤时，En face 图像不能敏感反映出来。

病例 82 的临床特点

病例 82 观察治疗 5 年。

1. PDT 治疗有效，第 1 次治疗后维持稳定效果近 2 年。

2. 抗 VEGF 制剂：Lucentis 2 次和 Avastin 6 次均有效。2013 年和 2014 年各 3 次；2015 年 2 次，2016 年 1 次。似乎注药次数在减少。

3. 病变局限在黄斑区外层，对 GCL+ 已有较轻的损伤，故相应区对神经纤维层影响就更小（图 8-146）。

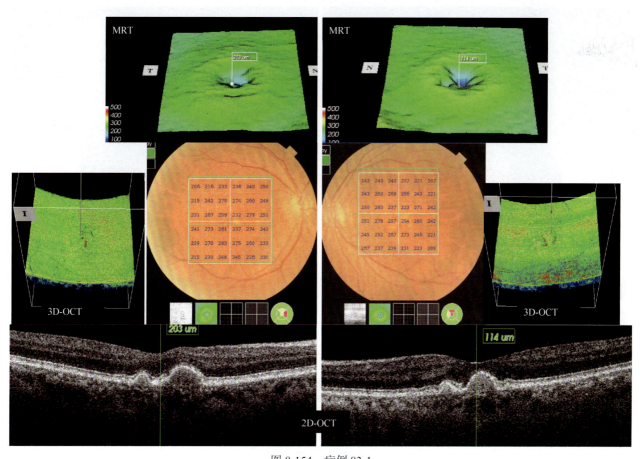

图 8-154　病例 83-1

2012-5-18：王某，男性，75岁。萎缩性 AMD。MRT 和 2D-OCT：黄斑环形隐约且不完整，中心区视网膜厚薄极不规则，这是极不规则的疣样 PED 造成。

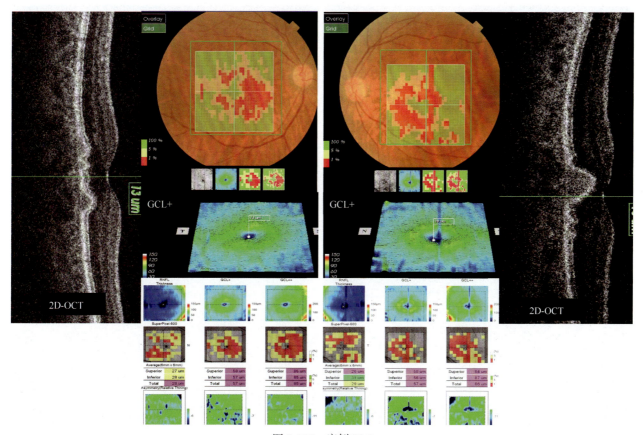

图 8-155　病例 83-2

2012-5-18：GCL+：双眼环形几乎消失，右眼重些，病损概率图显示 mRNFL、GCL+、GCL++ 均呈现环形损伤。2D-OCT：黄斑区色素上皮疣样 PED，内含高反射性物质。

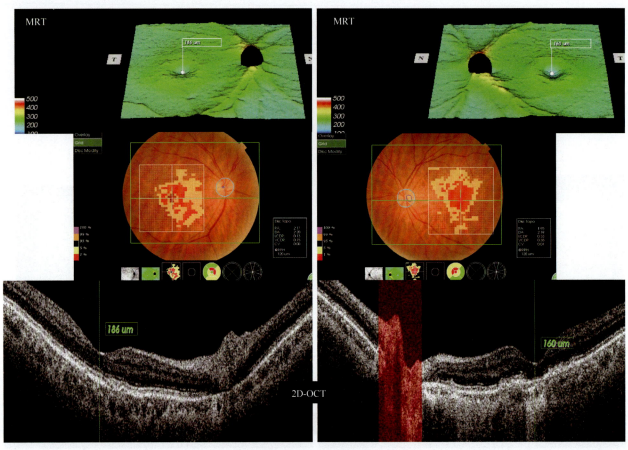

图 8-156　病例 83-3

2016-9-12：MRT：与 4 年前的图 8-154（2012-5-18）比较，黄斑区环形变得平坦，变薄了，彩色病损概率图显示黄斑区局限萎缩变薄。2D-OCT：双眼黄斑区疣样 PED 消失，IS/OS 极不规则，左眼中心区 IS/OS 已消失。神经纤维层双眼没有明显变薄。

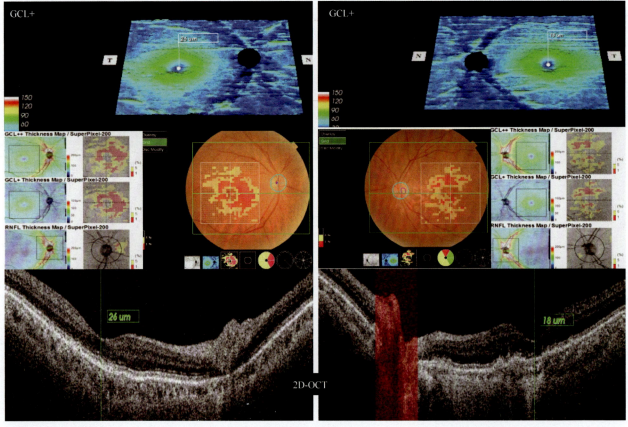

图 8-157　病例 83-4

2016-9-12：GCL+：双眼近乎对称，环形似有非有，病损概率图显示 GCL+、GCL+ 损伤，mRNFL 正常。2D-OCT：双眼视网膜神经纤维层基本正常。视细胞层不正常。

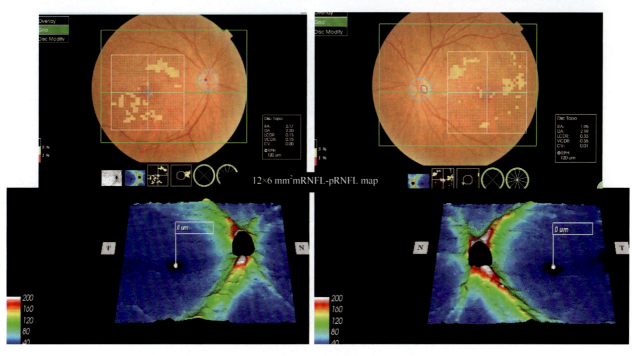

图 8-158　病例 83-5

2016-9-12：双眼宽屏网膜神经纤维层厚度地形图（下图）及其彩色病损概率图（上图）比较：双眼 pRNFL 对称正常图像形态，双眼网膜神经纤维层厚度只有散在极少零星的轻度神经纤维萎缩变薄。

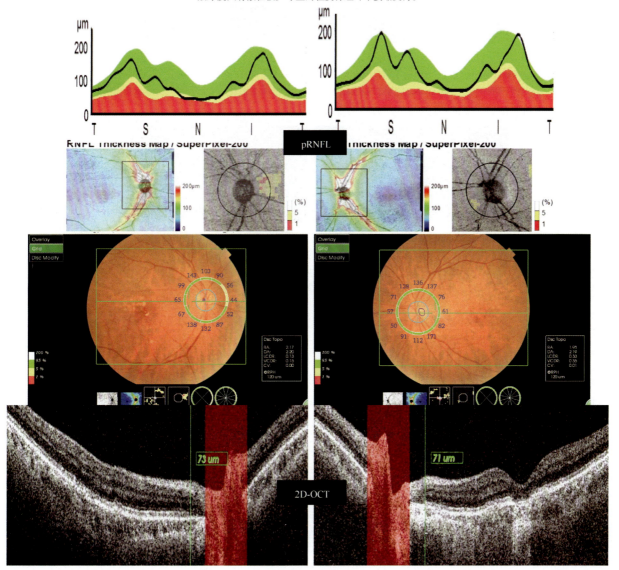

图 8-159　病例 83-6

2016-9-12：pRNFL：双眼盘周神经纤维层正常厚度，双眼视盘陷凹不大。

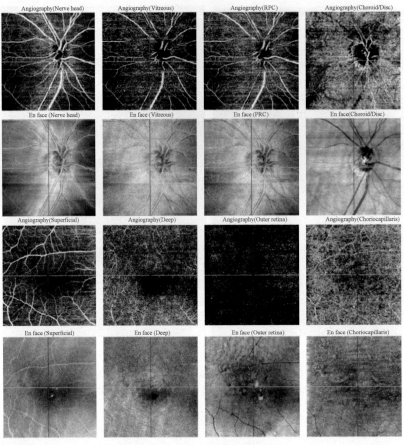

图 8-160　病例 83-7

2016-9-12：右眼视盘、黄斑 Angio/En face 图像比较：右眼视盘 Angio/En face 显示正常图形的微血管网和盘周 En face 正常信号。右眼黄斑区微血管网形态正常，但是 En face 信号由浅层到深层显示斑点状不均匀增强，这是色素上皮疣样物质造成。

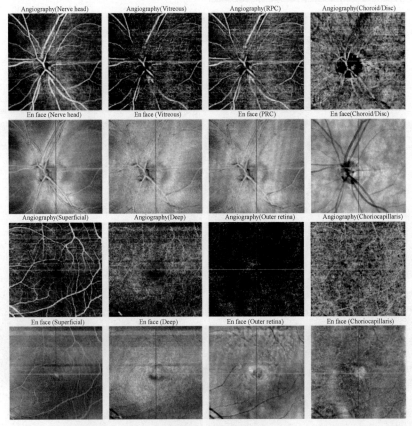

图 8-161　病例 83-8

2016-9-12：左眼视盘、黄斑 Angio/En face 图像比较：左眼视盘 Angio/En face 显示正常图形的微血管网和盘周 En face 正常信号。左眼黄斑区微血管网形态正常，但是 En face 信号由浅层到深层显示斑点状不均匀增强，这是色素上皮疣样物质造成。

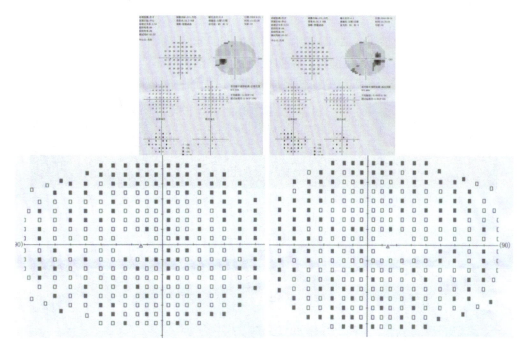

图 8-162　病例 83-9
2016-9-21：双眼中心和周边视野基本正常。

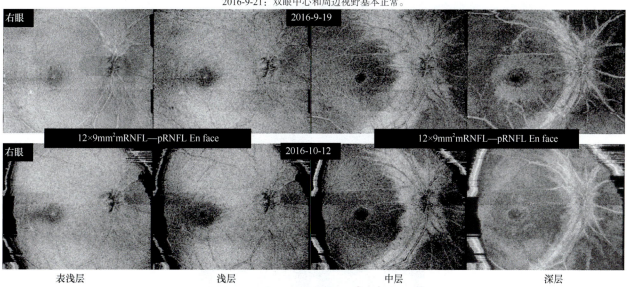

图 8-163　病例 83-10
右眼两次宽屏视网膜神经纤维层不同层次 En face 图像比较：各层次对称正常图像，符合正常视野改变所见。

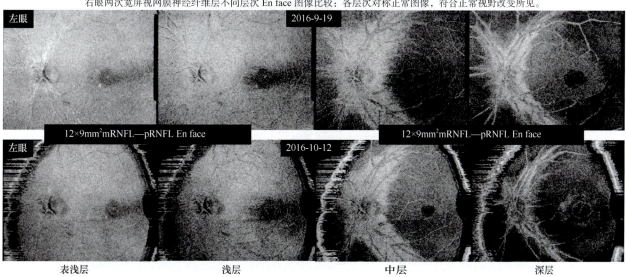

图 8-164　病例 83-11
左眼两次宽屏视网膜神经纤维层不同层次 En face 图像比较：各层次对称正常图像，符合正常视野改变所见。

病例83的临床特点

1. 萎缩性 AMD，可见到较早期的 AMD 就存在局限的 GCL+ 和局限的轻度 mRNFL 损伤。
2. 随诊4年，可见到疣样 PED 基本消失，说明疣样物质逐渐吸收了。
3. 与湿性 AMD 一样，对神经节细胞的损伤只局限在黄斑局部，对视网膜中周部神经纤维层不损伤。

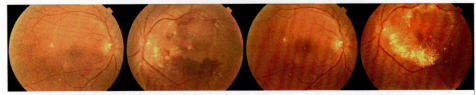

图 8-165　病例 84-1

赵某，男性，63岁。息肉样 CNV。右眼黄斑区仅极少疣样硬性渗出。左眼黄斑区大范围重度渗出和出血，黄斑区上方近圆形大 PED（左图）。经过3次 lucentis 和1次 PDT 治疗后出血基本吸收，渗出增加，巨大 PED 依旧存在（右图）。

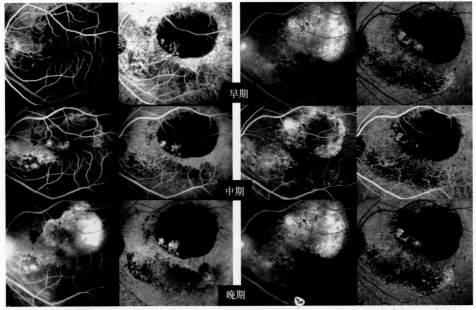

图 8-166　病例 84-2

FFA+ICGA：早、中、晚期治疗前后息肉样 CNV 病变基本未变，依旧存在，只是染料渗漏少许轻一些，PED 腔内液染色略有减轻。

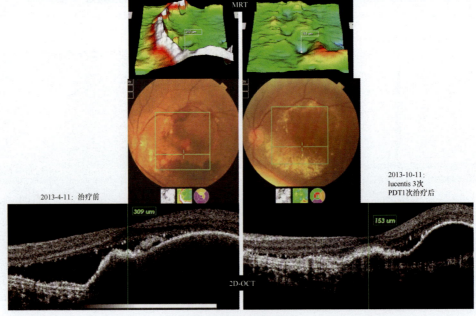

图 8-167　病例 84-3

经过3次 lucentis 和1次 PDT 治疗后，视网膜出血大部分吸收，视网膜浅脱离大部分消失，但视网膜硬性渗出增加，巨大 PED 稍变平坦，大小不变。黄斑区视网膜厚度明显减少了。

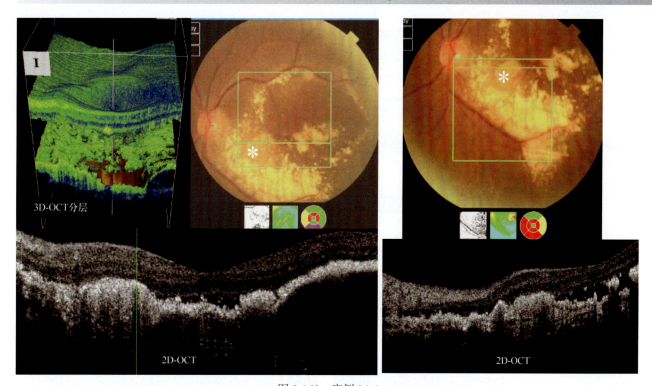

图 8-168 病例 84-4

2013-10-10：供养血管局部激光（＊号处）治疗后 1 个月：似乎有一些好转但对 PED 全局来讲没有明显转好。

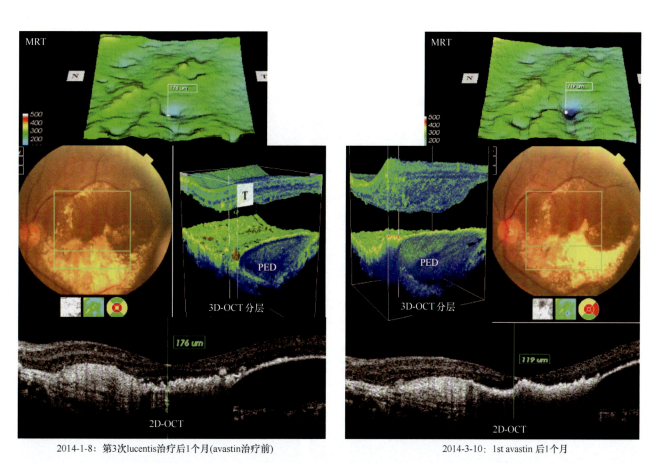

2014-1-8：第3次lucentis治疗后1个月(avastin治疗前)   2014-3-10：1st avastin 后1个月

图 8-169 病例 84-5

第 3 次 lucentis 注射后 1 个月，硬渗和机化明显增加，巨大 PED 不变。改用 AVASTIN 后，未见病变改善。

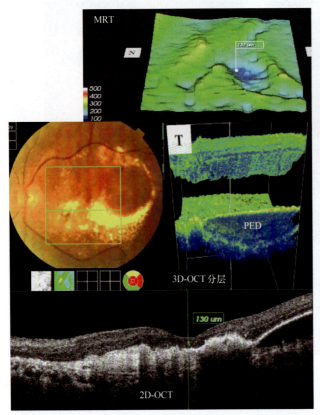
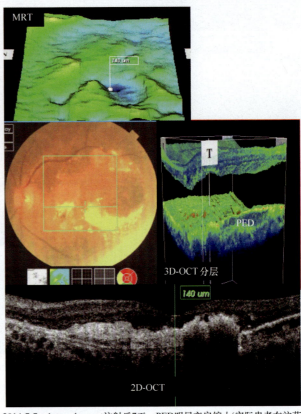

2014-7-2：5th avastin加量注射后，较前4次常规量好些。PED腔隙变扁些，但仍很高

2014-7-7：1st conbercept注射后7天，PED明显变扁缩小(实际患者在注药后24小时就感到明显好)

图 8-170　病例 84-6

连续 5 次 avastin 后，硬渗有所少量吸收，但 PED 基本未变。改用 conbercept 治疗，治疗效果出现奇迹。可见治疗 1 周后 PED 似乎基本快要消失。

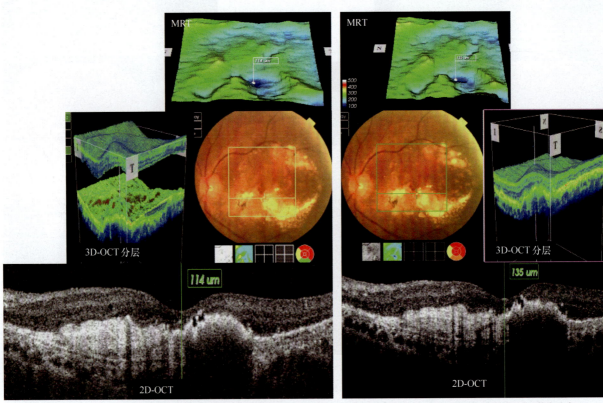

2014-7-29：1st conbercept注射后21天PED更进一步变扁缩小　　　　2014-8-26：2nd conbercept注射后2周，基本治愈

图 8-171　病例 84-7

第 1 次 conbercept 后 3 周，PED 近乎消失，第 2 次 conbercept 后 2 周，PED 完全消失。至此硬渗也明显吸收。

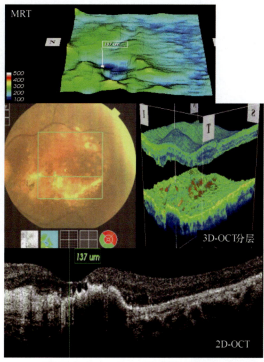

2014-9-2：2nd conbercept 后4周基本治愈

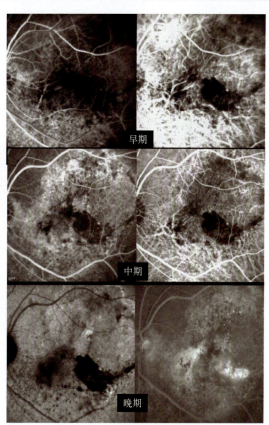

2014-9-4：2nd conbercept 4周后FFA+ICGA

图 8-172　病例 84-8

第2次 conbercept 后4周，PED 完全消失，渗出减少，仅剩少量视网膜内小囊腔。FFA+ICGA 仍可以见到脉络膜内异常微血管网。

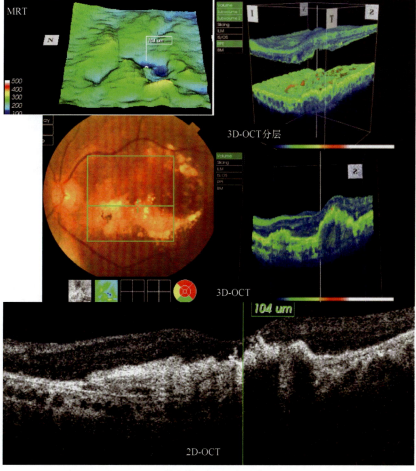

图 8-173　病例 84-9

2014-9-24：3rd conbercept 后3周进一步好转，网膜内小囊腔消失。

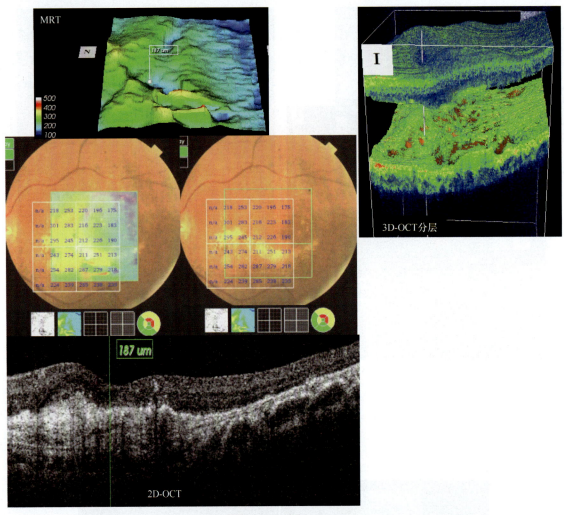

图 8-174　病例 84-10

2015-1-7：左眼 3rd conbercept 后 4 个月随诊，病情稳定。

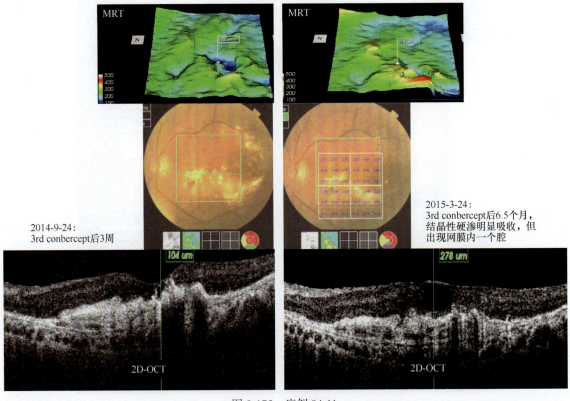

2014-9-24：
3rd conbercept后3周

2015-3-24：
3rd conbercept后6.5个月，结晶性硬渗明显吸收，但出现网膜内一个腔

图 8-175　病例 84-11

3rd conbercept 治疗后，PED 消失，病情一直稳定。半年多后网膜出现囊腔形成。此后注射 lucentis，网膜间小囊腔也能消失。

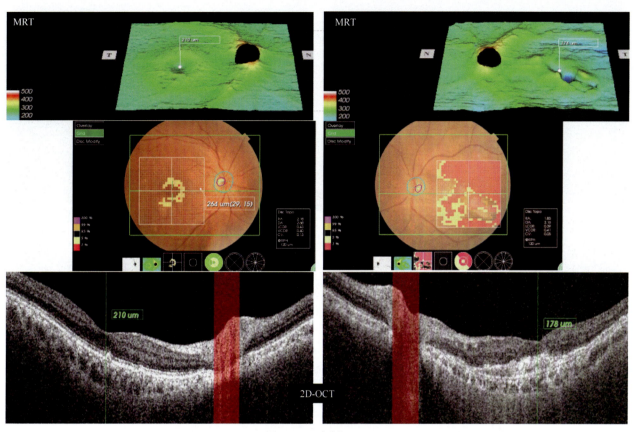

图 8-176 病例 84-12

2016-11-29：MRT：右眼黄斑环形区网膜稍变薄，环形基本完整。左眼环形基本消失或极不完整，整个黄斑区大范围视网膜变薄（见中间彩色病损概率图）。2D-OCT：右眼黄斑区 RPE 层可见疣样物，左眼大范围 RPE 层下机化，IS/OS 消失。双眼神经节细胞层基本正常。

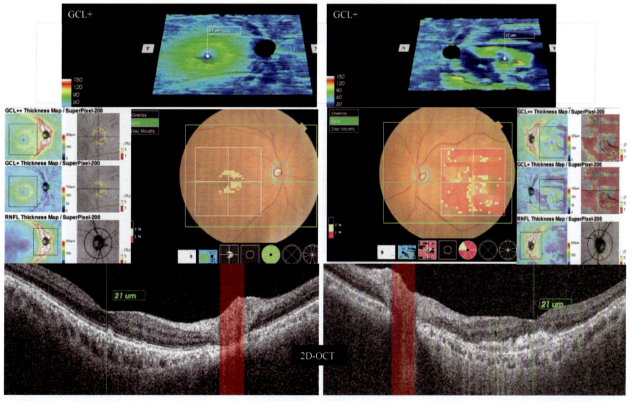

图 8-177 病例 84-13

2016-11-29：GCL+：右眼黄斑环形存在，不十分完整，色泽偏淡些，病损概率图显示轻度萎缩。左眼黄斑环形消失，黄斑区大范围、不规则 GCL+ 萎缩变薄，病损概率图显示 mRNFL、GCL+、GCL++ 均有萎缩，mRNFL 是不规则零星局限萎缩。2D-OCT：同图 8-176 改变。

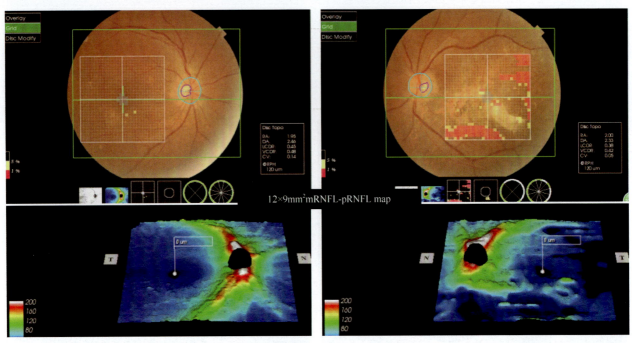

图 8-178 病例 84-14

2016-11-29：双眼宽屏网膜神经纤维层厚度地形图（下图）及其彩色病损概率图（上图）比较：右眼：正常 pRNFL 和正常网膜神经纤维层。左眼：视盘下神经束受损，上支神经束正常，黄斑区局限零星网膜神经纤维层损伤。

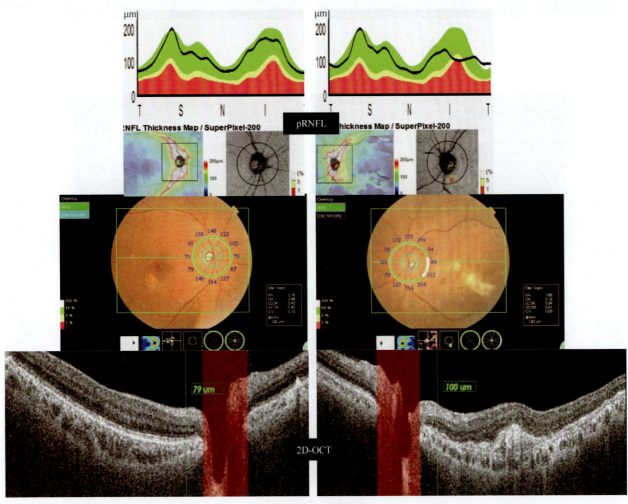

图 8-179 病例 84-15

2016-11-29：双眼 pRNFL 正常厚度。双眼视盘正常，陷凹不大较深。

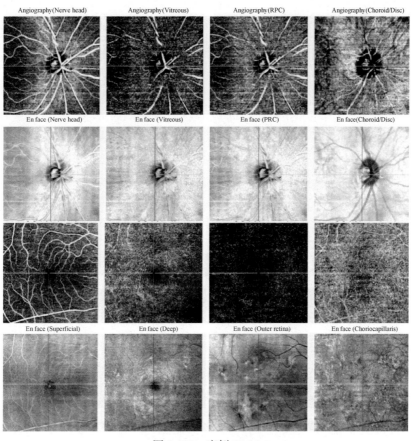

图 8-180 病例 84-16

2016-11-29：右眼视盘、黄斑 Angio/En face 图像：右眼视盘 Angio/En face 图形正常。右眼黄斑 Angio 图形正常；En face 浅表层正常；深层、外层和脉络膜毛细血管层显示不规则的高信号亮点，这与 RPE 层疣样物质沉积有关。

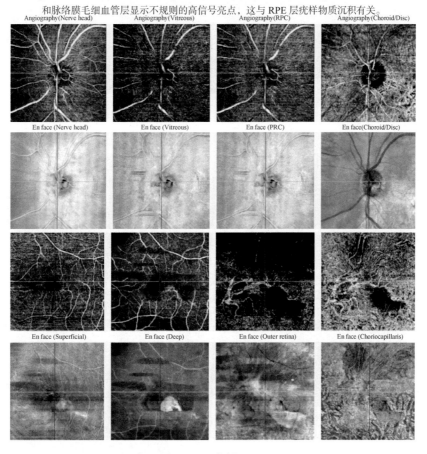

图 8-181 病例 84-17

2016-11-29：左眼视盘、黄斑 Angio/En face 图像：左视盘 Angio/En face 图形正常。左眼黄斑 Angio 图形：浅层基本正常；深层出现微血管减少区，与相应区网膜萎缩有关；外层和脉络膜毛细血管层存在异常血管网。左眼黄斑 En face 图像：网膜各层均有不等量的高信号斑片，这可能与 RPE 层疣样物质或硬渗沉积有关。

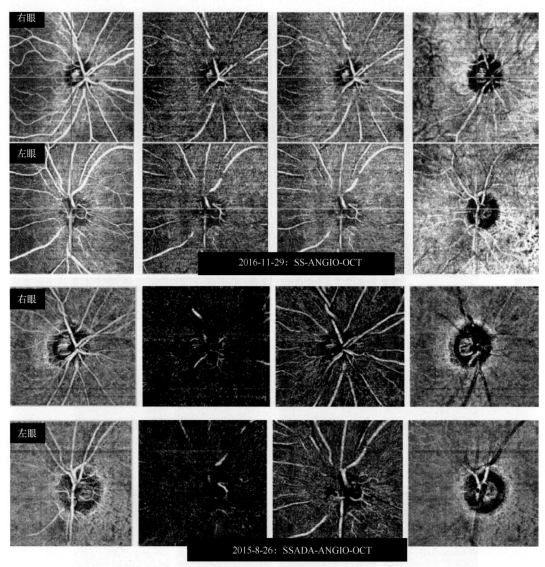

图 8-182 病例 84-18

两种型号 OCT 机的视盘 Angio-OCT 图像比较：主要区别是视盘外围的毛细血管网高反射信号，SS-ANGIO-OCT 视盘图像存在（有利于诊断），而 SSADA-ANGIO-OCT 图像不存在（不利于诊断，难以分辨正常或异常），这种视盘周围毛细血管网高反射信号，就是有利于临床诊断的地方。

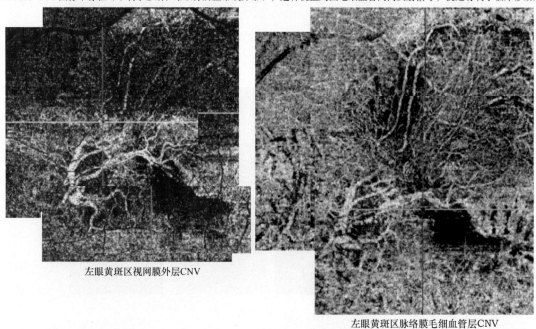

图 8-183 病例 84-19

2016-11-29：左眼黄斑区视网膜外层和脉络膜毛细血管层 CNV 的 SS-Angio-OCT 组合图像：左眼病情稳定，基本临床疾病治愈，但黄斑区视网膜外层和脉络膜毛细血管层异常血管网不消失，这种现象的存在说明了病情复发的基础。

病例 84 的治疗过程

3次lucentis(连续)（2013-4-11开始治疗）
↓
PDT（2013-7-6）
↓
1次局部激光凝固（2013-10-10）
↓
5次avastin(连续)（2014-2-10开始注射）
↓
3次conbercept(连续)（2014-7-14 1st conbercept）
↓
2014-9-13 3rd conbercept
↓
随诊：2015-3-24（6.5个月后视网膜内囊腔形成）
↓
2015-3-26 4th conbercept(视网膜囊腔消失)
↓ 3个月
2015-7-9 网膜内囊腔再度出现（lucentis有效，腔隙消失）
↓
2016-3-22再次出现视网膜内腔隙（lucentis有效，腔隙消失）
↓
2016-11-29 病情相对稳定

问题和讨论

1. 两类抗VEGF制剂：conbercept，lucentis和avastin。

这两类制剂对本病例有共同疗效：对视网膜水肿、网膜下液体的消退均有效。

有着明显的不同治疗效果：conbercept对巨大PED有奇特疗效。是什么机制造成这种现象？两种制剂具有相同和不相同的作用机制或作用靶点多少的不同？先用lucentis和avastin的治疗，给后用的conbercept创造了条件，药物蓄积、两药合同作用或耐药性导致？或者这是偶然现象或综合因素导致？

2. 巨大PED形成，在PED下缘视网膜内积存大量硬性渗出物；PED腔隙闭合后没有复发，渗出物逐渐吸收、机化，导致相应区视网膜营养不良，不定期发生网膜内大小不等的囊腔，来回反复，视力必然下降，3年内视力由0.2～0.3，下降到目前0.1。

3. 从总的趋势看，注射抗VEGF制剂逐年减少，但对于这类病例尚不知何年可以结束注药？

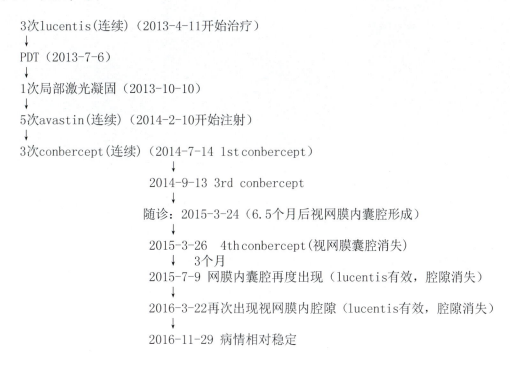

图8-184 病例85-1

2016-5-23：赵某，女性，78岁。AMD。右眼单色光眼底像：BL、IR、BL-AF、IR-AF均有改变，BL-AF最明显，PED区明显增强。左眼彩色像黄斑区淡黄色玻璃膜疣。

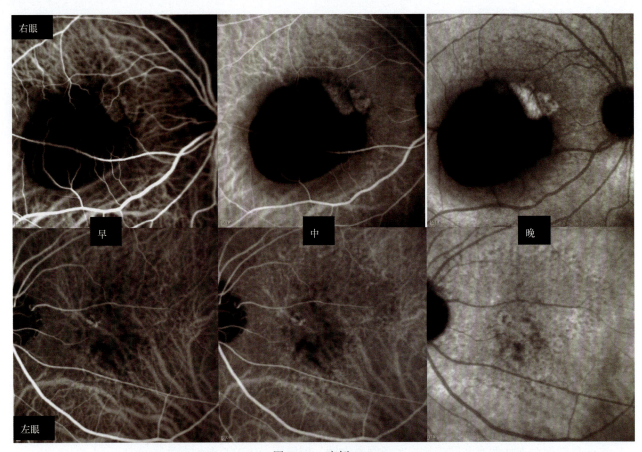

图 8-185 病例 85-2

2016-5-23：ICGA：右眼早、中、晚期可见 PED 区的颞上方有 CNV。左眼黄斑区存在玻璃膜疣。

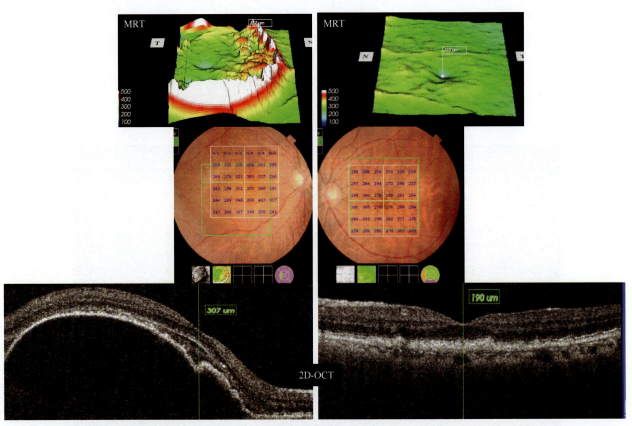

图 8-186 病例 85-3

2016-5-23：MRT：右眼黄斑区视网膜严重增厚，左眼黄斑环形不完整，视网膜凹凸不平，细小波浪状。2D-OCT：右眼巨大 PED，内容清澈，鼻侧切迹处是 CNV，十分浅的视网膜局限脱离。左眼视网膜外层及色素上皮层大量 Drusen，IS/OS 带不连续。双侧神经纤维层正常厚度。

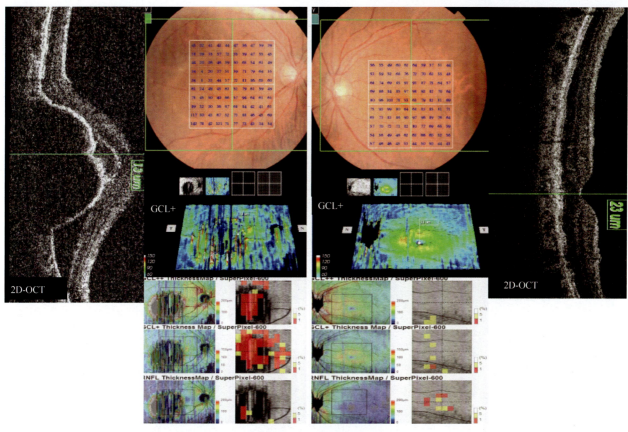

图 8-187　病例 85-4

2016-5-23：GCL+：右眼黄斑环形看不清，左眼环形不完整，色泽尚可。右眼病损概率图显示 GCL+、GCL++ 轻度损伤；左眼大致正常。
2D-OCT：同图 8-186 所见。

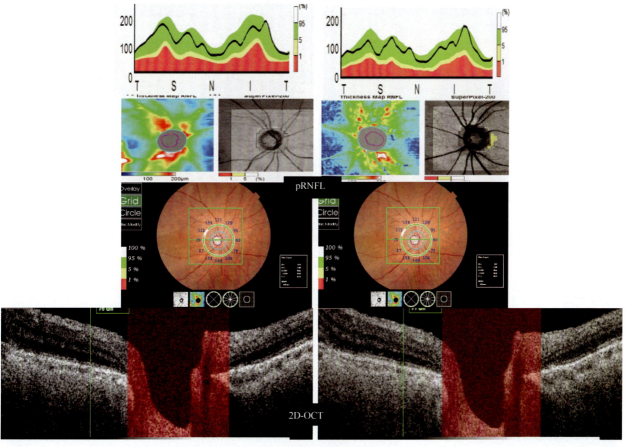

图 8-188　病例 85-5

2016-5-23：双眼 pRNFL 呈现肿胀厚度，双眼视盘陷凹稍大些较深。

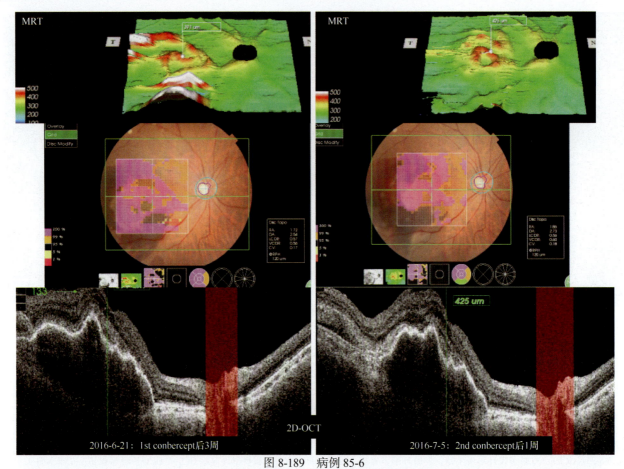

图 8-189 病例 85-6

考虑 PED 巨大，开始用 conbercept 治疗。第 1 次注药后出现较大量 CNV 出血，第 2 次注药后 1 周未见明显吸收，但 PED 似乎有些减小。

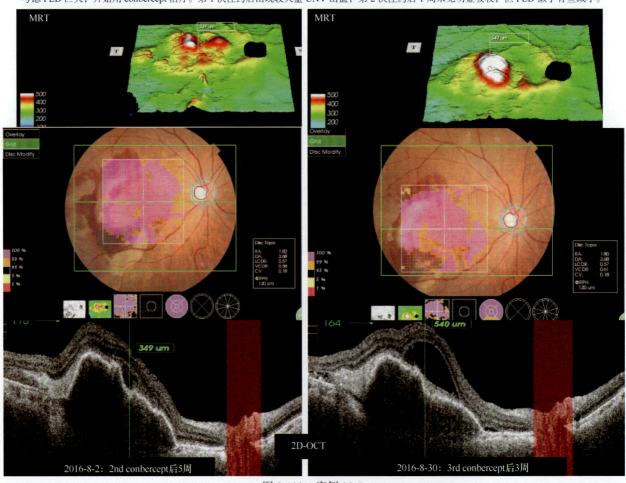

图 8-190 病例 85-7

直至第 3 次注药后 3 周，出血有较多的吸收，但仍然不满意，巨大 PED 改善也不明显，浅网膜脱离再度出现，决定改用 lucentis 治疗。

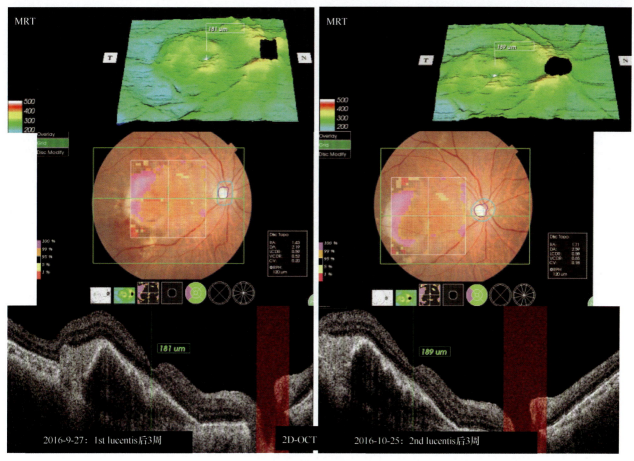

图 8-191　病例 85-8

应用 lucentis 后 3 周视网膜出血奇迹般吸收，PED 略变扁平些，似乎 PED 内出现机化。第 2 次 lucentis 后 3 周效果更明显些。

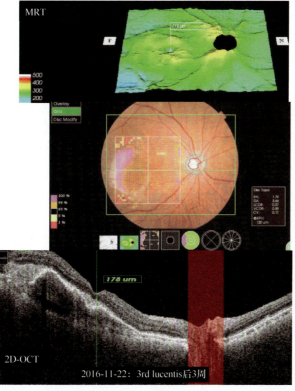

图 8-192　病例 85-9

2016-11-22：3rd lucentis 后 3 周，病情稳定，视网膜出血已全部吸收，PED 没有完全闭合，已开始大部分机化，黄斑区视网膜只限颞侧较厚。

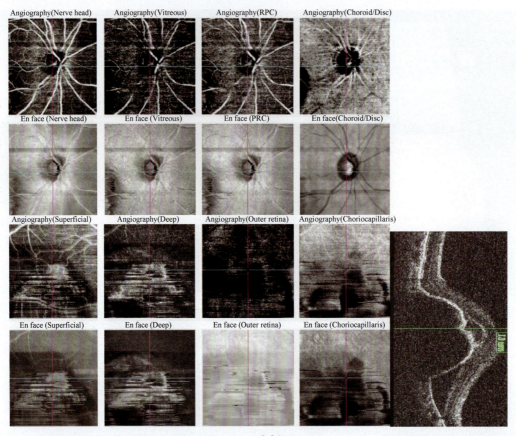

图 8-193　病例 85-10

2016-5-25：右眼视盘、黄斑 Angio/En face 图像比较：右眼视盘 Angio/En face 图像形态正常。右眼黄斑 Angio：黄斑下方巨大 PED 区浅、深层显出高反射信号（Angio 和 En face），是否与局部 PED 及浆液网脱有关？网膜外层和脉络膜毛细血管层似乎隐约有 CNV。相应 En face 信号也呈增强。

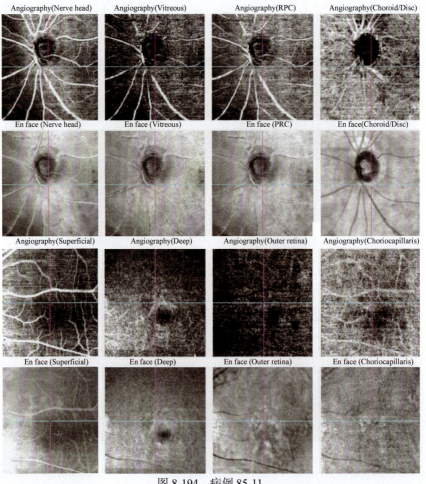

图 8-194　病例 85-11

2016-5-25：左眼视盘、黄斑 Angio/En face 图像比较：左眼视盘 Angio/En face 图像形态正常。左眼黄斑 Angio：黄斑区浅层、深层微血管基本正常（中心鼻上方有一小片微血管减少区），网膜外层和脉络膜毛细血管层有少量斑点缺损。相应 En face 信号呈斑点样增强（Drusen 导致）。

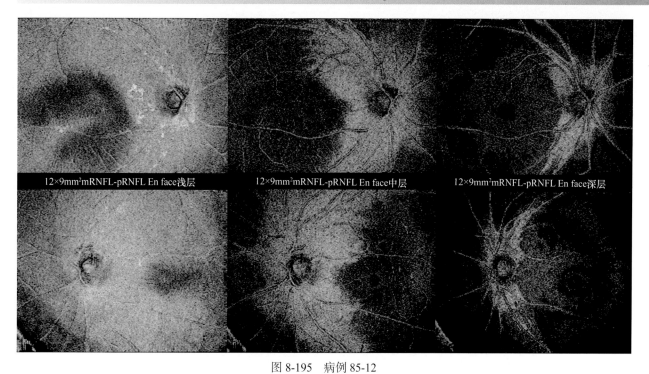

图 8-195　病例 85-12

2016-5-25：双眼宽屏网膜神经纤维层不同层次 En face 图像比较：右眼：浅层黄斑区相当于出血部位 En face 信号减低，中、深层 En face 信号正常。左眼：各层次 En face 信号正常。

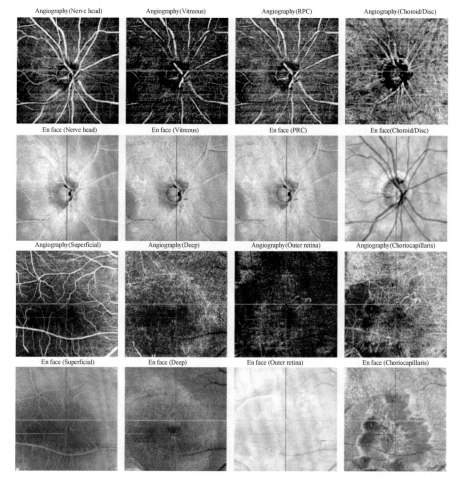

图 8-196　病例 85-13

2016-10-25：右眼视盘、黄斑 Angio/En face 图像比较：与图 8-193（2016-5-25）比较，盘周 Angio/En face 图像仍然显示正常。黄斑区浅表层 Angio 图像正常；深层微血管网稍有减少，外层和脉络膜毛细血管层 CNV 显示更清了。黄斑区 En face：浅表层和深层显示 PED 的边缘部位信号增强，外层整个 PED 区信号增强，脉络膜毛细血管层可见 CNV 区的边缘信号加强，血管部位似乎信号较低下。

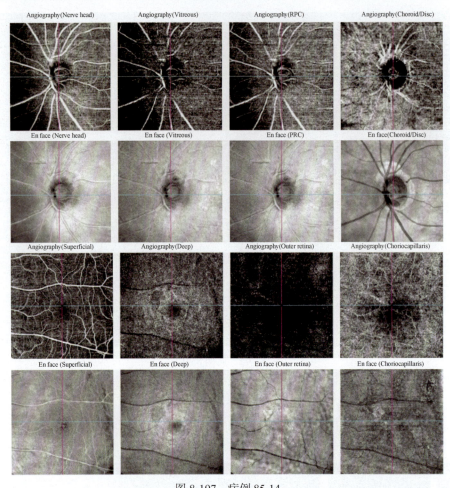

图 8-197　病例 85-14

2016-10-25：左眼视盘、黄斑 Angio/En face 图像比较：与图 8-194（2016-5-25）比较呈完全相似改变。

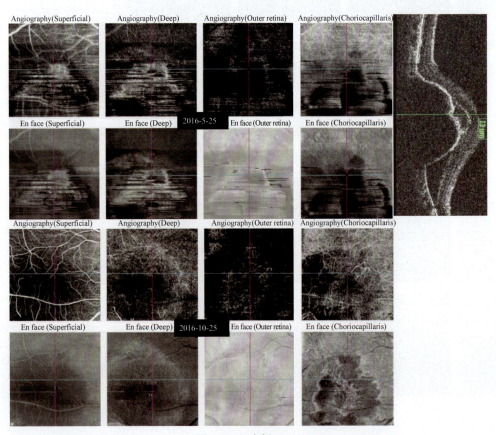

图 8-198　病例 85-15

右眼治疗前、后黄斑区 Angio/En face 图像比较：2016-5-25 治疗前：巨大 PED 完全掩盖了脉络膜 CNV。2016-10-25：基本治愈病情稳定，可以见到视网膜外层和脉络膜 CNV。

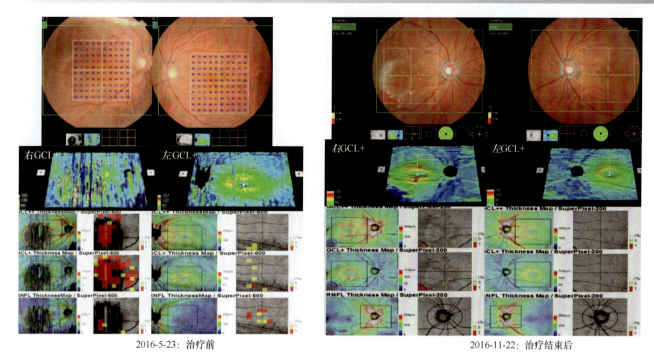

2016-5-23：治疗前　　　　　　　　　　　　　　　　2016-11-22：治疗结束后

图 8-199　病例 85-16

观察右眼治疗前、后 GCL+ 厚度地形图图像的变化：治疗前 GCL+ 图像：可能受到出血组织肿胀等影响，有轻度改变。治愈后 GCL+ 图像：患者 GCL+ 图像基本正常。说明出血、水肿等可以影响 GCL+ 的检测。

病例 85 的临床特点

1. 本病例是右 AMD 伴发巨大 PED：先用 conbercept 治疗，第一次注药后发生较重的视网膜出血，对 PED 的消退基本不起作用。改用 lucentis，第一针就见到明显的作用，第 2 针后病情基本稳定，第 3 针是巩固治疗。病例 84 与病例 85 有相同的治疗过程，只是用药的顺序正好相反，病例 84 是先用 lucentis，对巨大 PED 消退无效，改用 conbercept 出现奇效。病例 84 和病例 85 均出现奇迹性的疗效，所用药物只是顺序上的差异，这种现象真是难以解释。

2. 本病例与病例 84 同样存在复发的基础，即临床病情基本稳定，但是脉络膜 CNV 依然存在。

3. 本病例第 1 针 conbercept 注药后出现较大量的出血，这与注药是否有关？还是偶然事件？

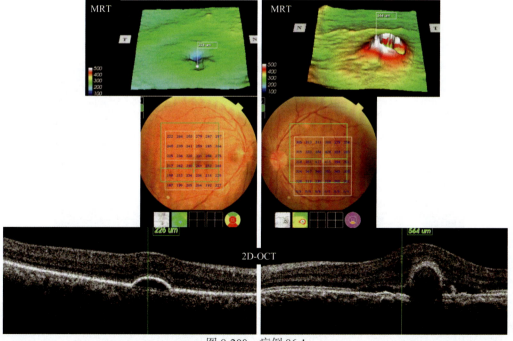

图 8-200　病例 86-1

2015-7-23：高某，男性，48 岁。PCV（左活动期）：主诉视力下降、变形 1 周。视力：右眼 0.5；左眼 0.3。MRT：右眼黄斑环形低平，色泽稍淡，右下方网膜较上方薄；左环形肿胀，色泽较红，整个黄斑颞上象限 PED 区网膜肿胀。2D-OCT：右眼 PED 位于中心稍下方，没有网膜脱离；左眼 PED 位于中心偏上方，视网膜肿胀伴浅脱离和少量出血。神经纤维层厚度双正常。

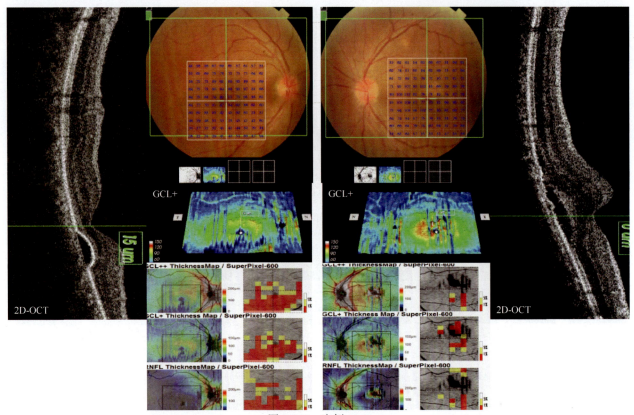

图 8-210　病例 86-2

2015-7-23：GCL+：右眼环形不完整，下方重，色泽尚可，病损概率图显示：下方远离中心外 GCL+、GCL++、mRNFL 均受损。左环形不完整（可能摄像不佳有关）色泽红，病损概率图基本正常。2D-OCT：双眼 PED 周围视细胞萎缩，右眼黄斑下方更广泛，双神经纤维层厚度基本正常。

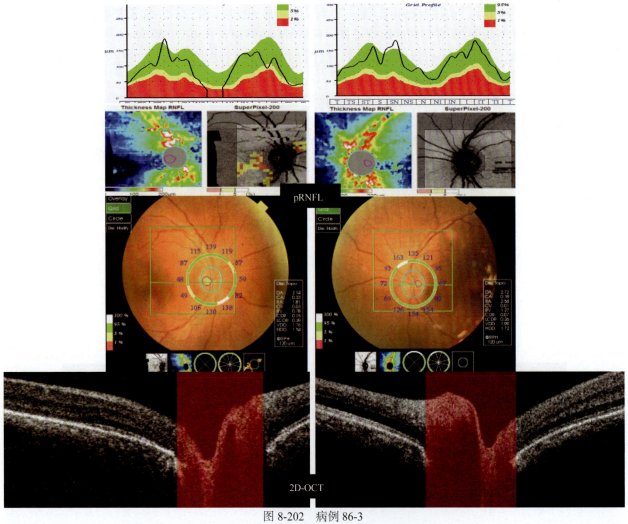

图 8-202　病例 86-3

2015-7-23：pRNFL：双眼盘周神经纤维层均在肿胀正常范围（双侧摄像均不十分满意）。

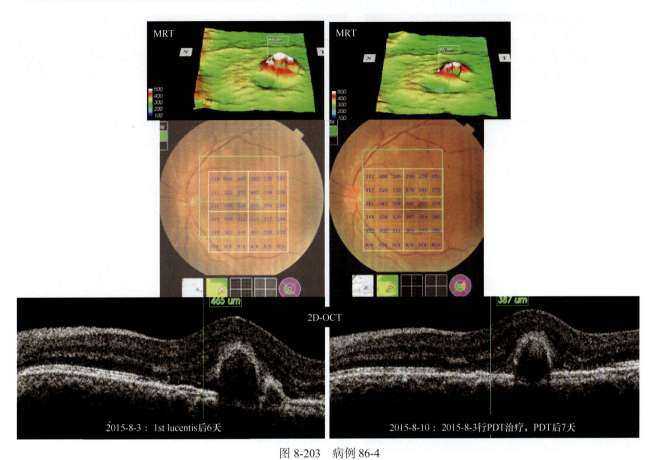

图 8-203 病例 86-4

第 1 次注药后 6 天即可见到效果较明显，病变明显缩小。第 1 次联合治疗后 2 周（lucentis+PDT），病变更明显缩小。局限浆液网脱消失，PED 缩小。

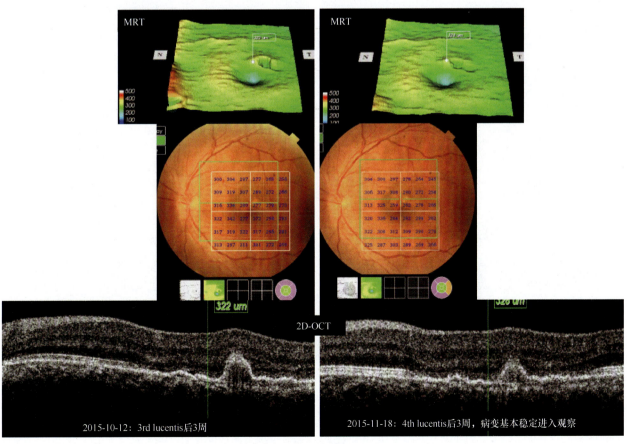

图 8-204 病例 86-5

患者连续注药 3 次，第 1 次是联合 PDT，效果十分好。第 4 次是巩固治疗，病变即是稳定期。

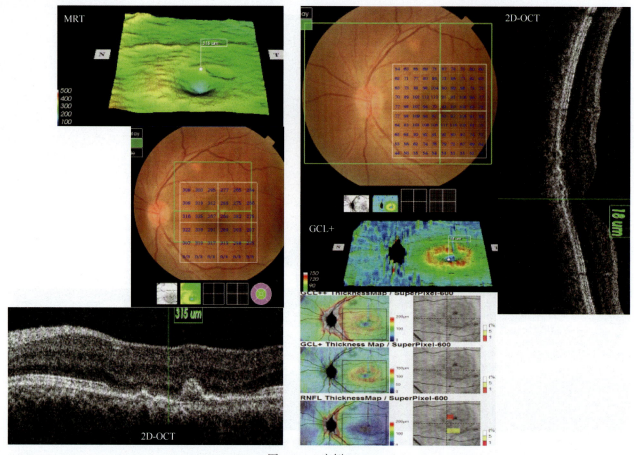

图 8-205 病例 86-6

2016-5-4：治疗后半年随诊复查：病变稳定。MRT：黄斑环形不完整，是由于视细胞消失的影响。GCL+：环形肿胀完整正常，没有显示损伤改变。

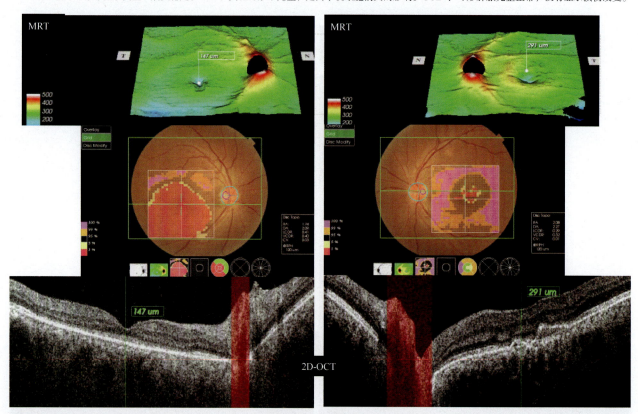

图 8-206 病例 86-7

2016-11-8：治疗一年后随诊复查：MRT：右眼黄斑环形消失，后极部网膜尤其下方萎缩变薄，彩色概率图显示大范围变薄。左眼环形颞上缺损，余环形肿胀色红，左眼黄斑区网膜厚度偏厚些，只有正中心小范围网膜厚度变薄了。双侧黄斑区网膜变薄区与视细胞层萎缩有关。2D-OCT：双眼神经纤维层厚度未见明显萎缩性改变。双侧病变区视细胞层缺损。

图 8-207 病例 86-8

2016-11-8：GCL+：右眼环形不完整，色泽正常，黄斑中心区下方外围 GCL+ 损伤较重。左眼环形正常色泽红，仅在中心颞上极小范围 GCL+ 萎缩（彩色病损概率图）。2D-OCT：右眼静止期 PED，较大范围视细胞萎缩区。左眼 PED 区基本闭合机化，小范围视细胞萎缩区。

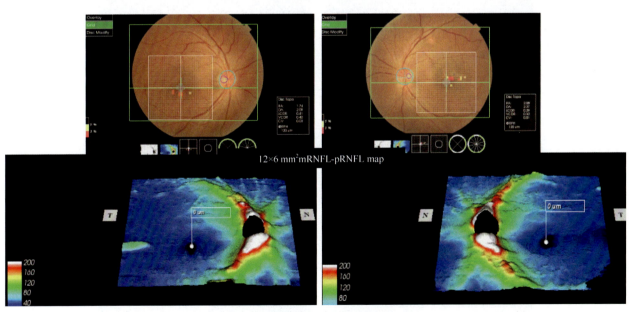

图 8-208 病例 86-9

2016-11-8：双眼宽屏网膜神经纤维层厚度地形图（下图）及其彩色病损概率图（上图）比较：pRNFL：双眼盘周神经纤维层厚度正常。双眼视网膜神经纤维厚度地形图基本对称、正常，（可能有中心区极小零星萎缩）。

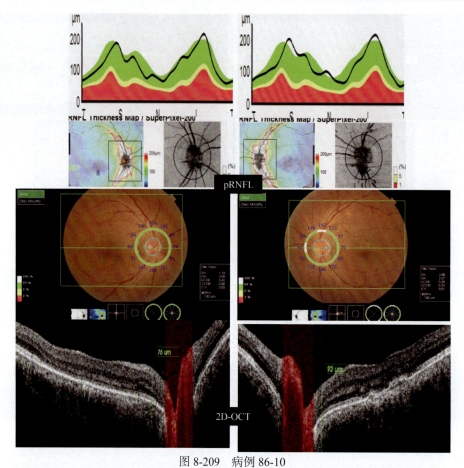

图 8-209　病例 86-10

2016-11-8：双眼 pRNFL 对称正常，视盘、陷凹大小正常。

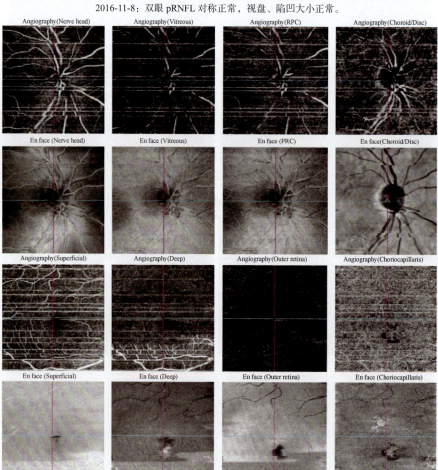

图 8-210　病例 86-11

2016-11-8：右眼视盘、黄斑 Angio/En face 图像：右眼视盘 Angio/En face 图像正常。右眼黄斑 Angio：原 PED 处位于脉络膜毛细血管层有少量 CNV，相应处 En face 信号增强，但在相应处网膜浅、深和外层处有小块不规则低信号斑，这是与十分浅的色素上皮脱离导致有关。右眼是静止眼未治疗。

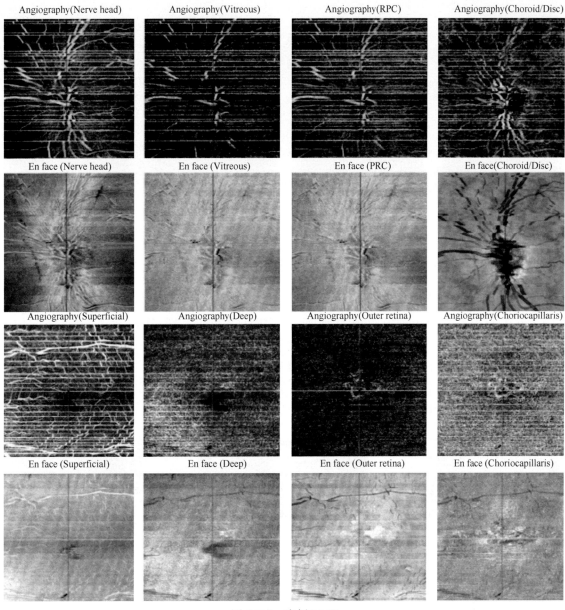

图 8-211 病例 86-12

2016-11-8：左眼视盘、黄斑 Angio/En face 图像：左眼视盘 Angio/En face 图像正常。左眼黄斑 Angio：原 PED 处的网膜深层、外层和脉络膜毛细血管层均显示 CNV 依然存在。相应处 En face 信号不规则增强，因为仍存在十分浅的色素上皮脱离，故黄斑区相应部位仍存在不规则的 En face 低信号区。

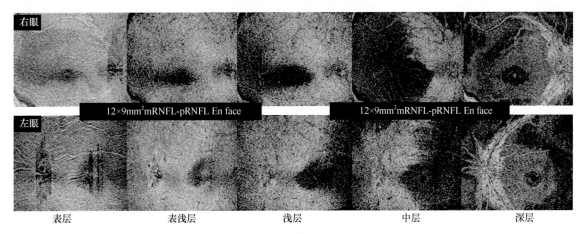

图 8-212 病例 86-13

2015-7-23：双眼宽屏视网膜神经纤维层不同层次 En face 图像比较：右眼各层次 En face 图像显示：正常图形形态。左眼：表层：视网膜水肿皱褶形成，黄斑中心区 En face 低信号区范围较大；表浅层和浅层：中心区 En face 低信号区较大些（表明可能与局限神经纤维缺损或与出血有关）；中层和深层：视盘上下神经纤维层 En face 图像形态正常。

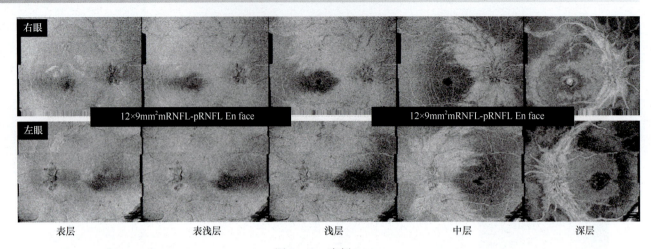

图 8-213 病例 86-14

2016-11-8：治疗结束一年后随诊，双眼宽屏网膜神经纤维层不同层次 En face 图像比较：除了左眼黄斑中心区表层到浅层中心区低信号区较右眼稍大外，余双眼其他层次 En face 图像和信号正常，说明左眼黄斑中心区仅局限性神经纤维轻度损伤。

病例 86 的临床特点

1. 患者双眼 PCV（右眼静止期、左眼活动期），左眼抗 VEGF 制剂 +PDT 即刻联合治疗效果很好，病情稳定一年多也没有复发。联合治疗是否对病情的恢复更有利，应进一步临床观察。

2. 本病例较年轻、病变较小较局限，可能也是预后较好的一个因素。

3. 视网膜外层病变对 GCL+ 和 mRNFL 的损伤，需要经过一定的病程后才发生，而且神经纤维的损伤一定是局限在局部小的范围内。

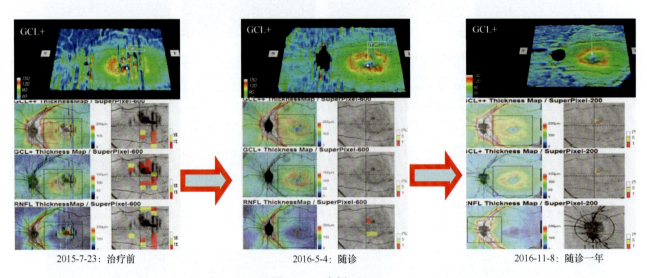

图 8-214 病例 86-15

左眼治疗前和随诊期黄斑区 GCL+ 厚度地形图及病损概率分析图比较：GCL+ 治疗前后没有明显的改变，环形肿胀程度基本相同或稍稍减轻些，环形完整性略有些差别；颞上方 GCL+ 有极少量萎缩损伤（治疗前的病损概率图与摄像不理想有关、还与视网膜出血有关）。

AMD、PCV、慢性 CSC（病例 82～86）

AMD、PCV、慢性 CSC 都是脉络膜毛细血管-色素上皮-视细胞复合体疾病，病变早期都在这些部位发生，必须在疾病进展到一定时期才出现神经节细胞的病变，mGCC 检测虽不是早期诊断的主要措施，但在后期了解疾病的病程、视力预后估价有临床价值。这类病例的 mGCC 检测还可看到视网膜神经纤维的损伤只发生在病变局部，神经纤维的萎缩不向视盘进展。

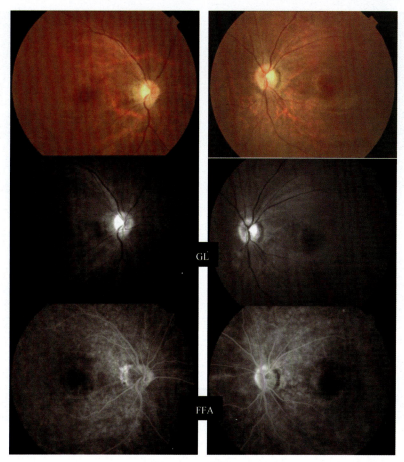

图 8-215　病例 87-1

2008-1-24：王某，女性，23 岁。SLE 氯喹中毒性黄斑病变病程经过：1997 年当时患者 13 岁确诊 SLE。1998～2006 年间断服用羟氯喹。2006 年出现视力不好，就停用羟氯喹。2008-1-24 双眼矫正视力 0.9。2009-1-9 双眼矫正视力 0.7（近视 -5.50s）。双眼视盘色泽正常，双黄斑色素紊乱，FFA 晚期视盘染色，黄斑区色素上皮弥漫窗样缺损。

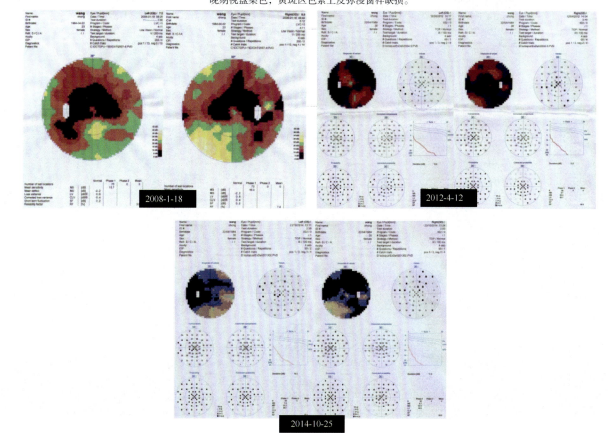

图 8-216　病例 87-2

2008-1-18：中心视野：重度中心盲点暗点，上方重。2012-4-12：中心视野似乎有些进展。2014-10-25：视力：右眼 0.3；左眼 0.25。视野与 2012 年相似。

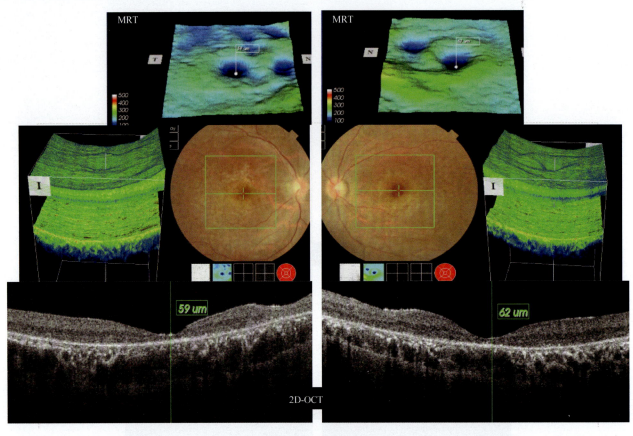

图 8-217 病例 87-3

2012-4-16：MRT：视网膜地图样萎缩，右眼重，特点是形成局限、较大的萎缩深坑，右眼黄斑环形几乎消失，左眼似乎环形基本正常，双眼黄斑中心正是视网膜萎缩坑。2D-OCT：双侧 IS/OS 带消失，视细胞复合体带变窄，神经节细胞带似乎正常。

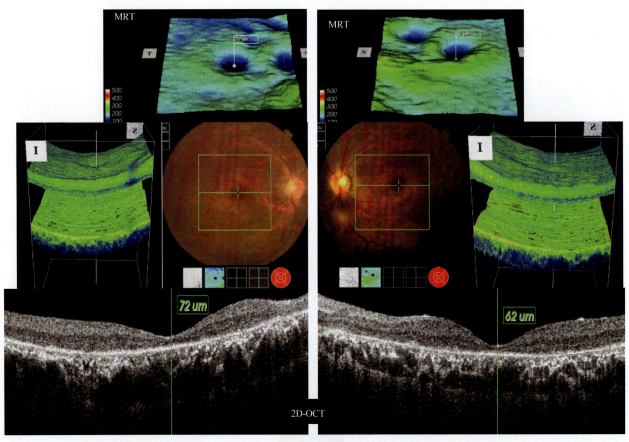

图 8-218 病例 87-4

2014-10-15：MRT 和 2D-OCT：基本同图 8-217（2012-4-16）改变。

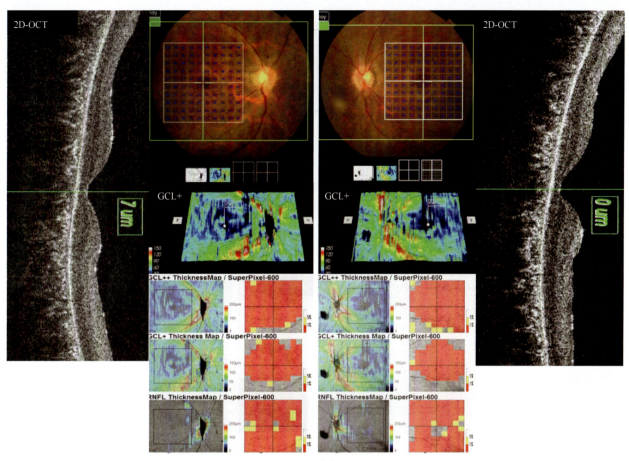

图 8-219 病例 87-5

2014-10-15: mGCC: 双侧 mRNFL、GCL+ 和 GCL++ 几乎完全对称萎缩性改变，黄斑部 GCL+ 和 mRNFL 的萎缩更明显（且萎缩的程度、范围极不规则）。双 GCL+ 环形消失。

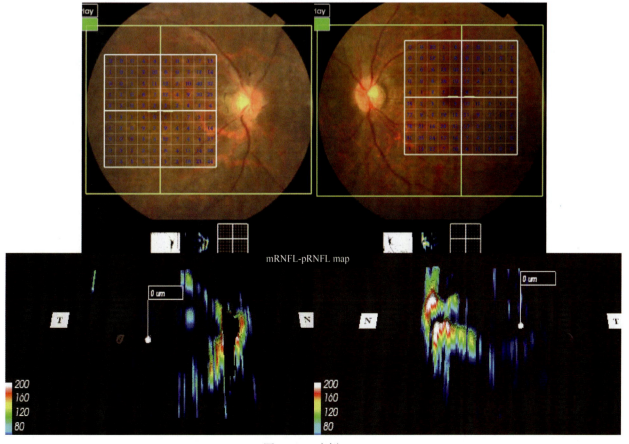

图 8-220 病例 87-6

mRNFL-pRNFL map：双眼对称性广泛视网膜神经纤维萎缩，但视盘周围神经纤维层正常厚度，双眼视盘正常。

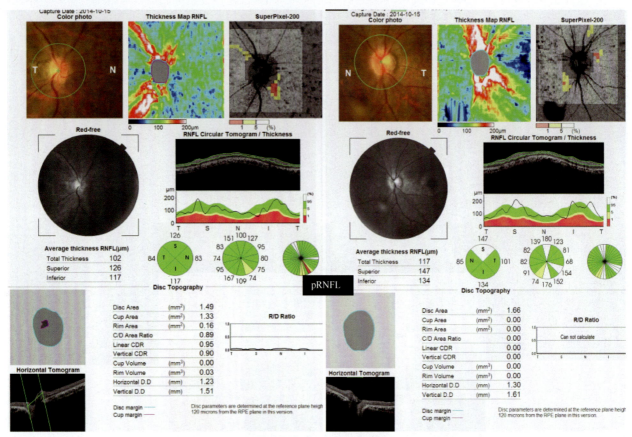

图 8-221 病例 87-7

双侧 pRNFL：基本均是肿胀期改变。

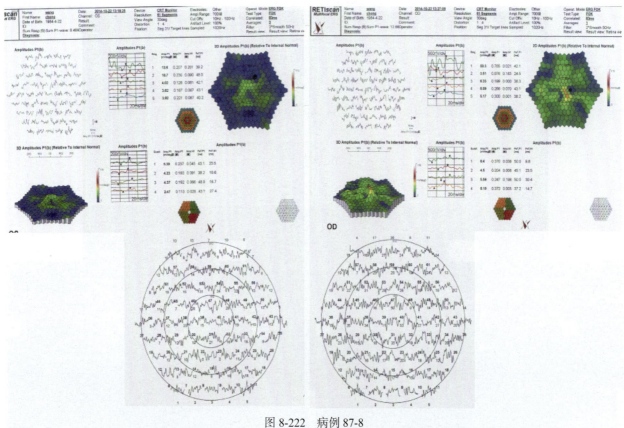

图 8-222 病例 87-8

2014-10-22：双眼 mfERG：所有波形态分化都不好，提示视细胞广泛受累。

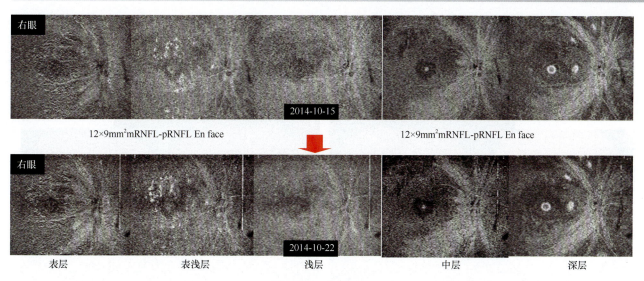

图 8-223　病例 87-9

右眼宽屏视网膜神经纤维层不同层次 En face 图像比较（相差 1 周的摄像）：两次摄像 En face 图像对称一致，主要病变表现为各不同层次的斑块或楔形样神经纤维层缺损，En face 低信号斑状或楔形样改变，尚未与视盘缘相连接。视盘上方有一条几乎与视盘相连的低信号带，其他部位有小的不规则的低信号楔形样或斑状（这种改变是视网膜局限缺血、棉絮斑、视神经病变导致），黄斑中心低信号区较大；中层和深层主要是上方一条低信号带为主（此处应是中远周边神经纤维损伤，此条缺损带应是视神经局限供血障碍导致），视盘颞下神经束带是正常的。说明本患者右眼神经纤维层损伤主要是后极部及黄斑区神经纤维层（在视网膜的内层损伤）和视网膜颞上周边神经纤维层损伤。后者是由于 SLE 导致的供养视神经微小血管阻塞导致的视神经病变（视网膜浅层损伤）。

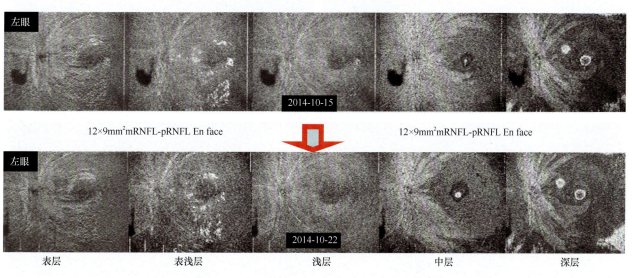

图 8-224　病例 87-10

左眼宽屏网膜神经纤维层不同层次 En face 图像比较（相差 1 周的摄像）：两次摄像 En face 图像对称一致，主要病变表现为各不同层次的楔形或楔形样（斑状）神经纤维层缺损，En face 低信号楔形或斑状改变，基本不与视盘缘相连接。视盘上下隐约有指向视盘的低信号带，其他部位有小的不规则的低信号楔形样或斑状，黄斑中心低信号区较大；中层和深层视盘上、下方均有窄小条低信号带指向视盘，但与视盘不连接，似乎视盘颞上下损伤相似。本患者左眼与右眼一样，具有网膜局限斑状或楔形样神经纤维损伤（网膜内层损伤），是网膜局限缺血或棉絮斑损伤；另一类是由于 SLE 导致的供养视神经微小动脉阻塞，致使形成局限缺血性视神经病变，形成视网膜神经束缺损（网膜浅层损伤）。

病例 87（羟氯喹对眼的损伤）的临床特点

1. 服用羟氯喹前应作眼科详细检查：视力、视野、mGCC，必要时做电生理、眼底检查。mGCC 检测羟氯喹的毒性作用主要发生在视网膜外层——视细胞色素上皮复合体，后期侵犯神经节细胞复合体，最后损伤网膜神经纤维层，而且病损只局限在病变局部。

2. 定期随诊：即使停药后也有 3～5 年病变在进展，表明存在积存药物的作用。

3. 本病例视神经尚未发生明显改变，pRNFL 仍在肿胀期：说明视网膜的病变导致网膜神经纤维的损伤只发生在病变局部，网膜神经纤维萎缩似乎停止不发展。但本病例轻度视神经缺血也是存在，神经纤维层 En face 图像显示轻度的神经纤维层小的束带改变。

4. 本病例缺乏周边视野检查是个遗憾。

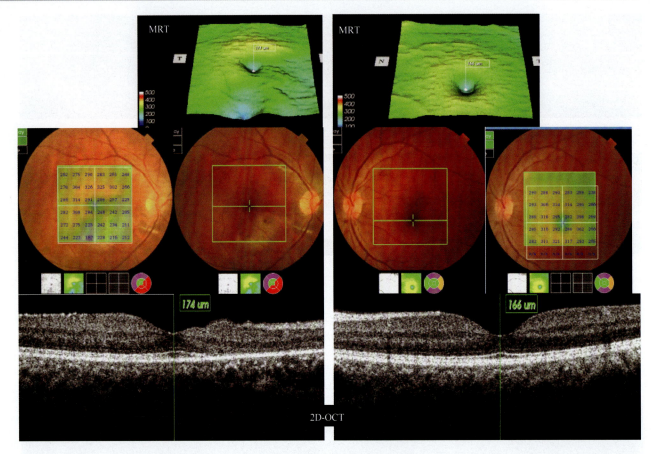

图 8-225 病例 88-1

2013-11-20：郝某，男性，45 岁。眼球钝伤后、脉络膜破裂、脉络膜视网膜萎缩。MRT：右眼鼻下方环形消失，其余环形色黄红；左眼环形色黄红，完整。2D-OCT：右眼鼻侧视细胞复合体萎缩，IS/OS 消失，相应区脉络膜毛细血管萎缩；左眼正常视网膜结构层次。

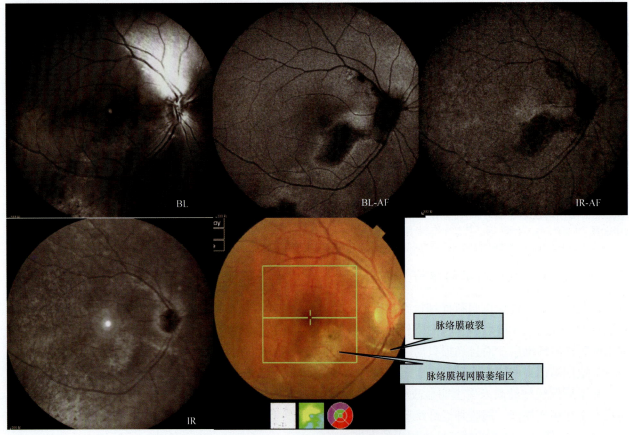

图 8-226 病例 88-2

2013-11-20：不同的单色光相显示病变区的不同表现，视网膜脉络膜萎缩瘢痕边缘自发荧光增强。

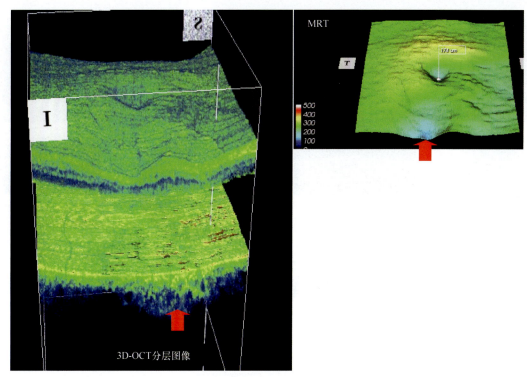

图 8-227 病例 88-3

2013-11-20：三维分层相：MRT 相病损对应部位视网膜外层损伤，视细胞和色素上皮、脉络膜毛细血管的萎缩，相应区脉络膜反射增强（箭头示）。

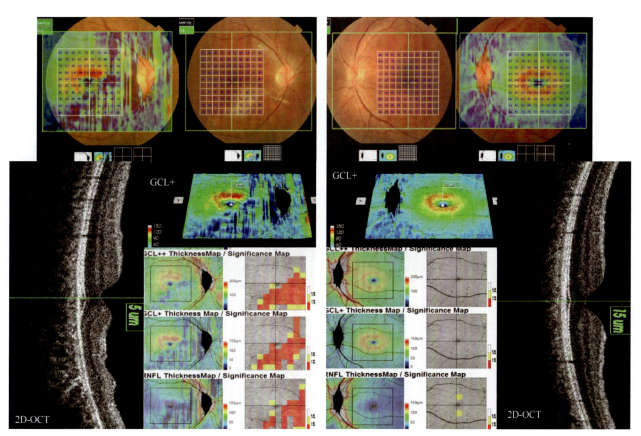

图 8-228 病例 88-4

2013-11-20：mGCC：右眼 GCL+ 鼻下萎缩，病损概率图显示相应处 mRNFL、GCL+、GCL++ 均已萎缩，余 GCL+ 深红色肿胀；左眼 GCL+ 显示深红色肿胀、完整环形，概率图显示正常。2D-OCT：右眼下方神经节细胞层和视细胞层明显萎缩，视网膜表面呈波浪样；左眼正常视网膜结构。

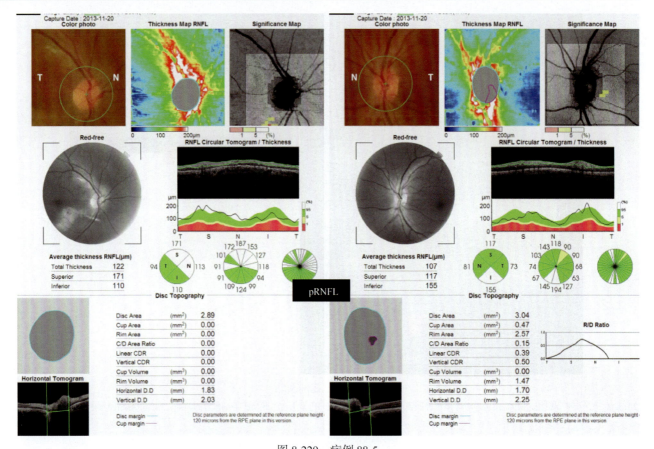

图 8-229　病例 88-5

2013-11-20：双 pRNFL 显示肿胀高限范围。

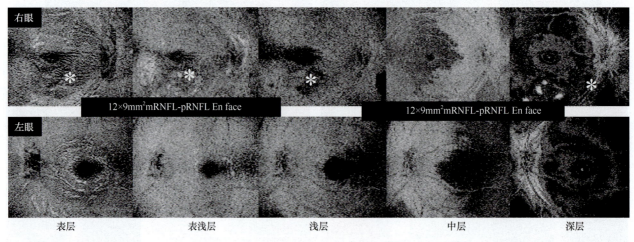

图 8-230　病例 88-6

2013-11-20：双眼宽屏神经纤维层不同层次 En face 图像比较：左眼：各层次 En face 图像正常。右眼：表层 - 表浅层 - 浅层：在黄斑区下方局限性 En face 信号低下（*号处），尚未见明显的神经束缺损带。中层：视盘上下方神经束形态正常。深层：视盘下方神经束有缺损（*号处），上方神经束正常。视盘颞下神经束缺损，说明本病例存在缺血性视神经病变（实际右眼视盘颞下色泽较浅即已说明问题）。遗憾本病例没有视野证实。

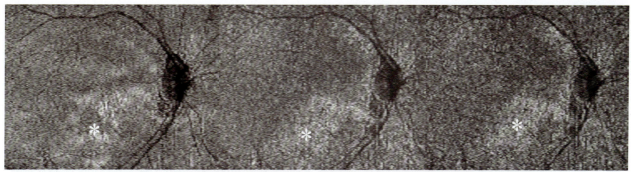

12×9mm²RPE层En face　　　　12×9mm²BM层En face　　　　12×9mm²脉络膜毛细血管层En face

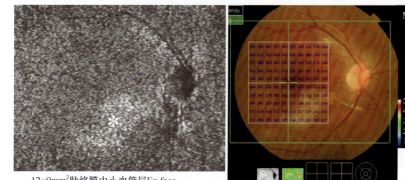

12×9mm²脉络膜中小血管层En face

图8-231　病例88-7

2013-11-20：眼底彩色相、MRT与RPE-BM-脉络膜层En face图像比较：注意粉红色*号处是严重脉络膜血管阻塞部位。RPE层En face高低信号不规则，自BM到脉络膜中小血管层，En face信号渐渐增高且均匀，这现象是阻塞区机化程度不同导致的。视盘颞上、视盘颞侧缘和视盘下缘条状高信号条带同样是脉络膜破裂后机化导致。MRT：黄斑环形下方缺损，下方视网膜呈现大范围的不均匀的萎缩，高低不平，呈波浪样。

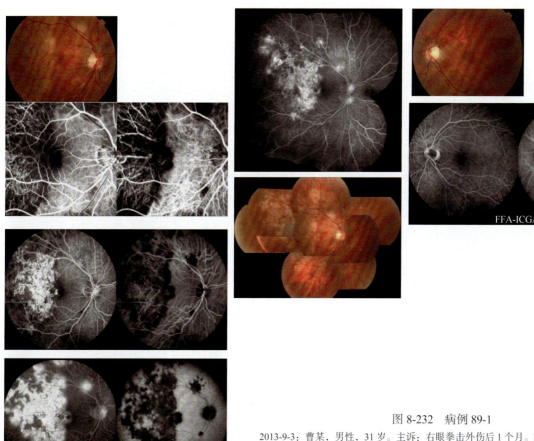

图8-232　病例89-1

2013-9-3：曹某，男性，31岁。主诉：右眼拳击外伤后1个月。FFA-ICGA：右眼早、中、晚 脉络膜充盈缺损位于颞侧后极部到赤道部，该区域应在颞侧后睫状动脉供血区（右颞侧后睫状动脉阻塞）。晚期仍有些病灶边缘荧光素渗漏，表明病变尚未完全稳定。左眼视盘颞侧色淡，造影只有晚期视盘染色。左眼是AION：患者未意识到此病。

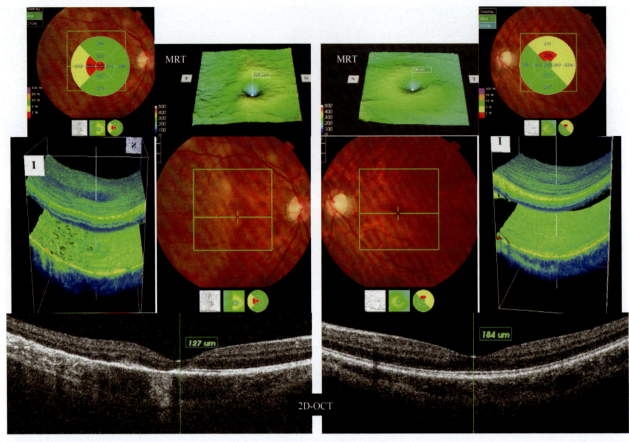

图 8-233 病例 89-2

2013-9-3：MRT：右眼颞侧黄斑环形消失，左眼颞上象限环形明显变淡，余双眼环形色泽黄红，右侧更重些。三维分层相右眼黄斑及颞侧明显视细胞和色素上皮层损伤。左眼正常。2D-OCT：右眼黄斑区及颞侧视网膜外层视细胞消失，色素上皮变薄，脉络膜反射增高。神经节细胞层颞侧似乎薄些。左眼黄斑区视网膜神经节细胞层基本正常。

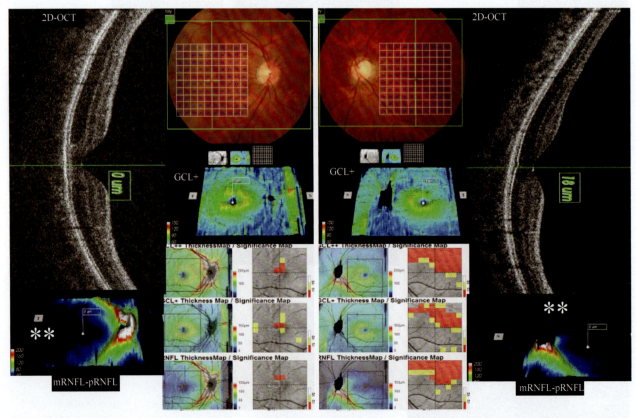

图 8-234 病例 89-3

2013-9-3：mGCC：GCL+：右眼颞侧靠外环形消失，余环形正常色泽且完整；左眼颞上象限为主环形消失，余环形完整色泽正常。病损概率图示：右眼仅正中心有些损伤，左眼颞上象限明显损伤。双眼 GCL+ 改变与 MRT 所见一致。注意 mRNFL 和 pRNFL 的萎缩性改变（** 号处）。2D-OCT：右眼上方视网膜外层有明显的水肿带，犹如视网膜脱离样，左眼上方神经节细胞萎缩变薄。

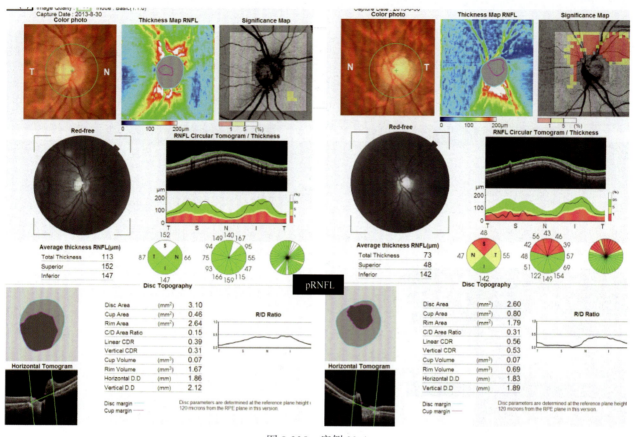

图 8-235 病例 89-4

2013-9-3：pRNFL：右眼盘周纤维属肿胀期。左眼盘周纤维鼻侧及上方萎缩期（相应视盘陷凹扩大、色白），下方属肿胀期，概率图显示一致。

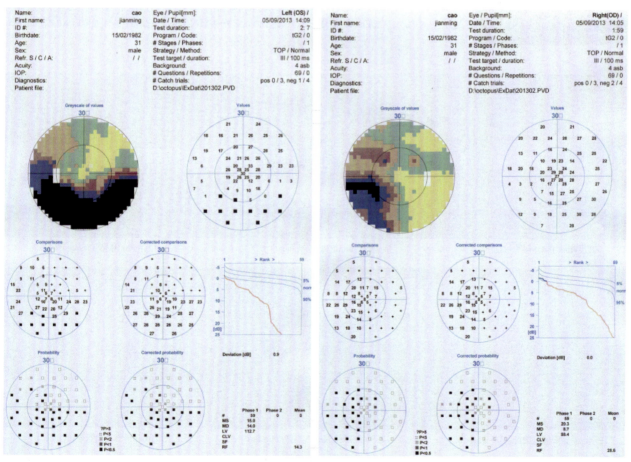

图 8-236 病例 89-5

2013-9-5：视野：双眼与 mGGC 显示一致。右眼鼻侧盲与眼底颞侧脉络膜缺血，视网膜脉络膜萎缩一致。左眼下方血管神经束性缺损，与颞上神经纤维萎缩一致。

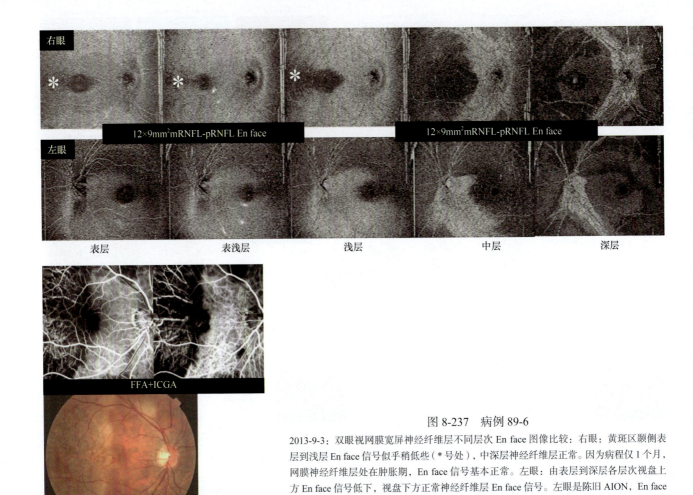

图 8-237 病例 89-6

2013-9-3：双眼视网膜宽屏神经纤维层不同层次 En face 图像比较：右眼：黄斑区颞侧表层到浅层 En face 信号似乎稍低些（*号处），中深层神经纤维层正常。因为病程仅 1 个月，网膜神经纤维层处在肿胀期，En face 信号基本正常。左眼：由表层到深层各层次视盘上方 En face 信号低下，视盘下方正常神经纤维层 En face 信号。左眼是陈旧 AION，En face 图像改变与视野改变符合。

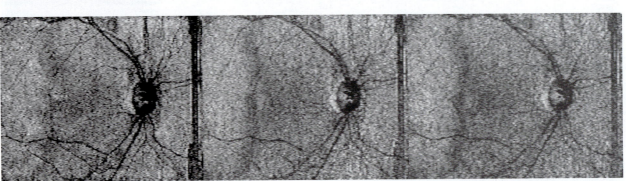

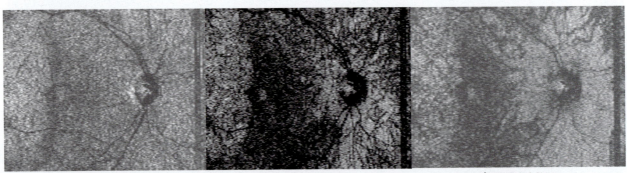

图 8-238 病例 89-7

2013-9-3：右眼视网膜外层到脉络膜层 En face 图像比较：黄斑区颞侧有一条纵行低信号 En face 带，这是脉络膜血管阻塞分界线，外侧后短睫状动脉阻塞区病变尚未发生萎缩，En face 信号似乎稍高些，可能与组织缺血坏死、肿胀有关。

病例 88、89（外伤致脉络膜损伤）的临床特点

1. 例 88 这是眼球钝伤病例，外伤当时有脉络膜破裂，视网膜脉络膜严重钝挫伤，并发严重的脉络膜缺血（右颞侧后睫状动脉阻塞），继发视网膜缺血坏死，OCT 反映脉络膜毛细血管萎缩，相应视细胞复合体萎缩，并影响到相应 mGCC 萎缩。

2. 例 89 同样是眼球钝伤病例，造成严重的后睫状动脉阻塞，大范围的脉络膜缺血，目前病程仅是 1 个月，仍是组织肿胀期，后期一定会导致相应区脉络膜视网膜全层萎缩。本病例还有一个特点是左眼以前患 AION，视野严重下方血管神经束缺损（与 En face、mGCC 改变吻合），因为中心视力正常，患者未意识到。

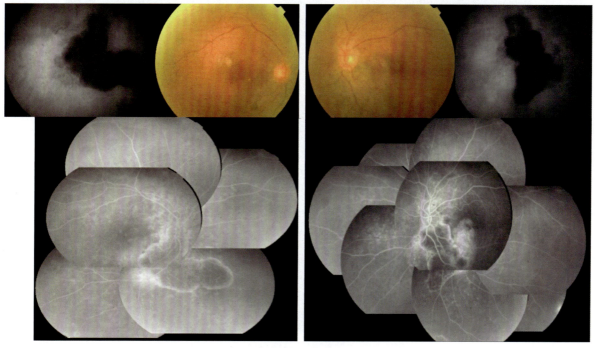

图 8-239　病例 90-1

2009-11-4: 曹某，女性，68 岁。妊娠高血压，产前突然血压升高有关，产后急性视力下降，病变已 30 年，稳定。双彩色相：双视盘下方视网膜色素紊乱，视网膜萎缩状。FA：视盘下方萎缩斑边缘染色，没有渗漏。ICGA：病损局部均是弱荧光区，边缘是强荧光染色，没有渗漏。

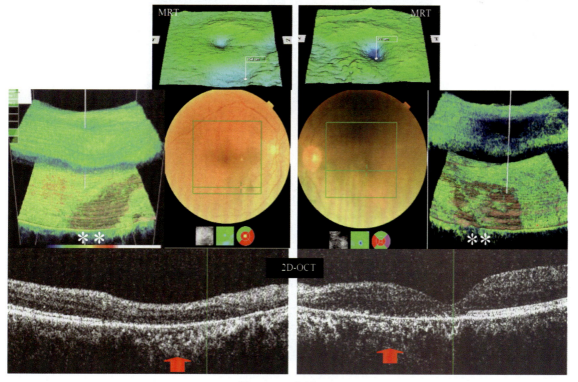

图 8-240　病例 90-2

2009-11-4: MRT: 右眼环形基本完整，色泽稍浅些；左眼环形不完整，色泽浅些。双环形鼻下方视网膜萎缩变薄，右眼更重。2D-OCT 和三维分层相：可见双黄斑区鼻下方脉络膜视网膜萎缩变薄区，相应区脉络膜反射增高（箭头处）。3D-OCT 分层像：** 号处脉络膜血管明显见少，与 2D-OCT 箭头显示处一致。

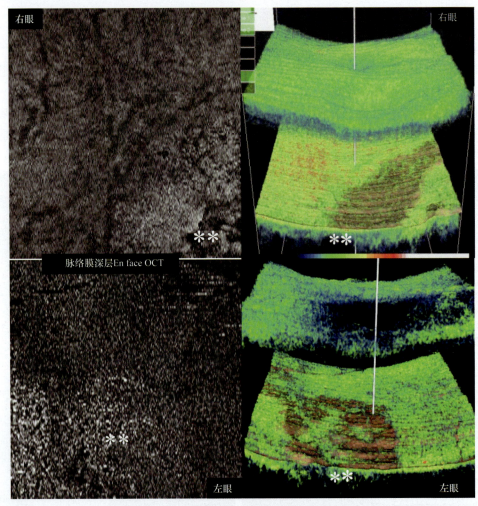

图 8-241 病例 90-3

2009-11-4：双眼眼脉络膜缺血区血管减少（** 号处），大小血管均减少，En face 信号增强（机化疤痕）。3D- 分层 OCT：缺血相应区视细胞层萎缩。

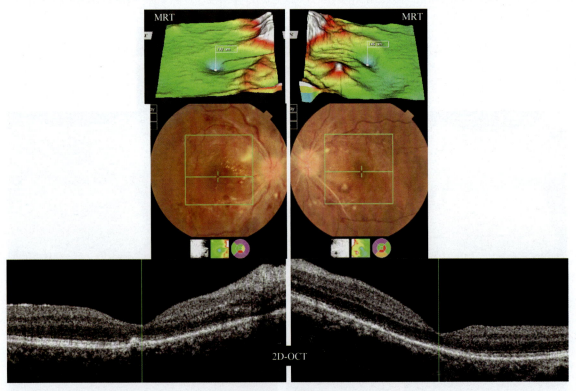

图 8-242 病例 91-1

2012-9-24：黄某，男性，29岁。慢性高血压病急进型发作，视网膜动脉重度硬化，肾功能衰竭。MRT：双视盘水肿，视盘附近视网膜水肿，双黄斑环形只有颞侧存在，色泽较淡，左颞下环形消失，相应处视网膜变薄。双视网膜色泽发灰，水肿样，散在出血及棉絮斑，少量硬性渗出。视网膜动脉白线样。2D-OCT：双眼中心凹处视网膜变薄，视网膜外层受损，IS/OS 和色素上皮内带不连续，双神经节细胞层变薄，尤其双眼颞侧。

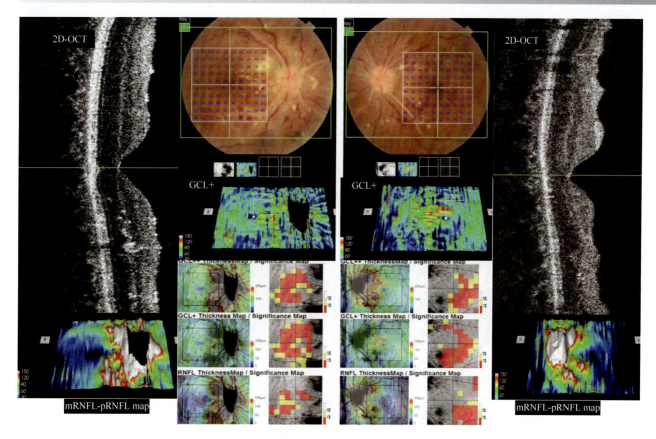

图 8-243 病例 91-2

2012-9-24：mGCC：右眼 GCL+ 环形基本消失，左眼 GCL+ 环形大部分消失。双眼病损概率图 mRNFL、GCL+、GCL++ 均显示损伤，双侧盘周神经纤维肿胀。双眼 mRNFL-pRNFL map 不对称，双眼均明显肿胀为主。2D-OCT：双眼视网膜内层呈现高反射，表明有缺血水肿存在。视细胞层、色素上皮层结构模糊。双眼视网膜表面不平坦呈现波浪样，左眼明显。

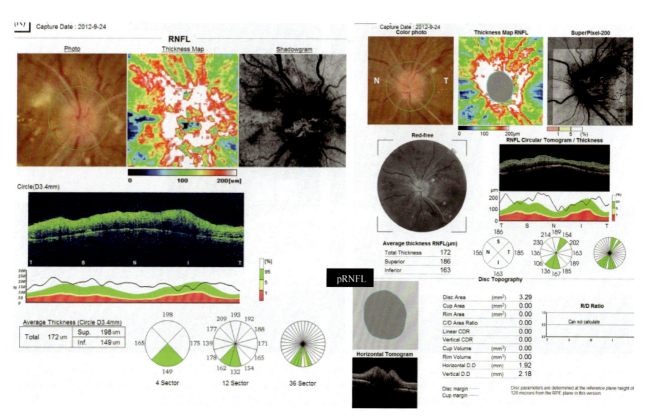

图 8-244 病例 91-3

2012-9-24：pRNFL：双侧视盘水肿，盘周神经纤维肿胀增厚。

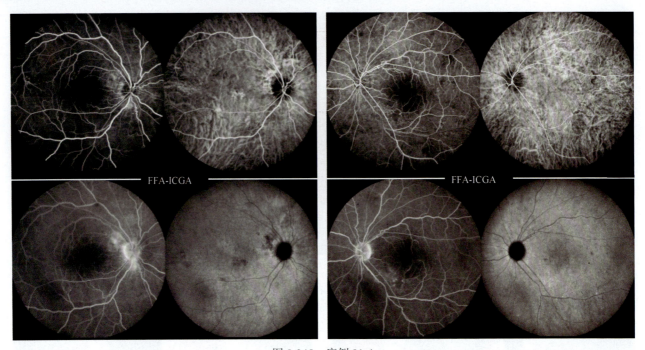

图 8-245 病例 91-4

2013-2-30：FFA-ICGA：双眼背景脉络膜荧光基本正常，左眼颞下视网膜小块无灌注区，晚期双眼视盘染色。

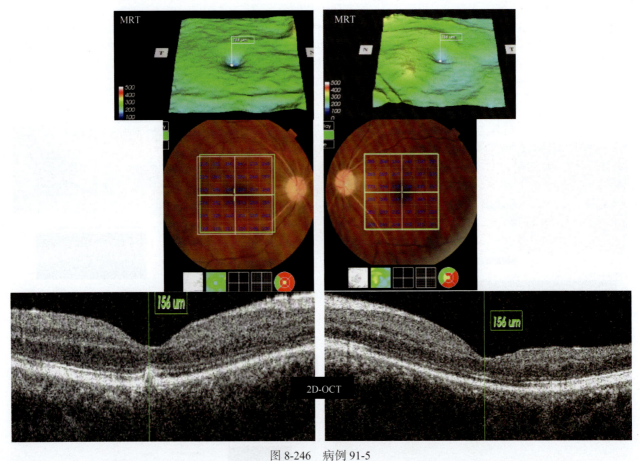

图 8-246 病例 91-5

2013-2-27：MRT：右眼环形近乎消失，左眼颞下环形消失，相应处网膜变薄，余环形存在，色泽淡些。双眼尤其左眼网膜表面波浪样。2D-OCT：双侧黄斑区视网膜神经纤维层变薄，左颞侧更明显。双眼 IS/OS 及色素上皮层内侧高反射带不连续。

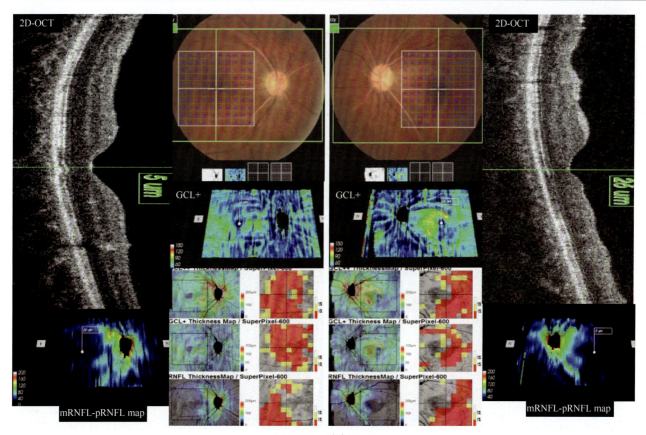

图 8-247　病例 91-6

2013-2-27：mGCC：右眼 GCL+ 环形消失，左眼 GCL+ 主要是颞下环形消失，余环形色泽尚可。双眼病损概率图：GCL+、GCL++、mRNFL 均有损伤。双眼 mRNFL-pRNFL map 不对称，双眼均存在病变，右眼更重些。2D-OCT：双眼神经纤维层萎缩变薄，右眼重。外层视网膜损伤主要在下方网膜，外层结构欠清楚。左眼网膜表面呈波浪样。

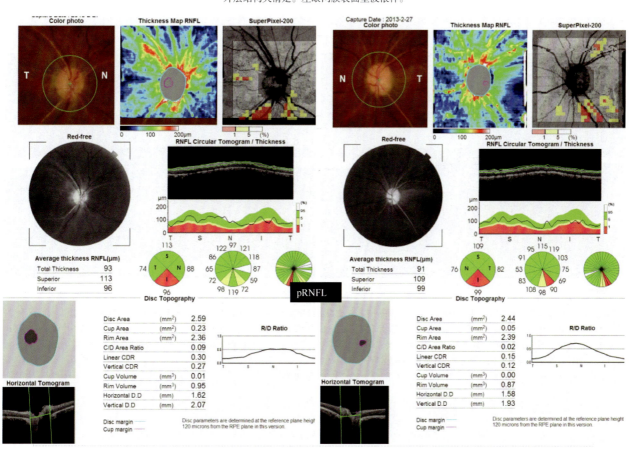

图 8-248　病例 91-7

2013-2-27：pRNFL：双眼盘周纤维有散在部分萎缩，主要在双眼的颞下方。

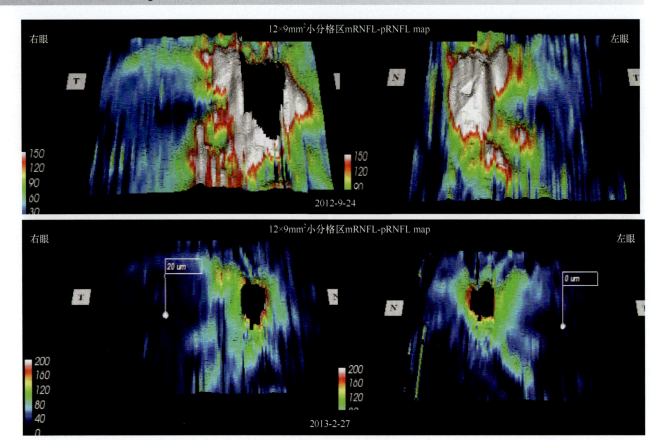

图 8-249 病例 91-8

双眼不同时间段(相隔5个月)mRNFL 和 pRNFL 肿胀及萎缩比较,实际2013-2-27 pRNFL 是刚刚出现萎缩,而 mRNFL 的萎缩在 2012-9-24 已开始出现,5 个月后有加重,似乎进展十分缓慢。

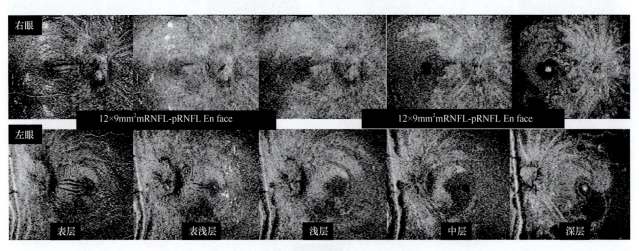

图 8-250 病例 91-9

2012-9-24:急进型高血压急性期视网膜脉络膜病变宽屏网膜神经纤维层不同层次 En face 图像比较:①视网膜皱褶:见于表层和表浅层 En face 图像,表现为信号高低相间的 En face 条纹。②视网膜组织肿胀:表现为 En face 图像信号高低十分不规则,以高或较高信号为主。③各层均可见到弧形、较窄的低信号宽窄不一的楔形样(长短不一)神经纤维萎缩斑块和萎缩带,前者是由于网膜微小动脉阻塞导致的神经纤维缺损,后者是由于供养视神经微小动脉阻塞导致的神经纤维萎缩带。④视盘肿胀的情况下,盘周中、深层神经纤维层尚没有发生明显的萎缩,只存在较窄的、不与视盘边缘连接的弧形缺损条。

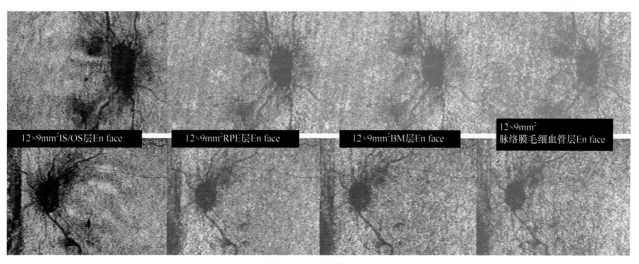

图 8-251　病例 91-10

2012-9-24：急进型高血压急性期外层视网膜和内层脉络膜宽屏 En face 图像比较：① IS/OS 层有肿胀，双眼黄斑区出现基本等同宽窄的较高信号的 En face 条带。②色素上皮层和 BM 层及脉络膜毛细管层基本正常信号 En face 图像。③上述图像中的低信号暗影斑可能与组织肿胀程度有关的阴影。

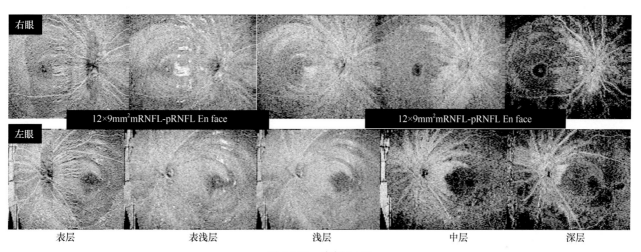

图 8-252　病例 91-11

2013-2-27：本病例 5 个月后的恢复期，双眼网膜神经纤维层不同层次 En face 图像比较：与 2012-9-24 图 8-250 比较，已经不存在视盘、视网膜的水肿，其余各层 En face 图像的特点均存在且更明显。盘周中、深层神经纤维层均出现部分损伤，以双眼颞下神经束损伤更重些，这种表现说明存在相应部位的视神经纤维的损伤，这是与视神经的供养微小动脉阻塞有关。遗憾本病例未做视野检查证实。

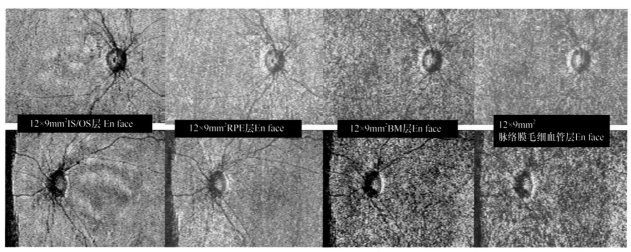

图 8-253　病例 91-12

2013-2-27：本病例 5 个月后的恢复期外层视网膜和内层脉络膜宽屏 En face 图像比较：与急性期的图 8-251（2012-9-24）比较：似乎 OS/OS 层仍有相似的改变，是否与病程较长难以完全恢复有关。RPE 层、BM 层和脉络膜毛细血管层 En face 图像正常。说明本病例对视网膜的损伤严重，对脉络膜层未发生明显器质性改变。

病例 90、91（急进型高血压致脉络膜缺血性病变）的临床特点

1. 脉络膜动脉缺血、阻塞原因很多，最多见于急进型高血压、妊娠高血压伴急进型血压升高者，尤其持续高压较长者，主要损伤是视网膜外层和脉络膜层的缺血萎缩：病变早期是视细胞层和脉络膜内层为主，缺血严重者视网膜内层及脉络膜外层也很快发生萎缩性改变。病例 91 是慢性高血压、动脉硬化的基础，视网膜内层缺血早已存在，mGCC 损伤早已存在。急进型高血压发作，视网膜内层缺血和脉络膜缺血同时出现，本病例治疗及时，脉络膜损伤不明显但视网膜神经纤维损伤更加重了。

2. 单纯脉络膜缺血病变早期：视网膜内层正常或者稍有影响，不会影响神经节细胞层。病变晚期：均可影响神经节细胞层（全层视网膜受损）。

3. 急进型高血压，尤其病例 91 已存在严重动脉硬化，一定同时存在视神经供血障碍。

小结

本章介绍了各类眼底视网膜脉络膜疾病：无论视网膜内层或外层或脉络膜层的疾病，只要不伴发视盘或视神经的侵犯，即使疾病的后期常发生神经节细胞复合体的损伤，网膜神经纤维层的损伤只局限在病变局部，神经纤维的萎缩不向视神经发展。

临床原发性视网膜色素变性（RP）后期常出现视神经萎缩，常需要数十年，为什么？这是 RP 本身进展引起的？还是病人此时又出现视神经的缺血导致？

还有视网膜动脉阻塞：无论主干中央支或主干分支阻塞，均发生视神经萎缩（发生的时间长短不一，这与影响视神经的供血程度有关）。但是视网膜的次分支动脉阻塞不发生视神经萎缩，因为次分支动脉阻塞不影响视神经的供血。

PDR 经过激光 PRP 术后，靠近视盘周围的激光斑离视盘十分近，均不发生激光斑表面的网膜神经纤维萎缩向视盘进展，为什么？要注意 PDR 病例经常伴发视神经病变，故应注意鉴别诊断。

临床很多疾病：如 PDR\SLE\ 恶性高血压视网膜病变等常常发生视网膜程度不等的棉絮斑、网膜局限微小动脉阻塞，导致相应的神经纤维层萎缩及网膜深层变薄，这种神经纤维层损伤也常常是局限在病变局部不发展。临床急进型高血压、SLE 的病例等也经常伴发视神经病变，同样应该注意鉴别诊断。

一些黄斑病变如 AMD、PCV、卵黄样黄斑变性、药物中毒性黄斑病变等，晚期病例均存在黄斑区神经节细胞复合体的损伤，这些疾病的神经纤维萎缩都只局限在病变局部，不向视盘进展。

总之视网膜脉络膜疾病，只要不同时或先后伴发视盘或视神经的损伤，即使疾病后期发生网膜神经纤维层损伤，神经纤维的萎缩不会上行萎缩到视盘和视神经，这是什么机制？有待进一步了解。

第 9 章 增殖期糖尿病性视网膜病变激光全视网膜光凝固术后长期随诊病例的 mGCC、En face 和 Angio-OCT 观察

增殖期糖尿病性视网膜病变（PDR）病例激光全视网膜光凝固术（PRP）后，可以治愈、稳定眼底病变，保持患者有用视力，维持终生生活、生存需要。本章介绍 5 例病例，随诊时间 6～26 年，重点观察激光损伤、糖尿病微动脉阻塞对神经节细胞、神经纤维层损伤，目的是分析激光治疗的作用和注意事项（激光斑损伤、局限网膜微小动脉阻塞、棉絮斑损伤、糖尿病性视神经病变损伤的鉴别诊断和分析 PRP 术后视野改变的影响因素）。随诊时间最长的是 26 年，还在继续随访中，目前左眼已行白内障摘除 +IOL 植入术，视力：右眼 0.8；左眼 0.6。

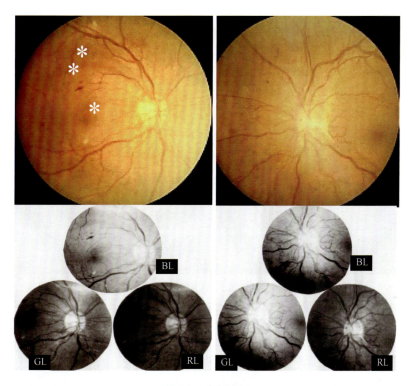

图 9-1　病例 92-1

1990-6-16：韦某，女性，21 岁。发现糖尿病 10 年。单色光相：蓝光相（BL）、绿光相（GL）、红光相（RL）显示视盘新生血管（NVD），左眼 NVD 明显较右眼重。右眼彩色相黄斑区上方可见 3 条神经束萎缩带（*号处）。

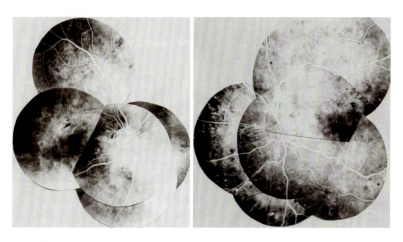

图 9-2　病例 92-2

1990-6-16：双眼：FFA 视网膜渗漏、水肿明显，没有明显无灌注区，双眼视盘新生血管明显，左眼十分多。双眼行氩双色激光（ABGL）PRP 光凝固术。

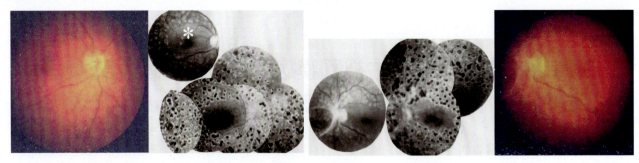

图 9-3　病例 92-3

1997-12-4：双眼 PRP 术后随诊。左眼视力下降 0.6，右眼视力 1.2。左眼视盘表面机化膜牵引黄斑水肿；右眼无赤光相 * 号处是黄斑上方神经束萎缩带。

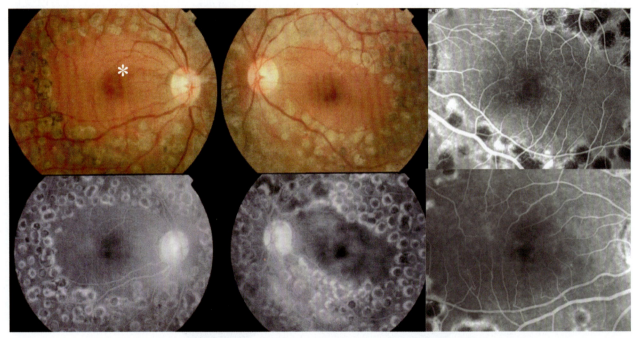

图 9-4　病例 92-4

2002-7-26：FFA：双眼晚期视盘染色。左眼视盘机化膜已手术切除，但左眼晚期黄斑仍有些轻度水肿。右眼黄斑上方有极小的神经束缺损带（* 号）。

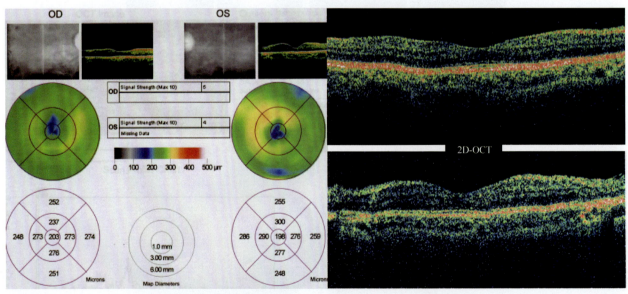

图 9-5　病例 92-5

2007-10-23：MRT：左眼黄斑环形深红色泽，说明 GCL+ 仍然较肿胀，GCL+ 颞下环形不完整，说明该局部 GCL+ 变薄。右眼上方环形不完整，犹如 U 形环，U 形开口处网膜变薄（GCL+ 局限神经束萎缩带区），余环形正常色泽。2D-OCT：双眼视网膜外层结构正常，双眼黄斑区神经纤维层基本对称，正常厚度。

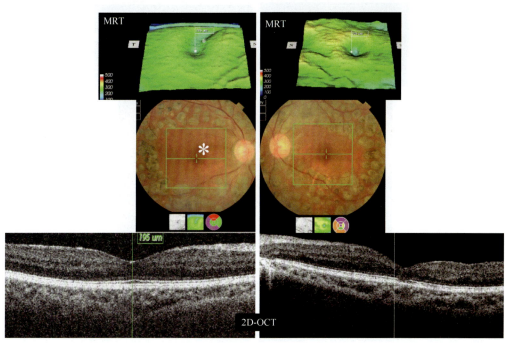

图 9-6 病例 92-6

2011-5-17：MRT：右眼黄斑 U 形环形上方有萎缩缺口，对应彩色相上有局限神经束带缺损（*号处，微小动脉阻塞导致），环形色泽浅淡些，该处网膜变薄。左眼环形色泽深黄，颞下方稍淡些，基本完整。2D-OCT：左眼黄斑中心下有小的 IS/OS 缺损，余双眼视网膜层次正常。

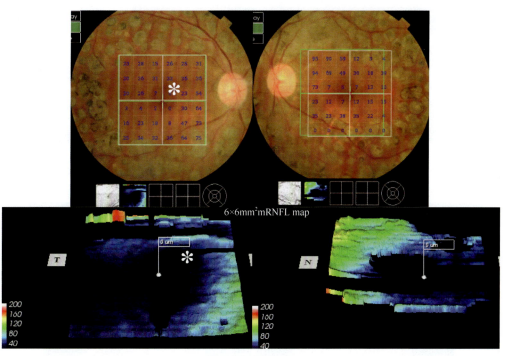

图 9-7 病例 92-7

2011-5-17：双眼窄屏黄斑区网膜神经纤维层厚度地形图像（下图）及其数值图（上图）比较：mRNFL（大分格区扫描）双侧上方不对称，主要位于右眼黄斑上方 U 形缺口*号处呈现局部重度萎缩。这是 PRP 术前即已存在的，是局限性微小动脉阻塞导致。左眼黄斑区鼻侧神经纤维层较右眼相应部位肿胀。

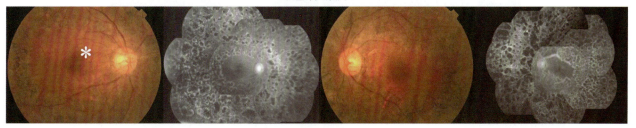

图 9-8 病例 92-8

2015-7-16：FFA：双眼眼底病情稳定，右眼黄斑上方*号处同前不变。

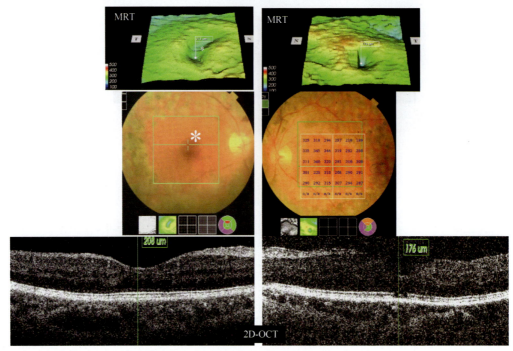

图 9-9　病例 92-9

2015-7-16：与 2011-5-17 基本一致。但是右眼玻璃体有少量出血，可能是激光斑与视网膜局限粘连牵引导致，只是药物治疗，出血渐渐吸收了。右眼黄斑上方＊号处是局限微小动脉阻塞导致视网膜变薄。

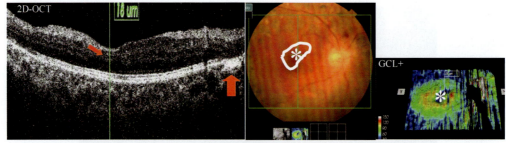

图 9-10　病例 92-10

2015-7-16：黄斑 GCL+ 的环形上方 U 形缺口（＊号处）是由于一支微小动脉阻塞导致，该处双极细胞层和神经纤维层明显萎缩变薄，层次不清（小箭头）相应处视网膜外层正常。下方大箭头是激光斑导致的全层视网膜萎缩。

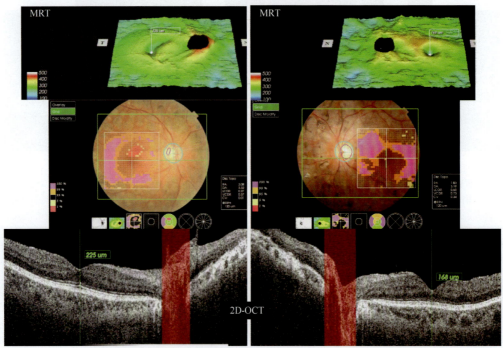

图 9-11　病例 92-11

2016-8-2：MRT：双眼黄斑区环形基本均存在，完整性、色泽不规则，大部分增厚。右眼 U 形口内网膜萎缩。2D-OCT：右眼视盘表面机化膜（原始是 NVD，PRP 后机化），双眼神经纤维层正常厚度。

第9章 增殖期糖尿病性视网膜病变激光全视网膜光凝固术后长期随诊病例的 mGCC、En face 和 Angio-OCT 观察 · 485 ·

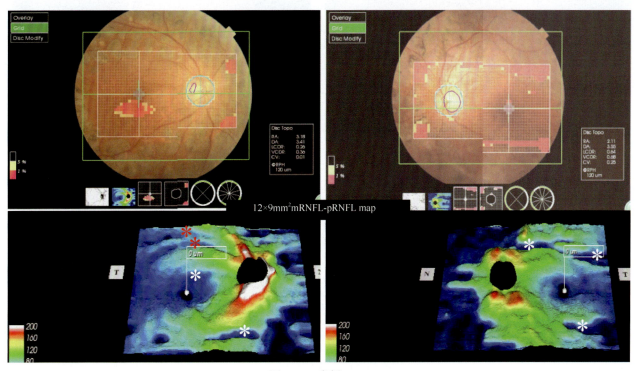

图 9-12 病例 92-12

2016-8-2：双眼宽屏视网膜神经纤维层厚度地形图（下图）及其彩色组合病损概率图（上图）比较：由彩色组合病损概率图显示整个后极部神经纤维层只有局限的神经纤维层损伤，大部分是处在较厚的肿胀阶段，pRNFL 也是肿胀期，没有任何损伤。注意 * 号处，大部分是微小动脉阻塞导致的神经束萎缩带，或者可能是几个近乎平行的激光斑导致（因激光斑也正好在此部位），这些萎缩带均未到达视盘边缘。红色 * 号是两条视神经病变的神经束萎缩带（激光治疗前已存在），上面又有激光斑损伤。

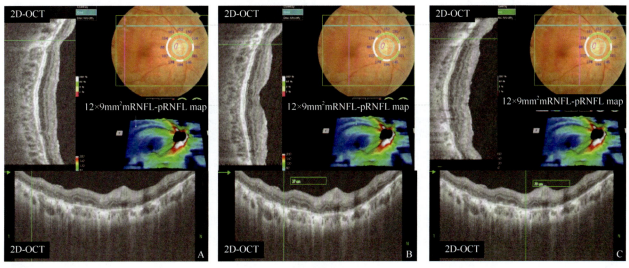

图 9-13 病例 92-13

2016-8-2：认识激光斑损伤的 OCT 表现：三个近乎在同一水平的激光斑位于上方血管弓下方，正好与两条神经纤维萎缩带（激光 PRP 前即已存在）交错在一起，激光斑的损伤是视网膜全层萎缩变薄，导致局部视网膜形成一个凹陷坑，结果形成网膜表面高低不平，形如波浪样，同时也导致外丛层的波浪样改变。注意图中 B：是正好位于激光斑的边缘处，同时又位于神经束萎缩带上，这时主要损伤在网膜外层和脉络膜毛细管层，双极细胞层正常，只是节细胞层和神经纤维层损伤。

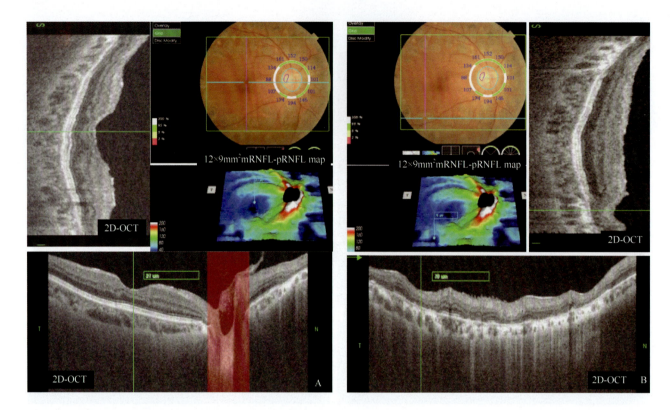

图 9-14　病例 92-14

2016-8-2：两种不同损伤的视网膜萎缩斑图像比较：认识两种不同机制网膜损伤的关键。图中 A：黄斑区中心上方小动脉阻塞斑；注意彩色眼底相红色和蓝色线条的交叉点及其对应的神经纤维层厚度地形图像，并与 2D-OCT 图像对应处比较，主要是网膜内层萎缩变薄，但是视网膜的双极细胞核层仍有部分极窄残留，主要是神经节细胞和神经纤维层萎缩，注意纵扫描 2D-OCT 可见视网膜表面和外丛层的波浪样改变。视网膜外层正常结构。图中 B：这是一个激光斑的损伤：是视网膜全层的损伤，激光斑局部视网膜萎缩变薄，结构层次不清楚，主要损伤是外层视网膜和脉络膜毛细血管层。

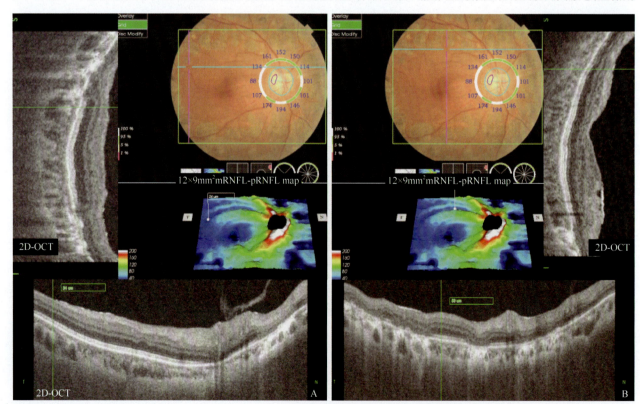

图 9-15　病例 92-15

2016-8-2：神经纤维层萎缩带 2D-OCT 视网膜结构所见：上述 2 个彩色眼底图像的红蓝线交会点是在神经纤维层萎缩带上，同时又不在激光斑上。在 4 个 2D-OCT 图像上可以见到除了神经节细胞层和神经纤维层外，余视网膜脉络膜解剖层次正常。这种神经束缺损是糖尿病微血管病变导致的微小局部视神经损伤，因为范围小，损伤的神经纤维也少，神经纤维缺损带也窄，对盘周神经纤维层厚度的影响也不明显，不易在视盘周围神经纤维 En face 图像中有所反映。

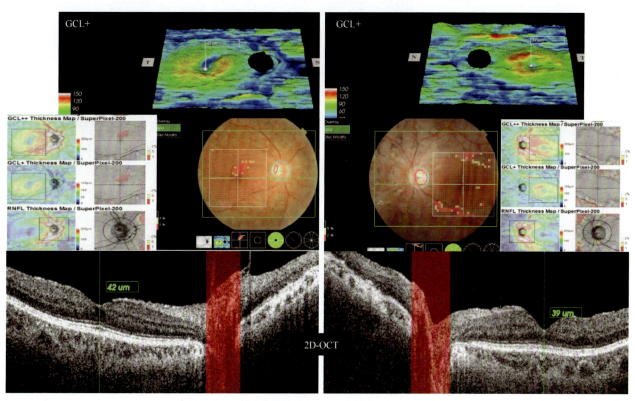

图 9-16　病例 92-16

2016-8-2：GCL+：不完整的环形，且部分肿胀，右眼的 U 形缺损未扩大，病损概率图只有右眼 U 形缺损出损伤，余正常。2D-OCT：双眼黄斑区视网膜神经纤维层正常，右视盘表面机化膜形成（原始是 NVD）。

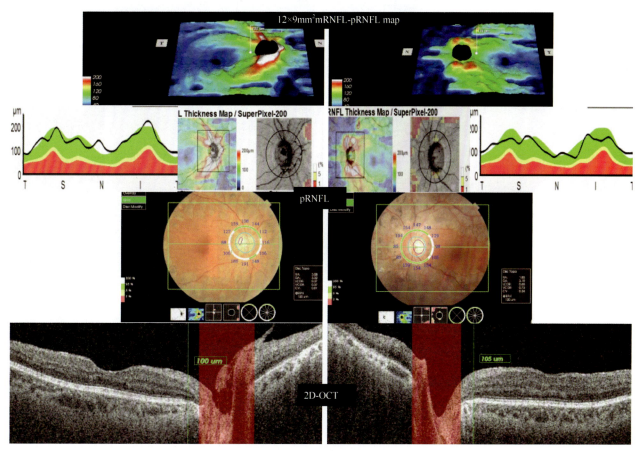

图 9-17　病例 92-17

2016-8-2：pRNFL：双眼盘周神经纤维层均是肿胀增厚。

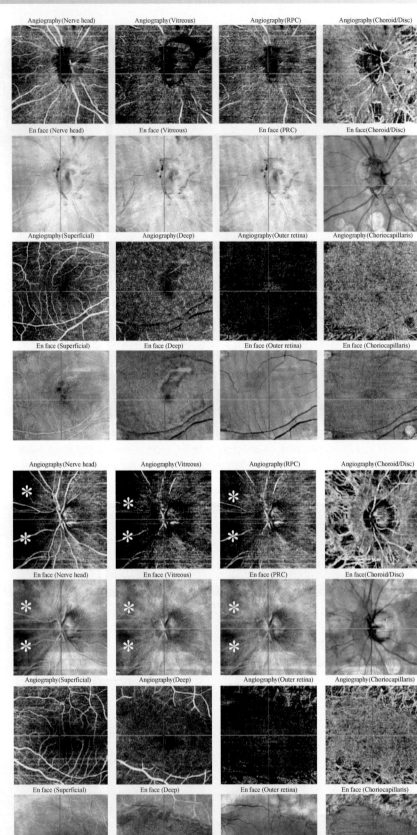

图 9-18　病例 92-18

2016-8-2：右眼视盘、黄斑 Angio/En face：视盘 Angi/En face 图像正常。黄斑区 U 形缺损处 Angio 显示微血管减少，En face 信号低下。浅表层和深层 En face 黄斑上方有十分轻微的窄弧形裂隙样神经束缺损带。

图 9-19　病例 92-19

2016-8-2：左眼视盘、黄斑 Angio/En face：视盘鼻侧缘微血管网略有减少，再靠外血管减少更明显，En face 信号改变相同，这种表现是激光斑导致。黄斑区微血管网基本正常，黄斑区外围边缘受激光斑的影响，略有微血管减少，浅表和深层 En face 明显些。左眼视盘鼻侧激光斑距离视盘极近，26 年后，神经纤维层损伤终止不发展。本病例是 ABGL 激光治疗，视盘周围及黄斑区外围的 En face 图像可见：网膜内层损伤较轻，外层损伤较重，脉络膜毛细血管层损伤较网膜外层更重。

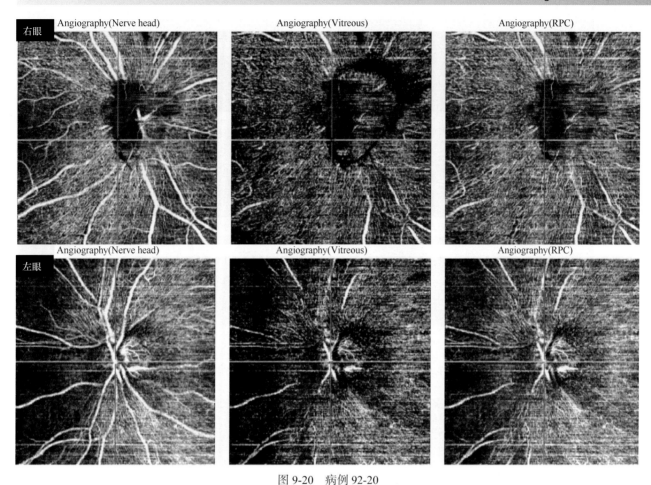

图 9-20　病例 92-20

2016-8-2：双眼 Angio 盘周神经纤维层微血管网正常。双眼视盘鼻侧均有激光斑，但神经纤维萎缩不向视盘缘进展。

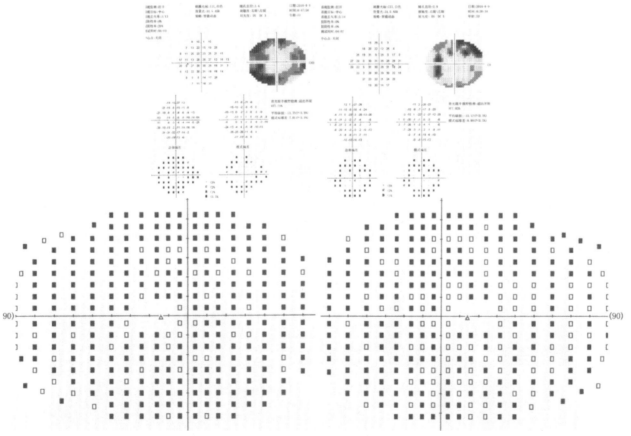

图 9-21　病例 92-21

2016-8-9：双眼中心和周边视野不规则损伤，重度向心缩小，与激光 PRP 损伤广泛的视细胞及色素上皮层有关。

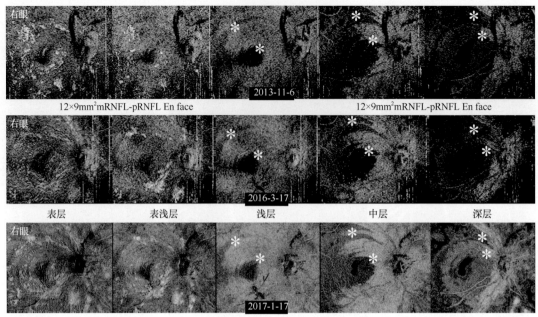

图 9-22 病例 92-22

间隔 3 年多，右眼宽屏神经纤维层不同层次 En face 图像比较：三个时间段图像一致，未看出明显的不同，说明病变基本稳定不变。上述各层次 En face 图像均有窄裂隙样神经纤维缺损的低信号条带，这现象应该是糖尿病视神经微血管阻塞导致的视神经损伤所致，但是黄斑上方局限的萎缩是局限网膜微小动脉阻塞所致（＊号处）。

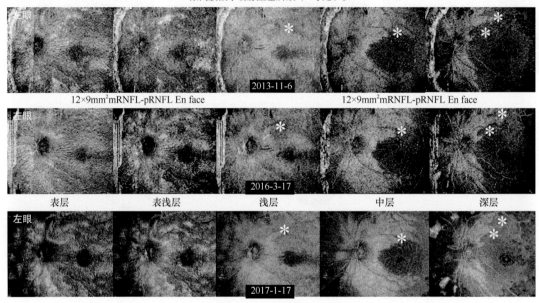

图 9-23 病例 92-23

间隔 3 年多，左眼宽屏神经纤维层不同层次 En face 图像比较：三个时间段图像一致，未看出明显的不同，说明病变基本稳定不变。双眼神经纤维层的 En face 表现：神经纤维层的损伤是局限的尤其是内层的浅表层，En face 信号十分不均匀，这是由于表面高低不平导致。自浅层开始至中深层就出现裂隙状神经纤维缺损，这是糖尿病广泛的局限性视网膜和局限性视神经微动脉阻塞导致。从整体观本病例神经纤维层改变是不能解释视野严重向心缩小的改变，糖尿病 PRP 后视野严重缺损是视细胞和色素上皮严重损伤的结果，激光对神经纤维层损伤不是影响视野严重缺损的主体。

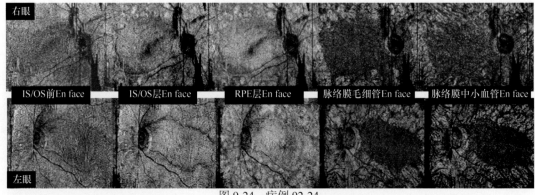

图 9-24 病例 92-24

En face 对氩蓝绿混合激光（ABGL）Ⅲ级光斑穿透深度的了解：本病例视网膜内层激光损伤较轻，外层 IS/OS 层可见光斑的 En face 高或较高信号，主要是色素上皮层及脉络膜毛细血管层损伤最重，光斑 En face 信号最强，脉络膜中小血管层又变弱些。

病例 92 的临床特点

1. 本病例是具有 NVD 的高危 PDR 病例，经过 PRP 治疗，病情基本稳定，随诊 26 年。左眼由于视盘新生血管机化膜牵引导致黄斑水肿，虽然行玻璃体切除、撕膜，解除了视力下降的病因，但由于治疗不及时，视力未恢复原样。右眼视盘表面仍有机化膜覆盖。

2. 本病例是氩蓝绿混合激光作 PRP：氩激光是 70% 蓝光，30% 绿光，主要作用在视网膜层，尤其是视网膜浅层，故一定有神经节细胞层和神经纤维层的萎缩性损伤。26 年后激光斑的损伤：视网膜全层均存在萎缩变薄，是以视网膜内层神经节细胞层和神经纤维层及网膜外层和脉络膜浅层为主。光斑大小有一定扩大，但也不是无限制进展。更特殊的是靠近黄斑外围的光斑，有的正落在狭窄的神经束楔形缺损带上，但并未见到此楔形神经纤维萎缩向视盘进展。更有趣的是视盘鼻侧周围的激光斑，距离视盘边缘十分近，26 年后视盘周围神经纤维层厚度仍然基本正常，视盘 Angio 显示盘周微血管网正常。这种现象应该考虑为什么激光斑的神经纤维萎缩只局限在局部而没有逐年扩展？这可能与损伤的范围大小有关？还是有别的其他某些机制？糖尿病例 PRP 后视野严重向心缩小主要是与广泛的视细胞层和色素上皮层破坏严重程度、破坏的数量有关。En face 反映激光对视盘上下神经纤维束的影响不是十分严重的，说明视野严重丧失不是神经束丧失导致。

3. 联想到视网膜动脉阻塞，是使视网膜内层（神经节细胞层和双极细胞层）损伤，一定会发生神经节细胞层和神经纤维层及双极细胞层萎缩变薄，但是动脉阻塞区损伤程度并不是均匀一致的。

4. 本病例讨论了激光斑损伤、局部微小动脉阻塞或棉絮斑损伤、视神经局部微小动脉阻塞导致的网膜神经束损伤及 OCT 鉴别。

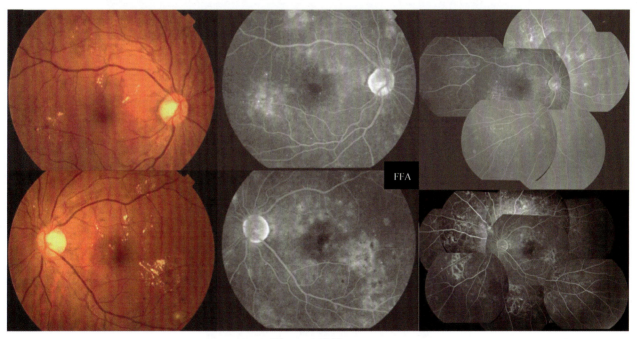

图 9-25　病例 93-1

2004-2-10：贾某，男性，49 岁。PPDR。左眼行 KGYL（氪绿黄混合激光）PRP、右眼观察。左眼：FFA 显示病变主要在中周部及黄斑水肿。右眼：病变也在中周部但较轻，黄斑轻度水肿。本病例随诊：右眼激光后随诊 5 年半多，左眼 12 年多，目前双眼视力 0.6。

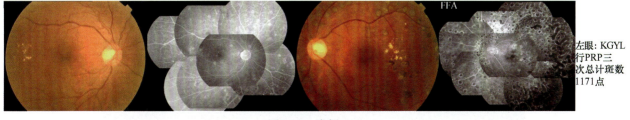

图 9-26　病例 93-2

2011-4-13：患者左眼激光治疗后自觉视力很好，未及时随诊，直至 7 年后复查。右眼 PPDR，较 7 年前稍加重，要求激光治疗，同时左眼黄斑区作激光格珊治疗。

左眼：KGYL 行 PRP 三次总计斑数 1171 点

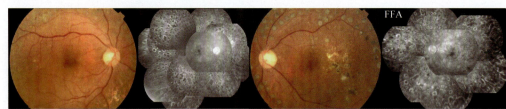

右眼：KGYL行PRP三次总计光斑数1091点　　　　左眼：KYL黄斑格珊光凝650点

图 9-27　病例 93-3

2011-11-16：右眼 PRP 治疗后 7 个月，左眼 7 年半，双眼黄斑轻度水肿（观察，右眼黄斑未治疗）。

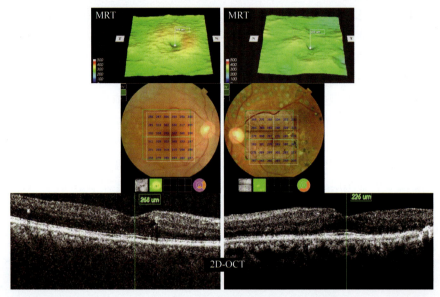

图 9-28　病例 93-4

2011-11-16：MRT：双眼黄斑环形不完整，左眼重，右眼环形部分色泽红，较肿胀。2D-OCT：右眼黄斑区网膜轻度水肿，存在视网膜内囊腔，外层视网膜正常；左眼外层视网膜正中心正常，黄斑区外围 IS/OS 缺失；双眼神经纤维层基本正常。

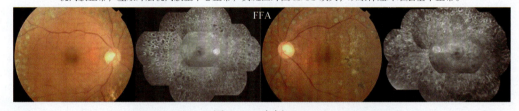

图 9-29　病例 93-5

2012-7-26：FFA 显示病情稳定，右眼黄斑区轻度水肿渗漏（可以观察）。

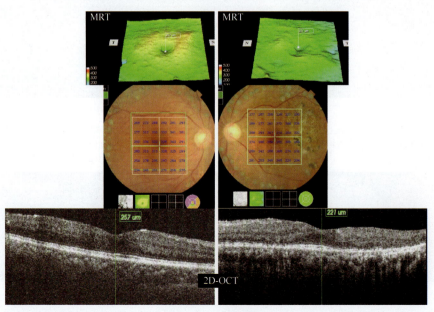

图 9-30　病例 93-6

2012-7-26：与 2011-11-16 比较，基本相似，而且右眼黄斑区视网膜水肿减轻了。

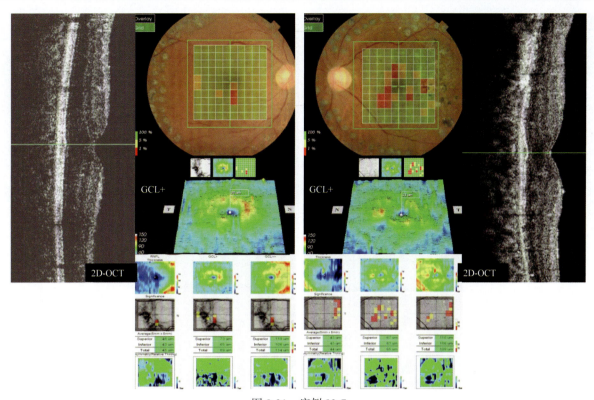

图 9-31 病例 93-7

2012-7-26：GCL+：双眼黄斑环形不完整，右眼大部分存在，左大部分消失。双眼病损概率图显示：双眼仅极少 GCL+ 损伤。2D-OCT：双眼神经节细胞层没有萎缩。

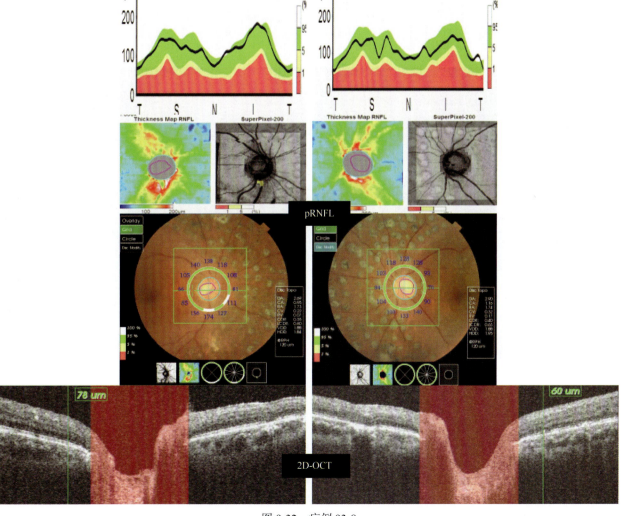

图 9-32 病例 93-8

2012-7-26：双眼 pRNFL 厚度在正常高限，视盘陷凹较大。

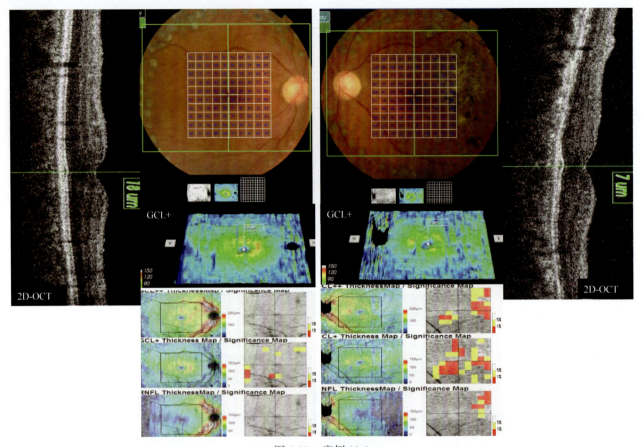

图 9-33 病例 93-9

2013-7-31：与 2012-7-26 比较相似。

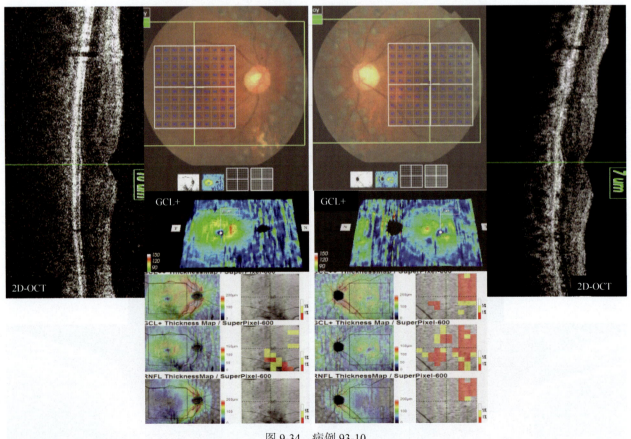

图 9-34 病例 93-10

2014-7-8：与 2013-7-31 比较基本相似，较稳定。

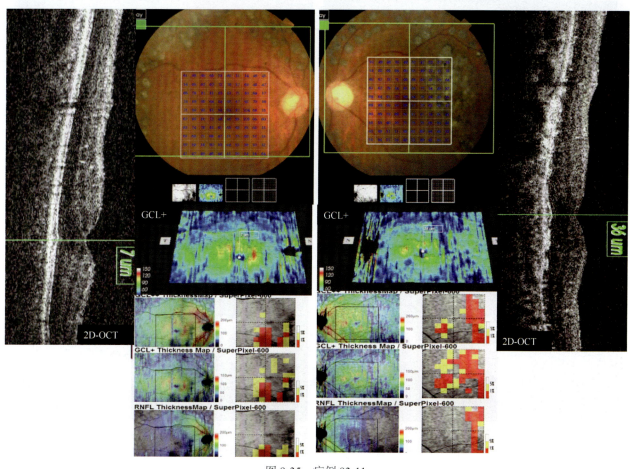

图 9-35　病例 93-11

2015-3-10：与 2014-7-8 比较相似（右眼的改变与摄像不佳有关）。

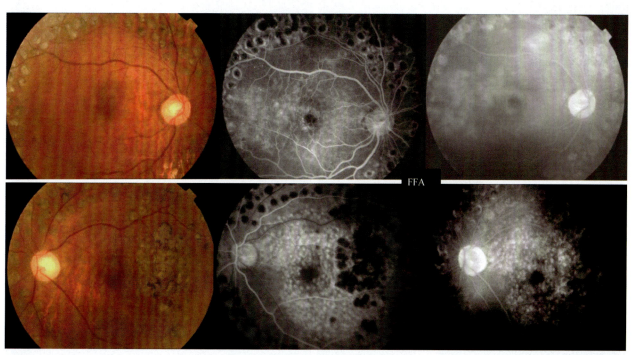

图 9-36　病例 93-12

2016-10-27：FFA：病情稳定，右眼黄斑轻度水肿（继续观察）。

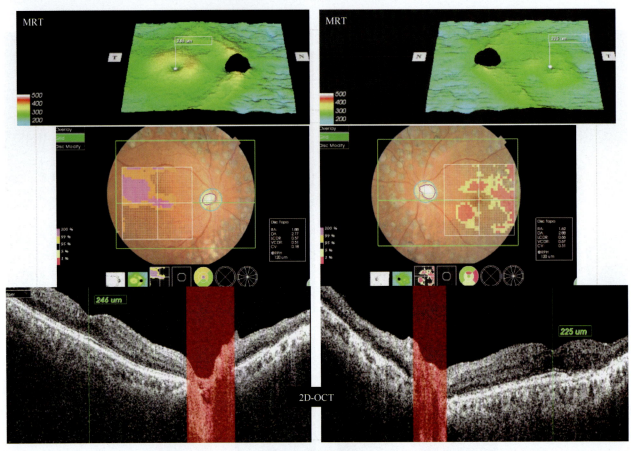

图 9-37 病例 93-13

2016-10-27：MRT：双眼黄斑环形不完整，基本与以前相同，稳定。右眼黄斑区轻度水肿，尤其黄斑颞上方区域（见右彩色概率图）；左眼黄斑区局限变薄（见左眼彩色概率图）。

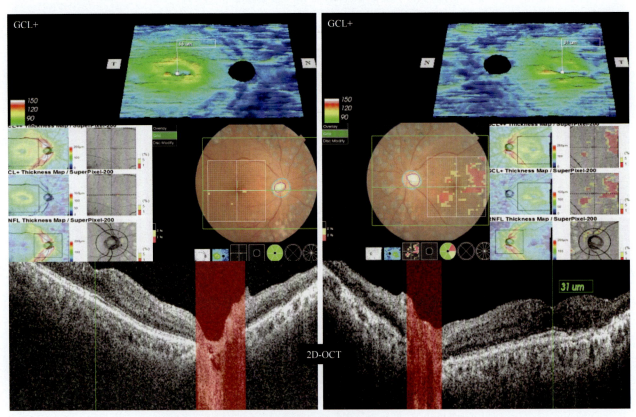

图 9-38 病例 93-14

2016-10-27：GCL+：右眼环形不完整，但病损概率图未显示明确损伤；左眼环形大部分消失，病损概率图显示 GCL+、GCL++ 不规则损伤，但 mRNFL 正常。

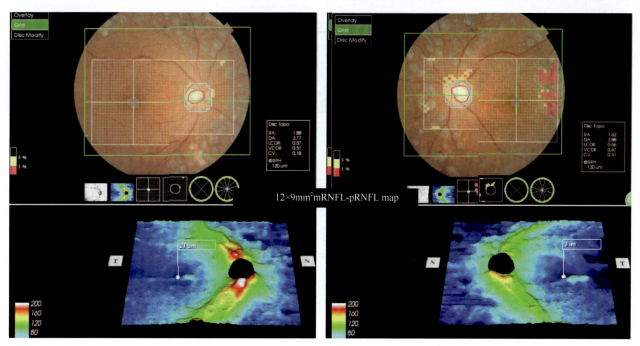

图 9-39 病例 93-15

2016-10-27：双眼宽屏网膜神经纤维层厚度地形图（下图）及其彩色病损概率组合图（上图）比较：双眼扫描区未见网膜神经纤维层损伤（实际是神经纤维层较肿胀），只有左眼颞侧两个激光斑处局限性重度神经纤维萎缩，左眼视盘上边缘处极轻度神经纤维萎缩。双眼 pRNFL 图像不对称，右眼肿胀，左眼视盘颞上支神经束有部分萎缩。

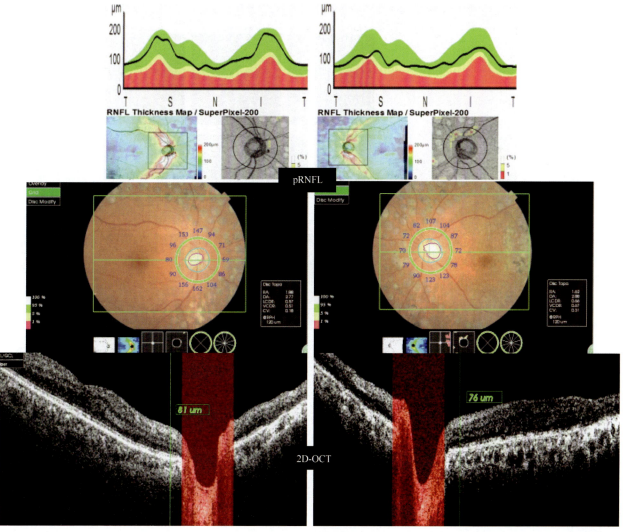

图 9-40 病例 93-16

2016-10-27：双眼视盘陷凹正常。双眼 pRNFL 曲线正常，但左眼较右眼曲线水平低，说明左眼视盘上方神经束有损伤。

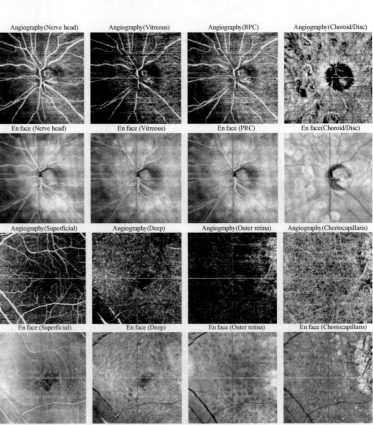

图 9-41 病例 93-17

2016-10-27：右眼视盘、黄斑 Angio/En face 图像比较：右眼视盘周围微血管网正常，相应 En face 图像正常。注意右眼 En face 图像中可见到各层均有激光斑的高信号斑，这种视网膜内层的高信号可能是激光斑的伪影，或可能是因为氪黄绿激光内层视网膜血管血红蛋白吸收导致，或可能是激光斑机化色素紊乱扩散导致，实际光斑损伤主要在视网膜外层和脉络膜层。右眼黄斑区 Angio/En face 图像显示基本正常，右眼黄斑中心外围网膜轻度水肿（En face 呈现小蜂窝样）。

图 9-42 病例 93-18

2016-10-27：左眼视盘、黄斑 Angio/En face 图像比较：左眼视盘周围微血管网正常，相应 En face 图像正常。注意左眼 En face 图像中可见到各层均有激光斑的高信号斑，这种视网膜内层的高信号可能是激光斑的伪影，或可能是因为氪黄绿激光内层视网膜血管血红蛋白吸收导致，或可能是激光斑机化色素紊乱扩散导致，实际光斑损伤主要在视网膜外层和脉络膜层。左眼黄斑区 Angio/En fac 图像显示：左眼黄斑中心网膜小范围无灌注区，同时也存在极轻度视网膜水肿。左眼黄斑区有 KYL 激光格珊斑：视网膜外层呈现 En face 低信号点，脉络膜毛细管层呈稍高信号点。

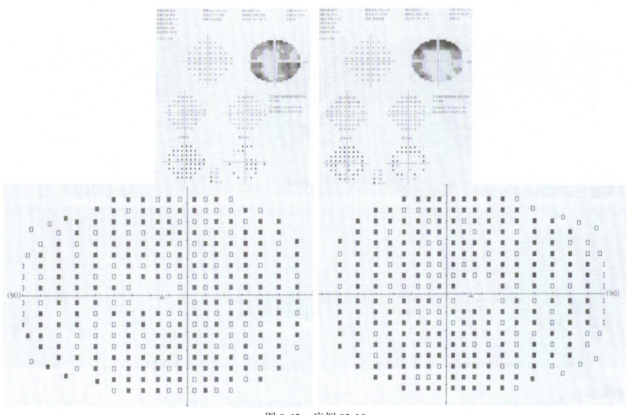

图 9-43　病例 93-19

2016-11-2：双眼中心和周边视野：视野呈现不规则缺损，向心缩小。

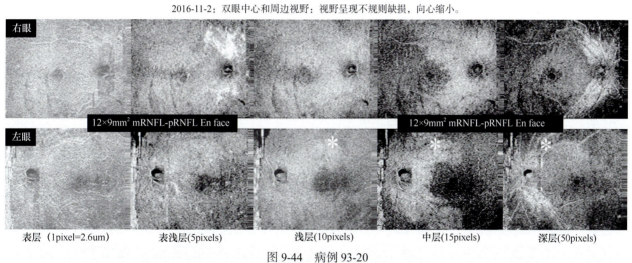

图 9-44　病例 93-20

2013-1-18：双眼宽屏视网膜神经纤维层不同层次 En face 图像比较：左眼 * 号处似有隐约神经纤维层缺损，尤其在中层和深层明显些，左眼深层视盘上方神经束缺损明显。右眼神经纤维层 En face 图像基本正常（似乎视盘上支神经束稍短些）。

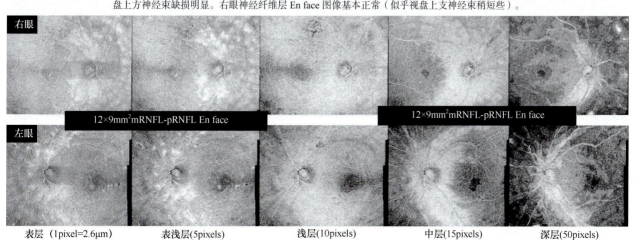

图 9-45　病例 93-21

2016-10-27：双眼宽屏网膜神经纤维层不同层次 En face 图像比较：与 3 年前的 图 9-44（2013-1-18）比较基本一致，说明病情稳定。

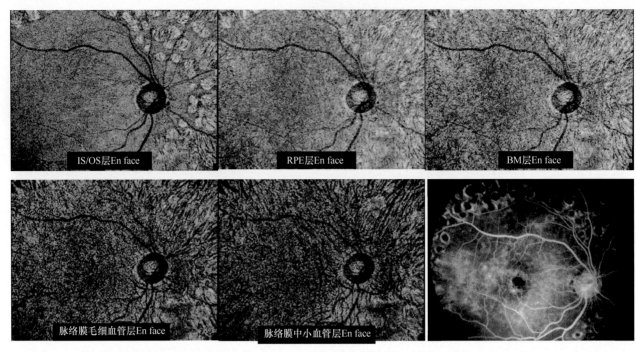

图 9-46　病例 93-22

2016-10-27：右眼 IS/OS-RPE-BM-脉络膜毛细管-脉络膜中小血管 En face 图像观察：右眼未行黄斑激光格珊治疗，黄斑区不存在激光斑点，但后极部外围 3 级激光斑可见，由视网膜外层（IS/OS）到脉络膜中小血管层均可见到激光斑，IS/OS 层激光斑 En face 信号很强，说明 KYGL 对网膜外层的损伤较重。

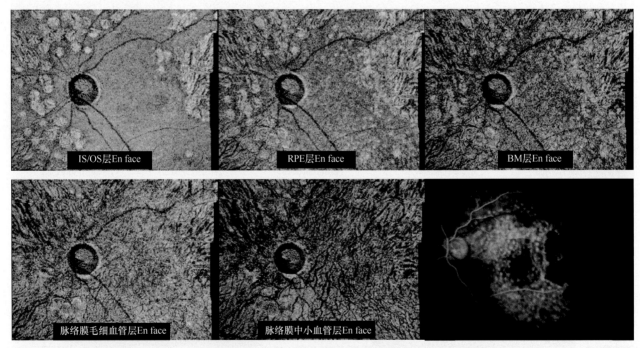

图 9-47　病例 93-23

2016-10-27：左眼 IS/OS-RPE-BM-脉络膜毛细管-脉络膜中小血管 En face 图像观察：3 级激光斑的损伤同右眼改变一样。KYL 黄斑格栅光凝斑可见于 RPE 层和 BM 层，但似乎个别光斑可见于 IS/OS 层及脉络膜毛细血管层，这种现象与激光输出功率、局部视网膜水肿情况等有关，这是极难控制的。

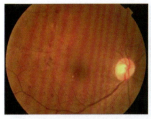 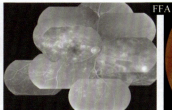 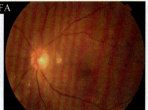 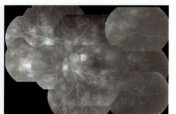

图 9-48　病例 94-1

2009-11-2：赵某，女性，48 岁。双眼 PDR。FFA 显示双眼存在视网膜新生血管形成，双眼 KGYL 行 PRP 激光光凝固术。本病例激光后随诊 7 年，目前视力：右眼 0.4；左眼 0.5。

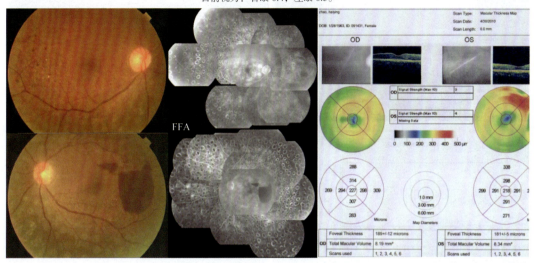

时域-OCT双眼MRT：黄斑区环形色泽红呈现肿胀样

图 9-49　病例 94-2

2010-4-30：PRP 术后半年多复查：视网膜激光斑基本均匀，左眼存在网膜前出血，双眼黄斑区水肿。双眼追加 PRP，同时做双黄斑区 KYL 格栅激光。

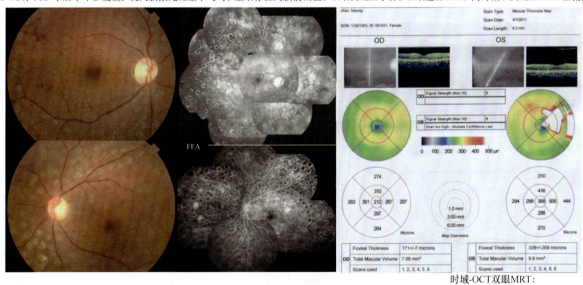

时域-OCT双眼MRT：
黄斑区环形色泽红,呈现肿胀样,
但较2010-4-30明显见好

图 9-50　病例 94-3

2011-4-7：病情较稳定，除右眼少量追加 PRP 外，继续随诊观察。

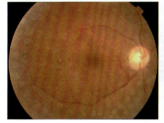 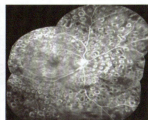 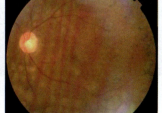 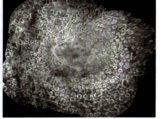

图 9-51　病例 94-4

2016-10-14：双眼病情稳定。至此双眼 KGYL 行 PRP 总激光斑数：右眼 983 点；左眼 1085 点。KYL 行黄斑格栅激光：右眼 809 点；左眼 650 点。

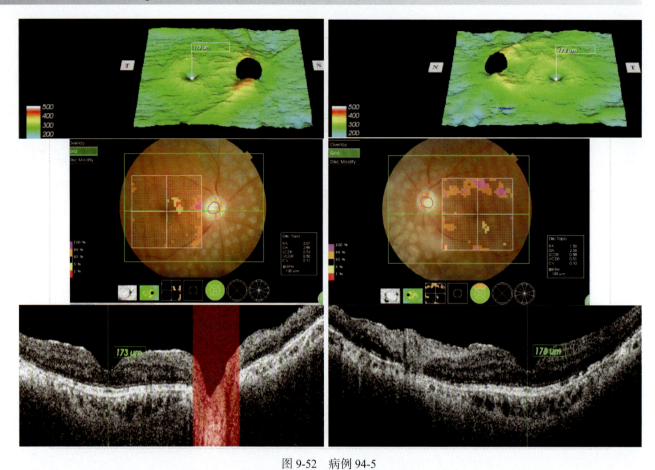

图 9-52 病例 94-5

2016-10-14：MRT：双眼黄斑环形不够完整，彩色病损概率图显示黄斑区视网膜不规则轻度肿胀。2D-OCT：黄斑区轻度前膜形成。

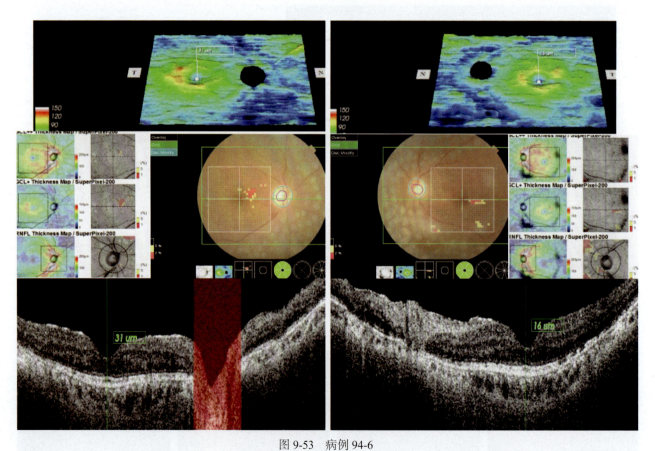

图 9-53 病例 94-6

2016-10-14：GCL+：双眼 GCL+ 环形不完整，萎缩与肿胀均存在，病损概率图显示极少量局限的 GCL+ 萎缩。2D-OCT：双眼 IS/OS 层有缺损，左眼明显，激光格栅导致，神经纤维层正常。

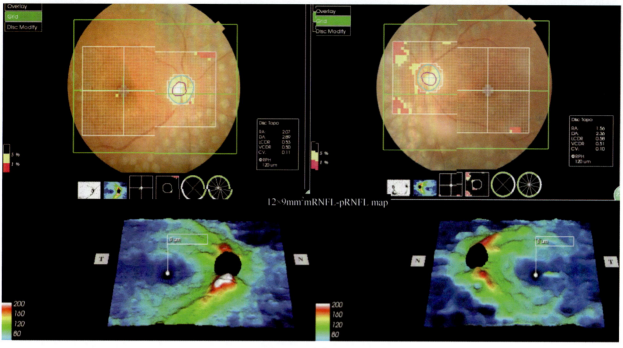

图 9-54 病例 94-7

2016-10-14：双眼宽屏神经纤维层厚度地形图（下图）及其彩色组合病损概率图（上图）比较：双眼视网膜神经纤维层没有损伤，而是处在较肿胀的厚度，病损概率图中个别处（右眼视盘鼻上角视网膜，左眼视盘鼻上下角视网膜）有神经纤维局限萎缩是激光损伤导致。双眼 pRNFL：双眼视盘颞上下神经束图像形态正常。

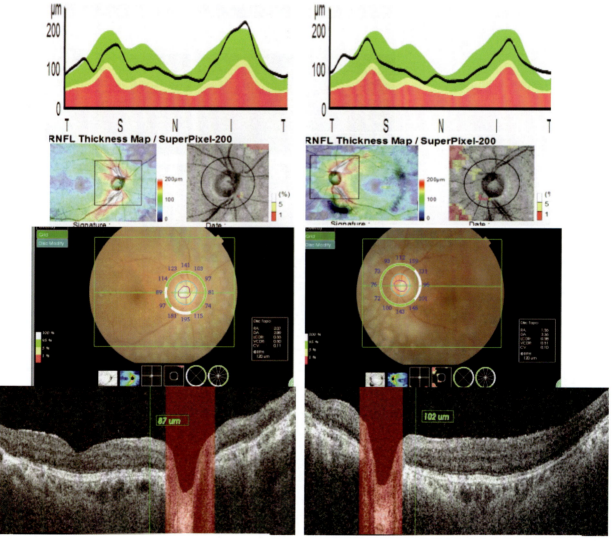

图 9-55 病例 94-8

2016-10-14：双眼 pRNFL 是正常厚度。

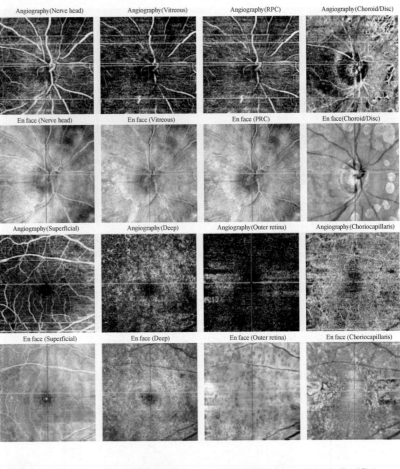

图 9-56　病例 94-9

2016-10-14：右眼视盘、黄斑 Angio/En face 图像比较：右视盘 Angio 显示：盘周微血管网基本正常，相应 En face 图像也基本正常，鼻侧视网膜层次隐约有信号稍偏高低不一的激光斑信号，脉络膜层激光斑是高信号斑。右黄斑 Angio 图像基本正常，相应 En face 图像信号也基本正常，在视网膜外层和脉络膜毛细血管层可见格栅激光点（视网膜外层呈低信号点、脉络膜毛细管层呈偏高信号点）。

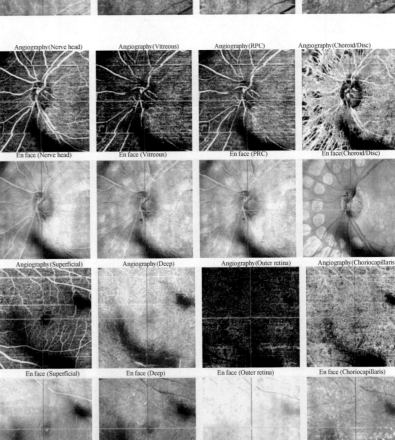

图 9-57　病例 94-10

2016-10-14：左眼视盘、黄斑 Angio/En face 图像比较：左视盘 Angio 显示：盘周微血管网基本正常，相应 En face 图像也基本正常，鼻侧视网膜层次有信号稍偏高低不一的激光斑信号，脉络膜层激光斑是高信号斑。左眼黄斑 Angio 图像基本正常，相应 En face 图像信号也基本正常，在视网膜外层和脉络膜毛细血管层可见格栅激光点（视网膜外层呈低信号点、脉络膜毛细管层呈偏高信号点）。所有图像中黑色弧形条是玻璃体混浊阻挡。

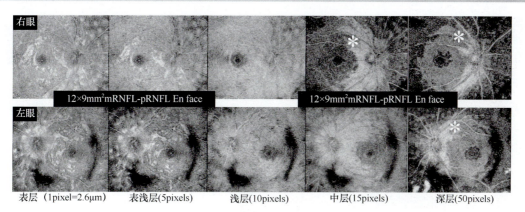

图 9-58 病例 94-11

2016-10-14: 双眼宽屏视网膜神经纤维层不同层次 En face 图像比较: 双眼表层、表浅层和浅层: 均存在鼻侧视网膜激光斑呈偏高信号不匀的 En face 斑。中层视网膜神经纤维层仍显示基本正常,右上方可见有楔形尖端(＊号处),这是神经纤维缺损的表现,到深层就明显显示神经纤维的缺损了(这种缺损可能是 PRP 激光导致,也可能是视网膜局限微动脉阻塞导致或可能是供养神经的微小动脉阻塞导致微小缺血性视神经病变导致,因为在中周部网膜病变很难用 OCT 来鉴别)。

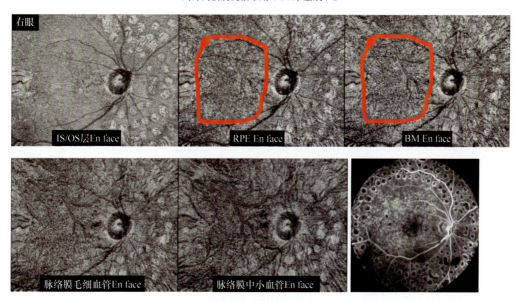

图 9-59 病例 94-12

2016-10-14: 右眼: 激光斑对 IS/OS-RPE-BM- 脉络膜毛细血管 - 脉络膜中小血管影响 En face 图像观察: 3 级 KYGL 激光斑对视网膜外层有较强的作用, 光斑 En face 信号极强, 最深层对脉络膜中小血管损伤明显, 说明激光输出功率过高些。1 级 KYL 黄斑格栅光凝: 主要在 RPE 和 BM 层见到小的 En face 亮点, 在网膜外层和脉络膜毛细血管层看不到, 说明激光输出功率较合适。

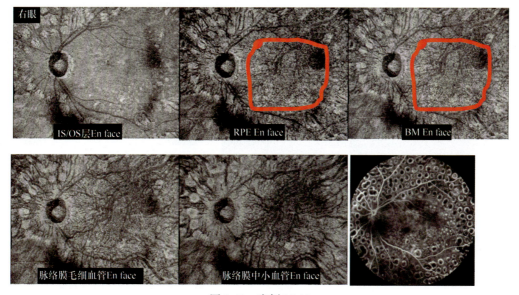

图 9-60 病例 94-13

2016-10-14: 左眼: 激光斑对 IS/OS-RPE-BM- 脉络膜毛细血管 - 脉络膜中小血管影响 En face 图像观察: 左眼激光后视网膜脉络膜反应与右眼基本相似。左眼 KYL 光斑较右稍强些, 因为在外层视网膜及脉络膜毛细管可以见到黄斑颞侧外周的亮点。

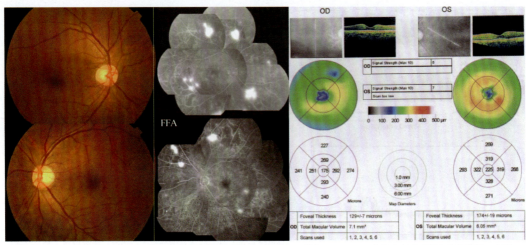

时域-OCT-MRT：右眼黄斑环形颞上方位缺损，左眼环形完整，双眼环形部位色泽红，较肿胀

图 9-61　病例 95-1

2008-4-9：侯某，男性，46 岁。双眼 PDR。FFA：双侧视网膜已有视网膜新生血管形成。双眼 KYGL 行 PRP 激光治疗和黄斑 KYL 格栅激光治疗。本病例激光治疗后随诊 9 年。目前视力：右眼 0.6；左眼 0.8。

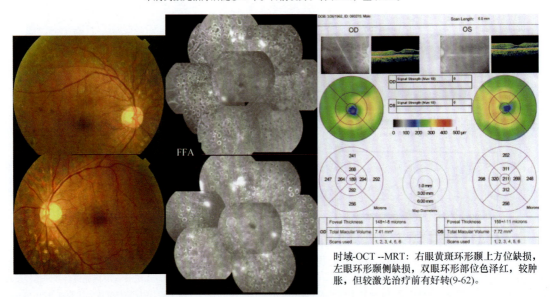

时域-OCT --MRT：右眼黄斑环形颞上方位缺损，左眼环形颞侧缺损，双眼环形部位色泽红，较肿胀，但较激光治疗前有好转(9-62)。

图 9-62　病例 95-2

2008-8-29：双眼 PRP 术后 3 个月复查：病情稳定，双部分区域追加 PRP 和部分追加格栅光凝。

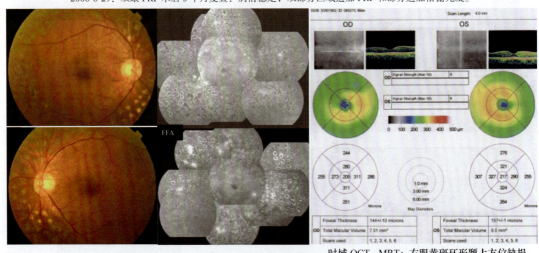

时域-OCT --MRT：右眼黄斑环形颞上方位缺损，左眼环形颞侧缺损，双眼环形部位色泽红，较肿胀，但较上次（图9-62）肿胀稍加重。

图 9-63　病例 95-3

2008-12-5：FFA：较上次复查（图 9-62）明显见好。继续观察。

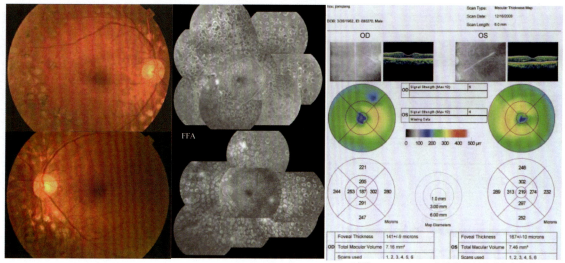

时域-OCT --MRT：右眼黄斑环形颞上方位缺损，左眼环形颞侧缺损，双眼环形部位色泽红，较肿胀，但较上次（图9-63）肿胀明显减退。

图 9-64　病例 95-4

2009-12-16：病情稳定，至此双眼 KYGL 行 PRP 术，激光斑点总数：右眼 1272 点；左眼 1241 点。双眼 KYL 黄斑格栅：右眼 378 点；左眼 759 点。

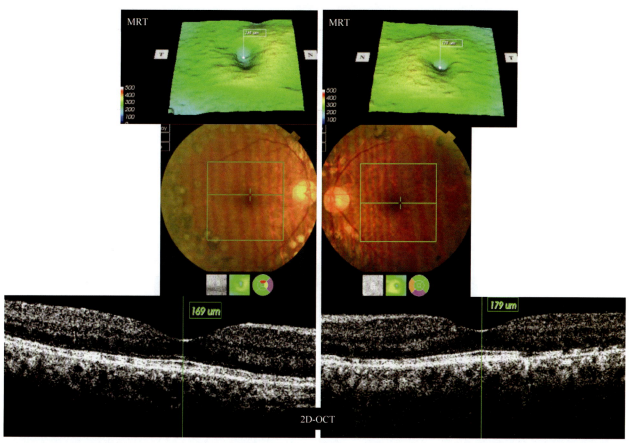

图 9-65　病例 95-5

2013-12-10：MRT：黄斑环形不完整，右眼颞上缺损、左眼颞侧环形扁平，余环形色泽较红。2D-OCT：双眼 RPE 及 IS/OS 层有间断缺损，这是激光格栅导致，双神经纤维层正常。

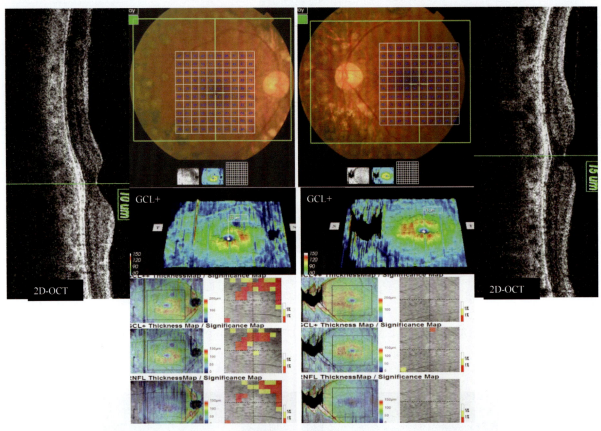

图 9-66　病例 95-6

2013-12-10：GCL+：右眼环形颞上象限缺损，余双眼环形色泽较红，略肿胀，病损概率图显示：右眼颞上 GCL+ 有萎缩，左眼正常。

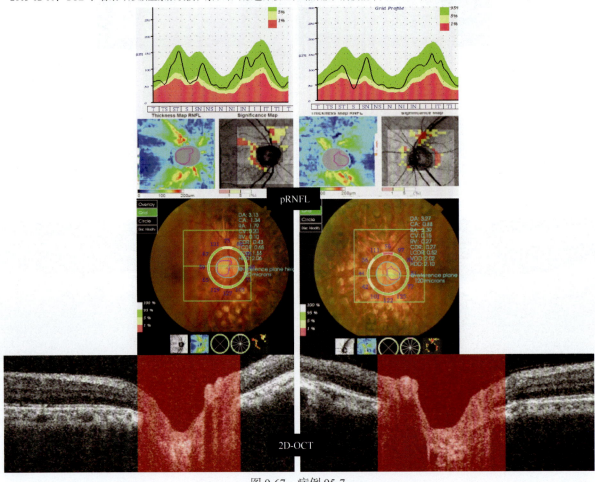

图 9-67　病例 95-7

2013-12-10：pRNFL：右眼视盘颞上象限有神经纤维层损伤，左眼似乎基本正常（摄片不够理想）。

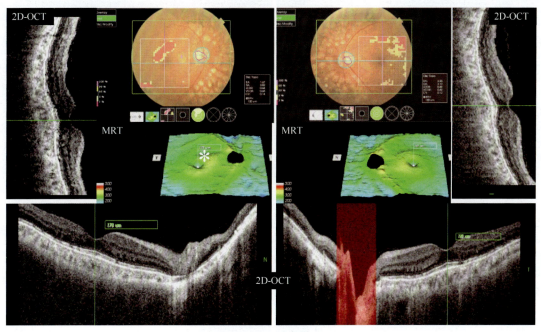

图 9-68　病例 95-8

2017-4-18：MRT：右眼黄斑环形颞上象限缺损，上方网膜局限凹陷（网膜局部变薄成坑状，＊号处），左眼环形与 2013-12-10 图相似。双眼黄斑环形肿胀和萎缩混杂。2D-OCT：可见格栅激光对 RPE 和 IS/OS 的损伤，视网膜神经纤维层正常。

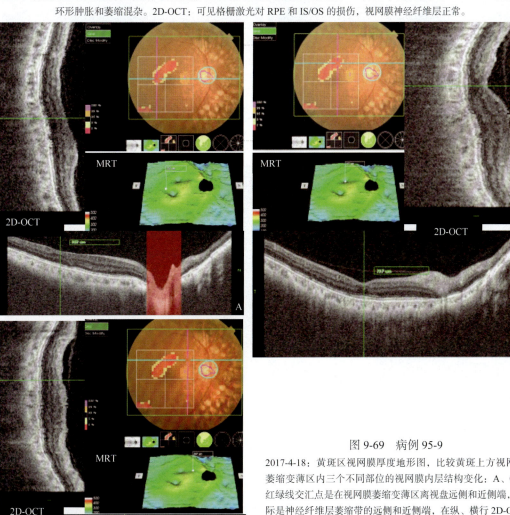

图 9-69　病例 95-9

2017-4-18：黄斑区视网膜厚度地形图，比较黄斑上方视网膜萎缩变薄区内三个不同部位的视网膜内层结构变化：A、C：红绿线交汇点是在视网膜萎缩变薄区离视盘远侧和近侧端，实际是神经纤维层萎缩带的远侧和近侧端，在纵、横行 2D-OCT 图像可见双极细胞层正常，只是神经节细胞层萎缩变薄，说明只有神经节细胞层复合体受损伤。B：红绿线交汇处是视网膜内层局限性萎缩凹陷处，此处视网膜神经节细胞层和双极细胞层均萎缩（纵、横行 2D-OCT 图像显示），视网膜外丛层明显向内侧视网膜表面隆起。

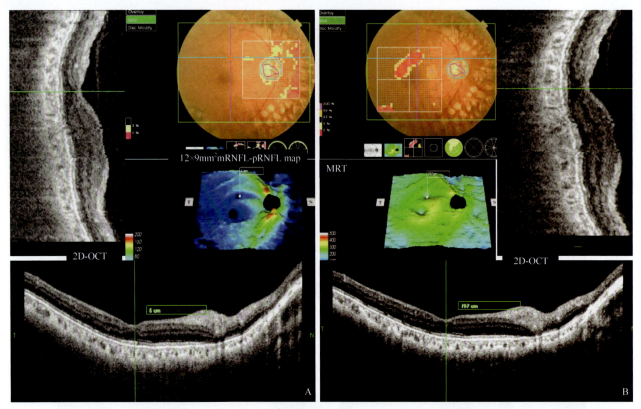

图 9-70　病例 95-10

2017-4-18：黄斑上方局限性微小动脉阻塞区在黄斑区视网膜厚度地形图（MRT）和神经纤维层厚度地形图显示的比较：在神经纤维层厚度地形图像可以看到清晰的神经纤维萎缩带上有一个局限的蓝黑色萎缩更明显的萎缩斑（图A）；而在视网膜厚度地形图像中只能见到局限的比神经纤维萎缩带区稍小的不十分清楚的视网膜变薄区，只可见到局限视网膜萎缩凹陷斑区较清楚，四个 2D-OCT 图像显示一致，均可见到视网膜内层（神经节细胞层和双极细胞层）萎缩变薄，外丛层向视网膜表面隆起。

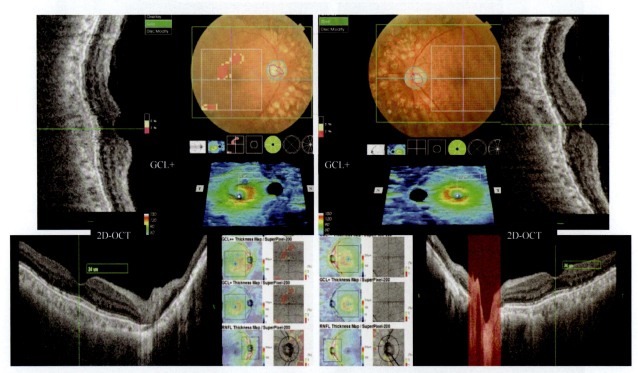

图 9-71　病例 95-11

2017-4-18：GCL+ 改变与图 9-66（2013-12-10）相似，注意右眼 GCL+ 环形肿胀与萎缩混杂存在，左眼 GCL+ 环形肿胀，基本完整。

第 9 章 增殖期糖尿病性视网膜病变激光全视网膜光凝固术后长期随诊病例的 mGCC、En face 和 Angio-OCT 观察

图 9-72　病例 95-12

2017-4-18：双眼宽屏网膜神经纤维层厚度地形图图像比较：双眼视网膜神经纤维层厚度不对称，明显是右眼存在后极部视网膜神经纤维层不规则萎缩变薄，重点是上方有一个类似于激光斑样圆形的局限的视网膜凹陷（＊号处）正落在神经束缺损带上。这表明该处有局部视网膜微动脉阻塞导致的局限性萎缩斑，又有视神经局限缺血导致的神经纤维层萎缩带形成，两者重叠在一起（＊号处）。左眼视网膜神经纤维层厚度地形图正常。双眼视盘颞上、下神经束基本正常图像形态。

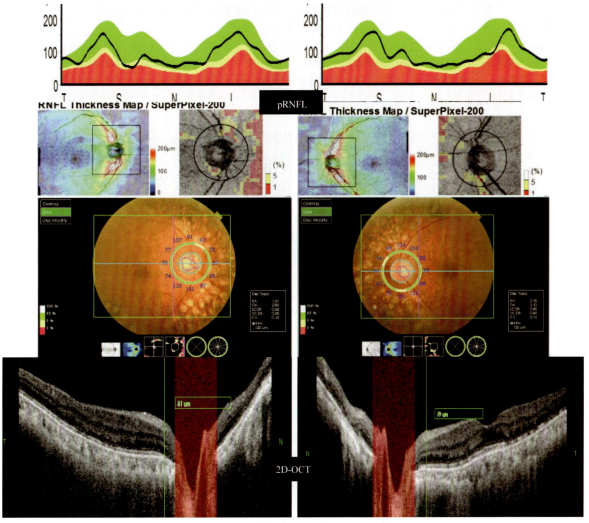

图 9-73　病例 95-13

2017-4-18：双眼 pRNFL 显示神经纤维层厚度基本正常。双眼鼻侧离视盘较远处是激光斑损伤。

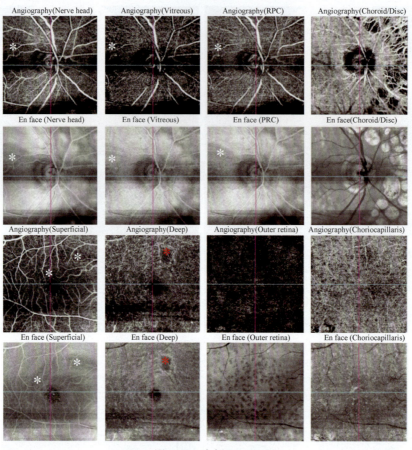

图 9-74　病例 95-14

2017-4-18：右眼视盘、黄斑 Angio/En face 图像比较：右眼除视盘颞上方神经束缺损带处微血管网减少外（＊号处），余盘周微血管网正常。相应处 En face 信号减低，余盘周 En face 信号正常。各个图像视盘鼻侧激光斑 En face 较强。这种视网膜内层的高信号可能是激光斑的伪影，或可能是因为氪黄绿激光内层网膜血管血红蛋白吸收导致，或可能是激光斑机化色素紊乱扩散导致，实际光斑损伤主要在视网膜外层和脉络膜层。右眼黄斑上方神经束缺损带处微血管网及 En face 信号减少，余视网膜微血管网及 En face 信号正常。注意黄斑上方一小斑状局限性微血管网减少和 En face 信号低下（红色＊号处），这就是局限性视网膜缺血萎缩处。

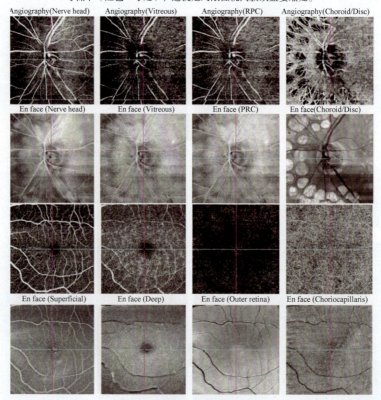

图 9-75　病例 95-15

2017-4-18：左视盘、黄斑 Angio/En face 图像比较：左眼视盘、黄斑 Angio/En face 图像形态正常。视盘鼻侧均可见到激光斑 En face 图像信号增强。这种视网膜内层的高信号可能是激光斑的伪影，或可能是因为氪黄绿激光内层视网膜血管血红蛋白吸收导致，或可能是激光斑机化色素紊乱扩散导致，实际光斑损伤主要在视网膜外层和脉络膜层。

图 9-76 病例 95-16

2012-11-13：双眼宽屏视网膜神经纤维层不同层次 En face 图像比较：左眼：各层次神经纤维层 En face 图像基本正常，只是深层图像视盘颞侧上下神经束稍变窄些，这可能与 PRP 激光损伤有关。右眼：由表层到中层＊号处可见楔形神经束缺损带，越向深处越清晰，几乎与视盘缘连接。由中层可见上方神经束较下方变短些，到深层视盘颞上神经束明显变短了，说明视网膜中纬到后极部神经纤维层损伤，这是由局部视网膜微小动脉阻塞和局部供养视神经微小动脉阻塞导致的微小缺血性视神经病变两个原因导致。即局限性视网膜微小动脉阻塞正巧发生在视神经局限缺血导致的神经纤维层萎缩带上。

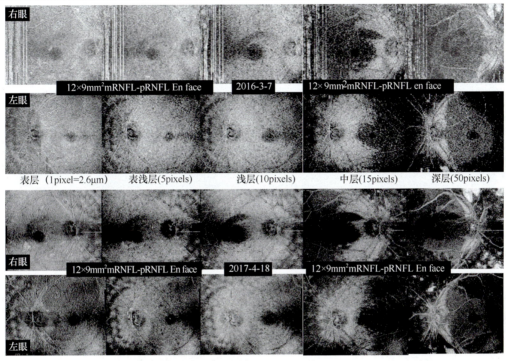

图 9-77 病例 95-17

双眼宽屏视网膜神经纤维层不同层次 En face 图像比较：2016-3-7、2017-4-18 与 2012-11-13（图 9-76）的比较，3 次神经纤维层 En face 图像基本完全一致，说明 4 年半内病情稳定。

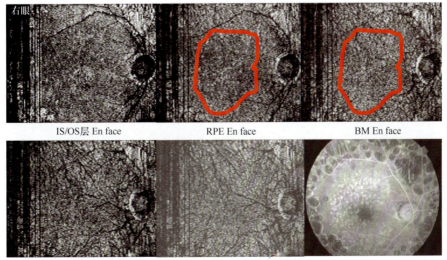

图 9-78 病例 95-18

2016-3-7：激光对视细胞-RPE-BM-脉络膜毛细血管复合体层损伤的 En face 图像观察（右眼）：本患者是应用 KGL 激光作双黄斑区格栅光凝，激光斑点 En face 表现：小亮点，主要位于 RPE 层及 BM 层（红色圈内），IS/OS 层和脉络膜毛细管层也可见少许损伤。

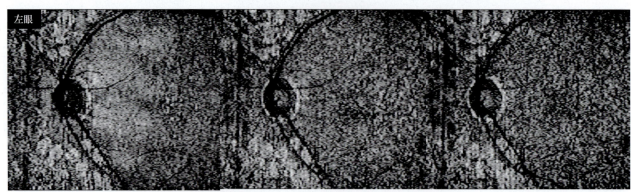
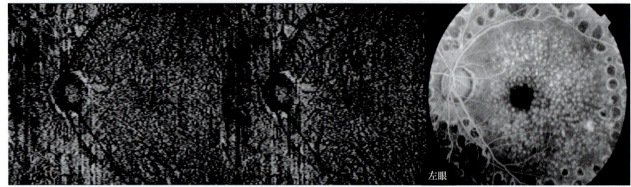

RPE En face　　　　　　　BM En face

脉络膜毛细血管En face　　　　脉络膜中小血管En face

图 9-79　病例 95-19

2016-3-7：激光对视细胞 -RPE-BM- 脉络膜毛细血管复合体层损伤的 En face 图像观察（左眼）：左眼格栅光斑与右眼所见一致。

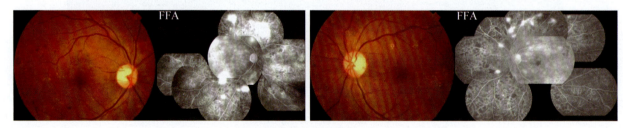

图 9-80　病例 96-1

2005-10-21：曹某，男性，30 岁。双眼高危 PDR 伴发重度黄斑水肿（DME）。双眼 KYGL 行 PRP 激光治疗、黄斑 KYL 格栅光凝固治疗。本病例激光后随诊 11 年。目前双眼矫正视力 0.8。

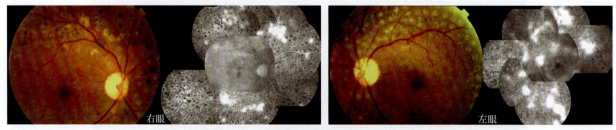

图 9-81　病例 96-2

2006-9-15：FFA：患者随诊不及时，仍有玻璃体网膜粘连处明显渗漏，给予适当追加 PRP。

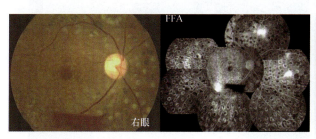
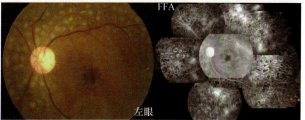

图 9-82　病例 96-3

2007-11-21：又一年多后随诊，病情基本稳定。右眼可见有液面的玻璃体出血，这是激光斑与视网膜局限粘连导致。辅助药物治疗即可吸收。

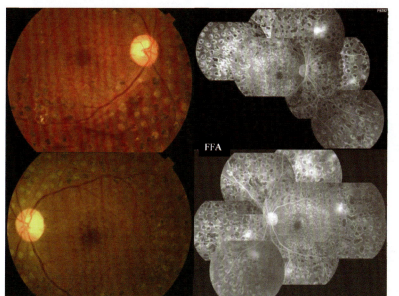
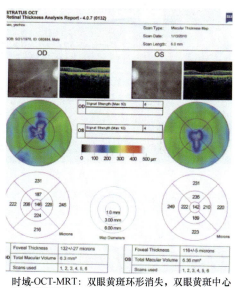

时域-OCT-MRT：双眼黄斑环形消失，双眼黄斑中心视网膜较更薄

图 9-83　病例 96-4

2010-1-22：3 年后随诊病情稳定。右眼玻璃体再次少量出血。

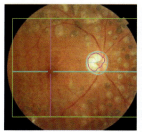
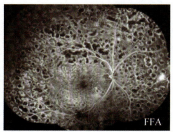
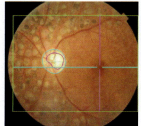
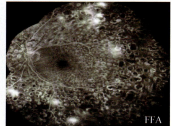

图 9-84　病例 96-5

2016-10-24：6 年后随诊，病情稳定。

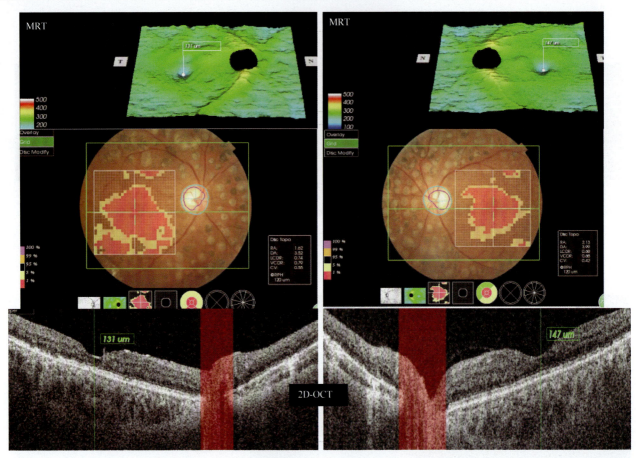

图 9-85 病例 96-6

2016-10-24：MRT：双眼黄斑区环形基本消失，双眼黄斑区网膜起伏不均匀，双彩色病损概率图显示黄斑中心区大范围网膜变薄。2D-OCT：双眼IS/OS 层有断续缺损（格栅激光所致），双神经纤维层似乎稍变薄。

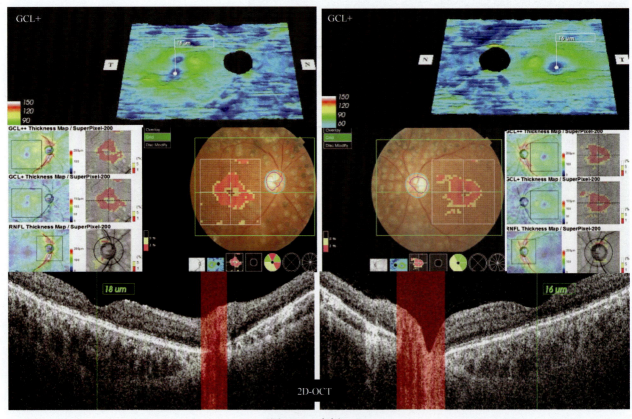

图 9-86 病例 96-7

2016-10-24：GCL+：双眼黄斑对称性环形极不完整，正中心 GCL+ 损伤轻些，病损概率图显示 GCL+ 和 GCL++ 损伤明显，mRNFL 损伤较轻。

第 9 章 增殖期糖尿病性视网膜病变激光全视网膜光凝固术后长期随诊病例的 mGCC、En face 和 Angio-OCT 观察 · 517 ·

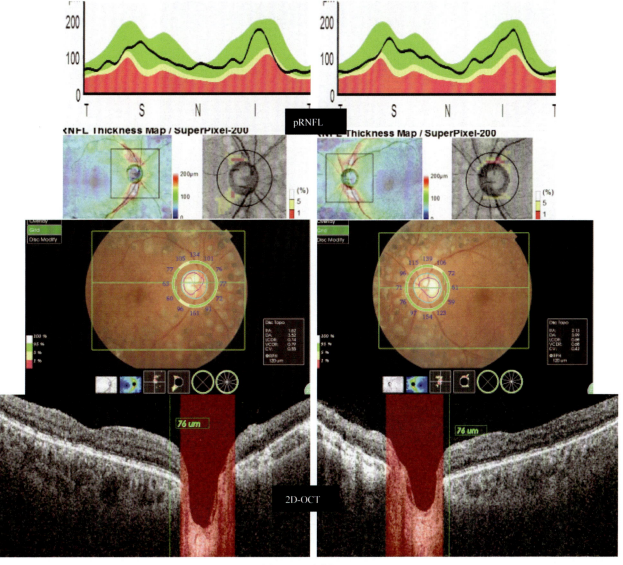

图 9-87 病例 96-8

2016-10-24：双眼宽屏网膜神经纤维层厚度地形图（下图）及其彩色组合病损概率图（上图）图像比较：双眼均是极轻度、局限性网膜神经纤维层损伤，总体看右眼较左眼稍稍重些，右眼视盘颞上下网膜均有可疑早期神经束缺损。

图 9-88 病例 96-9

2016-10-24：双眼 pRNFL 基本正常（右眼视盘颞上下可疑早期损伤）。

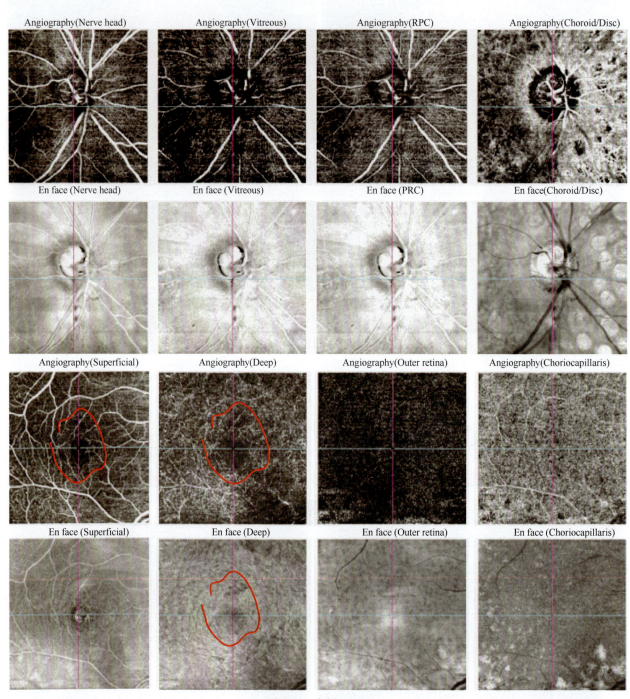

图 9-89 病例 96-10

2016-10-24：右眼视盘、黄斑 Angio/En face 图像比较：右眼视盘周围微血管网分布不均匀，尤其是颞侧，En face 图像信号显示不均匀更明显。这与图 9-91 右眼神经纤维层有隐约缺损相符。在 En face 图像中，浅层到深层均可见较高信号的激光斑，这种视网膜内层的高信号可能是激光斑的伪影，或可能是因为氪黄绿激光内层网膜血管血红蛋白吸收导致，或可能是激光斑机化色素紊乱扩散导致，实际光斑损伤主要在视网膜外层和脉络膜层。右眼黄斑 Angio 图像正常，En face 图像信号也基本正常，中心红色围区毛细血管减少，尤其上方，可能与局限缺血有关。可见 KYL 激光格栅斑点，深层和外层呈现小黑点，脉络膜毛细血管层呈现小亮点。

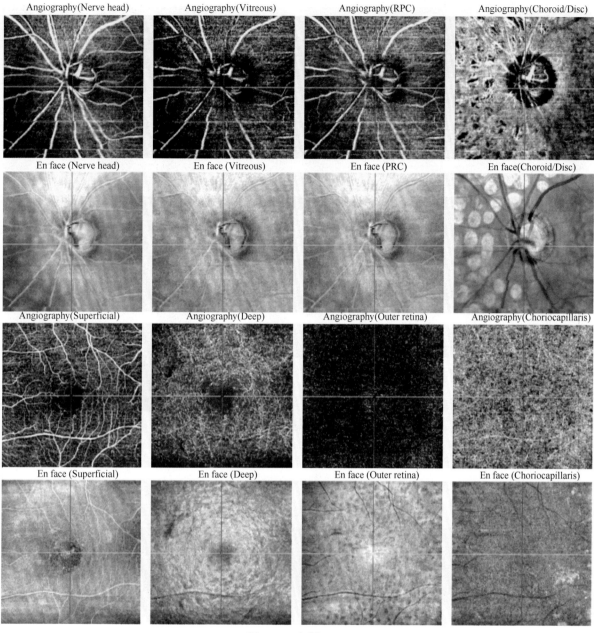

图 9-90 病例 96-11

2016-10-24：左眼视盘、黄斑 Angio/En face 图像比较：左眼视盘周围微血管网分布均匀正常。En face 图像信号显示正常。在 En face 图像中，浅层到深层均可见较高信号的激光斑，这种视网膜内层的高信号可能是激光斑的伪影，或可能是因为氪黄绿激光内层视网膜血管血红蛋白吸收导致，或可能是激光斑机化色素紊乱扩散导致，实际光凝损伤主要在视网膜外层和脉络膜层。这与右眼改变一致。左眼黄斑 Angio 图像正常，黄斑弓环不完整。En face 图像信号只是中心暗区变大些，余处正常，同样与右眼一致可见 KYL 激光格栅斑点，深层和外层呈现小黑点，脉络膜毛细血管层呈现小亮点。

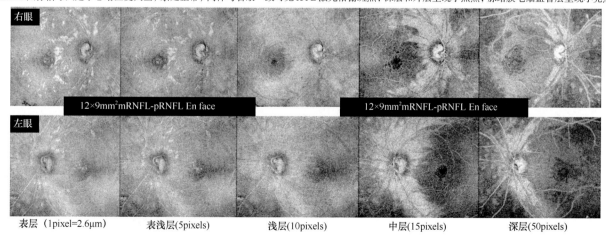

图 9-91 病例 96-12

2016-10-24：双眼宽屏神经纤维层不同层次 En face 图像比较：双眼由表层到浅层 En face 图像正常；由中层开始视盘上方神经束内侧缘出现锯齿样改变，到深层可见上方神经束有缺损，说明双眼上方周边部视网膜神经纤维层有损伤。

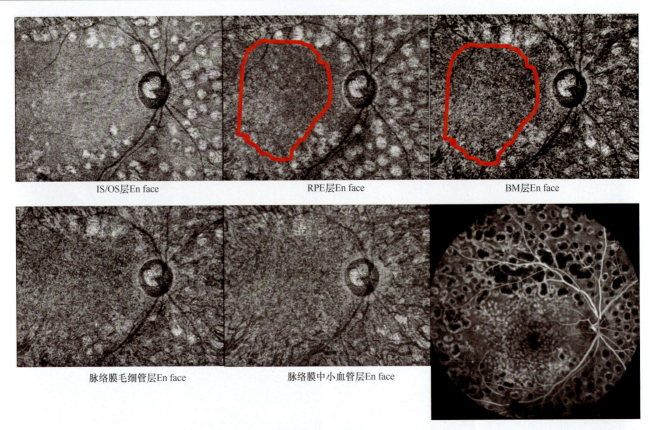

图 9-92 病例 96-13

2016-10-24：激光对视细胞-RPE-BM-脉络膜毛细血管复合体层损伤的 En face 图像观察（右眼）：3级 KYGL 光斑：对视网膜外层损伤最重，其次是 RPE 和 BM，直至脉络膜中小血管层还有损伤。1级 KYL 黄斑格栅光斑：只要控制输出功率合适，主要损伤 RPE 和 BM 层，对视网膜外层及脉络膜毛细血管层损伤较少。

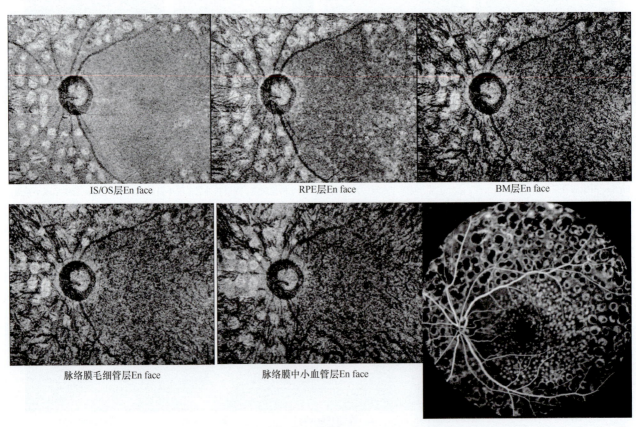

图 9-93 病例 96-14

2016-10-24：激光对视细胞-RPE-BM-脉络膜毛细血管复合体层损伤的 En face 图像观察（左眼）：与图 9-92 右眼的改变一致。

小结

1. PDR 病例行激光 PRP 成功的关键：一定数量高质量的 Ⅲ 级有效光斑。即 PRP 术的光斑数 1000 左右（800～1500，具有一定足够数量的视细胞和色素上皮细胞被破坏，但是又要注意不要发生过多的激光斑损伤，减少不必要的视野丧失），高质量光斑包括光斑大小（后极部血管弓附近 300μm 至中周部 500μm）、光斑级别 [（Ⅲ 激光斑），要求光斑占有一定大小体积的视网膜层次（必须到达外丛层和双极细胞核层），有助于网膜深层新生血管的消失]。这其中难度最大的是光斑级别的掌握较困难。

2. 黄斑格栅光凝成功的关键：个人认为格栅光凝主要作用是改善色素上皮的屏障功能，故称色素上皮激光扩创术。实际同样是很困难的技术，除了受到激光参数的影响，还受到视网膜水肿的严重程度的影响。目前医疗条件可以先注射抗 VEGF 制剂，保证在网膜无或极轻度水肿的情况下作黄斑格栅光凝。应用绿光或黄光，激光光斑 50～100μm，光斑级别是 Ⅰ 级光斑或者是似见非见的光斑，甚至可以凝固阈值下激光。最关键是激光的部位十分重要：中心距中心凹 0.3～0.5μm 以外的部位必须行激光（黄斑无血管区以外必须激光），中心区留的过大对治疗黄斑水肿一般均是无效的，至少中心向外一个视盘直径的范围必须做格栅激光，光斑数在 300～500 点，这是关键点。光斑数还与黄斑区激光范围大小十分有关。就我个人而言，一辈子作了眼底激光的事业，但也没有真正掌握好 PRP 和黄斑格栅光凝，本集介绍的 5 例病例，可以说每一例都存在着光斑质量这样那样的问题。

3. 激光 PRP 术严重影响视野：这是事实，但又是不可避免的，因为这是不得不做的非做不可的事。但什么是影响视野的主体？是激光本身？还是激光破坏视细胞和色素上皮的面积？应该说严重破坏了视细胞和色素上皮是导致视野重度损失的关键，也就是说视细胞被破坏数量的总面积与视野丧失十分相关。因为 PRP 术后视网膜神经纤维层损伤均是局限的、不扩散的损伤。临床病例网膜神经纤维层 En face 图像证实 PRP 术后病例中远周部位神经纤维层均是局限的损伤，不存在严重的神经束带状损伤。可以说明激光斑点数越多，视野损伤越严重。当然目前的多点激光，PRP 术光斑数是单点激光的 3 倍以上，损伤视细胞的总面积理应较单点激光的损伤总面积多，但其光斑级别是 Ⅱ 级光斑，对视野的损伤到底如何？有待今后临床病例证实。

4. 激光斑或棉絮斑或局限网膜微小动脉阻塞对神经纤维层的损伤特点：局限于病损局部，基本不扩展。为什么神经纤维层损伤不向视盘视神经扩展？是什么机制？有待今后解释。

5. 所有增殖期糖尿病病例，几乎均存在程度不等的黄斑区 mGCC 损伤：临床病例中 mGCC 损伤有两种情况：一种是由视神经病变导致，这是最多见的情况，这可能与视神经供养的微小血管阻塞有关。另一种是黄斑区局部微小动脉阻塞导致。其实这两个病变都是糖尿病微血管性病变的并发症。但这是需要鉴别的两种不同情况的病变。视神经病变导致的 mGCC 损伤：是属神经纤维下行性损伤，只存在视网膜神经纤维层的萎缩。而黄斑区局部网膜微小动脉阻塞，其结果是视网膜内层（神经节细胞层和双极细胞层）萎缩，这种病变是局限于病变局部，不会上行发展到视神经部位。所以一旦糖尿病病例出现视神经萎缩，或者没有明显的视神经萎缩，但网膜神经纤维层 En face 图像出现视盘上或下某一支神经束缺损，其一定是发生视神经病变或发生了某种视网膜病变（如 AION、RAO 等）累及视神经导致，而绝不是单纯糖尿病性视网膜病变引起，更不是激光 PRP 的损伤导致。

6. 临床应用绿光、黄光或黄绿混合光作 PRP 术，光斑主要是在色素上皮层及其前后部位发生损伤，不会发生在视网膜的最内层。但是在视盘周围 Angio/En face 的图像中，有时可以见到 En face（vitreous）、En face（RPC）和 En face（nerve head）的图像中均有较高的激光斑的损伤信号。这种视网膜内层的高信号可能是激光斑的伪影，也可能是因为氩黄绿激光内层网膜血管血红蛋白吸收导致，也可能是激光斑机化色素紊乱扩散导致，实际光斑损伤主要在视网膜外层和脉络膜层。

第 10 章　mGCC 相关疾病鉴别诊断 OCT 检测——mGCC、En face 和 Angio-OCT 图像相关病损表现的分析解读要点

mGCC 相关疾病很多，眼底病变、青光眼和视路疾病（视盘到枕叶视皮层），发病原因很多，临床表现各异，除了 OCT 检查外，还要做眼底、视野、血管造影、头颅核磁（MRI）等检查。mGCC 的详细、正确分析是关键，En face-OCT 和 Angio-OCT 是分析 mGCC 相关疾病中必不可缺少的重要检测手段，更有助于证实 mGCC 相关病变表现的真实、可靠性。

由于黄斑区神经节细胞分布的解剖生理学特点：网膜神经节细胞的 50% 集中在黄斑区，各种不同类型的神经节细胞形成中心凹外围的密集的、层次十分多的环形，形成了黄斑区特有 mGCC 环。神经节细胞在黄斑区分布的范围和区域部位的特殊性、神经纤维走形、排列的特殊性，构成了 mGCC 环形形态学改变的特征。利用这种形态学特征性改变——肿胀、萎缩的程度、形态、划界线的观察，洞察和判断 mGCC 相关病变，做出相关疾病诊断和鉴别诊断。（mGCC 环形形态学 + 神经纤维层解剖生理学综合研究）

10.1　mGCC 相关疾病 OCT 检查必须具备三个厚度地形图像和视盘、黄斑 Angio/En face-OCT 图像

1. 黄斑区视网膜厚度地形图（MRT）

（1）无论是宽屏或窄屏图像均应有厚度的数值显示和 / 或病损概率图像显示，注意观察 MRT 图像的形态特征、通过黄斑中心的水平线和中垂线。

（2）观察黄斑中心区外围的环形隆起（密集的 mGCC 环）的形态特点。

（3）当宽屏时还应注意视盘周围神经纤维层厚度地形图形态特征的改变情况。

（4）MRT 正常厚度不等于视网膜没有水肿。不能应用 ETDRS Grid，因为此图表不符合神经纤维层和网膜血液供应的解剖生理结构的分布和走形，图像中出现的数值有严重失真，不可靠。

2. 黄斑区神经节细胞复合体（mGCC）厚度地形图

（1）包括 GCL+、GCL++ 和 mRNFL 各自的厚度地形图：无论是宽屏或窄屏图像均应有厚度的数值显示及病损概率图显示。

注意：

1）GCL+ 环形形态特点、边缘、水平线和中垂线。

2）mRNFL 一定要详细分析，既要窄屏又要宽屏扫描图像，甚至要用彩色组合病损概率图像分析。宽屏彩色组合神经纤维层病损概率图图像更有利于疾病的诊断。注意 mRNFL 图像损伤同样存在不同的形态特征、边缘、水平线和中垂线。视路病变初期，神经纤维受到损伤，损伤的神经纤维一定会发生肿胀，同时继发神经节细胞胞体肿胀，经过一定病程后，相应的神经节细胞胞体先发生变性凋亡，随后发生神经纤维的萎缩。

（2）mRNFL 加 GCL+ 等于 GCL++（mGCC）是代数和相加关系：由于有胞体和神经纤维萎缩的先后，所以就会有 mGCC 病损概率图分析中出现如下现象：GCL+ 已有萎缩，但 GCL++ 厚度仍正常。这是因为神经纤维（mRNFL）是肿胀的，而且这种肿胀能持续存在一段时间，所以就会有可能发生（肿胀的）mRNFL 加（萎缩的）GCL+ 等于 GCL++ 正常或发生比 GCL+ 损伤更轻度损伤，因为这种相加是代数和的相加。

3. 视盘周围神经纤维层厚度地形图（pRNFL）

病损概率图像和曲线图形显示应该与 mGCC 分析所见一致。

4. 视盘、黄斑 Angio/En face-OCT 联合图像

En face-OCT 和 Angio-OCT 主要分析黄斑区和视盘周围的神经纤维萎缩的情况下各自的改变及两者相依相存的密切关系，两者（视盘和黄斑区）一定同时联合摄像、Angio 和 En face 两者一定联合分析。En face-OCT 和 Angio-OCT 在 mGCC 相关疾病的鉴别诊断中是不可缺少的重要检查手段。En face 和 angio-OCT 的作用就是证实 mGCC 损伤导致的视盘和黄斑区病损表现的真实性、可信度。分析 En face-OCT 和 Angio-OCT 图像时，还要注意病程，因为不同病程阶段神经纤维层损伤（肿胀或萎缩）情况可以导致 En face 和 angio-OCT 有不同的表现。

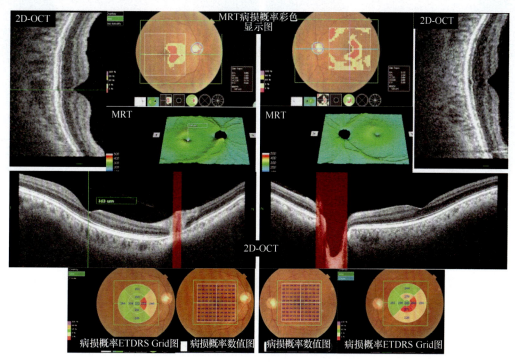

图 10-1　病例 63-1a

2016-12-13：视力：右眼 1.0；左眼 0.8。MRT：黄斑环形右侧半消失，左侧半存在，中垂线划界，左眼左侧半环形色泽较右眼淡（说明左眼已越中垂线）。彩色病损概率图示：右鼻侧黄斑区网膜萎缩变薄；左颞侧半黄斑区网膜萎缩变薄。彩色病损概率图像较数值图像显示更清晰。ETDRS Grid 图像的失真。
　　2D-OCT：黄斑区右侧神经纤维层萎缩变薄，左侧右眼正常，左眼稍变薄些。纵行 2D-OCT：左眼神经纤维层较右眼薄。

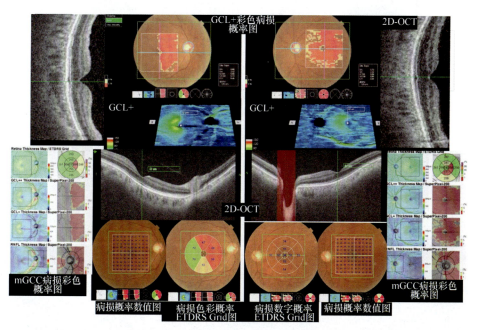

图 10-2　病例 63-2a

2016-12-13：GCL+：GCL+ 环形右侧半消失，左侧半右眼正常，左眼也消失。中垂线划界但左眼已越中线。病损概率图显示：右眼黄斑鼻侧 GCL+ 萎缩，左眼整个黄斑区 GCL+ 萎缩，但鼻侧半较颞侧半轻些。mRNFL、GCL+、GCL++ 双眼损伤：右眼鼻侧半，左眼鼻颞侧均损伤。注意 ETDRS Grid 的失真、数值图和彩色概率图的差别是前者不易看出，后者一目了然。2D-OCT：右侧黄斑区视网膜神经纤维层萎缩，左侧右眼正常，左眼轻萎缩。
　　纵行 2D-OCT：左眼神经纤维层萎缩变薄，右眼基本正常。

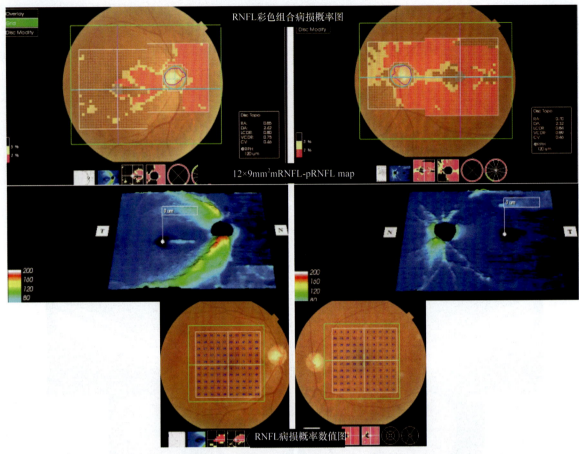

图 10-3　病例 63-3a

2016-12-13：宽屏神经纤维层厚度地形图（中图）及其病损概率数值图（下图）、彩色组合病损概率图（上图）图像比较：双眼极不对称（pRNFL 图形和 mRNFL-pRNFL map 极不对称）。右眼：鼻侧神经纤维层萎缩。左眼：颞侧神经纤维层萎缩为主，鼻侧纤维也轻度受损尤其鼻上方纤维（左眼越中垂线）。其实到此为止已经可以看到病变部位：左视交叉后交界处。

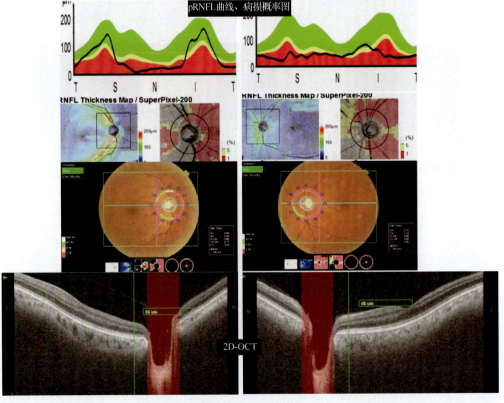

图 10-4　病例 63-4a

2016-12-13：pRNFL：右眼鼻侧纤维损伤；左眼颞侧纤维损伤为主，鼻上部分纤维受损。符合右同侧性偏盲的视野改变。2D-OCT：双眼视盘陷凹大而深（视神经萎缩导致）。视网膜神经纤维层萎缩右眼黄斑区鼻侧；左眼黄斑区两侧均萎缩但颞侧重，鼻侧轻些。同样符合视野改变。

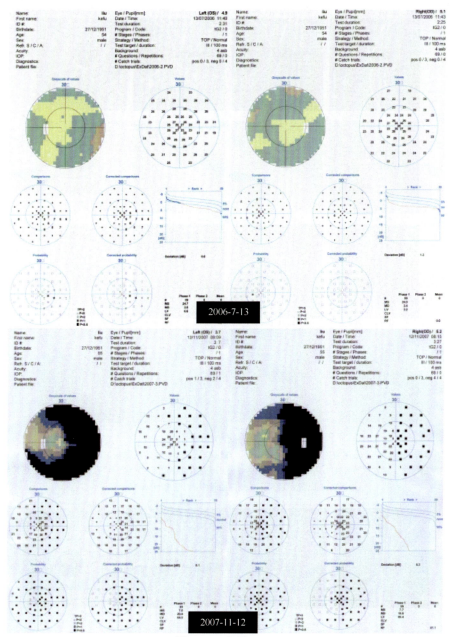

图 10-5　病例 63-5a

刘某，男性，55 岁。2006-7-13 视野：呈现敏感度较低，左眼鼻下象限可能缺损。患者当时主要是头痛，神经科检查：多次头颅 MRI 显示鞍上、左后方与视束、视交叉和垂体密切相关的类圆形占位性病变。2007-10-31 施行开颅手术：术中发现是动脉瘤，难以摘除，行动脉瘤夹闭术。2007-11-12：开颅手术后 12 天：患者已感到右侧半侧看不见（术前患者没有这种感觉），但视力没有下降。显然视野的改变是与手术创伤有关。

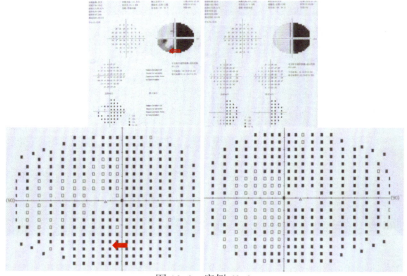

图 10-6　病例 63-6a

2016-12-13：双侧上方视野受上睑影响。右侧同向偏盲，左颞下中周部受损（箭头处）。

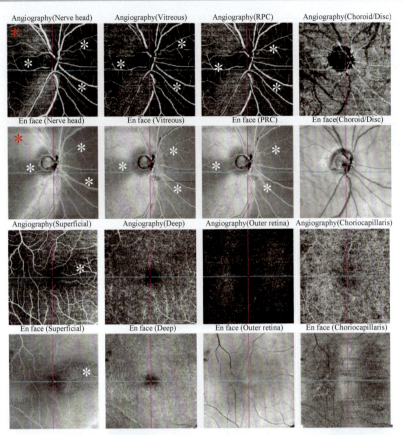

图 10-7 病例 63-7a

2016-12-13：右眼视盘、黄斑 Angio/En face 图像比较：右眼视盘 Angio 显示鼻侧纤维（含黄斑鼻侧）区微血管网明显减少（白色＊号处），视盘颞上神经束区微血管网也稍稍减少（红色＊号处，此处的病变是与肿物压迫无关的视神经病变），相应区 En face 信号低下尤为明显。右眼黄斑区 Angio/En face 显示黄斑区鼻侧微血管网减少，En face 信号低下。

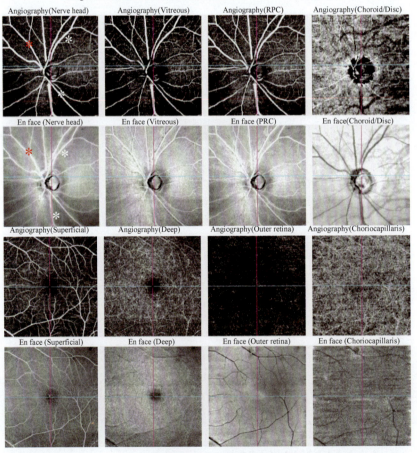

图 10-8 病例 63-8a

2016-12-13：左眼视盘、黄斑 Angio/En face 图像比较：左眼视盘 Angio 显示视盘颞上下纤维微血管网明显减少（白色＊号处），视盘鼻上神经束区微血管网也稍稍减少（红色＊号处，此处病损，与肿物损伤相关），相应区 En face 信号低下。左黄斑区 Angio/En face 图像显示正常图像。

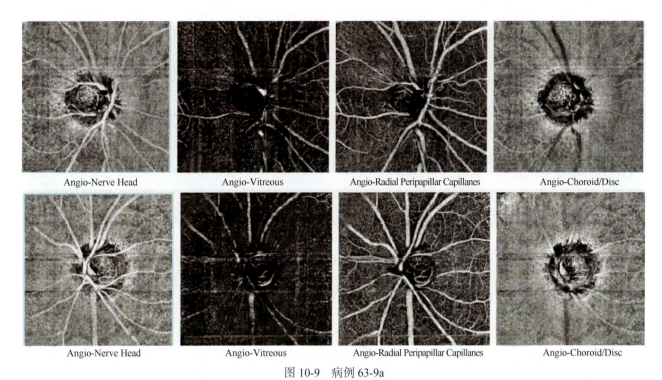

图 10-9 病例 63-9a

2015-9-1：SSADA-视盘 Angio-OCT：双眼视盘周围微血管网对称，似乎盘周微小血管减少但无法判断。

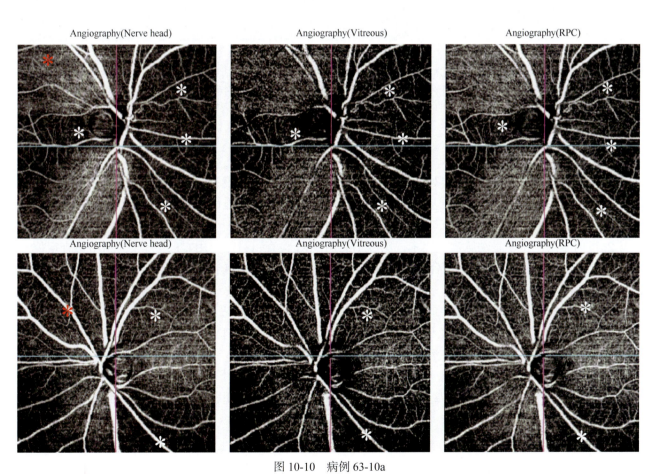

图 10-10 病例 63-10a

2016-12-13：双眼 SS-视盘 angio-OCT 图像比较：白色*号和红色*号处微血管网明显减少，相应此处即是神经纤维层损伤减少的象限。与图 10-9a 比较明显的不同是：SS-视盘 angio-OCT 可以看到视盘周围微血管网减少与神经纤维层缺损（图 10-3）的密切关系。

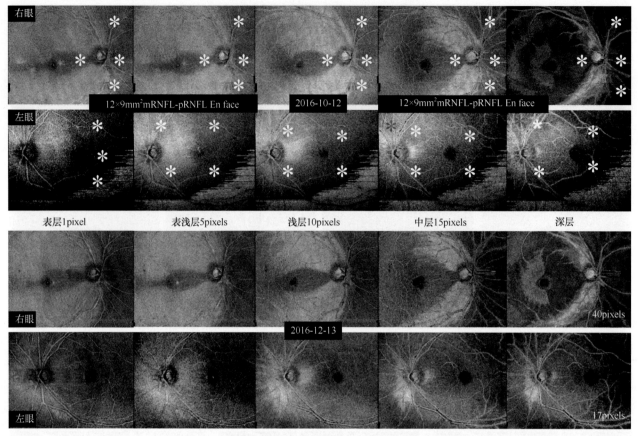

图 10-11 病例 63-11a

2016-10-12 和 2016-12-13 双眼宽屏神经纤维层不同深度 En face 图像比较：双侧明显不对称。但是两次图像相应眼别图像完全一致。与图 7-16（2014-11-16）、与图 7-18（2015-7-8）比较，四个时间段、相隔近 2 年，图形改变一致，说明病情基本稳定。四个时间段 En face 改变也符合视野改变。注意红色 * 号神经纤维缺损只发生在中层和深层（中周边部神经纤维缺损）。右眼的红色 * 号病损，是与颅内肿物不相关的视神经病变。

病例 63 的临床特点

1. 本病例是视交叉左侧后交界处上方部位动脉血管瘤，由于术前没有明确诊断，术中采用动脉瘤夹闭术，术后出现视野改变（术前视野基本正常），数年后又出现垂体功能低下，目前是应用激素补充调理的情况下，病情稳定。

2. 目前本病例由于是动脉瘤夹闭术，头颅不能用 MRI 检查，只能应用 CT 进行较为粗略检查定位。应用 OCT 技术作 mGCC 检查，配合 En face-OCT 及 Angio-OCT 技术联合分析，可以观察病情的改变，同样可作基本的定位分析。

3. 视神经病变神经纤维萎缩导致视神经萎缩，且使视盘陷凹扩大变深。

4. 本病例定期随诊视野（中心和周边视野）、OCT 检查 [MRT、mGCC（mRNGL、GCL+、GCL++）、En face 及 Angio-OCT] 有助于了解病情的稳定性。

5. 本病例所有的检查：视野、OCT 检查尤其是 GCL+、神经纤维层厚度地形图、神经纤维层不同层次 En face 图像损伤表现、视盘 Angio/En face 图像病损表现均相互一致，与手术部位或头颅 MRI 定位吻合。

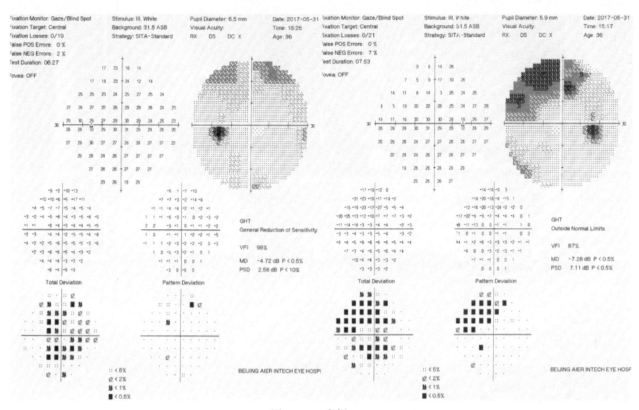

图 10-12 病例 97-1

2017-5-31：贾某，男性，36 岁。POAG，双眼视力 0.8。患者主诉查体发现视盘陷凹扩大，要求检查眼底，明确诊断。中心视野：双侧均存在上方与视盘相连的神经束缺损，右眼明显较左眼重。

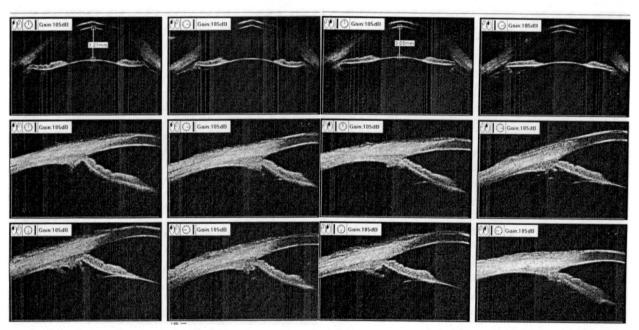

图 10-13 病例 97-2

2017-6-5：双侧前房角 UBM：前房角宽开角。

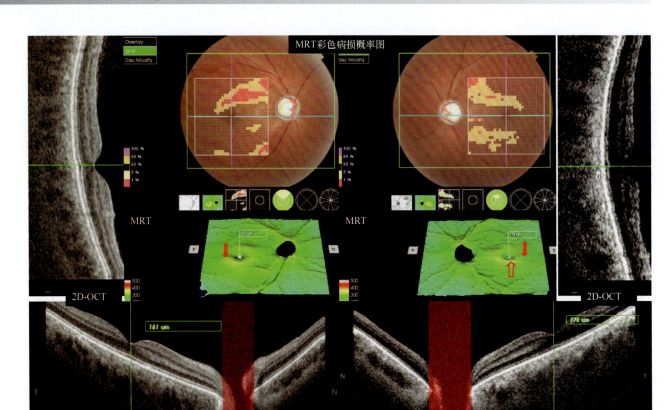

图 10-14　病例 97-3

2017-6-6：MRT 及其病损概率图：双眼环形不完整，有水平划界线（红色箭头），左眼下方环形有锐边缘（红色中空箭头），彩色病损概率图双眼上方黄斑区外围弧形网膜变薄带，下方也存在但不完整。2D-OCT：双眼黄斑区上方、左眼下方神经纤维层稍变薄些，余视网膜结构正常。

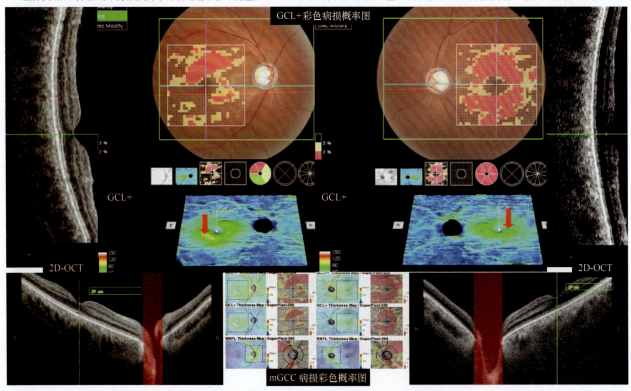

图 10-15　病例 97-4

2017-6-6：GCL+ 及其彩色病损概率图：GCL+ 环形极不完整、厚度不均匀、有水平线划界（红色箭头）。病损概率图显示正中心区 GCL+ 正常，左眼外围环形萎缩变薄，右不完整环形损伤，上方萎缩重。视盘颞侧上下神经纤维束均有严重损伤。2D-OCT：黄斑区神经纤维层除右眼下方基本正常外余双眼均有变薄，余网膜结构正常。

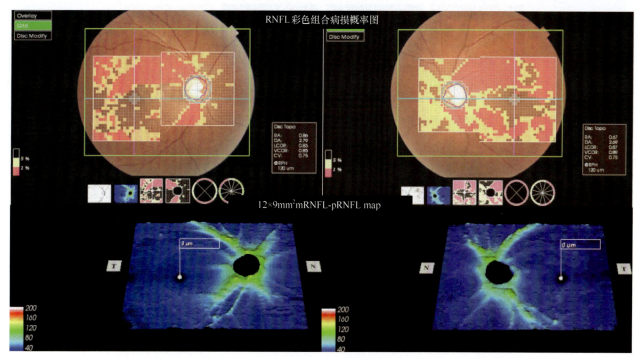

图 10-16　病例 97-5

2017-6-6：双眼视网膜宽屏神经纤维层厚度地形图（下图）及其彩色组合病损概率图（上图）图像比较：双眼 pRNFL：双侧视盘颞上下神经束均有较严重的萎缩变薄，左眼更重些。病损主要在视网膜中周部外，黄斑正中心部位正常。

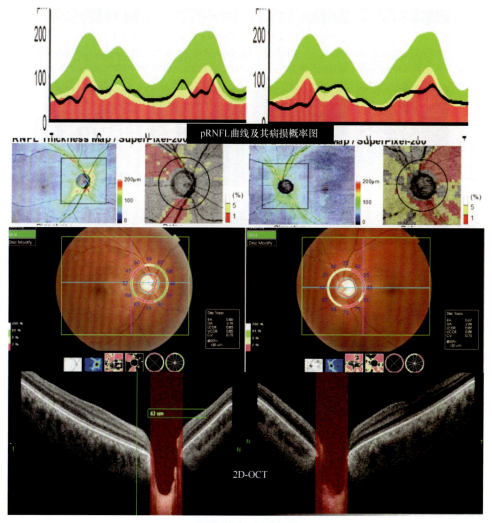

图 10-17　病例 97-6

2017-6-6：双眼视盘陷凹扩大且深；双眼颞上下盘周神经纤维层严重萎缩变薄，尤其双眼中周部损伤重。

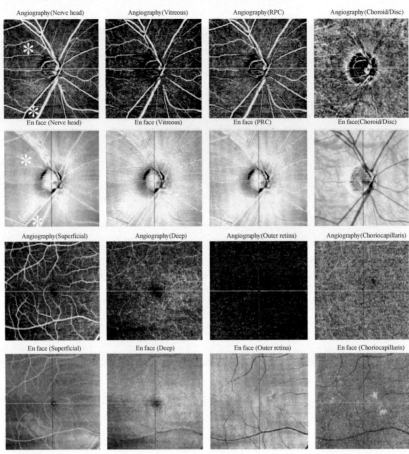

图 10-18　病例 97-7

2017-6-6：右眼 SS- 视盘 / 黄斑 Angio/En face 图像：右眼整个视盘周围 Angio 微血管网明显减少，相应 En face 信号也减低，视盘仅剩颞上下极窄条 En face 信号基本正常。右眼黄斑区 Angio 中心区微血管网基本正常，黄斑外围尤其乳头黄斑间有极淡的 En face 信号低下条纹（浅表层）。

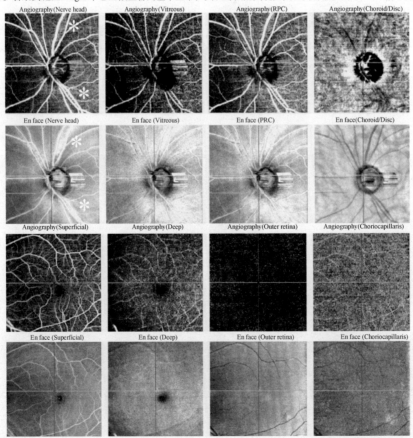

图 10-19　病例 97-8

2017-6-6：左眼 SS- 视盘 / 黄斑 Angio/En face 图像：左眼整个视盘周围 Angio 微血管网明显减少，相应 En face 信号也减低，视盘仅剩颞上下极窄条 En face 信号基本正常。左眼黄斑区 Angio 中心区微血管网基本正常，黄斑外围尤其乳头黄斑间有极淡的 En face 信号低下条纹（浅表层）。

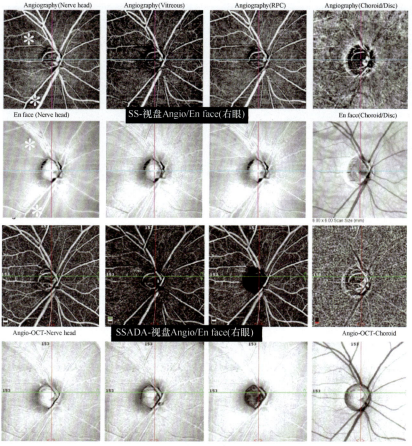

图 10-20　病例 97-9

不同 Angio-OCT 设计机型图像比较：同一眼视盘 Angio-OCT 图像显示明显不同的图像，下图对诊断分析较难，必须在上图像的对照下，仔细看有与上图类似的部位神经纤维层损伤。

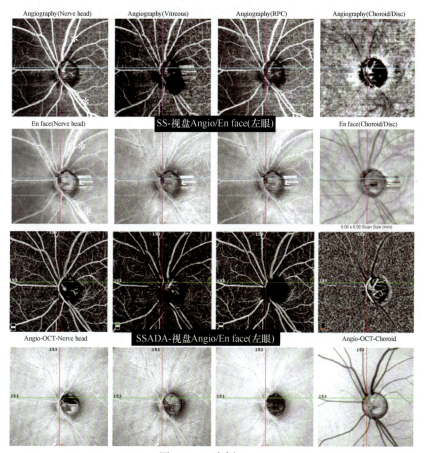

图 10-21　病例 97-10

不同 Angio-OCT 设计机型图像比较：同一眼视盘 Angio-OCT 图像显示明显不同图像，下图对诊断分析较难，必须在上图像对照之下，才能分辨出存在与上图类似部位的损伤。

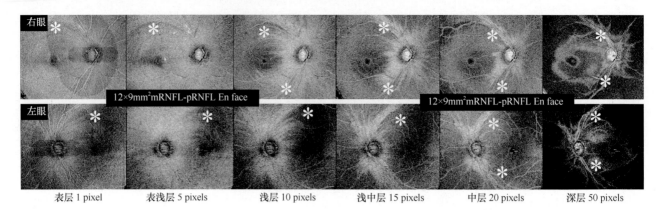

| 表层 1 pixel | 表浅层 5 pixels | 浅层 10 pixels | 浅中层 15 pixels | 中层 20 pixels | 深层 50 pixels |

图 10-22　病例 97-13

2017-6-6：双眼宽屏视网膜神经纤维层不同层次 En face 图像比较：右眼：由表层 - 深层视盘颞上神经纤维楔形缺损，越到深层越明显；视盘颞下束由浅层开始缺损，深层已明显缺损，表明周边纤维损伤严重，目前黄斑束纤维基本正常。左眼：由表层 - 深层视盘颞上神经纤维楔形缺损，越到深层越明显；视盘颞下神经束由中层开始损伤，深层已基本消失，左眼视盘上下周边纤维损伤重。目前黄斑束基本正常。

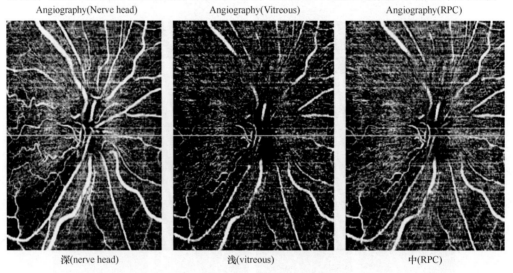

深(nerve head)　　　　　　浅(vitreous)　　　　　　中(RPC)

图 10-23　病例 7-14a

另一例青光眼病例的右眼视盘 Angio OCT 改变的具体分析：同一个部位三个不同深度盘周神经纤维缺损带区 Angio OCT 图像形态改变的比较：浅、中部位可见神经束缺损区还有少量血管网，但深部位血管网很少（见上图）。这种现象可以说明：青光眼神经纤维萎缩、消失由深层向浅层发展，但由于纤维外围的星形胶质细胞 - 血管鞘程序性死亡发生在纤维萎缩之后，其中的时间差就是造成神经纤维层萎缩较神经节细胞体萎缩晚的原因。星形胶质细胞 - 血管鞘存在的多少程度反映了：深层毛细血管网少（表明存在的神经纤维少），浅层毛细血管网多一些（表明存在的神经纤维多些）。

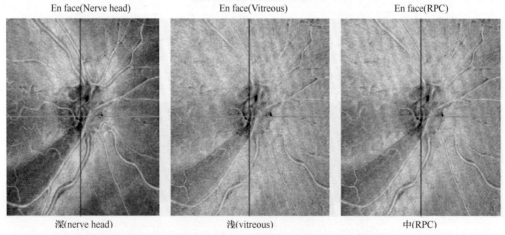

深(nerve head)　　　　　　浅(vitreous)　　　　　　中(RPC)

图 10-24　病例 7-15a

青光眼病例的右眼视盘 Angio OCT 相应的 En face OCT 图像改变的具体分析：同一个部位三个不同深度盘周神经纤维缺损带 Angio OCT 图像相应的 En face 图像改变的比较：浅（VITREOUS）、中（RPC）层面可见神经束缺损区存在较偏高的 En face 信号（其实 vitreous 层信号又稍高于 RPC 层），但深部（nerve head）层面缺损区 En face 信号极低下。这种现象可以说明：深层楔形区含神经纤维最少、故含血管网最少、En face 信号最低。浅层楔形区含神经纤维较多、故含血管网也较多、En face 信号就较高些。中层（RPC 层）居上述两者的中间。本病例视盘 Angio/En face 改变完全符合青光眼神经纤维层损伤过程：中、远周部视网膜神经纤维层开始损伤，渐渐地向后极部视网膜神经纤维层进展。

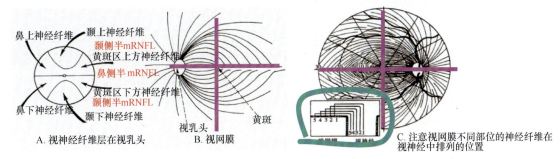

图 10-25 分析视网膜和视盘周围神经纤维的解剖基础，掌握、了解正常神经纤维在视网膜和视盘内的排列、走形

（1）通过黄斑中心水平线的重要性：这是视网膜上方和下方神经纤维和血液供应在视网膜和视盘的分界线。

（2）通过黄斑中心中垂线的重要性：与黄斑的鼻侧、颞侧纤维分布有关，与视交叉及其后视路神经纤维走形有关。视盘与中垂线同样有十分重要关系：从整体观视盘把整个视网膜分成鼻侧和颞侧（只是并非以视盘中心划界）。视网膜颞上、颞下神经纤维几乎占据正中间视盘上和下方。鼻侧视网膜纤维和黄斑鼻侧纤维是在视盘两侧的水平线上下进入视神经，黄斑区颞侧的纤维在黄斑鼻侧纤维的上、下方进入视神经（图中 A、B）。

（3）图中 C 左下角示不同部位神经纤维进入视神经的不同部位：①周边部视网膜神经纤维进入视盘周边部、位于视盘周围神经纤维层的深层；视网膜中心部位纤维即黄斑区纤维进入视盘中心部位、位于视盘周围神经纤维层的内层（浅层）。②黄斑鼻侧是交叉纤维位于视盘颞侧缘水平线的上下部位进入视神经（图中 A、C）；黄斑颞侧是不交叉纤维位于视盘颞侧缘黄斑交叉纤维的上下靠外进入视神经。

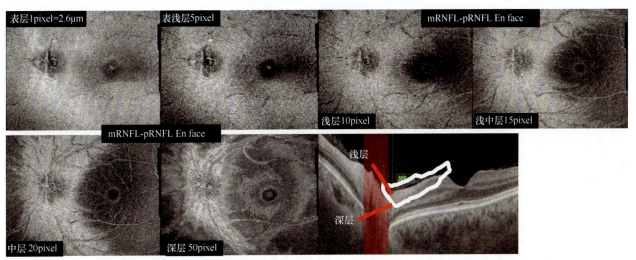

图 10-26 视盘周围神经纤维层厚度图形（2D-OCT）和网膜神经纤维层不同深度 En face 图像

越靠近视盘边缘越厚，远离视盘缘越远就越薄，形成横行的三角楔形（白色圈内）三角楔形基底厚度最多约 130μm 左右（变异较大）。正常 12×9mm² 扫描 mRNFL-pRNFL 不同深度 En face 图像解读时注意事项：上述 6 个正常形态不同层次 mRNFL-pRNFL En face 图像由表层 - 表浅层 - 浅层 - 浅中层 - 中层 - 深层。一旦出现不同层次的损伤基本可代表不同部位视网膜部位的神经纤维层损伤，对临床诊断疾病有参考价值。①表层：是整个视盘周围和黄斑区内界膜下 2.6μm（1pixel）深度的神经纤维层。②表浅层：是整个视盘周围和黄斑区内界膜下 13μm（5pixel）深度的神经纤维层。③浅层：是整个视盘周围和黄斑区内界膜下 26μm（10pixel）深度的神经纤维层，此处应是黄斑区神经纤维的深层。④浅中层：此处已是内界膜下 39μm（15pixel）的深处，黄斑区神经纤维可能只有极少量或已经不存在，应该已出现中纬部神经纤维。⑤中层：此处也在内界膜下 52μm（20pixel）的深处，已到达视盘的外围神经纤维层（接近三角楔形中后部区）。基本均是中纬部视网膜神经纤维。⑥深层：形似蝴蝶形，是视盘边缘的神经纤维层，此处最厚但变异较大，内界膜下 20～50pixel（52～130μm）不等深度。是来自于视网膜周边部的纤维，尤其要注意颞上下的两束神经纤维层。视盘颞侧缘中央部位水平缝上下应是黄斑区的纤维，诊断黄斑部病变尤为重要。

10.2 黄斑区神经纤维层（mRNFL）En face-OCT 分析注意事项

1. 黄斑区神经纤维层很薄，En face 信号本身较弱，疾病的早期或神经纤维层损伤十分轻度时，可能很难分辨 En face 信号的改变。故一定要保证摄像图片的高质量。最好同时作 6×6mm²（窄屏扫描）和 12×9mm²（宽屏扫描）大小范围的摄像，此外还应按表层 - 表浅层 - 中层 - 深层的分析，仔细分辨 En face 信号的变化，确保不遗漏。

2. 一旦黄斑区有前膜形成，可导致神经纤维层 En face 信号的分辨困难度。

3. 单纯黄斑区 En face 图像信号的改变表示黄斑区神经纤维的损伤：没有划界的黄斑区弥漫性信号低下，均是急性或慢性球后视神经病变（含青光眼）导致；或者是交叉部病变的晚期病例。一旦出现黄斑区划界性神经纤维 En face 信号丢失，就一定伴发黄斑区外围的视网膜神经纤维损伤，此时要根据划界线是水平性或中垂线以及跨越划界线情况来分析判断。

4. 神经纤维层 En face 图像检查要结合神经纤维层厚度地形图及其彩色组合病损概率图对照，确保可靠性、正确性。

5. En face 图像分析一定与 Angio-OCT 图形分析联合同时进行，因两者是相依相存的关系，不能单个分析。此外最好视盘和黄斑同时检查，而且一定双眼同时检查，保证有对照。神经纤维层萎缩变薄到一定程度，就一定发生 En face 图像信号的改变，随之必然发生 Angio-OCT 图像的改变。

6. 视盘陷凹的扩大情况与萎缩的神经纤维部位有关：

青光眼：上下周边网膜纤维萎缩——视盘上下陷凹扩大。

视神经炎：黄斑区纤维萎缩——视盘中心陷凹的改变。

视网膜宽屏神经纤维层厚度地形图及其彩色组合病损概率图两者同时比较的优越性：①宽屏组合摄像范围广而宽大，整体观好，保证了完整的病损形态。②神经纤维层厚度地形图中蓝黑色泽的改变是判断正常和萎缩变薄的关键，但不易分辨（真正要判断萎缩的程度只能采用厚度数值图像比较），结合彩色组合病损概率图就容易看出神经纤维层变薄的情况，再结合不同层次神经纤维层 En face 图像可以较明确肯定神经纤维层损伤部位。③萎缩变薄的神经纤维范围、形态、部位分布，有利于诊断。

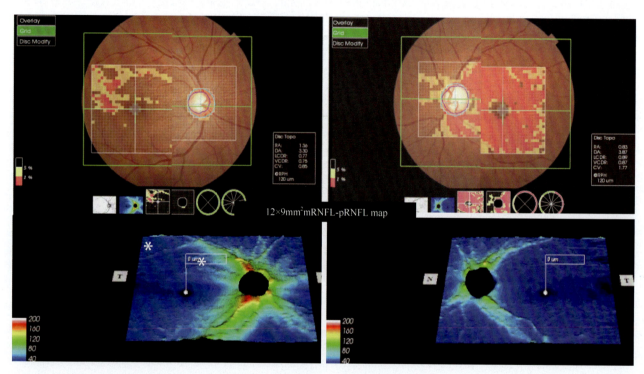

图 10-27　病例 4-3a

2016-10-12：HTG 患者。双眼宽屏网膜神经纤维层地形图（下图）及其彩色组合病损概率图（上图）图像比较：两眼极度不对称，左眼较右眼重。pRNFL：右眼视盘颞上下神经束图像形态正常；左眼已消失。右眼黄斑区上方中、远周部网膜神经纤维层萎缩，神经束缺损（＊号处），楔形尖端尚未到达视盘，下方神经纤维层正常。左眼视盘颞上、下神经束及黄斑区神经纤维层均萎缩变薄，大部分与视盘缘相连。

10.3　认识亚正常眼、认识和掌握急性前段视神经病变（AION、视神经炎）神经节细胞损伤演变过程

1. 亚正常眼实质：是与 mGCC 肿胀、萎缩相关的视路病变、青光眼及部分眼底病的临床前期潜伏状态，尤其是部分重度 GCL+ 肿胀的病例，应给予特别重视随诊观察。

亚正常眼应具备下列条件：① GCL+ 肿胀；② pRNFL 肿胀；③ FFA 晚期双眼视盘染色；④视力、视野正常或稳定（原有病变已治愈稳定），没有临床症状。

2. 急性前段视神经病变（AION、视神经炎）神经节细胞损伤演变过程相似，常分三个阶段

（1）发病初期亚正常眼：GCL+、pRNFL 肿胀，急性视力下降、视野异常。发病后 2～3 周左右时间段内。

（2）发病中期进展、分离现象期：GCL+ 出现萎缩，而 pRNFL 仍是肿胀。发病后 2～3 周后出现。

（3）疾病后期萎缩期：pRNFL 发生萎缩（此时 GCL+ 可以较中期萎缩更重些），一般在发病后 6～8 周出现。疾病经过治疗，整个病情趋稳定一般在 3 个月左右。

10.4 通过黄斑中心的水平线和中垂线的临床意义

1. 分析 mGCC 所有图像的过程中不可忽视通过黄斑中心的水平线和中垂线，因对病变的定位有一定的价值：视网膜血管分布、血液供应、视网膜神经纤维层分布由水平缝分成上方和下方。

视网膜神经纤维层除了上下分布外，还有以视盘为中心的鼻侧、颞侧的左右分布、以及黄斑区通过黄斑中心的中垂线的鼻侧、颞侧分布。

2. 水平线和中垂线的临床定位意义

（1）视神经病变和青光眼：mGCC 的萎缩性改变有两种情况表现。①整个黄斑区 GCL+ 弥漫性萎缩变薄（不规则形或类圆形等）或缺损，没有划界线。②有水平线划界的黄斑区上或下方或象限性 GCL+ 萎缩变薄或缺损。

（2）视交叉部病变：具有中垂线划界的双鼻侧 GCL+ 萎缩变薄（早期），晚期可双眼或单眼发生跨越中垂线，即黄斑区 GCL+ 的颞侧也发生萎缩。中垂线划界的双鼻侧 mGCC 萎缩，与视野双颞侧偏盲具有同等定位效应。

（3）视束 - 外侧膝状体 - 视放射 - 枕叶视皮层病变：mGCC 同侧性萎缩变薄具有中垂线划界，永不跨越中垂线。一定要与视野（中心和周边）、头颅 MRI 配合检查定位诊断。

3. 目前所有 OCT 机、ETDRS Grid 图表——不符合眼底血液供应、不符合神经纤维走形分布

（1）临床应用 ETDRS Grid 统计视网膜厚度或神经纤维层厚度，位于水平线上下 45 度范围内或中垂线左右 45 度范围内存在严重失真，失真率达 50%。

（2）高失真率必然导致判断错误

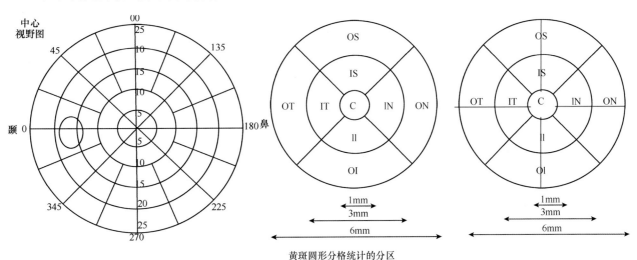

黄斑圆形分格统计的分区

C：黄斑中心（center）;OS：外环上区（outer superior）;ON：外环鼻侧区（outer nasal）
OI：外环下区（outer inferior）;OT：外环颞侧区（outer temporal）;IS：内环上区（inner superior）
IN：内环鼻侧区（inner nasal）;II：内环下区（inner Inferior）;IT：内环颞侧区（inner temporal）

图 10-28　ETDRS Grid 和修改的 ETDRS Grid

10.5 临床病例 mGCC 检测中，为什么是神经节细胞胞体萎缩变薄在先，神经纤维萎缩变薄在后？

这是由神经纤维层特点决定：视网膜神经纤维是无髓鞘，但其外围有星形胶质细胞及伴随星形胶质细胞的微血管网，形成胶质血管鞘包绕着神经纤维。星形胶质细胞是独立的细胞，本身有血液供养，其实星形胶质细胞血管鞘就是神经纤维的保护神或保护鞘。一旦神经节细胞胞体变性凋亡，相应的神经纤维也失去功能，但此时外围的星形胶质细胞仍是有功能的细胞，因此包绕相应无功能神经纤维的胶质细胞血管鞘的粗细并没有改变，甚至可能还是肿胀的。只有在经过一定时间后，星形胶质细胞发生程序性死亡后，就显出神经纤维就萎缩消失。故临床见到的神经纤维层萎缩在后，就是星形胶质细胞发生程序性死亡的时间导致。故一定要明白神经纤维与星形胶质细胞血管鞘的相依相存的密切关系。

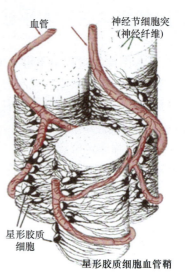

图10-29 视网膜免疫荧光组化图（GFAP 染色）
荧光绿色代表星形胶质细胞，集中位于视网膜神经纤维层。

图10-30 星形胶质细胞和小血管形成神经纤维外围的鞘（星形胶质细胞血管鞘）

10.6 为什么视网膜脉络膜疾病（不同时累及视盘视神经时）对视网膜神经纤维的损伤只发生在病变局部、不进展？为什么视路疾病神经纤维的萎缩存在正向和反向（跨）神经元萎缩？

1.这是一个目前没有答案的问题？到底是什么机制有待今后临床观察、研究和讨论。临床现象似乎是下行传达轴突损伤的信息，导致神经节细胞胞体的变性、凋亡的过程（宽箭头示）；在神经节细胞胞体变性凋亡后发生上行性神经节细胞轴突萎缩的过程（小箭头示）。可能单纯的视网膜脉络膜病变，神经节细胞层萎缩变薄只发生在病变局部，不存在下行性信息传递的过程，也就不存在发生上行性萎缩的过程。

2.跨神经元下行萎缩（宽箭头示）：枕叶皮层外伤后缺血梗死病例，2年内发生 mGCC 萎缩（第7章病例65）。下图小箭头示意神经节细胞轴突任何部位（不包括网膜神经纤维层）损伤导致的上行性跨神经元萎缩，直至枕叶视皮层萎缩。如青光眼晚期患者 DTI 已证实枕叶视皮层存在萎缩性改变。单纯的视网膜脉络膜病变（不同时存在视盘、视神经的受累）网膜神经纤维损伤只局限在网膜病变局部。

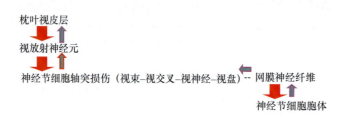

10.7 SSADA（分光谱振幅去相关血流成像）和 SS-Angio-OCT[扫频（光源）OCT 血流成像]视盘周围微血管网图像的不同与临床应用利弊

SSADA-视盘 Angio-OCT 与 SS-视盘 Angio-OCT 成像效果的不同：主要是在视盘 Angio 的 Nerve head 层面图像：微血管成像的清晰度及毛细血管网是否成像的问题。

SSADA-视盘 Angio-OCT：微血管清晰度很好，但盘周毛细血管网不能显示。应用在黄斑区检查 CNV 是十分理想。应用在视盘周围检查神经纤维层缺损带内的微血管网有无，效果极差，临床应用受到极大的限制甚至可误诊。（有枝无叶）

SS-视盘 Angio-OCT：血管清晰度较 SSADA-Angio-OCT 差些，但是能很好显示盘周毛细血管网。应用在黄斑区检查 CNV，可能不如 SSADA 图像显示清晰，但临床完全足可应用。应用在视盘周围检查盘周神经纤维层缺损带内的微血管网是否存在，SS-Angio-OCT 效果极好，临床应用价值高。（有枝有叶）

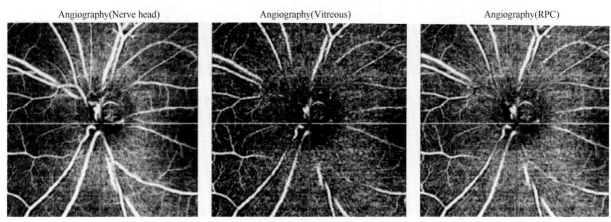

SS-视盘Angio-OCT图像：注意nerve head层面，视盘外围微血管网显示毛细血管网的较高反射带。毛细血管网的显示是判断视盘周围微血管网是否正常的关键依据【有枝有叶】

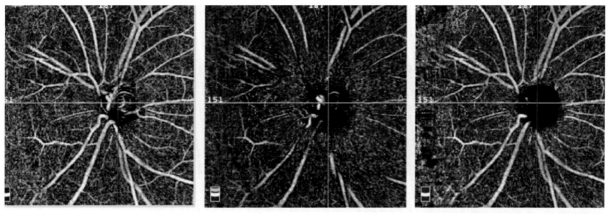

SSADA-视盘Angio-OCT图像：注意nerve head层面，视盘外围微血管网没有显示毛细血管网的较高反射带，这种表现似乎很难判断正常和异常改变【有枝无叶】

图 10-30　SS- 视盘 Angio-OCT 图像与 SSADA- 视盘 Angio-OCT 图像

SS- 视盘 Angio-OCT 图像：注意 Nerve head 层面，视盘外围微血管网显示毛细血管网的较高反射带。毛细血管网的显示是判断视盘周围微血管网是否正常的关键依据。

SSADA- 视盘 Angio-OCT 图像：注意 Nerve head 层面，视盘外周微小血管网没有显示毛细血管网的较高反射带，这样很难判断正常或异常。

同一正常人左眼：SS- 视盘 Angio-OCT 图像与 SSADA- 视盘 Angio-OCT 图像明显的差别。

"有枝有叶"和"有枝无叶"：关键是"叶"，这个"叶"就是微小毛细血管网。由于"叶"导致图像的清晰度不同，只有枝杈，图像一定清晰；有枝有叶必然图像清晰度受影响，但又正是"叶"导致图像的对比度不同，有微小血管网衬托构成鲜明的对比度。

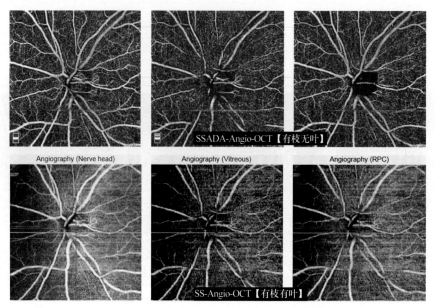

图 10-31　两种不同设计 OCT 机型的视盘 Angio-OCT 显示盘周微血管形态的差别（正常人左眼）

上图缺少视盘周围毛细血管层的较高反射带；下图存在盘周毛细血管网，通过这层较高反射的毛细血管网的存在与否，有利于诊断。

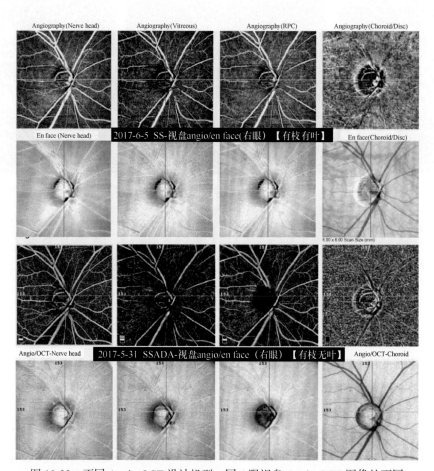

图 10-32　不同 Angio-OCT 设计机型，同一眼视盘 Angio-OCT 图像的不同

董某，右眼 HTG。对诊断分析的不同及困难度，在上图的对比下，下图视盘颞上下似乎也存在神经纤维层缺损，En face 图像较 Angio 图像更清楚些。

总之，有枝有叶变成部分无叶，对比度很鲜明；而由有枝无叶发展到叶更少时，分辨就更加困难，除非病情特别严重时。

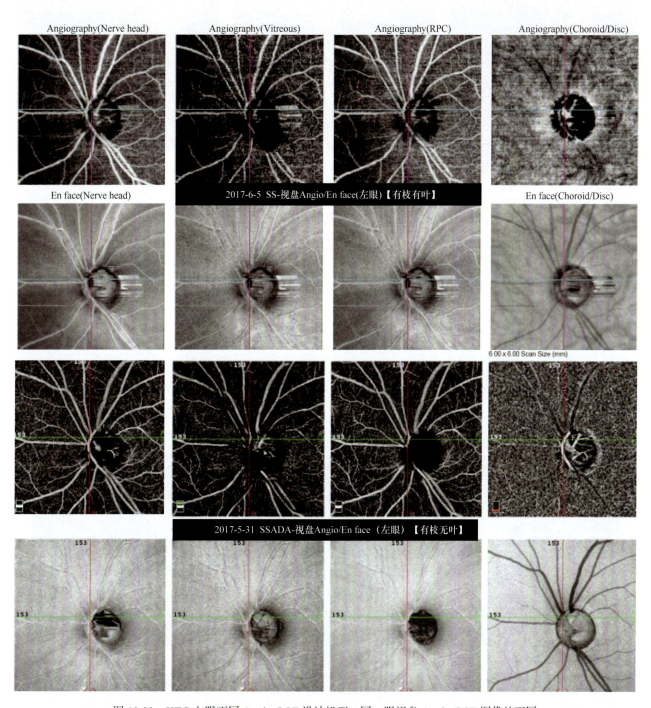

图 10-33　HTG 左眼不同 Angio-OCT 设计机型，同一眼视盘 Angio-OCT 图像的不同

对诊断分析的不同及困难度，与右眼一样，在上图的对比下，可以见到左眼视盘颞上下似有神经纤维缺损，En face 图像更清些。

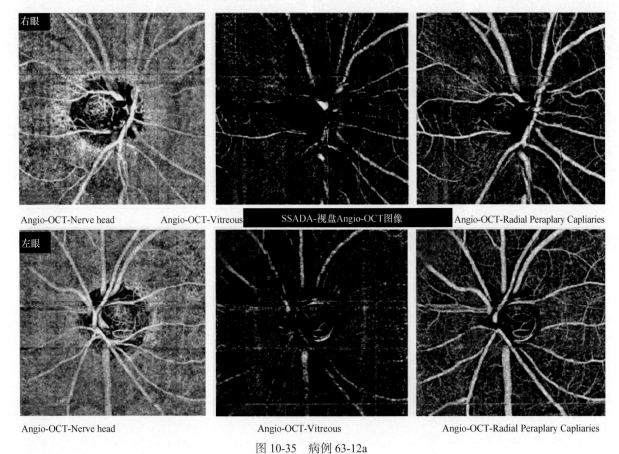

图 10-34 具有右眼视盘颞下方神经束缺损的 NTG 患者

右眼视盘 SS-Angio-OCT 图像改变的具体分析：视盘同一个部位，三个不同深度，视盘颞下方神经纤维缺损 Angio-OCT【有枝有叶】图像形态的不同：浅层（Vitreous）、中层（RPC）部位可见神经束缺损区还有少量血管网（实际浅层血管网较中层还稍多些，在 En face 图像可以看得更明显些），但深层（Nerve head）部位血管网很少（图示）。En face 图像显然浅层信号高于中层，中层高于深层，说明神经纤维萎缩的程度不同。这种现象说明：青光眼神经纤维萎缩、消失是由深层开始，向浅层进展，但由于神经纤维外围的星形胶质细胞 - 血管鞘程序性死亡在神经纤维萎缩之后发生，其中的时间差就是造成神经纤维层萎缩较神经节细胞胞体萎缩晚的原因。深层毛细血管网少，说明神经纤维萎缩得多；浅层毛细血管网残存多一些，是因为浅层还有较多的神经纤维存在。本病例说明能显示毛细血管网的重要性，显然 SSADA-Angio-OCT 就不可能解释这类问题。

图 10-35 病例 63-12a

2015-9-1：刘某，视交叉左后交界处血管瘤术后。右侧同侧性偏盲伴左部分颞侧盲。双眼 SSADA- 视盘 Angio-OCT 图像：双侧对称图形，难以辨认盘周微血管网具体情况，也看不到盘周微血管网与神经纤维层损伤的关系（实际本病例有明显的病理改变，请见图 10-36）。

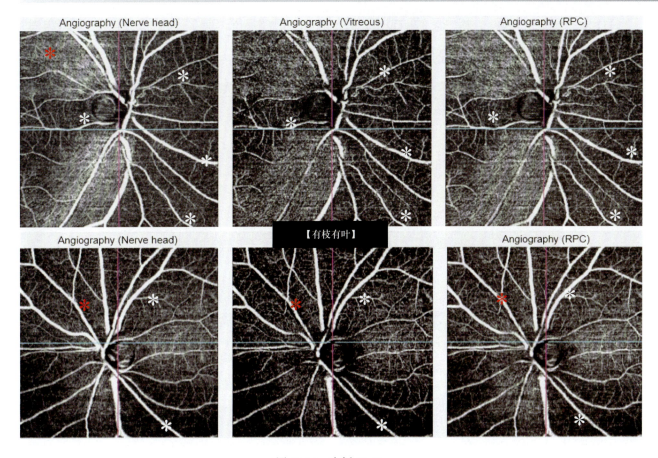

图 10-36　病例 63-18a

2016-10-12：双眼视盘 SS-Angio-OCT 比较：上图 * 号处显示视盘周围微血管网明显减少，相应此处即是神经纤维层萎缩减少的象限。与图 10-35 比较明显的不同是：SS- 视盘 Angio-OCT 可以看到盘周微血管网减少与神经纤维层缺损的密切关系。

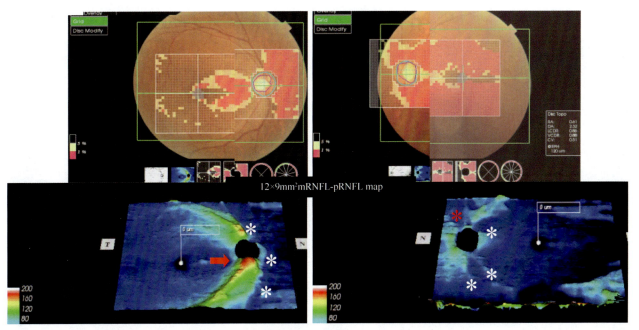

图 10-37　病例 63-21a

2016-10-12：双眼宽屏神经纤维层厚度地形图像（下图）及其彩色病损概率图（上图）比较：双侧图像极不对称。右眼：鼻侧视网膜及黄斑鼻侧网膜神经纤维层萎缩变薄（* 号处），注意箭头指向与视盘边缘相接，右眼视盘颞下神经束正常，颞上神经束也存在轻度损伤。左眼：整个视网膜神经纤维层均变薄，但以颞侧神经纤维层损伤最重（* 号处），鼻侧纤维也部分受损（红色 * 号处），黄斑鼻侧纤维层也部分受损（左眼与右眼箭头号对应处神经纤维层明显不对称）。双眼黄斑和视盘彩色病损概率组合图（上图）更明显显示右眼主要是鼻侧神经纤维损伤；左眼鼻侧和颞侧均受损伤，但是颞侧损伤重于鼻侧。双眼视盘陷凹扩大色泽淡。符合右侧同名偏盲为主，左眼向鼻侧纤维侵犯，定位病变位于视交叉部左后交界处，与手术定位一致。

10.8 激光斑、棉絮斑或网膜微小动脉阻塞、神经纤维萎缩带对视网膜解剖层次损伤的 OCT 的鉴别诊断

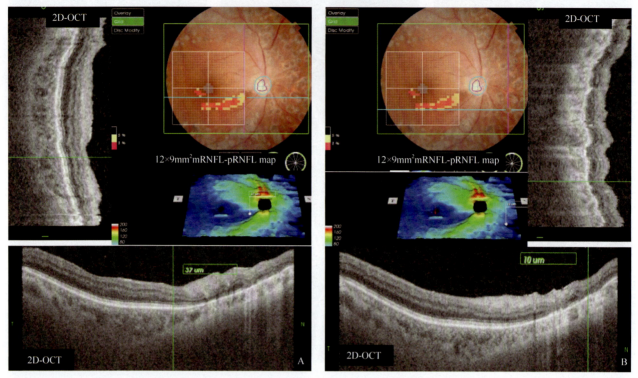

图 10-38　PDR 合并 NTG 病例、532nm 绿激光 PRP 术后

同一位病例 OCT 图像分析神经束萎缩带和一个激光斑的视网膜解剖层次改变：A：彩色眼底像红蓝线交汇点是视盘颞下方神经纤维萎缩带的部位，对应纵、横行扫描 2D-OCT 图像交汇处只有神经纤维层变薄萎缩，余视网膜层次正常。B：彩色眼底像红蓝线交汇点是视盘鼻下方一个孤立激光斑处，对应纵、横行扫描 2D-OCT 图像交汇处就是激光斑损伤处，主要是视网膜外层和脉络膜毛细血管损伤，视网膜深层（双极细胞核层和外丛层）结构仍有部分可见。纵行 2D-OCT 可见视网膜出现波浪样改变，这是激光斑形成的视网膜局限萎缩导致。

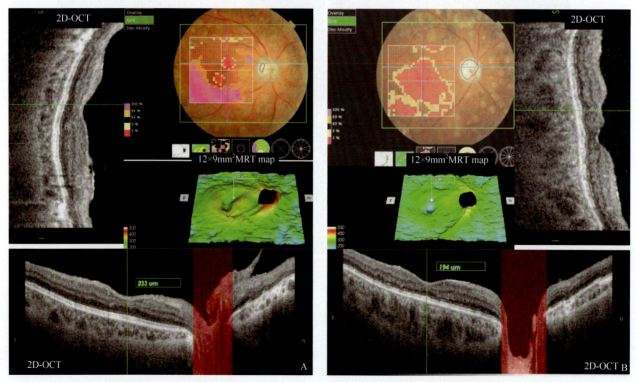

图 10-39　2 个 PDR 病例黄斑区上方不同程度局限性视网膜萎缩区 OCT 图像分析

A：彩色眼底图像红蓝线交汇点处是右眼黄斑上方局限性网膜萎缩变薄处（黄斑环形的 U 形缺口处），对应纵、横行扫描 2D-OCT 图像交汇点处可见网膜外层结构完全正常，网膜深层（双极细胞核层和外丛层）已有部分受损，网膜内层明显变薄，结构不清，说明主要是网膜的内 5 层（视网膜血液供应的层次）损伤，视网膜外 5 层（脉络膜血液供应区）结构完整，未受任何损伤。B：黄斑上方的局限网膜萎缩区，病变程度较图 A 轻得多，但是改变情况完全与图 A 一致所见。

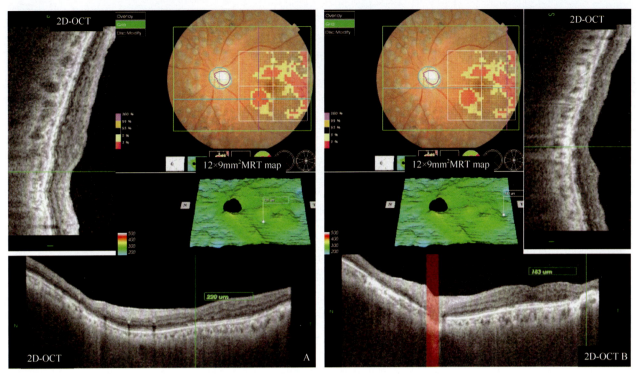

图 10-40　同一位 PDR 病例 PRP 术后

一处局限网膜萎缩区（较轻度）、一处激光斑重叠损伤区 OCT 损伤分析：A：彩色眼底图像红蓝线交汇点处是左眼黄斑鼻下方轻度局限网膜萎缩区，对应纵、横行扫描 2D-OCT 图像交汇处可见网膜外层结构正常，内层结构受损变薄，网膜浅层较深层受损更重。B：彩色眼底图像红蓝线交汇点处是左眼黄斑颞侧外围激光斑重叠重度损伤区，对应纵、横行扫描 2D-OCT 图像交汇处可见全层视网膜结构不清，脉络膜内层损伤严重。

激光斑、棉絮斑或网膜微小动脉阻塞、神经纤维萎缩带对视网膜解剖层次损伤的 OCT 分析解读注意事项：

1. 激光斑损伤 OCT 图像分析相关因素

（1）激光波长：波长与穿透视网膜脉络膜深度有关，与主要损伤部位有关。

（2）激光参数：主要是与光斑大小、曝光时间与输出功率的配搭，导致实际作用在视网膜的有效光斑相关，也就是说要注意有效光斑的大小及光斑本身的均匀度，与分析光斑损伤程度有关。

（3）常见的激光损伤视网膜的解剖层次：蓝绿混合光具有视网膜内层和外层及脉络膜内层损伤，与光斑损伤的级别十分相关。黄绿激光主要是视网膜外层和脉络膜内层的损伤，与光斑损伤的级别密切相关。红光和近红外光主要是脉络膜层和视网膜外层损伤，与光损伤级别密切相关。

（4）激光斑的损伤是局限于局部，不会向视盘进展。

2. 棉絮斑或局限微小动脉阻塞斑（区或带）或次小分支动脉阻塞

（1）与病变的范围十分有关，范围越大，病变范围就大，但损伤程度一定不均匀，因此网膜损伤的解剖层次就不均匀。

（2）缺血的严重程度：与视网膜解剖层次的损伤有关。

（3）单纯的视网膜脉络膜病变导致的神经节细胞和神经纤维层的损伤，损伤程度不会向视盘进展。

（4）视网膜解剖层次：局限视网膜内 5 层范围发生损伤，但是可不均匀。视网膜外层结构不受影响。

3. 单纯视网膜神经纤维萎缩带：一定是视神经病变导致，而且只限于神经节细胞层和神经纤维层，视网膜其他层次解剖结构正常。一旦伴有中央动脉或主干分支动脉阻塞，也存在神经纤维层萎缩带形成，但此时一定存在视网膜内 5 层（含神经节细胞层和双极细胞核层）的损伤。

小结

本章其实是慧眼识病上、下册的重点总结，把 mGCC 相关病变的相关病损表现重点性解释。

1. 强调 mGCC 相关疾病的分析必须具备三个厚度像：黄斑区视网膜厚度地形图像及其病损概率分析

图（ETDRS Grid 不能采用，其失真率达 50%，必须修改）、GCL+ 厚度地形图像及其病损概率分析图（要求 mRNFL、GCL+、GCL++ 有各自的分析及病损概率图，确保可以分析发病早、中、晚不同阶段。强调分析神经纤维层厚度地形图和其不同层次 En face 图像的重要性）、视盘周围神经纤维层厚度地形图及其病损概率分析图。三个厚度地形图及其病损概率分析必须相互呼应、一致性并且要与视野（30 度和 90 度）改变一致、还要与视盘 Angio/En face 图像改变一致。

2. 视盘和黄斑 Angio/En face 图像摄像要求：双眼同时摄像、Angio/En face 同时摄像、视盘和黄斑同时联合摄像。有利分析和诊断。

3. 认识和随诊 GCL+ 重度肿胀的亚正常眼。认识和掌握急性前段视神经病变（AION、视神经炎）神经节细胞损伤演变过程。

4. 强调了视网膜和视盘周围神经纤维走形、排列分布、神经纤维层厚度地形图及 En face 不同层次的分析。

5. 强调了通过黄斑中心的水平线和中垂线的重要性和临床意义。

6. 由于视网膜神经纤维外围的星形胶质细胞血管鞘的作用，临床显示神经节细胞胞体萎缩在先、纤维萎缩在后。

7. 提出视路疾病时下行信息传递致使神经节细胞变性、凋亡；随之发生上行性神经纤维的萎缩过程。单纯的视网膜脉络膜疾病发生的神经节细胞病变，只要不发生视神经病变，不会发生神经纤维的上行性萎缩过程。

8. 指出视盘周围神经纤维缺损与 Angio-OCT 的密切关系：不同设计型号 Angio-OCT 有不同的表现，SS-视盘 Angio/En face-OCT 可以明确显示神经纤维缺损时显示相应缺损区盘周微血管网明显减少，关系十分密切。SSADA-视盘 Angio/En face-OCT 很难显示神经纤维缺损时盘周微血管网的关系。

9. 激光斑视网膜损伤、网膜局限微小动脉阻塞或棉絮斑、影响视神经的视网膜动脉阻塞、视神经病变导致的神经纤维层萎缩的 OCT 鉴别诊断。

常用缩写

mGCC：黄斑神经节细胞复合体厚度

mRNFL 或 mRNFL map：黄斑区视网膜神经纤维层厚度（地形图）

pRNFL 或 pRNFL map：视盘周围网膜神经纤维层厚度（地形图）

mRNFL-pRNFL 或 mRNFL-pRNFL map：黄斑区和视盘周围神经纤维厚度（地形图）

mRNFL-pRNFL En face：宽屏（12×9mm^2）网膜神经纤维层 En face

GCL+ 或 GCL+ map：视网膜内丛层 + 神经节细胞层厚度（地形图）

GCL++：mRNFL 加 GCL+，即是：黄斑区视网膜神经纤维层 + 神经节细胞层 + 内丛层厚度，实际就是 mGCC（黄斑区神经节细胞复合体厚度）

MRT 或 MRT map：黄斑区视网膜厚度（地形图）

CRT：中心视网膜厚度

Aigio-OCT：血流（血管）成像 OCT

SSADA：分光谱振幅去相关血流成像（SSADA-Angio-OCT）

SS-OCT（Swept source-OCT）：扫频（光源）OCT（SS-Angio-OCT）

ION：缺血性视神经病变

AION：前部缺血性视神经病变

PION：后部缺血性视神经病变

LOHN：Leber 遗传性视神经病变

NTG：正常眼压青光眼

HTG：高眼压青光眼

POAG：原发性开角型青光眼

PACG：原发性闭角型青光眼

PM：病理性近视眼

mtDNA：线粒体 DNA

ON：视神经炎

MS：多发硬化

MS-ON：多发硬化 - 视神经炎

FFA：眼底荧光素血管造影

ICGA：吲哚菁绿脉络膜血管造影

MRI：核磁共振

DTI：弥散张量成像

RPE：视网膜色素上皮

BM：玻璃膜

IS/OS（IS/OS-CC 或椭圆体带）：视细胞内外节交界面反射带，或富含线粒体的椭圆体带反射带

CC（connecting cilium）：连接绒毛（视细胞内节与外节的连接绒毛）

RL：红光相

GL：绿光相（无赤光相）

BL：蓝光相（无赤光相）

AF：自发荧光相或自体荧光相

BL-AF：蓝光激发的自发荧光相

IR-AF：红外光激发的自发荧光相

IR：红外光相

CNV：脉络膜新生血管膜

NVD：视盘新生血管形成

NVI：虹膜新生血管形成

NVG：新生血管性青光眼

PCV：息肉样脉络膜新生血管膜

AMD：老年黄斑变性

PRP：激光全视网膜光凝固术
ABGL：氩蓝绿激光或称氩双色激光（绿光波长 514.5nm，蓝光波长 488.0nm）
KYGL：氪黄绿双色激光（氪绿光波长 530.9nm，氪黄光波长 568.3nm）
PED：色素上皮脱离
Fv-PED：纤维血管膜性 PED
PDR：增殖期糖尿病性视网膜病变
PPDR：增殖前期糖尿病性视网膜病变
BRVO：分支视网膜静脉阻塞
CRVO：中央视网膜静脉阻塞
RVO：视网膜静脉阻塞
BRAO：分支视网膜动脉阻塞
CRAO：中央视网膜动脉阻塞
CRAVO：视网膜中央动静脉联合阻塞
RAO：视网膜动脉阻塞
FEVR：家族性渗出性玻璃体视网膜病变
RP：原发性视网膜色素变性
CSC：中心性浆液性视网膜脉络膜病变
TA：曲胺内德

后 记

慧眼识病系列丛书变成上、下册原不是我本意，起初由于本人水平有限、年龄较大且精力又有限，对 En face-OCT 不甚理解，上册中 En face-OCT 缺乏足够的应用，到后来有了更深地理解，又有了 Angio-OCT 的出现，而且 En face-OCT 和 Angio-OCT 同时联合应用，对解释神经纤维层缺损更正确。只得在上册的基础上再加入此内容，但又限于篇幅，上册的第 1、3、4 篇未列入，故思前想后觉得变成下册更妥些，其实下册仍然是对 mGCC 相关病变作概论性或总论性叙述。更详细的、理论性更高的专题性论述有待今后与同道们共同研究。这也是我的本意，期盼慧眼识病系列丛书的涌现！

"慧眼"是什么意思？"慧眼"的寓意就是第 3 只眼，这是任何人不具备的，但任何人可以借用这"慧眼"。书中的"慧眼"真实含义就是黄斑区神经节细胞复合体"mGCC"，临床应用 3D-OCT 检测 mGCC，再用 En face-OCT 和 Angio-OCT 分析解读 mGCC 相关病变的各种图像表现，可以解决 mGCC 相关疾病（视路疾病、青光眼和部分侵犯视神经的眼底病）的诊断、鉴别诊断问题，实在是一举多得的事。研究 mGCC 表面看是研究黄斑区 mGCC 环形的形态学改变，实质是形态学和神经纤维层解剖生理学研究的结合，研究 mGCC 是标志着临床应用 OCT 的深入和拓展，对眼底病、青光眼和视路病变的诊断、鉴别诊断发挥了较大的贡献。

近耄耋之年，心有余而力不足，水平有限，书中难免存在错误和不足之处，期盼同道们批评指正。

欢迎有意向研究 mGCC 的同道们加入我们的团队！愿"mGCC"能真正成为眼科同道们临床医疗实践中您自己的"慧眼"！